临床护理能力提升系列丛书

U0267454

重症监护临床专科护理操作技术

总策划 付 卫（北京大学第三医院）

主 编 李葆华 童素梅

副主编 乔红梅 于桂香 马 莉

编 委（单位：北京大学第三医院；按姓名汉语拼音排序）

卜 杰　柴秋香　陈 硕　陈雅玫　崔 曼　崔现杰

丁迎新　范丹丹　郭 健　郭立军　郭笑妍　韩立云

靳琪南　李葆华　李 谨　李 婧　李 靖　李灵慧

李 娜　李 蕊　李 薇　李宇轩　刘 蓓　刘聪颖

刘建航　吕蒙蒙　罗永梅　马 静　马 莉　马 征

孟 超　孟亚男　钮 安　乔红梅　尚燕春　石 爽

石新华　孙海凤　孙巧玲　童素梅　拓丽丽　王 芳

王鹤扬　王 晖　王佳琦　王京燕　王 晶　王梦园

王晓杰　王则慈　魏文玲　席 晔　肖承雷　徐金辉

徐 静　徐 阳　许 如　薛 磊　杨 青　于桂香

张佳男　张 婧　张明磊　张 高　张 余　张雨嫣

赵东芳　赵 辉　周宝华　朱洪玮

北京大学医学出版社

ZHONGZHENG JIANHU LINCHUANG ZHUANKE HULI CAOZUO JISHU

图书在版编目（CIP）数据

重症监护临床专科护理操作技术 / 李葆华，童素梅
主编．—北京：北京大学医学出版社，2023.1
ISBN 978-7-5659-2634-1

Ⅰ．①重…　Ⅱ．①李…②童…　Ⅲ．①险症 - 护理
Ⅳ．① R459.7

中国版本图书馆 CIP 数据核字（2022）第 066075 号

重症监护临床专科护理操作技术

主　　编：李葆华　童素梅
出版发行：北京大学医学出版社
地　　址：（100191）北京市海淀区学院路38号　北京大学医学部院内
电　　话：发行部 010-82802230；图书邮购 010-82802495
网　　址：http://www.pumpress.com.cn
E-mail：booksale@bjmu.edu.cn
印　　刷：北京信彩瑞禾印刷厂
经　　销：新华书店
责任编辑：赵　欣　责任校对：靳新强　责任印制：李　啸
开　　本：850 mm×1168 mm　1/16　印张：36　字数：1085 千字
版　　次：2023年1月第1版　2023年1月第1次印刷
书　　号：ISBN 978-7-5659-2634-1
定　　价：185.00 元

版权所有，违者必究
（凡属质量问题请与本社发行部联系退换）

前　言

重症医学是现代医学进步的重要标志，是医院整体实力的集中体现。针对重症医学科知识更新快、操作技术复杂、设备现代化等专业特点，要求从事重症护理的工作人员务必掌握重要器官、系统功能监测和支持的理论与技能。

本书由长期从事危重症疾病护理的临床一线资深专科护士参与撰写。以规范并提高重症监护护士临床技能为出发点，以拓展重症护理临床思维为目标，精选重症临床护理工作中最常用的操作技能，并融合了危急重症患者监护和治疗领域的新技术、新进展。内容涉及多个重症监护单元，涵盖多方面的护理技术实践与思维模块，包括呼吸系统、循环系统、消化系统、神经系统、肾替代治疗、安全管理及静脉输注。每一项操作均以病例的发生发展为引导并贯穿始终，以图文并茂的形式详尽阐述，以临床实践和循证的方式深入解读，易于护理人员学习与掌握，有助于拓展临床护士的知识、技能和以思维为导向解决临床问题的综合护理能力。

本书的编写得到了众多颇具学术影响力的医疗、护理专家及专科护理同仁的大力支持，在此深表感谢！尽管编委们付出了很多艰辛与努力，但仍存在不尽完美之处，敬请各位读者批评、指正，以求在本丛书其他分册撰写过程中不断改进和完善。

主编

目　录

第一章

呼吸系统护理技术实践与思维

==================== 第一节　氧疗技术 ====================

一、鼻塞吸氧技术

氧气吸入疗法（oxygen therapy）简称氧疗，已被广泛应用于各种临床疾病治疗中，鼻塞吸氧法适用于需持续低流量供氧的患者，通过给患者吸入高于空气氧浓度的气体，以提高动脉血氧分压、血氧饱和度及氧含量，纠正低氧血症。

【案例】

患者王某，男性，78岁，主因"反复咳嗽、咳痰10年，活动后气短6余年，加重1个月"入院。初步诊断：慢性阻塞性肺疾病急性发作、Ⅱ型呼吸衰竭、肺部感染。患者神志清楚，查体：T 36.4 ℃，P 96次/分，R 28次/分，BP 132/64 mmHg，桶状胸，肋间隙增宽，触觉语颤减弱，叩诊过清音，双肺呼吸音减弱，甲床、口唇发绀。无药物过敏史。查血常规：白细胞 11×10^9/L，中性粒细胞百分数89%。血气分析：pH 7.35，PaO_2 83 mmHg，$PaCO_2$ 55 mmHg，SaO_2 85%。遵医嘱给予患者鼻导管吸氧2 L/min。

【护理评估】

1. 携手电筒到床旁评估患者基本信息、意识状态、自理能力、情绪及心理状况。

（1）评估呼吸情况：呼吸频率、节律、深浅度及脉搏。

（2）评估缺氧情况：口唇、甲床有无发绀表现及发绀程度、血氧饱和度情况（图1-1-1-1）。

（3）评估鼻腔情况：有无息肉、鼻中隔偏曲、鼻部手术史、分泌物阻塞（图1-1-1-2）。

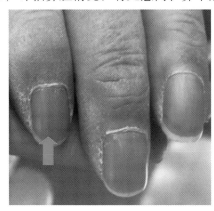

图1-1-1-1　发绀

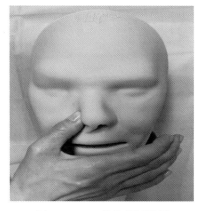

图1-1-1-2　鼻腔是否通畅

（4）评估病室环境。

2．向患者解释操作目的及方法，取得合作。

3．评估血气分析回报结果。

【操作前准备】

1．护士准备：服装鞋帽整洁，符合着装要求，语言柔和恰当，态度和蔼可亲。

2．双人核对医嘱：床号、姓名、吸氧方式、吸氧时间、吸氧流量。

3．七步洗手法洗手。

【用物准备】

快速手消毒液、PDA、吸氧记录单、手电筒、清水、清洁杯、棉签（包装完整性及有效期）、氧气流量表（在有效检测期内）、鼻导管吸氧装置一套、一次性手套。

停止吸氧前准备：一次性薄膜手套（图1-1-1-3）。

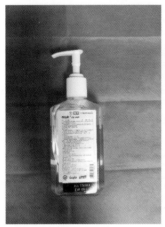
快速手消毒液

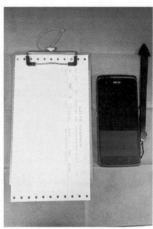
执行单及PDA

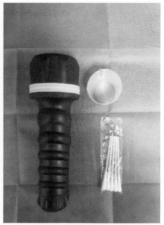
手电筒、棉签、清洁杯

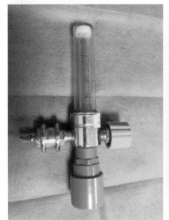
氧气流量表

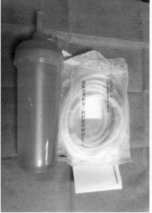
鼻导管吸氧装置

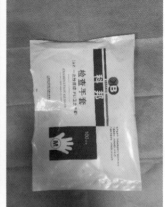
一次性手套

图1-1-1-3　用物准备

【操作流程】

1．两种及以上方法核对患者信息。

2．护士洗手、戴口罩。

3．携用物至床旁，再次核对患者信息，PDA扫描腕带（图1-1-1-4）。

4．再次向患者解释吸氧目的、方法及注意事项。

知识园地

鼻塞吸氧技术健康宣教

1．严格遵守操作规程，注意用氧安全，切实做好"四防"，即防震、防火、防热、防油。

2．了解患者病情及血气分析结果、生命体征，选择合适的吸氧用具，动态观察评估氧疗效果。

3．鼻导管吸氧时氧流量1～6 L/min，如需＞6 L/min，应更换其他吸氧装置，如面罩吸氧。

4．用氧过程中注意检查鼻孔或耳郭、面部有无压迫，避免固定过紧，引起皮肤刺激或压迫。

5．使用氧气应先调节流量后连接患者端，停用时应先拔除鼻导管，再关闭氧气开关。

5．用棉签蘸温水清洁患者双侧鼻腔（图1-1-1-5）。

6．快速手消毒，再次核对患者姓名和氧流量。

7．将氧气流量表接入氧气源接口并检查，打开湿化瓶记录起止时间，连接湿化瓶与氧气流量表，先旋开一下氧气旋钮，使氧气流经吸氧管与湿化瓶接口后，再连接吸氧管（图1-1-1-6）。

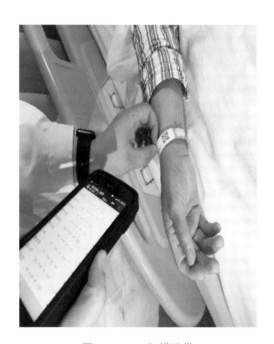

图 1-1-1-4　扫描腕带

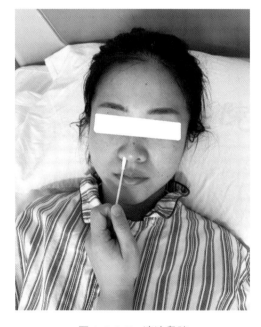

图 1-1-1-5　清洁鼻腔

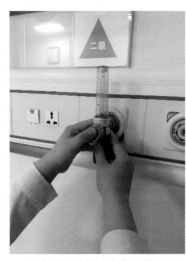 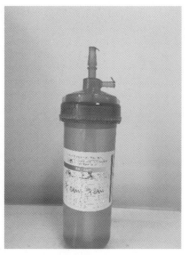 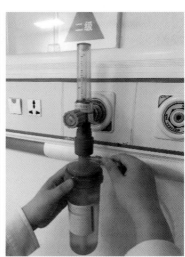

氧气流量表接入氧气源接口　　　打开湿化瓶记录时间　　　连接湿化瓶与氧气流量表

图 1-1-1-6　连接吸氧装置流程

8．打开流量开关，调节氧流量，在眼睫毛处感应有气流时，读出示值（L/min）（图 1-1-1-7）。

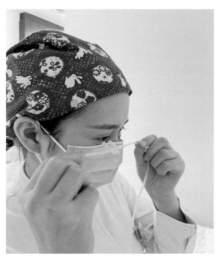 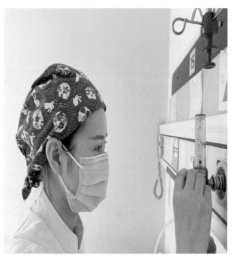

眼睫毛感应气流　　　　　　　视线与浮标平行读取数值

图 1-1-1-7　眼睫毛感知氧气吹拂感，调节氧流量

9．再次核对患者，将双腔鼻导管插入鼻孔并固定挂于双耳郭，下颌处调节松紧适宜，固定鼻导管（图 1-1-1-8）。

▶ 实践提示

◇ 读取氧气流量时注意护士视线与浮标水平，以球形浮标中径为准。

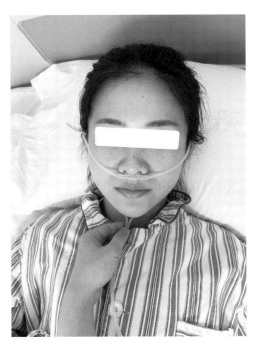

图 1-1-1-8　调节松紧度

10. 协助患者处于舒适体位，保暖，放好呼叫器，再次核对并告知患者注意事项，整理用物，洗手，记录起始时间，观察给氧效果。

11. 遵医嘱停止吸氧，先评估患者用氧改善情况及主诉，如发绀是否转为红润等。

12. 一手戴一次性薄膜手套，先分离鼻导管与患者的连接，将氧气管盘于手套中，再关流量表，取下氧气管及吸氧装置（图 1-1-1-9）。

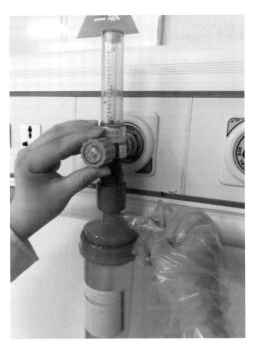

图 1-1-1-9　关流量表，取下氧气管

13. 告知患者操作已完毕，整理床单位，处理用物。

14. 洗手，记录。

【鼻塞吸氧技术操作流程图】

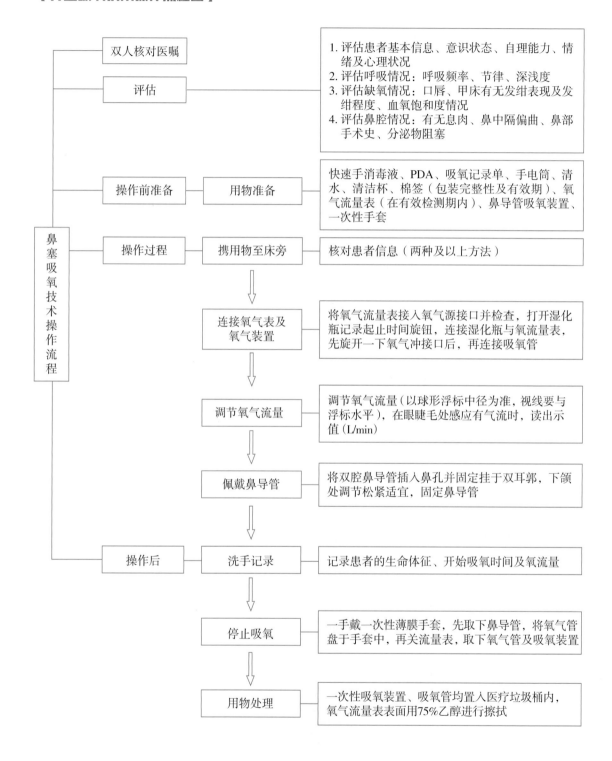

双人核对医嘱	
评估	1.评估患者基本信息、意识状态、自理能力、情绪及心理状况 2.评估呼吸情况：呼吸频率、节律、深浅度 3.评估缺氧情况：口唇、甲床有无发绀表现及发绀程度、血氧饱和度情况 4.评估鼻腔情况：有无息肉、鼻中隔偏曲、鼻部手术史、分泌物阻塞
操作前准备 — 用物准备	快速手消毒液、PDA、吸氧记录单、手电筒、清水、清洁杯、棉签（包装完整性及有效期）、氧气流量表（在有效检测期内）、鼻导管吸氧装置、一次性手套
操作过程 — 携用物至床旁	核对患者信息（两种及以上方法）
连接氧气表及氧气装置	将氧气流量表接入氧气源接口并检查，打开湿化瓶记录起止时间旋钮，连接湿化瓶与氧流量表，先旋开一下氧气冲接口后，再连接吸氧管
调节氧气流量	调节氧气流量（以球形浮标中径为准，视线要与浮标水平），在眼睫毛处感应有气流时，读出示值（L/min）
佩戴鼻导管	将双腔鼻导管插入鼻孔并固定挂于双耳郭，下颌处调节松紧适宜，固定鼻导管
操作后 — 洗手记录	记录患者的生命体征、开始吸氧时间及氧流量
停止吸氧	一手戴一次性薄膜手套，先取下鼻导管，将氧气管盘于手套中，再关流量表，取下氧气管及吸氧装置
用物处理	一次性吸氧装置、吸氧管均置入医疗垃圾桶内，氧气流量表表面用75%乙醇进行擦拭

鼻塞吸氧技术操作流程

【鼻塞吸氧技术评分标准】

项目		技术操作要求	总分	评分等级				实际得分
				A	B	C	D	
操作前准备（25分）	着装准备	仪表、服装符合要求	2	2	1	0	0	
	核对	核对医嘱及患者（两种及以上方法核对）	2	2	1	0	0	
	沟通	沟通，取得患者配合	2	2	1	0	0	
	评估	评估患者基本信息、意识状态、自理能力、心理状况	5	5	3	1	0	
		评估患者呼吸情况：呼吸频率、节律、深浅度及脉搏、血氧饱和度情况	4	4	3	2	0	
		评估患者缺氧情况：口唇、甲床有无发绀表现及发绀程度	4	4	3	2	0	
		评估患者鼻腔情况：有无息肉、鼻中隔偏曲、鼻部手术史、分泌物阻塞	4	4	3	2	0	
		评估病室环境	2	2	1	0	0	
	用物准备	治疗车、PDA、吸氧记录单、手电筒、清水、清洁杯、棉签、氧气流量表、鼻导管吸氧装置、一次性手套、快速手消毒液，检查物品有效期	5	5	3	1	0	
操作过程（50分）	核对	再次核对患者信息	2	2	1	0	0	
	操作过程	检查并安装吸氧装置，旋开一下氧气旋钮使氧气流经吸氧管与湿化瓶接口后，再连接吸氧管	3	3	2	1	0	
		以湿棉签清洁鼻孔	5	5	3	1	0	
		轻轻旋开流量调节手柄，遵医嘱调节氧气流量（视线与球形浮标中径平行，读数以球形浮标中径为准），读出示值（L/min）	4	4	3	2	0	
		以睫毛试吹气大小，作为流量的参考	4	4	2	0	0	
		再次核对后，鼻导管插入鼻孔，并调节松紧度，固定鼻导管	8	8	5	2	0	
		做好宣教指导，吸氧过程中，动态评估氧疗效果	5	5	3	2	0	
	巡视	保持管路通畅，勿打折	2	2	1	0	0	
		协助患者取舒适体位，整理床单位	2	2	1	0	0	
	综合	护士熟练程度	10	10	6	2	0	
	记录	洗手，记录	2	2	1	0	0	
操作后处理（20分）	停止吸氧	再次核对医嘱及患者信息，评价用氧效果，先取下鼻导管，后关流量表，氧气管盘于手套中	10	10	6	2	0	
	用物处理	正确处理用物	2	2	1	0	0	
		操作过程有效沟通，应对自如	2	2	1	0	0	
		操作熟练，节力	2	2	1	0	0	
		操作过程注意患者安全	2	2	1	0	0	
提问（5分）	理论知识	1. 氧疗的适应证有哪些？ 2. 氧浓度如何计算？	5	5	3	1	0	

【知识链接】

1．氧疗的适应证

（1）心搏、呼吸骤停。

（2）低氧血症（$PaO_2 < 80$ mmHg，$SaO_2 < 90\%$）。对于新生儿，$PaO_2 < 50$ mmHg 或 $SaO_2 < 88\%$。

（3）低血压（$SBP < 100$ mmHg）。

（4）低心输出量及代谢性酸中毒（$HCO_3^- < 18$ mmol/L）。

（5）呼吸窘迫（$RR > 24$ 次 / 分），PaO_2 或 SaO_2 低于预期水平。

（6）创伤或其他急性病、CO 中毒、严重贫血。

（7）围术期。

（8）应用抑制呼吸的药物，如阿片类等。

2．氧疗的并发症：氧中毒、高碳酸血症、气道黏膜干燥、医疗器械相关压力性损伤。

3．氧浓度计算公式

$$FiO_2（\%）= [21+4× 氧流量（L/min）]$$

注意：以上是经验公式，当患者呼吸频率、潮气量发生改变，或者给氧装置不同（如面罩给氧具有部分存储氧气作用，再次吸入的氧量就会有所变化），或使用不同性能空氧混合装置的呼吸机时，据该公式计算出的 FiO_2 就不再准确。

【参考文献】

[1] 中华护理学会内科护理专业委员会．成人氧气吸入疗法护理实践指南 [J]．中华护理杂志，2019，11（54）：5-24.

[2] 急诊氧气治疗专家共识组．急诊氧气治疗专家共识 [J]．中华急诊医学学志，2018，4：355-360.

[3] 张静，张宝元．临床氧疗相关指南简介及解读 [J]．中华医学杂志，2017，97（20）：1540-1544.

[4] 钱元诚．呼吸治疗的基础与临床 [M]．北京：人民卫生出版社，2003.

[5] 王欣然，孙红，李春燕．重症医学科护士规范操作指南 [M]．北京：中国医药科技出版社，2016：89-91.

【临床思维题】

患者王某，男性，78 岁，主因"反复咳嗽、咳痰 10 年，活动后气短 6 余年，加重 1 个月"入院。初步诊断：慢性阻塞性肺疾病急性发作、Ⅱ型呼吸衰竭、肺部感染。患者神志清楚，查体：T 36.4 ℃，P 96 次 / 分，R 28 次 / 分，BP 132/64 mmHg，桶状胸，肋间隙增宽，触觉语颤减弱，叩诊过清音，双肺呼吸音减弱，甲床、口唇发绀。无药物过敏史。查血常规：白细胞 $11×10^9$/L，中性粒细胞百分数 89%。血气分析：pH 7.35，PaO_2 83 mmHg，$PaCO_2$ 55 mmHg，SaO_2 85%。遵医嘱给予患者鼻导管吸氧 2 L/min。

1．给予该患者鼻塞吸氧前需要评估的内容有哪些？

2．该患者鼻塞吸氧的氧浓度为多少？

【答案解析】

1．该患者鼻塞吸氧前需要评估的内容包括：

（1）评估患者的呼吸情况：呼吸频率、节律、深浅度以及脉搏、血氧饱和度情况。

（2）评估患者鼻腔情况：有无息肉、鼻中隔偏曲、鼻部手术史、分泌物阻塞。

（3）缺氧的症状体征：口唇、甲床有无发绀表现及发绀程度。

（4）动脉血气，分析缺氧的程度及类型。

2．氧浓度为29%。

氧浓度计算公式 FiO_2（%）＝［21+4× 氧流量（L/min）］，该患者氧流量为 2 L/min，故 FiO_2（%）＝［21+4×2］＝29%

（孟亚男 李 谨）

二、氧气面罩给氧技术

氧气面罩给氧适用于需要吸入氧浓度在 40% ～ 60% 及以上的患者，面罩装置分为：普通面罩、储氧面罩（部分重吸收面罩、非重吸收面罩）、文丘里面罩给氧技术，可以提供的不同氧流量和氧浓度，适用不同疾病人群。本节主要介绍临床常见的储氧面罩给氧技术。

储氧面罩给氧适合缺氧严重且不伴有二氧化碳潴留的患者，是在简单吸氧面罩上装配一个储气囊，并且在面罩上及储气囊与面罩接口处分别有单向瓣膜，在呼气至下次吸气之前，氧气进入储气囊，当吸气时主要由储气囊供氧，为患者提供的氧浓度可达 60% ～ 100%。

【案例】

患者李某，男性，59 岁，主因"胸痛、呼吸困难伴咯血"入院。初步诊断：肺栓塞、Ⅰ型呼吸衰竭。神志清楚，桶状胸，两肺可闻及湿啰音，甲床、口唇发绀，T 36.4 ℃，P 96 次 / 分，R 28 次 / 分，BP 132/64 mmHg，血常规回报：白细胞 $11×10^9$/L，中性粒细胞百分数 89%。血气分析：pH 7.35，PaO_2 45 mmHg，$PaCO_2$ 40 mmHg，SaO_2 88%，遵医嘱给予患者储氧面罩吸氧 7 L/min。

【护理评估】

1．根据患者血气结果、生命体征、氧合状况选择用氧工具（储氧面罩类型）。

2．携手电筒到床旁评估患者基本信息、意识状态、自理能力、情绪及心理状况。

（1）评估呼吸程度：呼吸频率、节律、深浅度以及脉搏、血氧饱和度情况。

（2）评估缺氧情况：口唇、甲床有无发绀表现及发绀程度。

（3）评估鼻腔情况：有无息肉、鼻中隔偏曲、鼻部手术史、分泌物阻塞。

3．向患者解释操作目的及方法，取得合作并告知患者吸氧目的及注意事项。

4．做好心理护理。

【操作前准备】

1．护士准备：服装鞋帽整洁，符合着装要求，语言柔和恰当，态度和蔼可亲。

2．双人核对医嘱：床号、姓名、吸氧方式、吸氧时间、吸氧流量。

3．七步洗手法洗手。

【用物准备】

手消、PDA、吸氧记录单、手电筒、清水、清洁杯、棉签（包装完整性及有效期）、氧气流量表（在有效检测期内）、吸氧装置、一次性储氧面罩、一次性手套。

停止吸氧前准备：一次性薄膜手套（图 1-1-2-1）。

实践提示

◇ 储氧面罩吸氧前一定要检查储氧面罩各部分功能是否完好，检查储氧囊是否充盈、有无漏气。

◇ 储氧面罩吸氧前要做好患者心理护理，消除患者紧张、恐惧感。

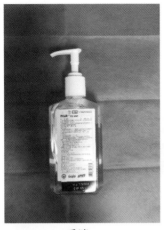
手消

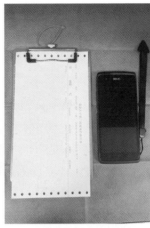
吸氧记录单及PDA

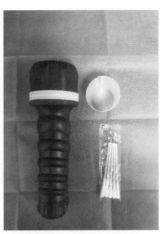
手电筒、棉签、清洁杯

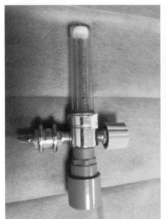
氧气流量表

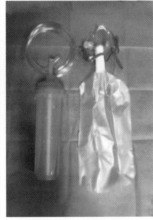
氧气湿化瓶及储氧面罩

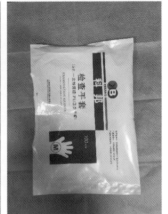
一次性手套

图 1-1-2-1　用物准备

【操作流程】

1. 携用物至床旁，两种及以上方法核对患者信息，PDA 扫描腕带（图 1-1-2-2）。

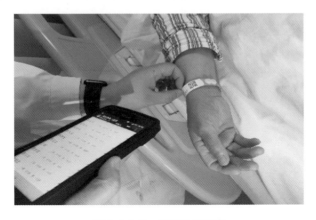

图 1-1-2-2　核对患者信息

2．再次向患者解释吸氧目的及方法。

3．快速手消毒，再次核对患者姓名和氧流量。

4．将氧气流量表接入氧气源接口并检查，打开湿化瓶，记录起止时间，连接湿化瓶与氧流量表，先旋开一下氧气旋钮，使氧气流经吸氧管与湿化瓶接口，检查储氧面罩各部分功能完好，再连接储氧面罩。

5．打开流量开关，调节氧流量，查看储氧袋是否充盈，读出示值（L/min）（图1-1-2-3）。

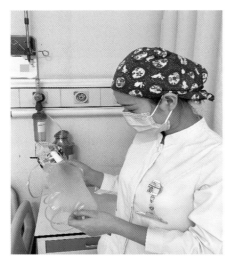 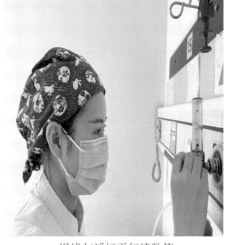

查看储氧袋是否充盈　　　　　　　　　　视线与浮标平行读数值

图 1-1-2-3　检查储氧袋，调节氧流量

6．再次核对患者，将面罩放于患者口鼻处，将固定带套于枕后，调节固定带松紧度适宜（图1-1-2-4）。

7．协助患者处于舒适体位，保暖，放好呼叫器，再次核对并告知患者注意事项，整理用物，洗手，记录起始时间，观察给氧效果。

8．遵医嘱停止吸氧，先评估患者用氧改善情况及主诉，如发绀是否转为红润等。

9．停止吸氧时，先取下储氧面罩，再关流量表，并取下吸氧流量表（图1-1-2-5）。

10．告知患者操作已完毕，整理床单位，处理用物。

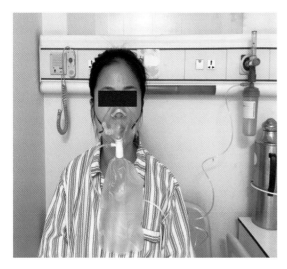 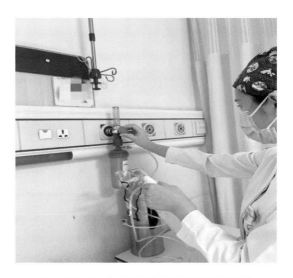

图 1-1-2-4　佩戴氧气面罩　　　　　　　图 1-1-2-5　先取下氧气面罩后关闭流量表

11．洗手，记录。

实践提示

◇ 储氧面罩吸氧过程中经常检查面罩及固定系带压迫部位，如鼻翼、耳郭、面部皮肤完整性，避免固定过紧，引起器械性压疮，及时给予保护性贴膜或纱布包裹以预防皮肤压迫。

【储氧面罩吸氧技术操作流程图】

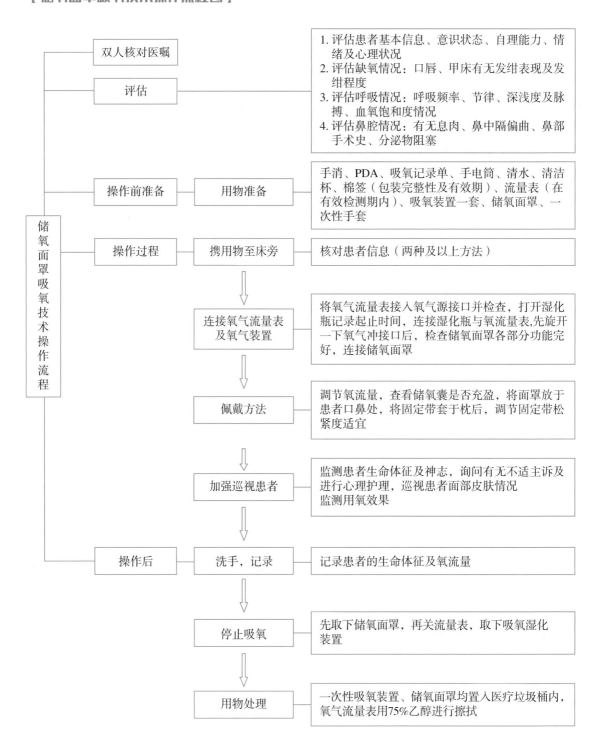

	双人核对医嘱	
	评估	1. 评估患者基本信息、意识状态、自理能力、情绪及心理状况 2. 评估缺氧情况：口唇、甲床有无发绀表现及发绀程度 3. 评估呼吸情况：呼吸频率、节律、深浅度及脉搏、血氧饱和度情况 4. 评估鼻腔情况：有无息肉、鼻中隔偏曲、鼻部手术史、分泌物阻塞
储氧面罩吸氧技术操作流程	操作前准备 — 用物准备	手消、PDA、吸氧记录单、手电筒、清水、清洁杯、棉签（包装完整性及有效期）、流量表（在有效检测期内）、吸氧装置一套、储氧面罩、一次性手套
	操作过程 — 携用物至床旁	核对患者信息（两种及以上方法）
	连接氧气流量表及氧气装置	将氧气流量表接入氧气源接口并检查，打开湿化瓶记录起止时间，连接湿化瓶与氧流量表，先旋开一下氧气冲接口后，检查储氧面罩各部分功能完好，连接储氧面罩
	佩戴方法	调节氧流量，查看储氧囊是否充盈，将面罩放于患者口鼻处，将固定带套于枕后，调节固定带松紧度适宜
	加强巡视患者	监测患者生命体征及神志，询问有无不适主诉及进行心理护理，巡视患者面部皮肤情况 监测用氧效果
	操作后 — 洗手，记录	记录患者的生命体征及氧流量
	停止吸氧	先取下储氧面罩，再关流量表，取下吸氧湿化装置
	用物处理	一次性吸氧装置、储氧面罩均置入医疗垃圾桶内，氧气流量表用75%乙醇进行擦拭

【储氧面罩吸氧技术评分标准】

项目		技术操作要求	总分	评分等级				实际得分
				A	**B**	**C**	**D**	
操作前准备 (25分)	着装准备	仪表、服装符合要求	2	2	1	0	0	
	核对	核对医嘱及患者（至少两种方法核对）	2	2	1	0	0	
	沟通	沟通，取得患者配合	2	2	1	0	0	
	评估	评估患者呼吸情况：呼吸频率、节律、深浅度、脉搏、血氧饱和度情况	4	4	3	2	0	
		评估患者缺氧情况：口唇、甲床有无发绀表现及发绀程度	4	4	3	2	0	
		评估患者鼻腔情况：有无息肉、鼻中隔偏曲、鼻部手术史、分泌物阻塞	4	4	3	2	0	
		评估病室环境	2	2	1	0	0	
	用物准备	治疗车、PDA、吸氧记录单、手电筒、清水、清洁杯、棉签（包装完整性及有效期）、流量表（在有效检测期内）、储氧面罩及湿化装置、快速手消毒液（在有效期内）、一次性手套	5	5	3	1	0	
操作过程 (50分)	核对	再次核对患者信息，PDA扫描腕带	2	2	1	0	0	
	操作过程	检查并安装吸氧湿化装置，旋开一下氧气冲接口后，再连接储氧面罩	5	5	3	1	0	
		正确书写吸氧装置有效期	3	3	2	1	0	
		轻轻旋开流量调节手柄，遵医嘱调节氧流量（视线与球形浮标中径平行，读数以球形浮标中径为准），读出示值（L/min）	9	9	6	3	0	
		查看储氧囊是否充盈	4	4	2	0	0	
		再次核对后，将储氧面罩佩戴于患者面部，并调节松紧度，储氧袋充盈，根据具体情况预防面罩对骨突部位皮肤的压迫	8	8	5	2	0	
		做好宣教指导，吸氧过程中，动态评估氧疗效果	5	5	3	2	0	
	巡视	保持管路通畅，勿打折	2	2	1	0	0	
		协助患者取舒适体位，整理床单位	2	2	1	0	0	
	综合	护士熟练程度	10	10	6	2	0	
	记录	洗手，记录	2	2	1	0	0	
操作后处理 (20分)	停止吸氧	再次核对医嘱及患者信息，评价用氧效果，先取下储氧面罩，后关流量表	10	10	6	2	0	
	用物处理	正确处理用物	2	2	1	0	0	
		操作过程有效沟通，应对自如	2	2	1	0	0	
		操作熟练，节力	2	2	1	0	0	
		操作过程注意患者安全	2	2	1	0	0	
提问 (5分)	理论知识	1. 氧气面罩分为几种类型？ 2. 持续使用氧疗面罩需要注意的皮肤受压部位有哪些？	5	5	3	1	0	

【知识链接】

1. 不同氧疗面罩装置特点

	氧流量/氧浓度	适用人群	优点	缺点
普通面罩	氧流量：5～10 L/min 氧浓度：40%～60%	严重单纯低氧血症患者	简便经济 较好湿化	幽闭感，有误吸风险；流量＜5 L/min会使CO_2重复吸入
储氧面罩	氧流量：6～15 L/min 氧浓度：60%～100%	需高浓度给氧患者	提供更高氧浓度	幽闭感，氧流量不足，会增加吸气负荷
文丘里面罩	氧流量：2～15 L/min 氧浓度：24%～60%	低氧血症伴高碳酸血症患者	精准给氧；呼吸模式不影响给氧浓度；基本无CO_2重复吸入	费用高，湿化一般，流量与吸氧浓度需匹配

2. 储氧面罩（部分重吸收面罩、非重吸收面罩）的区别

（1）部分重吸收储氧面罩：储氧气囊与面罩之间没有单向活瓣，氧气面罩上有单向活瓣，容许呼气，但吸气时空气不易进入，故可提高 FiO_2，有发生 CO_2 潴留的风险。

（2）非重吸收储氧面罩：储氧气囊与面罩之间有单向活瓣，氧气面罩上也有单向活瓣，可防止呼出气进入储氧囊，保证较高的吸氧浓度。

3. 何为低氧血症以及分级标准？

（1）正常人的血氧分压多为 80～100 mmHg，若低于 80 mmHg，就属于低氧血症。

（2）轻度低氧血症氧分压为 60～80 mmHg（8.0～10.7 kPa），常无发绀。

（3）中度低氧血症氧分压为 40～60 mmHg（5.3～8.0 kPa），常伴有发绀。

（4）重度低氧血症氧分压＜40 mmHg（5.3 kPa），发绀明显。

【参考文献】

[1] 中华护理学会内科护理专业委员会. 成人氧气吸入疗法护理实践指南 [J]. 中华护理杂志，2019，11（54）：5-24.

[2] 钱元诚. 呼吸治疗的基础与临床 [M]. 北京：人民卫生出版社，2003.

[3] 张素，吴新娟，齐晓久. 成人氧气吸入疗法护理实践指南 [J]. 中华护理杂志，2019，11（54）：5-2.

[4] 王欣然，孙红，李春燕. 重症医学科护士规范操作指南 [M]. 北京：中国医药科技出版社，2016：89-91.

【临床思维题】

患者李某，临床诊断：肺栓塞。患者神志清楚，甲床、口唇发绀，呼吸困难明显，T 36.4 ℃，P 96 次/分，R 28 次/分，BP 132/64 mmHg。血气分析：pH 7.35，PaO_2 60 mmHg，$PaCO_2$ 40 mmHg，SaO_2 88%。遵医嘱给予患者吸氧治疗。

1. 患者经氧流量 3 L/min 鼻导管吸氧治疗后，呼吸困难无改善，医嘱调高氧流量至 7 L/min，护士应选择何种吸氧装置？
2. 此患者的临床表现和血气分析指标属于何种程度的低氧血症
    A．正常
    B．轻度低氧血症
    C．中度低氧血症
    D．重度低氧血症

【答案解析】

1. 氧气面罩吸氧装置。氧气面罩给氧适用于需要吸入氧浓度为 40% ~ 60% 及以上的患者，面罩装置分为：普通面罩、储氧面罩、文丘里面罩。
2. C。低氧血症的分级标准为：①轻度低氧血症氧分压为 60 ~ 80 mmHg（8.0 ~ 10.7 kPa），常无发绀；②中度低氧血症氧分压为 40 ~ 60 mmHg（5.3 ~ 8.0 kPa），常伴有发绀；③重度低氧血症氧分压 < 40 mmHg（5.3 kPa），发绀明显。

（徐金辉　李　谨）

三、经鼻高流量氧疗操作技术

经鼻高流量氧疗（high-flow nasal cannula oxygen therapy，HFNC）是指一种通过高流量鼻塞持续为患者提供可以调控并相对恒定吸氧浓度（21% ~ 100%）、温度（31 ~ 37 ℃）和湿度的高流量（8 ~ 80 L/min）吸入气体的治疗方式。主要适用于轻至中度 I 型呼吸衰竭（100 mmHg ≤ PaO_2/FiO_2 < 300 mmHg）、轻度呼吸窘迫（呼吸频率 > 24 次 / 分）、轻度通气功能障碍（pH ≥ 7.3）、对传统氧疗或无创正压通气不耐受或有禁忌证者。

【案例】

患者韩某，男性，68 岁，主因"活动后气短 5 年，呼吸困难 2 天"来诊，初步诊断：肺间质纤维化、重症肺炎、I 型呼吸衰竭。入院后患者神志清楚，储氧面罩吸氧 10 L/min，咳黄白色痰。血常规：WBC 12.7×10^9/L，NEUT 89.5%。血气分析：pH 7.52，PaO_2 55.6 mmHg，$PaCO_2$ 34.9 mmHg，SaO_2 88.7%。查体：T 36.5 ℃，P 85 次 / 分，R 24 次 / 分，BP 131/69 mmHg，双肺呼吸音粗，右肺闻及干啰音，甲床、口唇发绀。无药物过敏史。遵医嘱给予患者持续经鼻高流量氧疗。设置参数吸氧 40 L/min，氧浓度 30 %。

【护理评估】

1. 评估患者神志及生命体征，向患者解释经鼻高流量氧疗的目的，取得患者配合。
2. 评估患者口唇、甲床有无发绀及血气分析结果（pH、PaO_2 及 $PaCO_2$）。
3. 评估患者鼻腔是否通畅，嘱患者用鼻吸气，防止口腔干燥。
4. 鼻塞选择：根据患者鼻孔大小选择鼻塞管，建议选取小于鼻孔内径 50% 的鼻塞管（图 1-1-3-1）。
5. 病室环境安静、舒适、整洁、光线适宜。

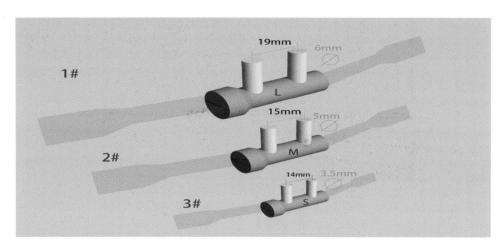

图 1-1-3-1　鼻塞型号

实践提示

◇ 合适的鼻塞可以增加患者舒适感，提高患者耐受性，减轻因鼻塞型号不符造成的鼻腔压迫感及氧疗效果降低。

【操作前准备】

1. 护士准备：服装鞋帽整洁，符合着装要求，语言柔和恰当，态度和蔼可亲。
2. 双人核对医嘱：床号、姓名、经鼻高流量氧疗参数、开始时间。

实践提示

◇ 医嘱需双人核对，核对无误后方可执行。
◇ 核对患者信息应使用两种以上的方法，如腕带、床头卡或反叫患者姓名。

3. 用物准备：经鼻高流量治疗仪主机、一次性加热管路及湿化罐、高流量鼻塞（有弹性可调节的头带）、灭菌注射用水、快速手消毒液，均在有效期以内（图 1-1-3-2）。

实践提示

◇ 检查用物：包装是否完整，有无潮湿，是否在有效期内。
◇ 根据患者鼻孔评估结果准备合适的鼻塞。

4. 七步洗手法洗手。
5. 核对患者信息：两种及以上的方法核对。

【操作过程】

1. 携用物至床旁。
2. 再次核对患者信息（同前）。
3. 连接经鼻高流量治疗仪管路（图 1-1-3-3）。
（1）安装湿化罐，连接在经鼻高流量治疗仪上。
（2）连接灭菌注射用水。
（3）添加湿化液至刻度线。
（4）连接管路与治疗仪。

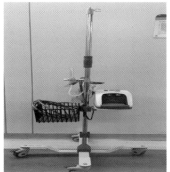

经鼻高流量治疗仪主机

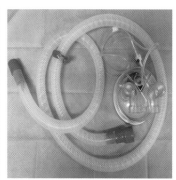

一次性加热管路及湿化罐

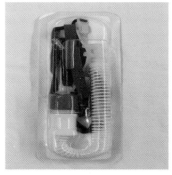

高流量鼻塞
（有弹性可调节的头带）

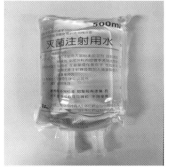

灭菌注射用水

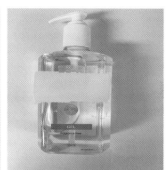

快速手消毒液

图 1-1-3-2 用物准备

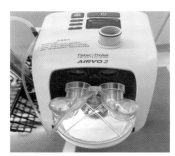

安装湿化罐

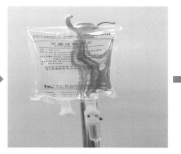

连接灭菌注射用水

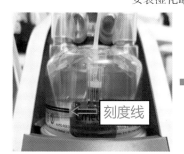

湿化液至刻度线

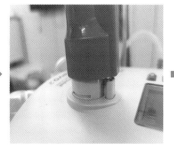

连接管路与治疗仪

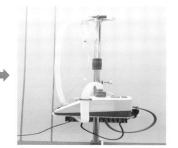

备用

图 1-1-3-3 管路连接

实践提示

◇ 及时添加湿化液，监测湿化效果，鼓励患者咳痰，保持呼吸道通畅。

◇ 保持管路合适位置，避免管路过沉牵拉造成鼻塞滑脱。

4. 连接治疗仪电源、氧源（图1-1-3-4）。

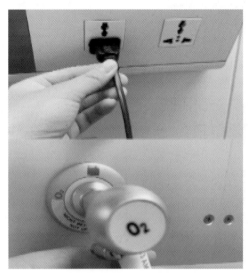

图 1-1-3-4　连接电源、氧源

5. 经鼻高流量治疗仪开机（图1-1-3-5）。

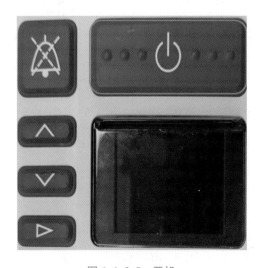

图 1-1-3-5　开机

6．治疗仪参数的设置（图 1-1-3-6）：解锁→设置温度→遵医嘱设置流量→按确定键→设置氧浓度→稳定后备用。

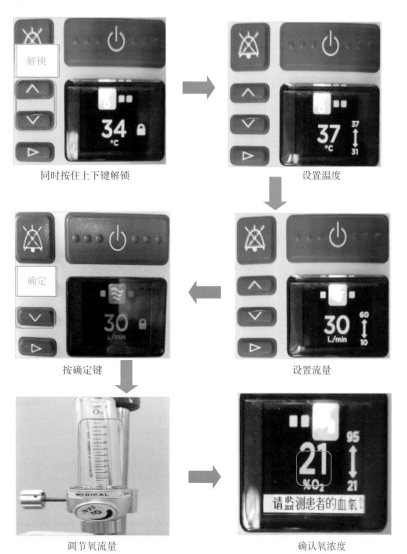

图 1-1-3-6　设置参数

7．鼻塞佩戴方法（图 1-1-3-7）：戴脖套→戴鼻塞→调节头带松紧度→检查佩戴完好→连接鼻塞与管路。

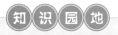

治疗仪参数的介绍

◇ 温度：31 ～ 37 ℃，依据患者舒适性和耐受度，以及痰液黏稠度适当调节。

◇ 初始流量设置：Ⅰ型呼吸衰竭 30 ～ 40 L/min。Ⅱ型呼吸衰竭：① 20 ～ 30 L/min，根据患者耐受性和依从性调节；② 45 ～ 55 L/min（二氧化碳潴留明显），甚至更高，达到患者能耐受的最大流量。

◇ 氧浓度控制方法：通过浮标式氧气流量计调节氧气流量，实现对氧浓度的控制，通过调节氧气流量产生实际的 FiO_2。

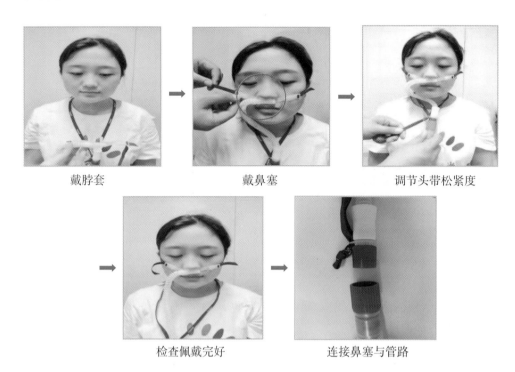

戴脖套　　　　　　　　戴鼻塞　　　　　　　调节头带松紧度

检查佩戴完好　　　　　　　连接鼻塞与管路

图 1-1-3-7　佩戴鼻塞

实践提示

◇ 张口呼吸患者需嘱其配合闭口呼吸，如不能配合且不伴有二氧化碳潴留，可应用转接
头将鼻塞转变为鼻/面罩方式进行氧疗。

8．向患者进行经鼻高流量吸氧的健康宣教并交代使用经鼻高流量治疗仪注意事项，呼叫器置于床旁，嘱患者出现呼吸困难等不适时，及时按呼叫器通知医务人员。

9．观察患者鼻部皮肤情况，头带松紧适宜，询问患者有无憋气、鼻腔干燥等不适。

10．洗手、记录

（1）七步洗手法洗手。

（2）记录患者的生命体征（包括心率、血压、呼吸、血氧饱和度）及经鼻高流量治疗仪参数（流量、氧浓度）。

11．停止氧疗：遵医嘱暂停经鼻高流量吸氧，摘掉患者鼻塞，停止氧气，等待氧浓度达到21%，关机，给予患者鼻导管吸氧 2 L/min，患者无不适主诉（图 1-1-3-8）。

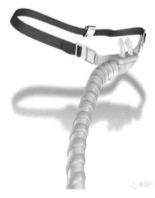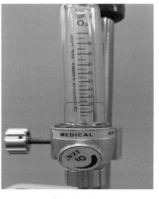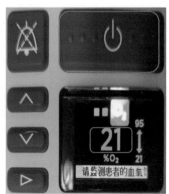

摘掉鼻塞　　　　　　　　停止氧气　　　　　　氧浓度达到21%，关机

图 1-1-3-8　停止氧疗

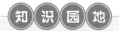

健康宣教

（1）指导患者如何配合经鼻高流量治疗仪，观察患者耐受程度，嘱患者闭口呼吸。

（2）推荐体位：半卧位（30°～45°）。

（3）鼓励并指导患者有效咳痰，保证呼吸道通畅。

（4）指导患者如何调整头带松紧度。

（5）呼叫器置于床旁，嘱患者出现呼吸困难等不适时，及时按呼叫器通知医务人员。

【操作后用物处理】

1．卸除管路，倾倒管路及湿化罐内积水，HFNC 的鼻导管、湿化罐及管路为一次性物品，按医疗垃圾丢弃。

2．HFNC 的表面应用 75% 乙醇或 0.1% 有效氯进行擦拭消毒，HFNC 消毒连接仪器自带的消毒回路进行仪器内部消毒即可。

【经鼻高流量氧疗技术操作流程图】

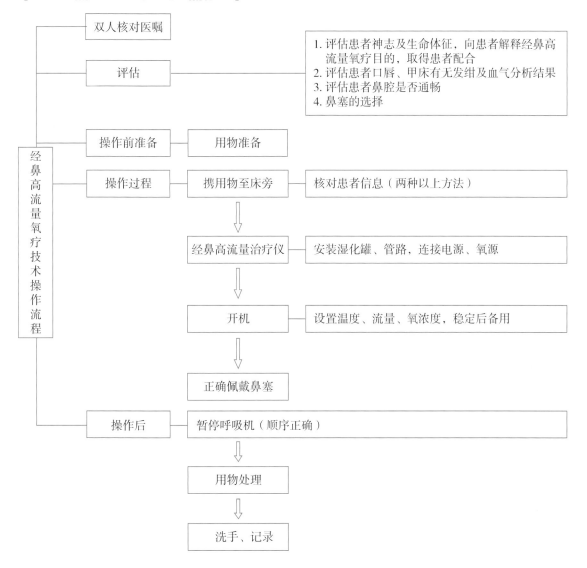

【经鼻高流量氧疗操作技术评分标准】

项目		技术操作要求	总分	评分等级 A	B	C	D	实际得分
操作前准备 (35分)	着装准备	服装整洁，洗手，戴帽子、口罩	2	2	1	0	0	
	核对	医嘱核对无误	2	2	0	0	0	
		患者核对无误	2	2	0	0	0	
	沟通	向患者解释，取得患者的配合	3	3	0	0	0	
	评估	评估患者神志、生命体征	4	4	2	0	0	
		评估患者口唇、甲床有无发绀及血气分析结果	4	4	2	0	0	
		评估患者鼻孔大小的情况	2	2	2	0	0	
		评估患者鼻腔通气的情况	2	2	0	0	0	
		根据患者鼻孔大小选择合适的鼻塞	4	4	2	0	0	
		评估病室环境安静、舒适、整洁，光线适宜	2	2	1	0	0	
	用物准备	准备物品齐全，均在有效期以内	8	8	5	3	0	
操作过程 (55分)	再次核对	携用物至患者床旁，再次核对患者信息无误	2	2	1	0	0	
	管路连接及设置	正确连接电源和氧源	4	4	2	0	0	
		正确安装湿化罐，连接灭菌注射用水、管路与治疗仪	6	6	4	2	0	
		添加灭菌注射用水至刻度线	4	4	2	0	0	
		打开治疗仪开关	4	4	2	0	0	
		正确设置温度、流量、氧浓度	6	6	4	2	0	
		按确定键，稳定备用	2	2	0	0	0	
	鼻塞佩戴	正确佩戴鼻塞，戴脖套，戴鼻塞，调节头带松紧度	4	4	2	1	0	
		正确连接鼻塞与管路	2	2	0	0	0	
	管路固定	正确固定管路	4	4	2	0	0	
	健康宣教	向患者进行健康宣教	4	4	2	1	0	
	记录	七步洗手法洗手	2	2	0	0	0	
		记录生命体征、病情变化、治疗仪参数等	5	5	3	1	0	
	停机顺序	摘下鼻塞，停止氧气，顺序无误，等待氧浓度达到21%，关机	6	6	4	2	0	
操作后处理 (5分)	用物处理	HFNC 的表面用 75% 乙醇或 0.1% 有效氯进行擦拭消毒	2	2	0	0	0	
		HFNC 消毒连接仪器自带的消毒回路进行仪器内部消毒	2	2	0	0	0	
	用物处理	卸除管路正确，一次性物品处理正确	1	1	0	0	0	
提问 (5分)	理论知识	1. 经鼻高流量氧疗仪的特点和生理机制是什么？ 2. 鼻塞型号如何选择？	5	5	3	1	0	

【知识链接】

1. 禁忌证

（1）绝对禁忌证

1）心搏、呼吸骤停，需紧急气管插管进行有创机械通气。

2）自主呼吸微弱、昏迷。

3）极重度Ⅰ型呼吸衰竭（$PaO_2/FiO_2 < 60$ mmHg）。

4）通气功能障碍（pH < 7.25）。

（2）相对禁忌证

1）重度Ⅰ型呼吸衰竭（$PaO_2/FiO_2 < 100$ mmHg）。

2）通气功能障碍（pH < 7.30）。

3）矛盾呼吸。

4）气道保护能力差，有误吸高危风险。

5）血流动力学不稳定，需要应用血管活性药物。

6）面部或上呼吸道手术不能佩戴 HFNC 者。

7）鼻腔严重堵塞。

8）HFNC 不耐受。

2. 经鼻高流量氧疗生理机制

（1）呼气末正压（PEEP）效应。

（2）生理无效腔冲刷效应。

（3）维持黏液纤毛清除系统功能。

（4）降低患者上气道阻力和呼吸功。

【参考文献】

[1] 葛慧青，代冰．高流量氧疗使用手册 [M]．沈阳：辽宁科学技术出版社，2018：80-84.

[2] 葛慧青，代冰．新型冠状病毒肺炎患者呼吸机使用感控管理专家共识 [J]．中国呼吸与危重监护杂志，2020，19（2）：1-7.

[3] 中华医学会呼吸病学分会呼吸危重症医学学组，中国医师协会呼吸医师分会危重症医学工作委员会．成人经鼻高流量湿化氧疗临床规范应用专家共识 [J]．中华结核和呼吸杂志，2019，42（2）：83-91.

【临床思维题】

患者神志清楚，呼吸困难较前明显减轻，口唇甲床无发绀，复查血常规 WBC 8.27×10^9/L，NEUT 68%。血气分析 pH 7.35，$PaCO_2$ 42 mmHg，PaO_2 86 mmHg，SaO_2 96%。双肺呼吸音清。遵医嘱暂停经鼻高流量氧疗。

1. 此患者应用经鼻高流量氧疗前需做何评估？

2. 此患者适用于经鼻高流量氧疗吗？

3. 患者病情好转，怎样停止经鼻高流量氧疗？

4. 不适用于经鼻高流量氧疗的情况是

　　A．鼻腔严重堵塞

　　B．血压下降至 70/30 mmHg

　　C．突发意识丧失

　　D．无自主呼吸

【答案解析】

1．应用经鼻高流量氧疗前需评估患者的神志及生命体征，向患者解释经鼻高流量氧疗目的，取得患者配合。评估患者口唇、甲床有无发绀及血气分析结果（pH、PaO_2 及 $PaCO_2$）。评估患者鼻腔是否通畅，嘱患者用鼻吸气，防止口腔干燥。根据患者鼻孔大小选择鼻塞管，建议选取小于鼻孔内径 50% 的鼻导管。病室环境安静、舒适、整洁，光线适宜。

2．此患者氧合指数（PaO_2/FiO_2）为 166，呼吸频率 40 次 / 分，符合经鼻高流量氧疗适应证。

3．遵医嘱暂停经鼻高流量吸氧，摘掉患者鼻塞，停止氧气，等待氧浓度达到 21%，关机，给予患者鼻导管吸氧 2 L/min，患者无不适主诉。

4．ABCD。应用经鼻高流量氧疗的绝对禁忌证有自主呼吸微弱、昏迷，相对禁忌证有鼻腔严重堵塞、血流动力学不稳定。

（钮　安　乔红梅）

四、无创通气操作技术

无创通气是指患者通过鼻罩、口鼻罩或全脸面罩等无创性方式将患者与呼吸机相连接进行正压辅助通气的技术。近 30 年来，随着对无创通气的临床研究与实践不断深入，不仅证实无创通气疗效确切，可提高患者存活率，避免有创机械通气所带来的一系列并发症，降低治疗成本，而且易于实施并被患者所接受，已成为呼吸衰竭等病理生理状态早期及紧急情况下的通气支持手段。目前主要适用于轻 - 中度呼吸衰竭的早期救治；也可用于有创 - 无创通气序贯治疗和辅助撤机。

【案例】

患者李某，男性，80 岁。主因"反复咳嗽、咳痰 20 余年，活动后气促伴呼吸困难加重 2 天"来诊。初步诊断：慢性阻塞性肺疾病急性加重、肺部感染、Ⅱ型呼吸衰竭。入院后患者神志清楚，鼻导管吸氧 3 L/min，咳黄白色痰。查体：T 36.2 ℃，HR 94 次 / 分，R 28 次 / 分，BP 130/60 mmHg，两肺可闻及湿啰音，桶状胸，甲床、口唇发绀，无药物过敏史。血常规：WBC 10×10^9/L，中性粒细胞比例 88%。血气分析：pH 7.35，PaO_2 55 mmHg，$PaCO_2$ 78 mmHg，SaO_2 88%。遵医嘱给予患者无创通气，模式：S/T，f：16 次 / 分，FiO_2：30%，吸气时间：1 秒，IPAP：24 cmH_2O，EPAP：8 cmH_2O。

【护理评估】

1．评估患者神志及生命体征，向患者解释无创通气的目的，取得患者配合。

2．评估患者口唇、甲床有无发绀及血气分析结果（pH、PaO_2 及 $PaCO_2$）。

3．评估患者鼻部皮肤的情况，检查有无破损及发红的情况，提前给予干预措施。

4．评估患者鼻腔是否通畅，嘱患者用鼻吸气，防止腹胀、口腔干燥。

5．面罩的选择：根据患者面部的大小选择合适的面罩，面罩可分为 S、M、L 号，测量方法：上至鼻梁顶点，下至下唇下方，左右至两嘴角（图 1-1-4-1）。

6．减压敷料的裁剪：模具→模具与患者鼻面部相对比，选择合适的模具，将模具与减压敷料重合→用记号笔沿模具做标记→用剪刀剪裁→检查减压敷料是否合适（图 1-1-4-2）。

7．病室环境安静、舒适、整洁，光线适宜。

实践提示

◇ 合适的面罩及合适的减压敷料可以减轻患者鼻面部骨性部位的压力，预防患者颜面部压力性损伤。

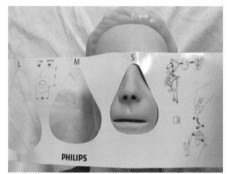
面罩型号卡尺测量

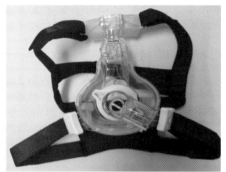
口鼻面罩

图 1-1-4-1 面罩的选择

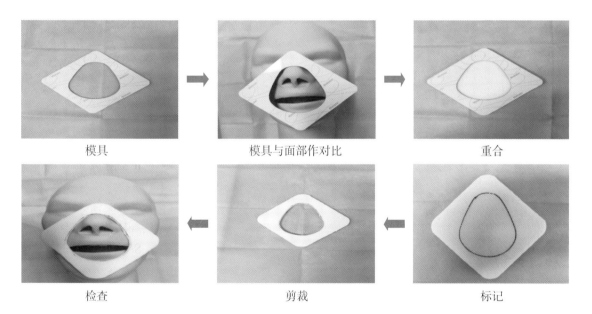

模具 　　模具与面部作对比 　　重合

检查 　　剪裁 　　标记

图 1-1-4-2 减压敷料的裁剪

【操作前准备】

1. 护士准备：服装鞋帽整洁，符合着装要求，语言柔和恰当，态度和蔼可亲。
2. 双人核对医嘱：床号、姓名、无创呼吸机、频次、开始时间。
3. 七步洗手法洗手。
4. 核对患者信息：两种及以上方法核对。

实践提示

◇ 医嘱需双人核对，核对无误后方可执行。
◇ 核对患者信息应使用两种以上的方法，如腕带、床头卡、反叫患者姓名。

5.用物准备：无创呼吸机、一次性无创呼吸机管路、一次性湿化罐、面罩/头罩/鼻罩、一次性呼吸过滤器、灭菌注射用水、减压敷料、快速手消毒液，均在有效期以内（图 1-1-4-3）。

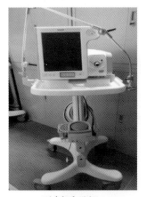
无创呼吸机

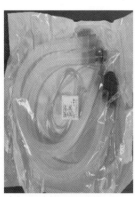
一次性无创呼吸机管路

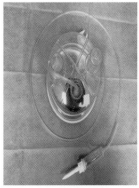
一次性湿化罐

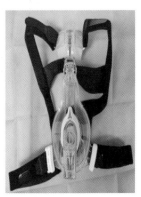
面罩

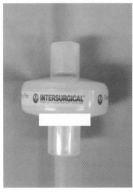
一次性呼吸过滤器

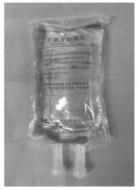
灭菌注射用水

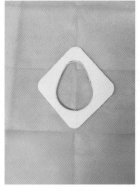
减压敷料

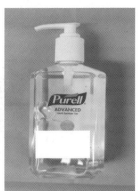
快速手消毒液

图 1-1-4-3　用物准备

实践提示

◇ 检查用物：包装是否完整、有无潮湿、是否在有效期内。
◇ 根据患者面部评估结果准备合适的面罩。

【操作过程】

1.携用物至床旁。
2.再次核对患者信息（同前）。
3.连接呼吸机管路（图 1-1-4-4）。

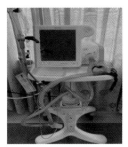
连接呼吸机管路

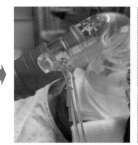
连接测压管

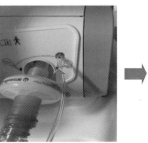
添加湿化液至刻度线

图 1-1-4-4　连接呼吸机管路

（1）安装湿化罐，连接一次性呼吸过滤器及管路。

（2）连接测压管，一端连接侧孔阀接头处，另一端连接呼吸机测压孔。

（3）添加湿化液至刻度线。

实践提示

◇ 及时添加湿化液，监测湿化效果，鼓励患者咳痰，保持呼吸道通畅。

◇ 测压管连接正确，呼气阀端测压管需向上直立，防止冷凝水进入管腔。

4．连接呼吸机氧源、电源（图 1-1-4-5）

（1）呼吸机氧源连接高压氧源。

（2）连接呼吸机电源及湿化器电源。

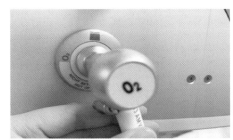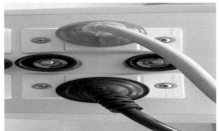

图 1-1-4-5　连接氧源及电源

5．湿化器和呼吸机开机（图 1-1-4-6）

（1）打开湿化器，点击湿化器开关，调节加温档位。

（2）打开呼吸机，点击呼吸机开关键。

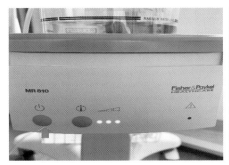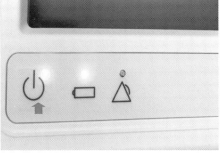

图 1-1-4-6　开机

6．呼吸机参数的设置（图 1-1-4-7）：遵医嘱选择呼吸机模式→遵医嘱设置呼吸机参数→再次核对呼吸机参数→调节呼吸机报警设置。

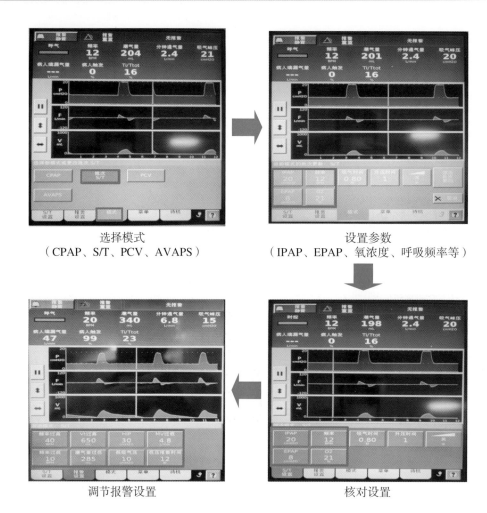

选择模式
（CPAP、S/T、PCV、AVAPS）

设置参数
（IPAP、EPAP、氧浓度、呼吸频率等）

调节报警设置

核对设置

图 1-1-4-7　呼吸机参数设置

知识园地

呼吸机模式的介绍

◇ 持续气道正压（CPAP）：是指在患者自主呼吸条件下，在整个呼吸周期中，呼吸机持续给予同一水平的正压支持，辅助患者完成全部的呼吸运动。

◇ 自主呼吸（spontaneous, S）通气辅助模式、时间控制（timed, T）模式和自主呼吸通气辅助结合时间控制（S/T）模式等。

◇ 保证平均容量的压力支持（AVAPS）是一种混合通气模式，其基本原理仍然是压力支持。为达到预定的通气潮气量，吸气压设置在一个范围区间，而不是一个固定值。呼吸机根据测量到的通气容积，自动调节 IPAP，以达到预定的通气潮气量。

◇ 无创压力控制通气（PCV）模式输送压力控制呼吸，既可由呼吸机触发（时控），也可由患者触发（自主）。

7. 呼气阀的设置（图 1-1-4-8）

（1）点击"菜单"键，选择面罩/端口。

（2）根据面罩类型，选择漏气符号及漏气值，详见参考面罩说明书。

（3）呼气端口选择：侧孔呼气阀、平台呼气阀等，再按"接受"键。

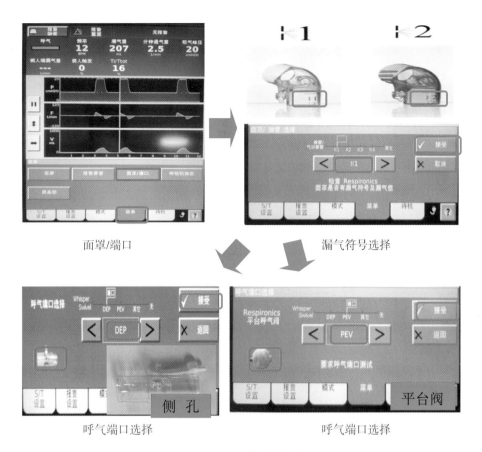

面罩/端口　　　　　　　　　　　　　　漏气符号选择

呼气端口选择　　　　　　　　　　　　　呼气端口选择

图 1-1-4-8　呼气阀的设置

实践提示

◇ 根据面罩端口选择呼吸机相对应的漏气符号和值。

◇ 根据管路连接的呼气端口选择与呼吸机一致的端口。

8. 呼吸机待机：呼吸机参数及呼气阀设置调节完毕后，点击呼吸机"待机"键，使呼吸机处于待机状态（图 1-1-4-9）。

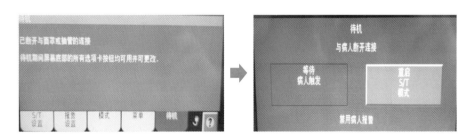

图 1-1-4-9　待机

实践提示

◇ 呼吸机处于待机状态，避免在较高的吸气压力下佩戴面（鼻）罩，以免增加患者的不适。

9．面罩佩戴方法

（1）五点式面罩佩戴方法：整理好头带→置于患者头下→减压敷料置于患者鼻面部→一人扶住面罩，另一人双手共同用力拉紧头带→先固定好两侧面颊处，再固定额头处头带→调整头带的松紧度，以置入两横指为宜（图 1-1-4-10）。

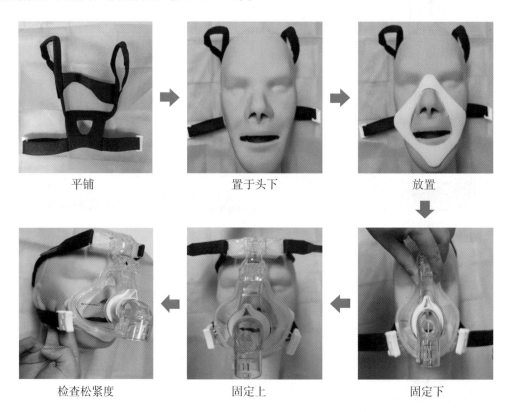

平铺　　　　　　　　　　置于头下　　　　　　　　　　放置

检查松紧度　　　　　　　　固定上　　　　　　　　　固定下

图 1-1-4-10　五点式面罩佩戴方法

（2）三点式面罩佩戴方法：整理好头带→置于患者头下→减压敷料置于患者鼻面部→一人扶住面罩，另一人双手共同用力拉紧头带→先固定好两侧面颊处，再固定额头处头带→调整头带的松紧度，以置入两横指为宜，多功能小孔处于关闭状态（图 1-1-4-11）。

实践提示

◇ 调整好患者头带的松紧度，以置入两横指为宜，多功能小孔处于关闭状态，防止漏气量过多，出现患者不适、人机对抗的情况。

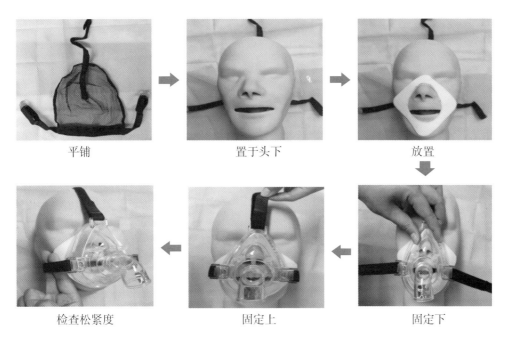

平铺	置于头下	放置
检查松紧度	固定上	固定下

图 1-1-4-11　三点式面罩佩戴方法

10. 通气（图 1-1-4-12）：无创呼吸机管路与面罩连接，等待患者触发或者手动重启，开始通气。

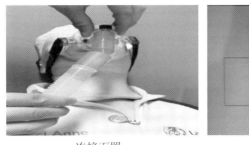
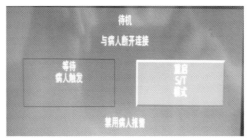

连接面罩　　　　　　　　　　　呼吸机触发或手动重启

图 1-1-4-12　通气

11. 固定管路（图 1-1-4-13）：固定呼吸机管路位置，使集水瓶处于低位。

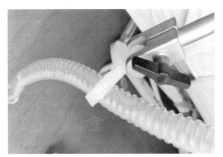
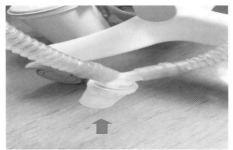

固定管路　　　　　　　　　　　集水瓶处于低位

图 1-1-4-13　固定管路

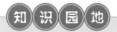

无创呼吸机的健康宣教

（1）指导患者配合无创呼吸机呼吸，观察患者耐受程度，人机是否协调。

（2）推荐体位：半卧位（30°～45°）。

（3）鼓励并指导患者有效咳痰，保证呼吸道通畅。

（4）指导患者如何摘除面罩进行咳痰。

（5）呼叫器置于床旁，嘱患者出现呼吸困难等不适，及时按呼叫器通知医务人员。

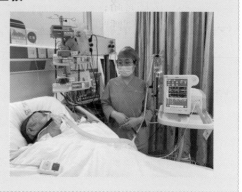

12．洗手、记录

（1）七步洗手法洗手。

（2）记录患者的生命体征（包括心率、血压、呼吸、血氧饱和度）及呼吸机参数（模式、参数、潮气量）（图 1-1-4-14）。

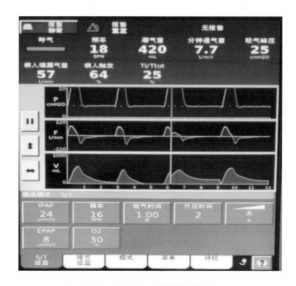

图 1-1-4-14　呼吸机参数

13．暂停呼吸机（图 1-1-4-15）：摘下面罩→关闭呼吸机（点击呼吸机"开关"键，再点击屏幕上"呼吸机关机"键）→关闭湿化器。

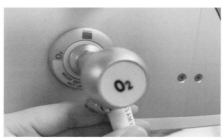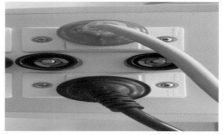

图 1-1-4-15　暂停呼吸机

【操作后用物处理】

1．一次性管路：卸除管路，倾倒管路及湿化罐内积水，置入医疗垃圾桶内。
2．非一次性管路：倾倒管路及湿化罐内积水，装入黄色垃圾袋，送供应室消毒。
3．机器：无创呼吸机的臂架、主机、屏幕用 75% 乙醇擦拭后备用。

【无创通气技术操作流程图】

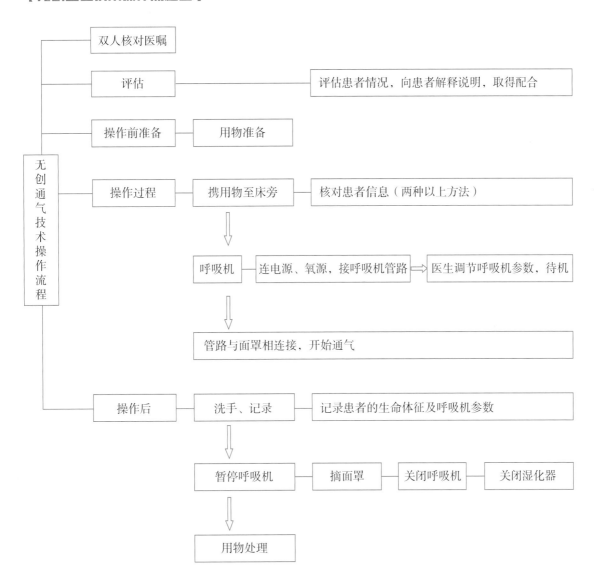

【无创通气技术评分标准】

项目		技术操作要求	总分	评分等级 A	评分等级 B	评分等级 C	评分等级 D	实际得分
操作前准备（35分）	着装准备	服装整洁，洗手，戴帽子、口罩	2	2	1	0	0	
	核对	医嘱核对无误	2	2	0	0	0	
		患者核对无误	2	2	0	0	0	
	沟通	向患者解释，取得患者的配合	3	3	0	0	0	
	评估	评估患者神志、生命体征	4	4	2	0	0	
		评估患者口唇、甲床有无发绀及血气分析结果	4	4	2	0	0	
		评估患者鼻梁皮肤的情况	2	2	0	0	0	
		评估患者鼻腔通气的情况	2	2	0	0	0	
		根据患者面部的大小选择合适的面罩	2	2	0	0	0	
		减压敷料的剪裁	2	2	0	0	0	
		评估病室环境安静、舒适、整洁，光线适宜	2	2	1	0	0	
	用物准备	用物准备齐全，检查物品有效期	8	8	5	3	0	
操作过程（55分）	再次核对	携用物至患者床旁，再次核对患者信息	2	2	1	0	0	
	管路连接及设置	连接电源和氧源	4	4	2	0	0	
		安装湿化罐、一次性呼吸过滤器、呼吸机管路	6	6	4	2	0	
		添加灭菌注射用水方法正确	4	4	2	0	0	
		打开呼吸机及湿化器开关	4	4	2	0	0	
		设置参数、呼气阀、报警限	6	6	4	2	0	
		点击呼吸机"待机"键，使呼吸机处于待机状态	2	2	0	0	0	
	面罩佩戴	佩戴面罩方法正确	5	5	3	1	0	
		呼吸机管路与面罩连接	2	2	0	0	0	
	管路固定	固定管路，集水瓶位于管路低位	4	4	2	0	0	
	健康宣教	向患者进行健康宣教	3	3	2	1	0	
	记录	七步洗手法洗手	2	2	0	0	0	
		记录生命体征、病情变化、呼吸机参数等	5	5	3	1	0	
	停机顺序	摘下面罩，关闭呼吸机开关，关闭湿化器开关	6	6	4	2	0	
操作后处理（5分）	用物处理	一次性管路：卸除管路，倾倒积水，置入医疗垃圾桶内 非一次性管路：倾倒积水，装入黄色垃圾袋，送供应室消毒备用	3	3	2	1	0	
	用物处理	无创呼吸机用75%乙醇擦拭	2	2	0	0	0	
提问（5分）	理论知识	1. 佩戴面罩的顺序是什么？ 2. 暂停呼吸机的顺序是什么？	5	5	3	1	0	

【知识链接】

1．适应证

（1）慢性阻塞性肺疾病急性加重。

（2）急性心源性肺水肿。

（3）免疫功能受损合并呼吸衰竭。

（4）无创呼吸机辅助撤机：①拔除气管插管后使用无创呼吸机通气，即有创-无创序贯通气；②拔管后常规氧疗。

（5）急性呼吸窘迫综合征。

（6）支气管哮喘急性发作。

（7）急性中毒。

（8）不伴慢性阻塞性肺疾病的肺炎。

（9）胸部限制性疾病。

（10）胸部创伤。

（11）不作气管插管的呼吸衰竭。

（12）辅助纤维支气管镜检查。

2．禁忌证

（1）绝对禁忌证：心脏骤停或者呼吸骤停（微弱），此时需要立即心肺复苏、气管插管等生命支持。

（2）相对禁忌证

①意识障碍。

②无法自主清除气道分泌物，有误吸风险。

③严重上消化道出血。

④血流动力学不稳定。

⑤上呼吸道梗阻。

⑥未经引流的气胸或纵隔气肿。

⑦无法佩戴面罩的情况，如面部创伤或畸形。

⑧患者不配合。

3．无创呼吸机常见并发症和不良反应的预防

（1）焦虑不安、恐慌：患者无创通气时，对患者进行宣教可以消除其焦虑不安、恐慌，争取患者配合，提高其依从性。

（2）鼻面部压力性损伤：应用减压敷料，选择合适的面罩，监测患者鼻面部受压部位皮肤变化，积极采取预防措施，避免发生压力性损伤。

（3）口咽干燥、排痰障碍：及时添加湿化液，监测湿化效果，鼓励患者咳痰，保持呼吸道通畅。

（4）腹胀、胃肠胀气：在实施无创通气过程中嘱患者闭口呼吸，以避免胃肠胀气，增加误吸风险。

（5）眼部刺激或结膜发红：检查面罩与鼻面部密闭性的情况，及时调节面罩的位置及松紧度。

（6）气胸：监测呼吸机的 IPAP 值，不宜大于 30 cmH$_2$O，以及患者憋气等不适主诉。

4. 无创呼吸机的参数设置范围

参数	常用值
CPAP（持续气道正压）	6 ～ 15 cmH$_2$O
IPAP（吸气压力）	10 ～ 30 cmH$_2$O
EPAP（呼气末正压）	4 ～ 8 cmH$_2$O（Ⅰ型呼吸衰竭时 6 ～ 12 cmH$_2$O）
吸气时间	0.8 ～ 1.2 s（后备时间，仅控制通气启用）
备用呼吸频率	10 ～ 20 次 / 分
VT（潮气量）	7 ～ 15 ml/kg（理想体重）
患者端漏气量	30 ～ 50 L/min

注：男性理想体重（kg）=50+0.91×［身高（cm）－152.4］，女性理想体重（kg）=45.5+0.91×［身高（cm）－152.4］。

【参考文献】

[1] 中国医师协会急诊医师分会，中国医疗保健国际交流促进会急诊急救分会，国家卫生健康委能力建设与继续教育中心急诊学专家委员会. 无创正压通气急诊临床实践专家共识（2018）[J]. 中华急诊医学杂志，2019，28（1）：14-24.

[2] 王欣然，孙红，李春燕. 重症医学科护士规范操作指南 [M]. 北京：中国医药科技出版社，2020：92-95.

[3] 王辰. 呼吸治疗教程 [M]. 北京：人民卫生出版社，2010：116-136.

【临床思维题】

患者无创通气，模式：S/T，设置呼吸频率：16 次 / 分，氧浓度：30%，吸气时间：1 s，IPAP：24 cmH$_2$O，EPAP：8 cmH$_2$O，潮气量：710 ～ 801 ml，漏气量：90 ～ 105 L/min，呼吸机出现每分通气量过高报警，患者出现口咽干燥、腹部胀气不适主诉。

1. 使用无创通气过程中为什么出现每分通气量过高报警？处理方式是什么？

2. 使用无创通气过程中为什么出现口咽干燥、腹部胀气？应该给予患者什么处理？

3. 应用无创呼吸机还会出现什么并发症和不良反应？如何处理？

【答案解析】

1. 每分通气量过高报警原因：患者呼吸机的漏气量为 90 ～ 105 L/min，由于患者面罩过松，导致漏气量过大、潮气量过高。漏气量应该保证在 30 ～ 50 L/min。

处理方式：调节患者的面罩松紧度，以两横指为宜。

2. 患者在应用无创呼吸机时，张口呼吸，IPAP 压力过高，潮气量过大，大量气体吸入到胃内，导致患者口咽干燥、腹部胀气。

处理方式：及时添加湿化液，监测湿化液的温度适宜及湿化效果，及时给予患者口腔护理，保持患者口腔湿润；嘱患者闭口呼吸，面罩佩戴松紧度适宜，监测患者潮气量，IPAP 不宜过大，以避免胃肠胀气、腹部胀气。

3. 应用无创呼吸机的并发症和不良反应及处理

（1）排痰障碍：及时添加湿化液，监测湿化效果，鼓励患者咳痰，保持呼吸道通畅。

（2）焦虑不安、恐慌：患者无创通气时，对患者进行宣教可以消除其焦虑不安、恐慌，争取配合，提高依从性。

（3）鼻面部压力性损伤：应用减压敷料，选择合适的面罩，监测患者鼻面部受压部位皮肤变化，积极采取预防措施，避免发生压力性损伤。

（4）眼部刺激或结膜发红：检查面罩与鼻面部密闭性的情况，及时调节面罩的位置及松紧度。

（5）气胸：监测呼吸机的 IPAP 值，不宜大于 30 cmH$_2$O，以及患者憋气等不适主诉。

（肖承雷　乔红梅）

五、新生儿经鼻持续气道正压通气技术

经鼻持续气道正压（nasal continuous positive airway pressure，NCPAP）通气指在自主呼吸条件下，经鼻塞或鼻罩等方式提供一定的压力水平，使整个呼吸周期内气道压力持续维持高于大气压的通气方式。是目前新生儿最常采用的无创通气模式，广泛应用于早期或轻中度新生儿呼吸窘迫综合征、早产儿呼吸暂停、新生儿湿肺和机械通气撤离后的治疗等。

【案例】

患儿，女，生后 5 min，其母孕 34 周，体重 1950 g，主因"呼吸困难 5 min"由产科收入。入院时患儿全身皮肤红润，偶有呻吟、吐沫，吸气性三凹征阳性，四肢肌张力低。血常规：白细胞 4.82×10^9/L，中性粒细胞百分数 59.2%。血气分析：pH 7.4，PaO$_2$ 55 mmHg，PaCO$_2$ 45.8 mmHg，Lac 1.9 mmol/L。查体：T 36.3 ℃，P 154 次 / 分，R 65 次 / 分，BP 61/38 mmHg，无药物过敏史。遵医嘱立即给予患儿无创通气，模式：NCPAP，PEEP：6 cmH$_2$O，氧浓度：25%。

【护理评估】

1．评估患儿的意识状态、生命体征、胎龄、体重。

知识园地

◇ 意识状态检查：主要观察患儿对外界刺激的反应，包括触觉和痛觉刺激。如对轻轻摇动或触摸身体、弹足底等刺激方法，以及对针刺等疼痛的反应。

◇ 新生儿意识障碍分为四种状态：

①嗜睡：很容易唤醒，但不易保持觉醒状态，弹足底 3 次，哭 1 ～ 2 声又睡。

②迟钝：用非痛性刺激可以唤醒，但醒来很迟，且不完全清醒，不能保持觉醒状态。弹足底 5 次，才稍有弱哭声。

③浅昏迷（昏睡）：弹足底 10 次不哭，只有疼痛刺激才能唤醒。

④昏迷：疼痛刺激也不能唤醒。

2．评估患儿口唇有无发绀，是否有呻吟、吐沫、三凹征等呼吸困难表现（图 1-1-5-1）。

3．评估患儿血气分析结果（pH、PaO$_2$ 及 PaCO$_2$）。

4．评估患儿鼻中隔皮肤情况，检查有无破损及发红。

5．评估患儿鼻腔有无分泌物（图 1-1-5-2）。

6．鼻塞（或鼻罩）的选择：使用鼻孔测量尺测量患儿鼻检查孔大小，根据鼻孔及鼻中隔的大小选择合适的鼻塞（或鼻罩）（图 1-1-5-3）。

7．减压敷料的裁剪

第一步——减压敷料整体修剪：上至鼻尖上方，下至鼻子与上唇交界处，左右至鼻翼两侧（图 1-1-5-4）。

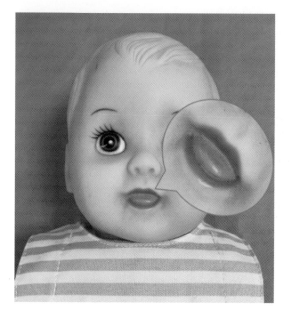

图 1-1-5-1　口唇发绀

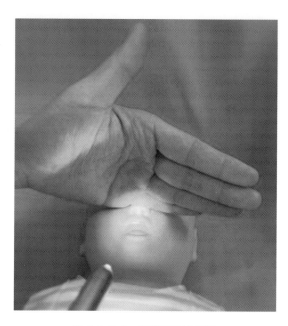

图 1-1-5-2　鼻腔有无分泌物

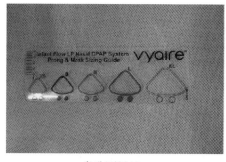

鼻孔测量尺

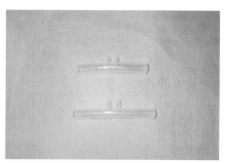

不同型号鼻塞

图 1-1-5-3　鼻塞的选择

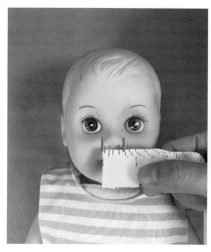

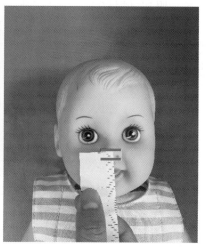

图 1-1-5-4　减压敷料整体测量

　　第二步——根据鼻塞型号打孔。鼻孔测量尺与患儿鼻孔相对比，选择合适鼻孔大小的型号→用打孔器在修剪好的减压敷料上打孔→检查减压敷料是否合适（图 1-1-5-5）。

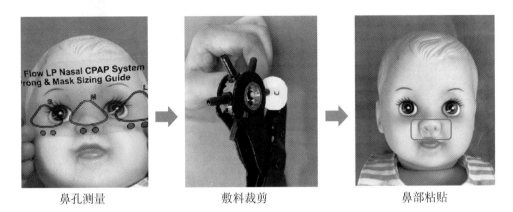

鼻孔测量　　　　　　　　敷料裁剪　　　　　　　　鼻部粘贴

图 1-1-5-5　鼻孔的测量与敷料裁剪

实践提示

　　◇ 早产儿皮肤发育不成熟，角质层薄，皮肤薄嫩，使用 NCPAP 治疗期间，鼻塞对鼻中隔及周围皮肤造成持续性压迫，易产生压力性损伤，使用减压敷料可有效地预防局部皮肤压力性损伤的发生。

　　◇ 减压敷料打孔直径应小于鼻孔直径，以便减轻鼻塞对患儿鼻部皮肤的压迫。

　　8．病室环境安静、舒适、整洁，光线适宜。

知识园地

　　◇ 温度：一般新生儿内室温度保持在 22～24 ℃，早产儿室内温度保持在 24～26 ℃。

　　◇ 湿度：保持在 55%～65%。

【操作前准备】

　　1．护士准备：服装鞋帽整洁，符合着装要求，语言柔和恰当，态度和蔼可亲。

　　2．双人核对医嘱：床号、姓名、病历号、无创呼吸机、频次、开始时间。

　　3．七步洗手法洗手。

　　4．核对患者信息：两种以上方法核对。

　　5．用物准备：无创呼吸机、呼吸机管路及湿化罐、压力管、一次性鼻塞及压力发生器、灭菌注射用水、打孔器、减压敷料、弹力绷带、快速手消毒液，均在有效期以内（图 1-1-5-6）。

实践提示

　　◇ 检查用物：包装是否完整、有无潮湿、是否在有效期内。

　　◇ 根据患者鼻部评估结果准备合适的鼻塞及减压敷料。

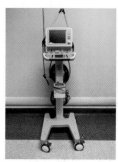
无创呼吸机
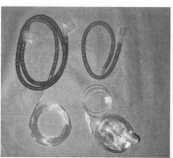
无创呼吸机管路
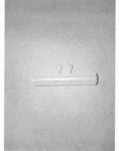
一次性鼻塞
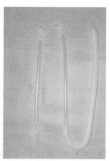
压力发生器

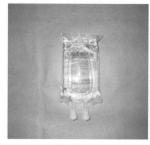
灭菌注射用水
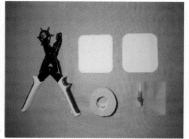
打孔器、减压敷料、弹力绷带
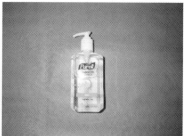
快速手消毒液

图 1-1-5-6　用物准备

【操作过程】

1. 携用物至床旁。
2. 再次核对患者信息（同前）。
3. 连接呼吸机管路

（1）按无菌原则打开呼吸机管路包装。

（2）将所有配件拆放于包装内。

（3）安装湿化罐，连接管路。

（4）连接测压管，一端连接侧孔阀接头处，另一端连接呼吸机测压孔 Prox 处（图 1-1-5-7）。

（5）添加湿化液至刻度线（图 1-1-5-8）。

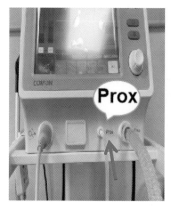
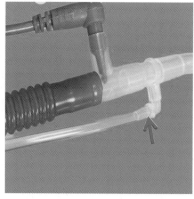

图 1-1-5-7　连接测压管

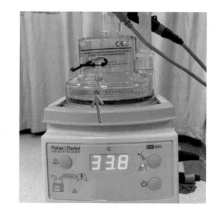

图 1-1-5-8　添加湿化液至刻度线

实践提示

◇ 及时添加湿化液，监测湿化效果。

◇ 测压管连接正确。

4. 连接呼吸机氧气及空气气源、电源（图 1-1-5-9）。

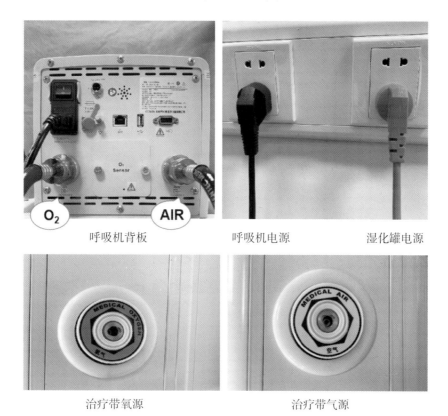

呼吸机背板 　　　呼吸机电源 　　　湿化罐电源

治疗带氧源 　　　治疗带气源

图 1-1-5-9 　连接气源及电源

5. 呼吸机开机、湿化器开机（图 1-1-5-10）。

实践提示

◇ 使用无创呼吸机模式时，湿化模式调节至无创湿化模式。

◇ 湿化温度在 32 ~ 35 ℃。

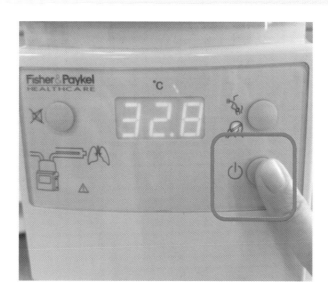

图 1-1-5-10 　湿化器开机

6. 呼吸机参数的设置（图 1-1-5-11）：遵医嘱选择呼吸机模式→遵医嘱设置呼吸机参数（PEEP、氧浓度等）→再次核对呼吸机参数→调节呼吸机报警限设置。

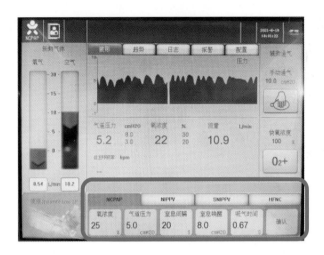

图 1-1-5-11　呼吸机参数设置

7. 呼吸机待机：呼吸机参数调节完毕后，进入"待机"模式，选择"新病人"，点击 按钮输入患者信息，点击"确认"后，使呼吸机处于待机状态（图 1-1-5-12）。

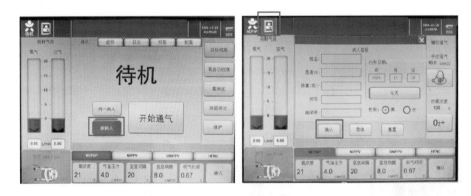

图 1-1-5-12　呼吸机待机

8. 呼吸机鼻塞佩戴及固定：注意受压部位用减压敷料覆盖，并用弹力绷带固定（图 1-1-5-13）。

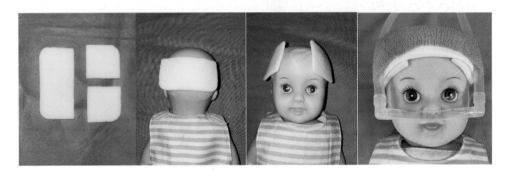

图 1-1-5-13　呼吸机鼻塞佩戴及固定

9. 通气（图 1-1-5-14）：点击呼吸机界面"开始通气"→连接压力发生器与呼吸机管路。

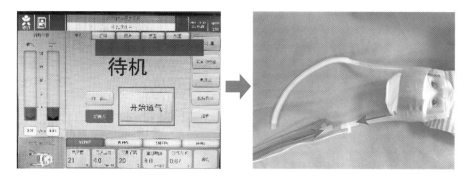

图 1-1-5-14　通气

实践提示

（1）呼吸机处于待机状态，先开始通气，再连接压力发生器与呼吸机管路，避免在较高的吸气压力下佩戴鼻塞，以免增加患儿的不适。

（2）妥善固定管路，避免管路受压、打折而导致呼吸机高压报警，保证有效通气。

10. 洗手、记录

（1）七步洗手法洗手。

（2）记录患者的生命体征（包括心率、血压、呼吸、血氧饱和度）及呼吸机参数（模式、PEEP、氧浓度等）（图 1-1-5-15）。

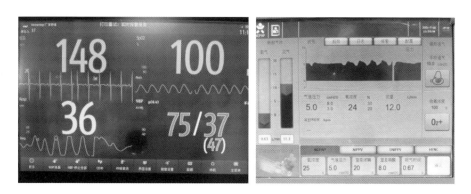

图 1-1-5-15　监护仪及呼吸机界面

【操作后用物处理】

1. 卸除管路，倾倒管路及湿化罐内积水，将一次性呼吸机管路置入医疗垃圾桶内。

2. 机器：无创呼吸机的臂架、主机、屏幕用 75% 乙醇擦拭后备用。

【新生儿经鼻持续气道正压通气技术操作流程图】

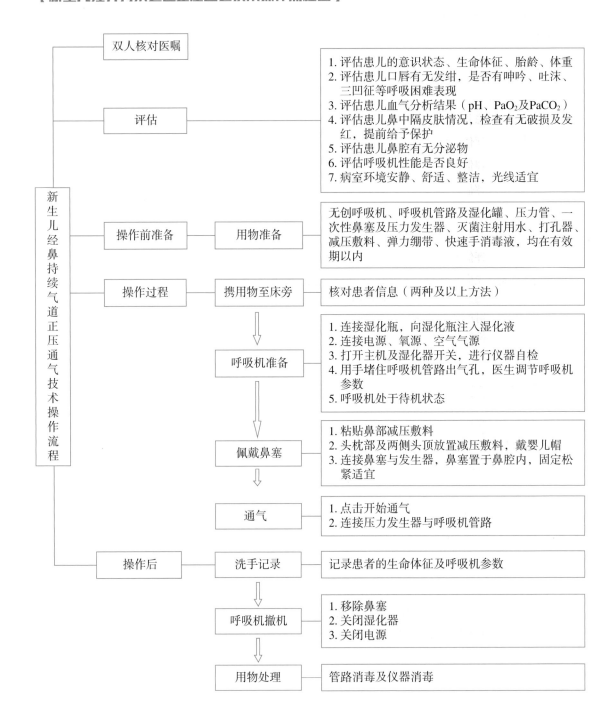

新生儿经鼻持续气道正压通气技术操作流程

双人核对医嘱

评估
1. 评估患儿的意识状态、生命体征、胎龄、体重
2. 评估患儿口唇有无发绀，是否有呻吟、吐沫、三凹征等呼吸困难表现
3. 评估患儿血气分析结果（pH、PaO_2 及 $PaCO_2$）
4. 评估患儿鼻中隔皮肤情况，检查有无破损及发红，提前给予保护
5. 评估患儿鼻腔有无分泌物
6. 评估呼吸机性能是否良好
7. 病室环境安静、舒适、整洁，光线适宜

操作前准备
用物准备：无创呼吸机、呼吸机管路及湿化罐、压力管、一次性鼻塞及压力发生器、灭菌注射用水、打孔器、减压敷料、弹力绷带、快速手消毒液，均在有效期以内

操作过程
携用物至床旁：核对患者信息（两种及以上方法）

呼吸机准备
1. 连接湿化瓶，向湿化瓶注入湿化液
2. 连接电源、氧源、空气气源
3. 打开主机及湿化器开关，进行仪器自检
4. 用手堵住呼吸机管路出气孔，医生调节呼吸机参数
5. 呼吸机处于待机状态

佩戴鼻塞
1. 粘贴鼻部减压敷料
2. 头枕部及两侧头顶放置减压敷料，戴婴儿帽
3. 连接鼻塞与发生器，鼻塞置于鼻腔内，固定松紧适宜

通气
1. 点击开始通气
2. 连接压力发生器与呼吸机管路

操作后
洗手记录：记录患者的生命体征及呼吸机参数

呼吸机撤机
1. 移除鼻塞
2. 关闭湿化器
3. 关闭电源

用物处理：管路消毒及仪器消毒

【新生儿经鼻持续气道正压通气技术评分标准】

项目		技术操作要求	总分	评分等级 A	B	C	D	实际得分
操作前准备（30分）	着装准备	服装鞋帽整洁，洗手，戴口罩，符合着装要求	2	2	1	0	0	
	核对	医嘱核对	2	2	0	0	0	
		患儿核对（至少两种方法）	2	2	0	0	0	
	评估	评估患儿精神反应、生命体征、胎龄、体重	2	2	1	0	0	
		评估患儿鼻部情况	4	4	3	0	0	
		评估患儿头部皮肤情况	2	2	1	0	0	
		选择合适的鼻塞	2	2	1	0	0	
		剪裁敷料正确	2	2	1	1	0	
		评估病室环境	2	2	1	0	0	
	用物准备	无创呼吸机、呼吸机管路及湿化罐、一次性鼻塞及压力发生器、打孔器、弹力绷带、灭菌注射用水、减压敷料、快速手消毒液，物品齐全，检查有效期	10	8	4	1	0	
操作过程（60分）	再次核对	携用物至患儿床旁，两种方式再次核对患儿信息	3	3	0	0	0	
	管路连接及设置	连接呼吸机电源、湿化器电源，连接氧源、空气气源	3	3	2	1	0	
		整理多余管线	2	2	1	0	0	
		洗手	2	2	1	0	0	
		安装湿化罐、连接呼吸机管路	8	8	6	4	0	
		添加灭菌注射用水，湿化器档位设置正确	4	4	3	2	0	
		注明呼吸机管路起始时间	4	4	3	2	0	
		打开呼吸机及湿化器开关	4	4	3	2	0	
		设置呼吸机参数	4	4	3	2	0	
	佩戴	佩戴鼻塞	4	4	4	2	0	
		连接鼻塞与压力发生器，松紧适宜	4	4	3	2	0	
		开始通气后，连接压力发生器与呼吸机管路	4	4	3	2	0	
	记录	洗手	4	4	3	2	0	
		记录生命体征、病情变化、呼吸机参数等	4	4	3	2	0	
	停机顺序	双人核对停机医嘱，核对患儿信息	4	4	3	2	0	
		摘下鼻塞，关闭湿化罐开关，关机	2	2	1	0	0	
	管路处理	倾倒湿化罐内液体	2	2	1	0	0	
		管路弃于医疗垃圾桶	2	2	1	0	0	
操作后（10分）	用物处理	无创呼吸机及各部件消毒方法正确	1	1	0	0	0	
	提问	1. 呼吸机湿化液温度范围是多少？2. 患儿在经鼻持续气道正压通气时，需要监测的呼吸机参数有哪些？	5	5	3	1	0	

【知识链接】

1．适应证

（1）有自主呼吸且出生胎龄在 25 ～ 28 周的极早产儿，产房早期预防性应用。

（2）可能发生呼吸窘迫综合征的高危新生儿（如胎龄＜ 30 周不需要气管插管机械通气者）。

（3）当鼻导管、面罩或头罩吸氧，需吸入氧气分数＞ 0.3 时，动脉血压分压小于 50 mmHg 或经皮血氧饱和度＜ 90%。

（4）早产儿呼吸暂停。

（5）呼吸窘迫综合征的患儿使用肺表面活性物质后病情稳定，拔除气管导管后呼吸支持。

（6）常频或高频机械通气撤机后，出现明显的三凹征和（或）呼吸窘迫。

2．禁忌证

（1）无自主呼吸。

（2）呼吸窘迫进行性加重，不能维持氧合氧饱和度（$FiO_2 > 0.40$，$PaO_2 < 50$ mmHg），动脉血二氧化碳分压＞ 60 mmHg，pH ＜ 7.25。

（3）先天畸形：先天性膈疝、气管 - 食管瘘、后鼻道闭锁、腭裂等。

（4）心血管系统不稳定：如低血压、心功能不全、组织低灌注等。

对于肺气肿、气胸、消化道出血、严重腹胀、局部损伤（包括鼻黏膜、口腔、面部），也不主张使用。

3．并发症

（1）皮肤损伤

（2）腹胀

（3）二氧化碳潴留

（4）气压伤

（5）误吸

（6）对心血管及肾功能的影响

4．注意事项

（1）经气管插管 CPAP 通气不推荐使用，特别是早产儿，因产生较高气道阻力而增加呼吸功。

（2）产房内极早产儿，若心率＜ 100 次 / 分，或自主呼吸功能不足，或有明显的呼吸困难，不宜使用 CPAP 通气。

（3）CPAP 通气联合肺表面活性物质是呼吸窘迫综合征更优化的管理方案。

（4）CPAP 通气可吞入较多空气，导致胃扩张，但不能因此而停止喂养，可留置胃管，定时抽出残留气体，必要时可保持胃管持续开放。

（5）经鼻塞 CPAP 通气的患儿，若病情允许，应每 4 ～ 6 h 休息 15 ～ 20 min，以避免局部组织受压或变形。

【参考文献】

[1] 中华医学会儿科学分会新生儿学组．早产儿无创呼吸支持临床应用建议 [J]．中华儿科杂志，2018，56（9）：643-647.

[2] 中国医师协会新生儿科医师分会．早产儿呼吸窘迫综合征早期防治专家共识 [J]．中华实用儿科临床杂志，2018，33（6）：438-440.

[3] Sweet DG，Carnielli V，Greisen G，et al. European consensus guidelines on the management of respiratory distress syndrome- 2019 Update [J]．Neonatology，2019，115（4）：432-451.

[4] 中国医师协会新生儿科医师分会循证专业委员会．重症监护病房新生儿皮肤管理指南

（2021）[J]．中国当代儿科杂志，2021，23（7）：659-670.

[5] 周伟，吴本清．新生儿无创呼吸支持技术 [M]．北京：人民卫生出版社，2021：93-94.

[6] 钱丽清，顾莺．新生儿经鼻持续呼吸道正压通气致鼻部压疮的护理进展 [J]．上海护理，2015，2：69-71.

【临床思维题】

患儿，生后 5 min，其母孕 34 周，体重 1950 g，主因"呼吸困难 5 min"由产科收入。入院时，患儿神志清楚，呻吟明显，可见吸气性三四征，遵医嘱立即给予患儿无创通气，模式：NCPAP，PEEP：6 cmH$_2$O，氧浓度：25%。上机 1 小时后，巡视患儿可见全身皮肤红润，偶有呻吟、吐沫，吸气性三四征阳性，较入院时减轻；腹部膨隆，触之软，肠鸣音 4 次 / 分；患儿全身皮肤完好，未见压红及破损。

1. 实施 NCPAP 治疗的患儿，出现腹胀时，可采取的护理措施有

　　A．留置胃管　　　　　　　　B．停止喂养

　　C．持续胃管开放　　　　　　D．胃肠减压

2. 患儿在 NCPAP 治疗过程中可能会出现鼻中隔破损或缺失，应采取的护理措施有

　　A．为保证治疗效果，鼻塞（鼻罩）不能脱离鼻部，直到撤机为止

　　B．每日两次以上评估鼻部受压部位和周围的皮肤情况

　　C．鼻塞、鼻罩交替使用

　　D．使用硅凝胶敷料贴于皮肤受压部位

【答案解析】

1. ACD。患儿接受 NCPAP 治疗时，当吸气压力超过食管下括约肌压力或患儿哭闹时，易吞入空气，引起腹胀，严重者可阻碍膈肌运动而影响呼吸。因此，在使用过程中需避免压力过高，可留置胃管，必要时持续胃管开放或胃肠减压，可以有效地防止腹胀发生。腹胀在出生体重较轻的早产儿多见，可能与早产儿肠蠕动功能不成熟有关，但如果患儿血流动力学稳定，进行 NCPAP 治疗不是胃管喂养的禁忌证。

2. BCD。目前新生儿无创通气中最常使用的前端为鼻罩、鼻塞，良好的固定可保证有效通气。新生儿尤其是早产儿皮肤薄、屏障作用差，如果固定过紧，可引起局部黏膜、皮肤损伤，常表现为局部皮肤刺激红肿、红斑、破溃、溃疡及感染，约有 12% 患儿会出现鼻中隔的破损或缺失。在临床应用 NCPAP 时，应根据患儿个体情况，选择合适的鼻罩、鼻塞，并进行妥善固定。在 2021 年的《重症监护病房新生儿皮肤管理指南》中，推荐无创辅助通气时交替使用鼻罩和鼻塞，用润肤油保护鼻腔黏膜，用皮肤保护屏障敷料保护受压部位，同时建议每天两次以上评估医疗器械接触部位和周围的皮肤情况，从而预防和减少皮肤损害的发生。

（李　蕊　杨　青）

六、机械通气操作技术

机械通气是指患者通气和（或）换气功能出现障碍时，运用器械使患者恢复有效通气并改善氧合的方法。机械通气已经成为临床医学中不可缺少的生命支持手段，为治疗原发病提供了时间，极大地提高了对呼吸衰竭的治疗水平。

【案例】

患者李某，男性，78 岁，主因"气促伴呼吸困难加重 3 天"入院，初步诊断为慢性阻塞性肺疾病急性加重。入院后患者神志清楚，血常规：白细胞 16×10^9/L，中性粒细

胞百分数 88.2%，血气分析：pH 7.12，PaO_2 58 mmHg，$PaCO_2$ 102 mmHg，SaO_2 77%。查体：T 38.7 ℃，P 102 次/分，R 31 次/分，BP 101/48 mmHg，桶状胸，口唇、甲床发绀明显，听诊双肺呼吸音粗，两肺可闻及散在湿啰音，身高 168 cm，体重 65 kg。医生给予患者行气管插管接有创呼吸机辅助通气，设置机械通气参数：模式 A/C，呼吸频率 12 次/分，氧浓度 100%，VT 480 ml，PEEP 6 cmH_2O。

【护理评估】

1. 评估患者年龄、体重、病情、神志、生命体征、血气分析结果及配合程度。

2. 实施前向患者及家属解释目的、方法、适应证和禁忌证，签署知情同意书。

3. 评估人工气道类型及型号、插入深度、外露长度及气囊压力，听诊双肺呼吸音是否一致（图 1-1-6-1）。

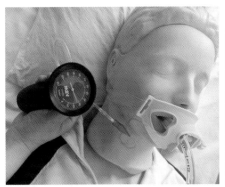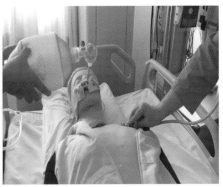

图 1-1-6-1　患者评估

4. 呼吸机：完好备用状态（图 1-1-6-2），检查呼吸机管路及其他用物有效期。

5. 评估病室内供氧供气装置及管道接头是否配套，呼吸机管道接头与人工气道接头是否吻合（图 1-1-6-3）。

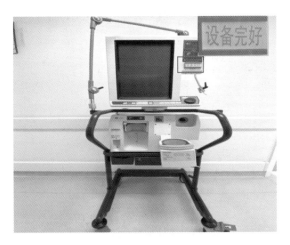

图 1-1-6-2　呼吸机备用状态

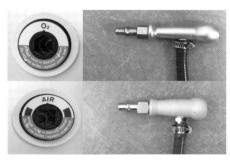
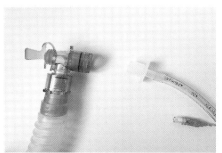

图 1-1-6-3　供氧通气装置与接头、呼吸机管道与人工气道接头

6. 病室环境安静、舒适、整洁，光线适宜。

【操作前准备】

1. 护士准备：服装鞋帽整洁，符合着装要求，语言柔和恰当，态度和蔼可亲。

2. 双人核对医嘱：床号、姓名、机械通气、频次、开始时间。

3. 七步洗手法洗手。

4. 用物准备：有创呼吸机、呼吸机管路及湿化罐、呼气过滤器、吸气过滤器、加热导丝、温度传感器、人工模拟肺、灭菌注射用水、一次性输液器、气囊压力表、快速手消毒液，均在有效期以内（图 1-1-6-4）。

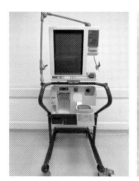
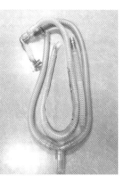
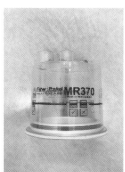
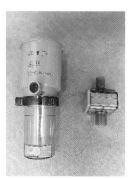

有创呼吸机　　　　有创呼吸机管路　　　　湿化罐　　　　呼气与吸气过滤器

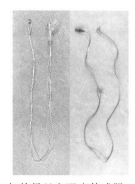
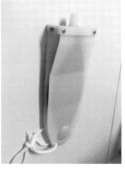
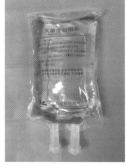
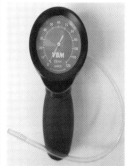

加热导丝和温度传感器　　人工模拟肺　　　灭菌注射用水　　　气囊压力表

图 1-1-6-4　用物准备

【操作过程】

1. 携用物至床旁。

2. 两种方法核对患者信息。

3. 连接呼吸机管路

（1）安装吸气过滤器：将吸气过滤器插入呼吸机吸气端，吸气端吸气过滤器安装完毕（图 1-1-6-5）。

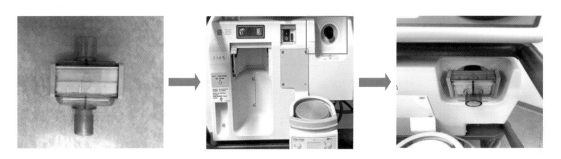

图 1-1-6-5　安装吸气过滤器

（2）安装呼气过滤器：将呼气过滤器锁定装置抬起至开锁位置，呼气过滤器沿滑轨放入相应位置，使呼气管支接口朝外，关闭呼气过滤器锁定装置，安装完毕（图 1-1-6-6）。

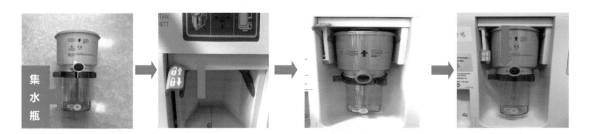

图 1-1-6-6　安装呼气过滤器

（3）安装湿化罐（图 1-1-6-7）。

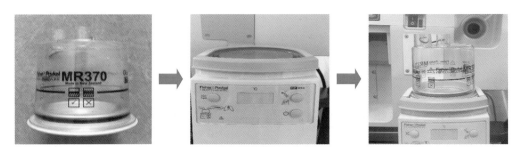

图 1-1-6-7　安装湿化罐

（4）安装呼吸机管路（图 1-1-6-8）。

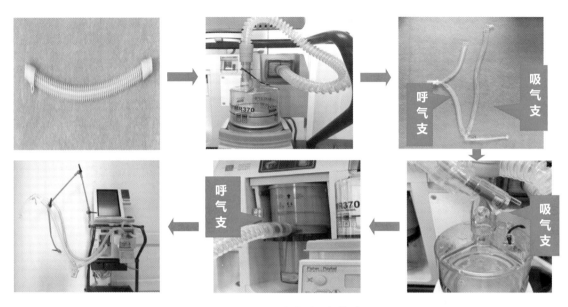

图 1-1-6-8　安装呼吸机管路

（5）连接温度传感器及加热导丝探头（图 1-1-6-9）。

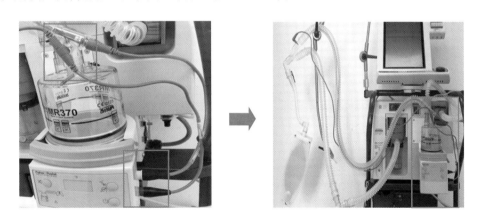

图 1-1-6-9　连接温度传感器及加热导丝探头

4．添加湿化液至刻度线。

实践提示

◇ 及时添加湿化液，监测湿化效果，及时给予患者吸痰，保持呼吸道通畅。

◇ 及时倾倒冷凝水，防止污染。

5．连接电源、氧源、气源。

6．加温加湿器开机：打开加温加湿器开关，检查加温加湿器是否正常工作（图 1-1-6-10）。

7．呼吸机开机：打开呼吸机开关，呼吸机自检（图 1-1-6-11）。

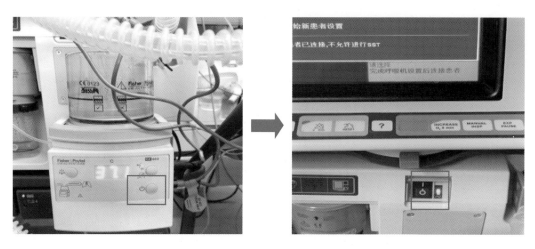

图 1-1-6-10　湿化器开机　　　　　　　　　图 1-1-6-11　呼吸机开机

8．参数设置：选择新患者，输入体重，按 IBW（理想体重）键。

9．设置理想体重，设置通气类型：默认有创机械通气。

10．设置呼吸机参数（图 1-1-6-12）：模式、控制方式、触发方式、呼吸频率、潮气量、氧浓度、呼气末正压等，点击面板 ACCEPT（确认）键激活。

11．设置报警限值。

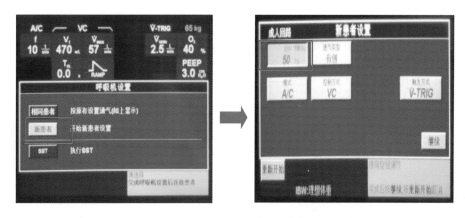

图 1-1-6-12　设置呼吸机参数

知 识 园 地

呼吸机模式的介绍

◇ A/C：辅助 / 控制模式

◇ SIMV：同步间歇指令通气模式

◇ PSV：压力支持通气模式

◇ IPPV：间歇正压通气模式

◇ CPAP：持续气道正压通气模式

◇ BIPAP：双相气道正压通气模式

12．连接人工模拟肺：呼吸机面屏出现，等待连接患者，用人工模拟肺试通气，检查管路是否漏气，呼吸机工作是否正常。

13．连接患者：试机正常后将呼吸机与患者人工气道相连接，听诊双肺呼吸音是否一致（图1-1-6-13）。

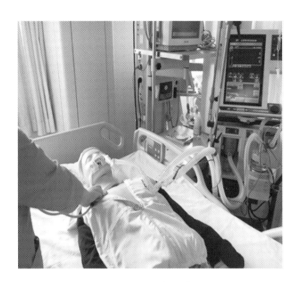

图 1-1-6-13　听诊双肺呼吸音

14．观察呼吸机与患者人机配合情况，床头抬高 30°～45°。

15．巡视患者情况：监测患者神志及生命体征，做好人工气道管理，观察人机配合情况等，询问患者有无不适主诉，评估患者心理状态，床头抬高 30°～45°，按需吸痰。

16．巡视呼吸机工作情况：做好呼吸机各项指标数值的监测与记录，及时排除各种报警，结合临床，及时处理，必要时通知医生调整呼吸机参数。

17．呼吸机出现故障报警时，及时断开呼吸机，接人工呼吸器辅助呼吸，并按照呼吸机故障处理流程进行处理。

18．巡视管路：保持管路通畅，及时倾倒冷凝水，监测湿化效果，及时添加湿化液。

19．洗手记录。

（1）七步洗手法洗手。

（2）记录患者的生命体征及呼吸机参数。

【操作后处理】

1．撤机：患者自主呼吸试验通过后可以给予患者撤机，撤机时应断开呼吸机与人工气道的连接，关闭呼吸机和加温加湿器开关。给予患者其他氧疗方式，监测患者生命体征及氧合情况，监测患者血气分析结果。若需拔除气管插管，则需要评估咳痰能力及上气道梗阻情况。

2．用物处理

（1）管路消毒：倾倒管路及湿化罐内积水后装入黄色垃圾袋，送供应室消毒。呼吸过滤器及温度传感器需单独装入黄色垃圾袋送供应室消毒。

（2）仪器消毒：有创呼吸机主机、屏幕、支臂架用 75% 乙醇擦拭备用。

【机械通气技术操作流程图】

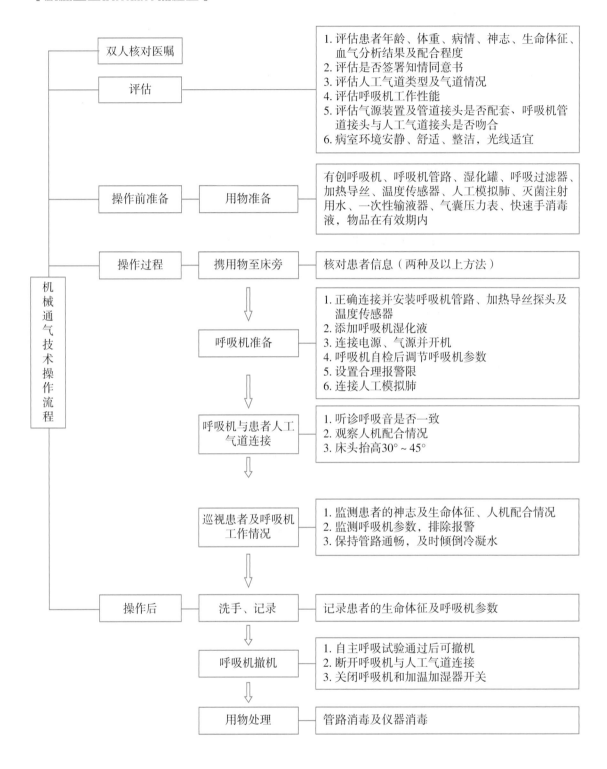

机械通气技术操作流程

双人核对医嘱

评估
1. 评估患者年龄、体重、病情、神志、生命体征、血气分析结果及配合程度
2. 评估是否签署知情同意书
3. 评估人工气道类型及气道情况
4. 评估呼吸机工作性能
5. 评估气源装置及管道接头是否配套、呼吸机管道接头与人工气道接头是否吻合
6. 病室环境安静、舒适、整洁，光线适宜

操作前准备 — 用物准备
有创呼吸机、呼吸机管路、湿化罐、呼吸过滤器、加热导丝、温度传感器、人工模拟肺、灭菌注射用水、一次性输液器、气囊压力表、快速手消毒液，物品在有效期内

操作过程 — 携用物至床旁
核对患者信息（两种及以上方法）

呼吸机准备
1. 正确连接并安装呼吸机管路、加热导丝探头及温度传感器
2. 添加呼吸机湿化液
3. 连接电源、气源并开机
4. 呼吸机自检后调节呼吸机参数
5. 设置合理报警限
6. 连接人工模拟肺

呼吸机与患者人工气道连接
1. 听诊呼吸音是否一致
2. 观察人机配合情况
3. 床头抬高30°~45°

巡视患者及呼吸机工作情况
1. 监测患者的神志及生命体征、人机配合情况
2. 监测呼吸机参数，排除报警
3. 保持管路通畅，及时倾倒冷凝水

操作后 — 洗手、记录
记录患者的生命体征及呼吸机参数

呼吸机撤机
1. 自主呼吸试验通过后可撤机
2. 断开呼吸机与人工气道连接
3. 关闭呼吸机和加温加湿器开关

用物处理
管路消毒及仪器消毒

【机械通气技术操作评分标准】

项目		技术操作要求	总分	评分等级 A	B	C	D	实际得分
操作前准备（25分）	着装准备	仪表、服装符合要求	2	2	1	0	0	
	核对	核对医嘱及患者（至少两种方法核对）	2	2	1	0	0	
	沟通	沟通，取得患者配合	2	2	1	0	0	
	评估	评估患者情况及血气分析结果	4	4	3	2	0	
		评估呼吸机情况及气源	4	4	3	2	0	
		评估气管插管情况及呼吸音	4	4	3	2	0	
		评估病室环境	2	2	1	0	0	
	用物准备	有创呼吸机及配套管路、湿化罐、呼吸过滤器、加热导丝、温度感器、模拟肺、灭菌注射用水、一次性输液器、气囊压力表、快速手消毒液，检查物品有效期	5	5	3	1	0	
操作过程（65分）	核对	再次核对患者信息	2	2	1	0	0	
	操作过程	正确连接电源、氧源和气源	3	3	2	1	0	
		正确安装呼吸机管路	9	9	6	3	0	
		正确连接温度传感器及加热导丝探头	5	5	3	1	0	
		正确添加湿化液并打开加温加湿器	4	4	2	0	0	
		开机、遵医嘱调节参数	9	9	6	3	0	
		试通气：检查呼吸机漏气及工作情况	5	5	3	2	0	
		连接患者人工气道，听诊呼吸音	4	4	3	2	0	
		根据病情调节报警限	4	4	3	2	0	
	巡视	监测患者神志、生命体征、人机配合情况	4	4	3	2	0	
		监测呼吸机参数，排除报警	2	2	1	0	0	
		保持管路通畅，及时添加湿化液并倾倒冷凝水	4	4	2	0	0	
	综合	护士熟练程度	10	10	6	2	0	
操作后处理（5分）	宣教	向患者进行健康宣教	1	1	0	0	0	
	记录	洗手，记录	2	2	1	0	0	
	用物处理	正确处理用物	2	2	1	0	0	
提问（5分）	理论知识	1. 呼吸机相关性肺炎的预防措施有哪些？ 2. 有创机械通气适应证有哪些?	5	5	3	1	0	

【知识链接】

1. 有创机械通气适应证

（1）通气泵衰竭为主的疾病：慢性阻塞性肺疾病、支气管哮喘、重症肌无力、脑部疾病、药物中毒等。

（2）换气功能障碍为主的疾病：急性呼吸窘迫综合征、肺炎、肺栓塞等。

（3）需加强气道管理者。

2．有创机械通气禁忌证

（1）严重的肺出血。

（2）肺大疱或肺气肿。

（3）未经引流的气胸或纵隔气肿。

（4）气管食管瘘。

（5）缺血性心脏病或严重的冠状动脉供血不足。

（6）未纠正的低血容量性休克。

在致命性通气和氧合障碍下，无绝对禁忌证。

3．呼吸机相关性肺炎（ventilator associated pneumonia，VAP）

（1）定义：VAP指气管插管或气管切开患者在接受机械通气48 h后发生的肺炎。撤机、拔管48 h内出现的肺炎，仍属于VAP。

（2）预防措施

1）医护人员相关预防措施：手卫生、隔离措施。

2）人工气道相关的预防措施：吸痰方式、气囊管理、声门下滞留物引流。

3）呼吸治疗装置的清洁：呼吸机管路、加温湿化装置等。

4）误吸相关的预防措施：口腔清洁、体位、预防应激性溃疡、鼻胃管的管理等。

4．呼吸机出现高压报警的原因

（1）呼吸道分泌物过多。

（2）呼吸机管道内积水过多。

（3）呼吸机管道及人工气道受压、打折、堵塞。

（4）气道痉挛或由病情变化引发（气胸、支气管痉挛、肺水肿等）。

（5）人机对抗及呛咳。

（6）报警限设置不合理。

5．呼吸机出现低压报警的原因

（1）气囊漏气、充气不足或破裂。

（2）呼吸机管路破裂、断开或接头衔接不紧密。

（3）患者通气量不足。

（4）气源不足造成通气量下降。

（5）报警限设置不合理。

【参考文献】

[1] 王辰．呼吸治疗教程［M］．北京：人民卫生出版社，2010．

[2] 朱蕾．机械通气［M］．4版．上海：上海科学技术出版社，2017．

[3] 李秀华．重症专科护理［M］．北京：人民卫生出版社，2018．

[4] 李葆华，胡晋平．护理临床基础知识问答［M］．北京：北京大学医学出版社，2019．

[5] 中华医学会重症医学分会．呼吸机相关性肺炎诊断、预防和治疗指南（2013）［J］．中华内科杂志，2013，52（6）：524-543．

【临床思维题】

患者应用有创机械通气治疗1 h，医生间断调节呼吸机参数，模式A/C，呼吸频率20次/分，氧浓度60%，VT 480 ml，PEEP 6 cmH$_2$O。此时呼吸机出现高压报警，气道峰压45 cmH$_2$O，患者出现剧烈咳嗽。监测生命体征：体温36.5 ℃，HR 132次/分，R 35次/分，BP 140/90 mmHg，SpO$_2$ 89%，查体：双肺听诊呼吸音粗，双下肺可闻及散在湿啰音，大气道可闻及痰鸣音。

1．该患者出现高压报警的原因是什么？护士应如何处理？

2．该患者在有创机械通气 3 天后，出现体温 39 ℃，咳嗽频繁，吸痰为黄白色Ⅱ度黏痰，痰量较前增多，留取痰培养结果为肺炎克雷伯菌，患者出现的并发症是

A．感染

B．误吸

C．呼吸机相关性肺炎

D．气胸

【答案解析】

1．首先应考虑患者呼吸道分泌物过多，护士应给予气道内吸痰。若报警仍未解除，护士应排查是否存在其他原因，具体原因及解决方案如下：

（1）呼吸机管道内积水过多——倾倒呼吸机管路积水。

（2）呼吸机管道及人工气道受压、打折、堵塞——整理管路，防止受压打折。

（3）气道痉挛或由病情变化引发——遵医嘱给予治疗。

（4）人机对抗及呛咳——遵医嘱调整呼吸机参数或用药。

（5）报警限设置不合理——合理设置报警限。

2．C。呼吸机相关性肺炎是指气管插管或气管切开患者在接受机械通气 48 h 后发生的肺炎及撤机、拔管 48 h 内出现的肺炎，此患者在有创机械通气 3 天后出现体温升高，痰培养结果为肺炎克雷伯菌，所以属于呼吸机相关性肺炎。

（魏文玲　尚燕春）

第二节　氧合与通气监测技术

一、动脉血气标本采集技术

动脉血气分析是指采集动脉血，应用微量血气分析仪，检测动脉血液中酸碱度（pH）、氧分压（PaO_2）和二氧化碳分压（$PaCO_2$）等指标，不仅能对机体酸碱平衡状态作出评估，而且能客观地反映患者呼吸衰竭的性质和程度，对指导氧疗和机械通气具有重要意义，是危重症患者重要的监测手段。正确采集动脉血是控制血气标本结果质量的重要因素之一。

【案例】

患者王某，男性，65 岁，主因意识淡漠、呼吸困难、胸闷气促就诊。询问病史，既往长期吸烟，20 支 / 天，高血压，COPD 病史，过去 3 天一直咳嗽且痰量增加。查体肺部听诊，湿性啰音，呼气延长。目前诊断考虑心力衰竭或者 COPD 加重。入院后立即给予心电监护，T 37.5 ℃，P 101 次 / 分，R 30 次 / 分，BP 150/78 mmHg，SpO_2 95%。双鼻导管吸氧 3 L/min，行动脉采血，监测血气分析。

【护理评估】

1．评估患者体温、氧疗方式、吸氧浓度及生命体征。

2．评估患者意识状态及合作程度，向患者解释动脉血气分析的意义，取得患者配合。

3．评估患者采血部位皮肤及血管状态，选择搏动有力、侧支循环良好的动脉，首选桡动脉。采用 Allen 试验评估侧支循环状况：嘱患者握拳（图 1-2-1-1），同时按压患者尺动脉及桡动

脉以阻断手部血供（图1-2-1-2），数秒钟后嘱患者伸开手指，此时手掌因缺血变苍白（图1-2-1-3），压迫尺动脉的手指抬起，观察手掌颜色恢复的时间（图1-2-1-4）。5～15 s 内恢复，说明侧支循环良好；反之，侧支循环不良，更换动脉采血部位。

4．评估凝血功能、是否使用抗凝药物。

5．病室环境安静、舒适、整洁，光线适宜。

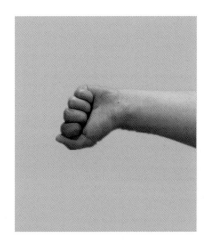

图 1-2-1-1 患者握拳

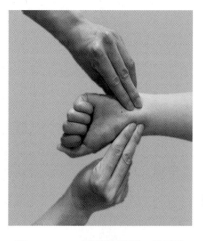

图 1-2-1-2 同时按压尺、桡动脉

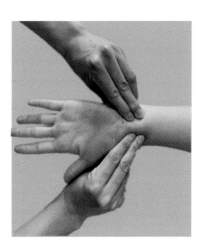

图 1-2-1-3 伸开手指

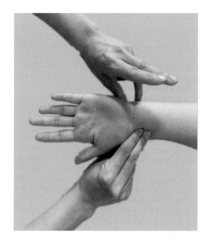

图 1-2-1-4 抬起尺动脉上的手指

【操作前准备】

1．护士准备：服装鞋帽整洁，符合着装要求，语言柔和恰当，态度和蔼可亲。

2．双人核对医嘱：床号、姓名、氧疗方式、吸氧浓度、采血项目、采集时间。

3．双人核对检验单及标本条形码：患者床号、姓名、病历号、采血项目、采血时间。

4．七步洗手法洗手。

5．核对患者信息：两种及以上的方法核对。

实践提示

◇ 医嘱需双人核对，核对无误后方可执行。

◇ 核对患者信息应使用两种及以上的方法，如腕带、床头卡、反叫患者姓名。

6．用物准备：治疗盘（安尔碘、棉签、污物碗）、动脉采血针、小垫枕、检查手套、治疗巾、标本筐、化验单、快速手消毒液，均在有效期以内（图 1-2-1-5）。

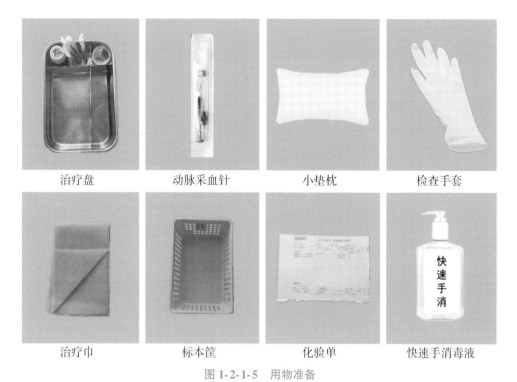

治疗盘	动脉采血针	小垫枕	检查手套
治疗巾	标本筐	化验单	快速手消毒液

图 1-2-1-5 用物准备

【操作过程】

1．携用物至患者床旁。

2．再次核对患者信息（同前）。

3．再次评估患者氧疗状态，在化验单上注明患者的吸氧方式、吸氧浓度或呼吸机参数。

4．确认穿刺部位。

（1）根据采血部位协助患者取舒适体位，充分暴露采血部位，采血部位下垫软枕。

（2）桡动脉采血，以距腕横纹一横指（1 ~ 2 cm）、距手臂外侧 0.5 ~ 1 cm，桡动脉搏动最明显处为穿刺点（图 1-2-1-6）。

5．消毒（图 1-2-1-7）。

（1）快速手消。

（2）戴手套。

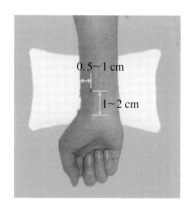

图 1-2-1-6 桡动脉穿刺部位

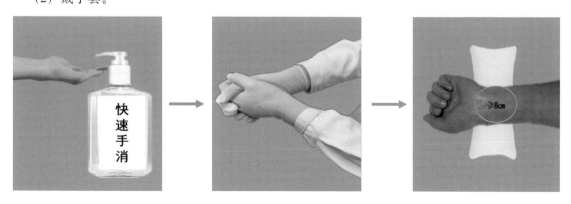

图 1-2-1-7 消毒

（3）第一遍消毒皮肤：用皮肤消毒制剂以穿刺点为中心进行擦拭，消毒范围直径≥8 cm，待干。

（4）调节采血器至预设位置（图1-2-1-8）。

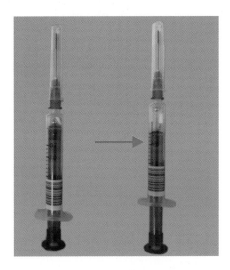

图 1-2-1-8　调节采血器

6．再次消毒（图1-2-1-9）

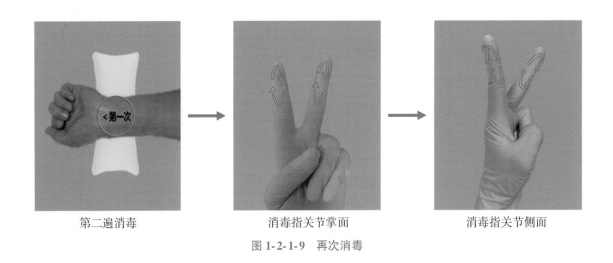

第二遍消毒　　　　　消毒指关节掌面　　　　　消毒指关节侧面

图 1-2-1-9　再次消毒

（1）再次消毒穿刺点皮肤，范围小于第一次。

（2）消毒操作者非持针手示指和中指第1、2指节掌面及侧面皮肤。

7．穿刺（图1-2-1-10）。

（1）已经消毒的手指再次确认穿刺点。

（2）以执笔姿势持动脉采血器。

（3）针头斜面向上，逆血流方向。

（4）微移定位手指（不离开皮肤），暴露定位点，与皮肤呈30°～45°角缓慢穿刺。

（5）见血液后停留，待血液充盈到预设值。

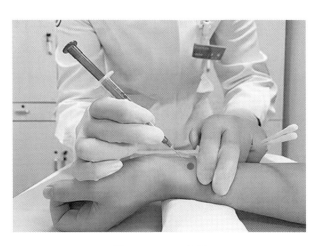

图 1-2-1-10　穿刺

知识园地

◇ 肱动脉穿刺点：肱二头肌内侧搏动最明显处，或者以肘横纹为横轴，肱动脉搏动为纵轴，交叉点为中心，0.5 cm 范围。
◇ 足背动脉穿刺点：足背内、外踝连线中点至第 1 跖骨间隙的中点处，动脉搏动最强点。
◇ 股动脉穿刺点：腹股沟韧带中点下方 1 ～ 2 cm，或耻骨结节与髂前上棘连线中点，搏动最强点。

8．拔针、按压（图 1-2-1-11）。

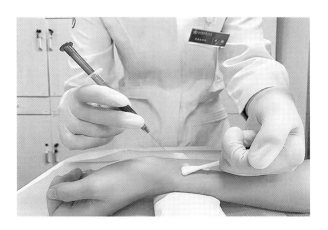

图 1-2-1-11　拔针、按压

（1）将干棉签置于穿刺点旁，快速拔针。
（2）棉签沿血管走向纵行按压 3 ～ 5 min（凝血异常者适当延长时间）。
（3）告知患者勿按揉穿刺点，如有出血、肿胀、疼痛，及时通知护士。

9．标本处置（图 1-2-1-12）
（1）去除针头，更换安全帽。
（2）排空气体：若血标本中有气泡，轻推针栓，缓慢排出气泡。
（3）混合血标本：使血液与动脉采血器内的抗凝剂充分混匀。

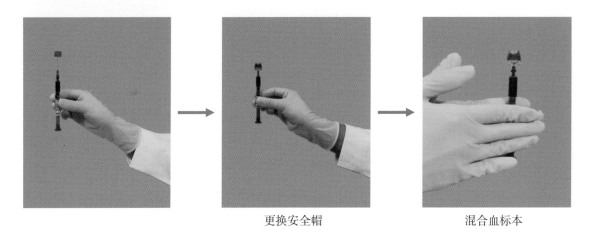

更换安全帽　　　　　　　混合血标本

图 1-2-1-12　标本处置

10．及时送检。

11．洗手记录，将化验结果告知医生。

知 识 园 地

◇ 采血后应立即送检，并在 30 min 内完成检测；如进行乳酸检测，需在 15 min 内完成。

◇ 如无法在采血后 30 min 内完成检测（需远程运输或外院检测），应在 0 ~ 4 ℃低温保存，存储时应避免温度降至 0 ℃以下。

◇ 低温保存的血标本仅能进行气体压力检测，不可用于电解质检测。

【操作后用物处理】

1．将血气结果标注吸氧浓度，粘贴于化验粘贴单或立即扫码，电脑上传化验结果。

2．将医疗废物置于医疗垃圾桶内，针头置于锐器盒。

【动脉血气标本采集操作流程图】

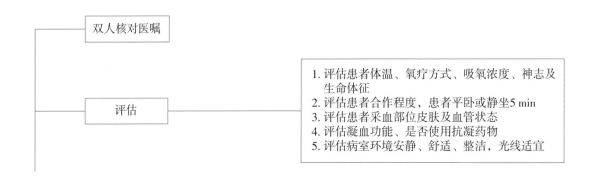

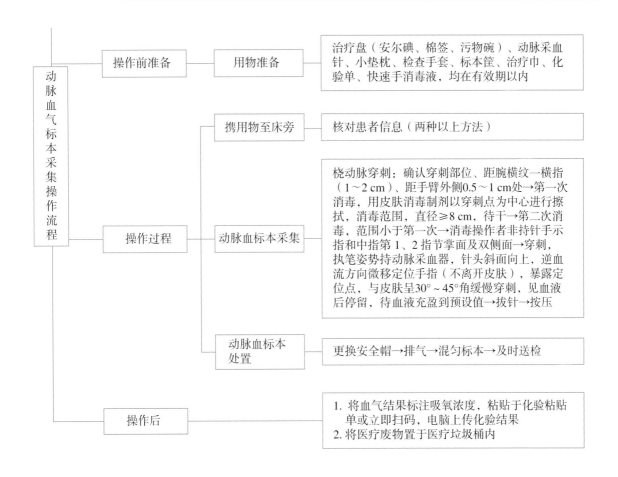

【动脉血气标本采集技术评分标准】

项目		技术操作要求	总分	评分等级				实际得分
				A	B	C	D	
操作前准备（25分）	着装准备	仪表、服装符合要求	2	2	1	0	0	
	核对	核对医嘱及患者（至少两种方法核对）	2	2	1	0	0	
	沟通	沟通，取得患者配合	2	2	1	0	0	
	评估	评估患者体温、氧疗方式、吸氧浓度、神志及生命体征	4	4	3	2	0	
		评估患者合作程度，患者平卧或静坐 5 min	4	4	3	2	0	
		评估患者采血部位皮肤及血管状态，凝血功能	4	4	3	2	0	
		评估病室环境安静、舒适、整洁，光线适宜	2	2	1	0	0	
	物品准备	治疗盘（安尔碘、棉签、污物碗）、动脉采血针、小垫枕、检查手套、标本筐、治疗巾、化验单、快速手消毒液，均在有效期以内	5	5	3	1	0	
操作过程（65分）	核对	再次核对患者信息	2	2	1	0	0	

续表

项目		技术操作要求	总分	评分等级 A	B	C	D	实际得分
	操作过程	协助取舒适卧位，充分暴露采血部位	4	4	2	1	0	
		再次评估患者氧疗状态，化验单标注信息全面	5	5	3	1	0	
		快速手消	2	2	1	0	0	
		第一次消毒患者皮肤，方法正确	5	5	3	1	0	
		调节采血器	4	4	2	1	0	
		第二次消毒皮肤，方法正确	5	5	3	1	0	
		消毒操作者手指，方法正确	5	5	3	1	0	
		正确触摸穿刺部位动脉搏动	8	8	6	3	0	
		进针角度准确，血流顺畅	5	5	3	1		
	按压	按压穿刺点	3	3	2	1	0	
	标本处置	标本处置正确	5	5	3	1	0	
	核对	再次核对信息	2	2	1	0	0	
	体位摆放	协助患者取舒适体位	3	3	2	1	0	
	手消	脱手套、手消	2	2	1	0	0	
	送检	标本及时送检	5	5	3	1	0	
操作后处理（5分）	宣教	向患者进行健康宣教	1	1	0	0	0	
	记录	洗手，记录	2	2	1	0	0	
	用物处理	粘贴或上传检查结果，并告知医生	2	2	1	0	0	
提问（5分）	理论知识	1. 动脉采血第一次消毒面积是多少？ 2. 桡动脉穿刺进针角度是多少？	5	5	3	1	0	

【知识链接】

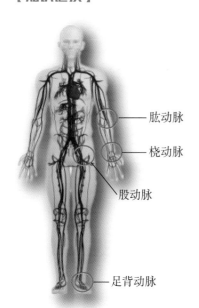

肱动脉

桡动脉

股动脉

足背动脉

图 1-2-1-13 动脉穿刺部位

1. 动脉穿刺部位选择（图 1-2-1-13）

（1）首选桡动脉

（2）其次肱动脉

（3）再次足背动脉

（4）最后股动脉

2. SpO_2 -Allen 试验

（1）患者待测手指上连接血氧饱和度指套，记录血氧饱和度波形。

（2）同时压迫同侧尺动脉和桡动脉，直至 SpO_2 读数消失。

（3）松开尺动脉，继续压迫桡动脉，记录 SpO_2 数值和波形恢复到基础值的时间，时间大于 10 s，或者 $SpO_2 > 5\%$ 为 SpO_2 -Allen 试验阳性，反之为阴性。

3．动脉采血常见并发症及处理方法

常见并发症	处理方法
动脉痉挛	针头在血管内：暂停采血，待血流量逐渐增加后，再行采血，避免反复穿刺 穿刺未成功：拔针，暂停穿刺，热敷局部血管，待痉挛解除后再行动脉穿刺
血肿	血肿较小：密切观察肿胀范围有无增大 肿胀逐渐局限，不影响血流时，不予特殊处理 肿胀加剧：立即按压穿刺点，压迫无效时，立即加压包扎
血栓或栓塞	优先选择侧支循环良好的动脉部位穿刺 应减少同一穿刺点的穿刺次数 拔针后，压迫时指腹仍有动脉搏动为宜；做到伤口既不渗血，动脉血流又保持通畅
感染	穿刺时避开皮肤感染部位 穿刺时严格遵守无菌原则，规范操作 穿刺时如有污染，立即更换穿刺工具
血管迷走神经反应	采血前可协助患者平卧并抬高下肢 若出现症状，立即通知医生，松开扣紧的衣物

4．动脉血气结果分析

指标	正常值	单位
pH	7.35 ～ 7.45	
PaO_2	80 ～ 100	mmHg
$PaCO_2$	35 ～ 45	mmHg
HCO_3^-	22 ～ 27	mmol/L

（1）对呼吸功能异常的判定

指标	临床意义（数值单位 mmHg）
PaO_2	＜ 60：呼吸衰竭
$PaCO_2$	PaO_2 ＜ 60、$PaCO_2$ ≤ 45：Ⅰ型呼吸衰竭，换气功能障碍 PaO_2 ＜ 60、$PaCO_2$ ＞ 50：Ⅱ型呼吸衰竭，通气功能障碍

（2）对酸碱失衡的判定

第一步：判定 pH，正常值为 7.35 ～ 7.45，pH ＜ 7.35 为酸中毒，pH ＞ 7.45 为碱中毒。

第二步：判定 $PaCO_2$，若不在正常范围，存在呼吸性原因，小于正常值为呼吸性碱中毒，大于正常值为呼吸性酸中毒。

第三步：判断 HCO_3^-，若不在正常范围，存在代谢性原因，小于正常值为代谢性酸中毒，大于正常值为代谢性碱中毒。

看 pH 偏向哪一侧，导致该方向的异常为原发因素。

指标	原发异常偏左侧	动脉血气正常值	原发异常偏右侧
pH	酸血症	7.35 ～ 7.45	碱血症
$PaCO_2$	呼吸性碱中毒	35 ～ 45 mmHg	呼吸性酸中毒
HCO_3^-	代谢性酸中毒	22 ～ 27 mmol/L	代谢性碱中毒

【参考文献】

[1] 孙红，李春燕．动脉血气分析临床操作实践标准 [S]．中华护理学会，2017，05.

[2] 范红，陈雪融．简明临床血气分析 [M]．3 版．北京：人民卫生出版社，2016.

[3] 陶勇，李文雄．SpO_2-Allen's 试验在危重症病人桡动脉穿刺中的运用 [J]．中国血液流变学杂志，2012，22（3）：436-438.

【临床思维题】

患者王某，入院后即刻给予动脉血气分析，结果显示：pH 7.30、$PaCO_2$ 60 mmHg、PaO_2 50 mmHg、HCO_3^- 26 mmol/L。

1．需要进行动脉血气分析的患者，首选穿刺部位是

　　A．桡动脉　　　　　B．肱动脉　　　　　C．股动脉　　　　　D．足背动脉

2．判断此患者出现了哪种呼吸衰竭？

【答案解析】

1．A．桡动脉搏动有力，能建立良好的侧支循环，为动脉采血穿刺首选部位。

2．此患者呼吸衰竭类型为Ⅱ型，通气功能障碍。因为 PaO_2 < 60 mmHg、$PaCO_2$ > 50 mmHg。

（柴秋香）

二、呼气末二氧化碳分压监测

呼气末二氧化碳分压（end-tidal carbon dioxide pressure，$P_{et}CO_2$）是间接反映动脉血二氧化碳分压的指标，既可以反映患者的通气功能状态，还可反映患者的循环功能和肺血流状况，是临床监测中非常重要的一项指标。$P_{et}CO_2$ 具有简便、快速、无创等优点，容易应用于呼吸回路中，便于患者气道方面的管理。

【案例】

患者王某，女性，80岁，主因"慢性咳嗽、咳痰、气短伴呼吸困难加重2天"入院。初步诊断：慢性阻塞性肺疾病急性发作、Ⅱ型呼吸衰竭、肺部感染。患者处于嗜睡状态，血常规：白细胞 $15×10^9$/L，中性粒细胞百分数90.2%，血气分析 pH 7.15，PaO_2 55 mmHg，$PaCO_2$ 119 mmHg，SaO_2 88%，查体：T 37.8 ℃，P 94 次 / 分，R 28 次 / 分，BP 88/40 mmHg，两肺可闻及湿啰音，桶状胸，甲床、口唇发绀。无药物过敏史。遵医嘱给予患者气管插管，机械通气，模式：A/C，设置呼吸频率16次 / 分，氧浓度40%，潮气量420 ml，呼气末正压 4 cmH_2O。遵医嘱给予患者呼气末二氧化碳分压监测。

【护理评估】

1．向患者解释呼气末二氧化碳分压监测的目的及必要性，取得患者合作。

2．评估患者意识状态，生命体征，呼吸机参数，气管插管的型号、置管深度。

3．评估呼气末二氧化碳分压监测用模块及配套监测用传感器是否处于良好的备用状态，多功能监护仪性能是否处于良好备用状态。

【操作前准备】

1．护士准备：服装鞋帽整洁，符合着装要求，语言柔和恰当，态度和蔼可亲。

2．双人核对医嘱：床号，姓名，呼气末二氧化碳分压监测，开始时间。

3．七步洗手法洗手。

4．核对患者信息：两种及以上的方法核对。

5．用物准备：多功能监护仪，呼气末二氧化碳分压监测用模块、配套监测用传感器，气路适配器（图 1-2-2-1）。

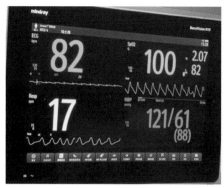
多功能监护仪

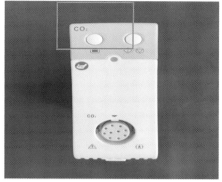

模块

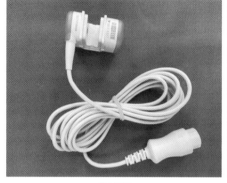

传感器

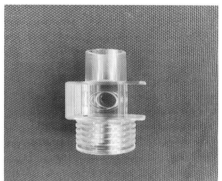
气路适配器

图 1-2-2-1　用物准备

6. 环境准备：安静，整洁，室温舒适。

【操作过程】

1. 携用物至床旁。
2. 两种方式核对患者信息。
3. 协助患者取舒适体位，检查患者气管插管、呼吸机参数及呼吸机管路保持通畅（图 1-2-2-2）。

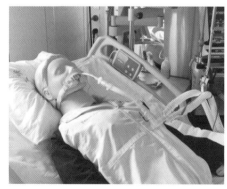
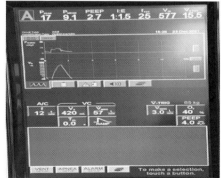

图 1-2-2-2　患者评估

实践提示
◇ 检查气管插管型号、深度、气囊压力，妥善固定。
◇ 呼吸机管路连接紧密，及时倾倒冷凝水，保持呼吸道通畅。

4. 安装传感器：将传感器卡到气路适配器上，将传感器电缆插入二氧化碳监测用模块的电线接口（图 1-2-2-3）。

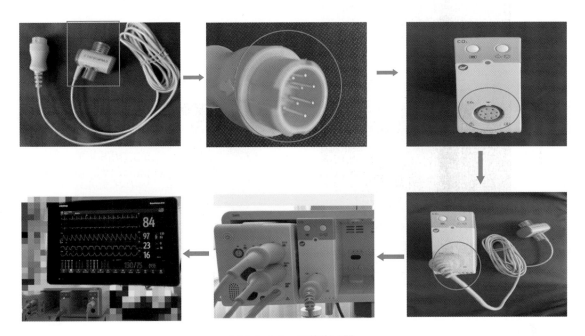

图 1-2-2-3 安装传感器

5. 传感器预热：屏幕上显示 CO_2 传感器预热（图 1-2-2-4）。

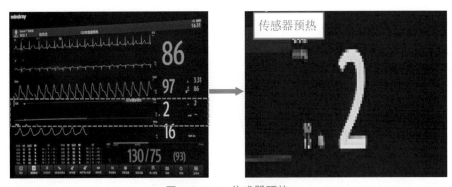

图 1-2-2-4 传感器预热

6. 校零：预热完成后传感器校零（图 1-2-2-5）。

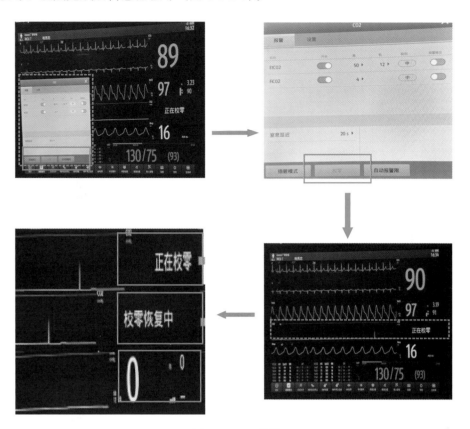

图 1-2-2-5　校零

实践提示

◇ 在测量过程中对传感器进行校零时，要先将传感器与患者气路断开。

◇ 校零时，请不要依赖气体读数的数值。

7. 校零完成后，连接气路，确认密闭后，开始测量（图 1-2-2-6）。

实践提示

◇ 需将传感器安装在适配器上方，以避免液体聚集在适配器窗口上，该位置聚集的液体浓度高时会阻碍气体分析。

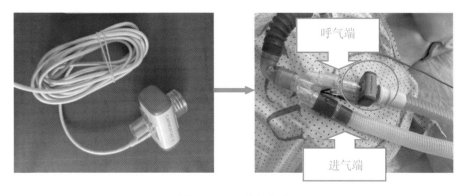

图 1-2-2-6　连接气路

实践提示

◇ $P_{et}CO_2$ 正常值：35 ~ 45 mmHg。

◇ 在检测过程中，如出现与临床实际情况不相符的数据误差时，可考虑重新校正传感器，参考校正后的监测数据。

◇ 水槽或采样系统中存在漏气可能会导致显示的 $P_{et}CO_2$ 值明显偏低。请注意将所有元件连接牢固，检查是否有漏气。

8. 检测过程：被测气体直接通过模块的内腔，从而连续地检测 $P_{et}CO_2$。

9. 读取监测数值（图 1-2-2-7）。

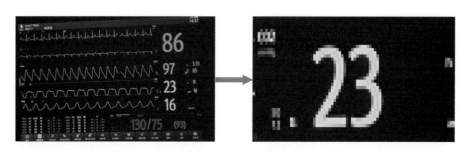

图 1-2-2-7　读取数值

10. 根据患者病情调整报警上下限（图 1-2-2-8）。

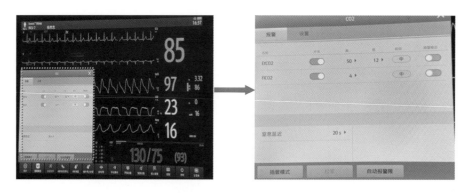

图 1-2-2-8　报警限设置

11. 再次核对医嘱及患者信息。

12. 整理用物。

13. 洗手，记录。

【操作后用物处理】

呼气末二氧化碳分压监测用模块、配套监测用传感器：使用 75% 乙醇擦拭。

【呼气末二氧化碳分压监测技术操作流程】

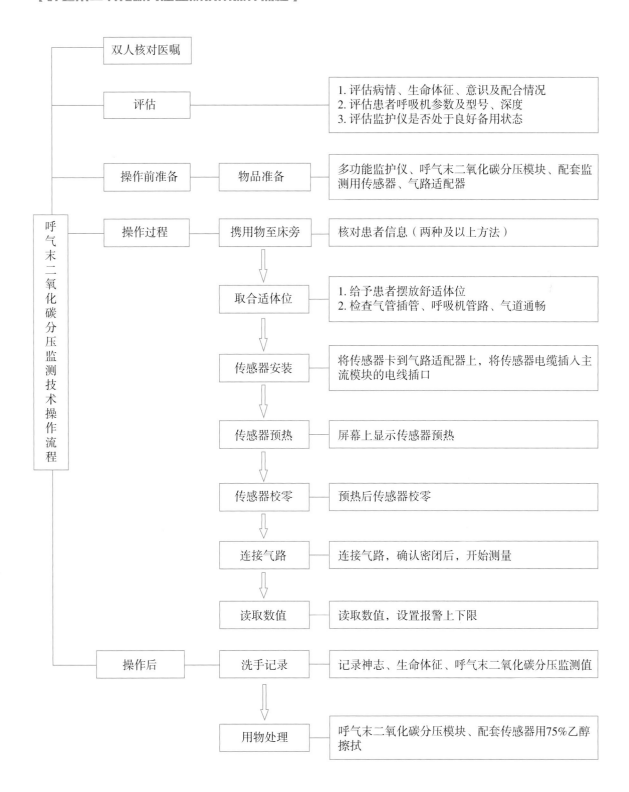

呼气末二氧化碳分压监测技术操作流程

- 双人核对医嘱

- 评估
  1. 评估病情、生命体征、意识及配合情况
  2. 评估患者呼吸机参数及型号、深度
  3. 评估监护仪是否处于良好备用状态

- 操作前准备 — 物品准备
  多功能监护仪、呼气末二氧化碳分压模块、配套监测用传感器、气路适配器

- 操作过程 — 携用物至床旁
  核对患者信息（两种及以上方法）

  - 取合适体位
    1. 给予患者摆放舒适体位
    2. 检查气管插管、呼吸机管路、气道通畅

  - 传感器安装
    将传感器卡到气路适配器上，将传感器电缆插入主流模块的电线插口

  - 传感器预热
    屏幕上显示传感器预热

  - 传感器校零
    预热后传感器校零

  - 连接气路
    连接气路，确认密闭后，开始测量

  - 读取数值
    读取数值，设置报警上下限

- 操作后 — 洗手记录
  记录神志、生命体征、呼气末二氧化碳分压监测值

  - 用物处理
    呼气末二氧化碳分压模块、配套传感器用75%乙醇擦拭

【呼气末二氧化碳分压监测技术评分标准】

项目		技术操作要求	总分	评分等级				实际得分
				A	B	C	D	
操作前准备（25分）	着装准备	仪表、服装符合要求	2	2	1	0	0	
	核对	核对信息（至少两种方法核对）	2	2	1	0	0	
	沟通	沟通，取得患者配合	2	2	1	0	0	
	评估	评估患者病情	5	5	3	1	0	
		评估气管插管情况及呼吸机参数	5	5	3	1	0	
		评估监护仪及模块	4	4	3	2	0	
		评估病室环境	1	1	0	0	0	
	物品准备	多功能监护仪，呼气末二氧化碳分压监测用模块，配套监测用传感器，气路适配器	4	4	3	2	0	
操作过程（65分）	核对	再次核对患者信息	2	2	1	0	0	
	体位	摆合适体位	2	2	1	0	0	
	测量过程	检查气管插管、呼吸机管路及参数	5	5	3	1	0	
		将传感器正确卡到气路适配器上	8	8	5	3	0	
		正确连接传感器数据线	8	8	5	3	0	
		正确执行传感器手动校零	8	8	5	3	0	
		正确连接气路	8	8	5	3	0	
		正确读取数值	8	8	5	3	0	
		设置报警限	4	4	2	0	0	
	综合	护士操作熟练程度	10	10	6	2	0	
操作后处理（5分）	宣教	向患者进行健康宣教	1	1	0	0	0	
	记录	洗手，记录	2	2	1	0	0	
	用物处理	正确整理用物	4	4	2	0	0	
提问（5分）	理论知识	1. 呼气末二氧化碳分压正常值是多少？ 2. 呼气末二氧化碳分压测定的临床应用是什么？	5	5	3	1	0	

【知识链接】

1. 测定 $P_{et}CO_2$ 的方法包括：①比色法；②质谱仪法；③红外线法（最为常用）。

根据传感器位置的不同，$P_{et}CO_2$ 监测方式可分为两大类：

（1）旁流式监测：旁流式二氧化碳监测仪是从呼吸回路中连续不断地采集定量气体样本，经过采样管进入测量室。旁流式应用范围更广，适用于气管插管和非气管插管患者，监测更方便，但因为不是直接测量，而是需要采集管进行采集分析，反应时间较长，误差较大。

（2）主流式监测：主流式的红外线传感器直接置于呼吸回路中，不需要气体样本的采集，可以直接测量 CO_2 的含量，且测量的反应时间比旁流式要短，但主流式只能用于气管插管患者。

2. 呼气末二氧化碳分压测定的临床应用

（1）评估心肺复苏质量

（2）确定气管插管位置

（3）麻醉监护

（4）慢性阻塞性肺疾病、肺栓塞、休克患者

（5）睡眠呼吸疾病

3．$P_{et}CO_2$ 波形解读

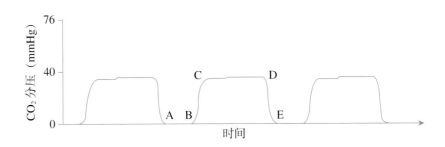

A—B　开始通气

B—C　CO_2 浓度快速上升

C—D　肺泡换气到达平台阶段

D　波形最高点，代表呼气末 CO_2 值

D—E　开始吸气，CO_2 浓度迅速跌落

4．导致 $P_{et}CO_2$ 变化的常见原因

$P_{et}CO_2$ 增加	$P_{et}CO_2$ 减少
低通气	高通气
甲状腺功能亢进/甲状腺危象	低体温
恶性高热	静脉内空气栓塞
发热/全身性感染	肺栓塞
重复呼吸	心排血量下降
其他高代谢状态	低灌注

5．$P_{et}CO_2$ 异常情况评估及意义

异常情况	意义
$P_{et}CO_2$ 为 0，波形消失	气管插管不在气道内，呼吸暂停，气道或通气管路阻塞、脱落
$P_{et}CO_2$ 与 P_aCO_2 差值 > 5 mmHg	肺泡无效腔增大，见于肺血流、心排血量降低时
B—C 段延长	呼吸道高位阻塞或气道痉挛
C—D 段斜度增加	因慢性阻塞性肺疾病或气道痉挛使肺泡排气不匀
D 点缺失	可能发生气胸
数值迅速增高	是恶性高热早期的敏感指标，重吸入，体温升高，静脉注射大量 $NaHCO_3$ 等均使 CO_2 产量增多

【参考文献】

[1] 王欣然，孙红，李春燕．重症医学科护士规范操作指南 [M]．北京：中国医药科技出版社，2016：47-49．

[2] 刘珊珊，赵威，迟春杰，等．呼吸末二氧化碳监测在临床中的应用 [J]．现代生物医学进展，2016，16（11）：2165-2167．

[3] 李武静．呼气末二氧化碳分压监测的临床应用与进展 [J]．全科护理，2019，17（16）：1590-1592．

[4] 李庆云，李宁．全面认识二氧化碳监测在睡眠呼吸疾病诊疗中的作用 [J]．内科理论与实践，2019，14（1）：1-3．

[5] 巧媚，马世红，张燕．ICU 护士速记手册 [M]．北京：人民卫生出版社，2018：14-16．

[6] 范海鹏，闫红，黄国亮，等．急诊心肺复苏时监测呼气末二氧化碳及乳酸值价值探讨 [J]．临床军医杂志，2016，44（2）：192-193．

[7] 徐凤玲．危重症护理技术操作规范 [M]．合肥：中国科技大学出版社，2020，6：12-14．

【临床思维题】

患者气管插管后呼吸机辅助通气，医生调节呼吸机参数及模式：A/C，设置呼吸频率 12 次/分，氧浓度 35%，潮气量 400 ml，呼气末正压 5 cmH$_2$O。监测患者生命体征：HR 80 次/分，R 18 次/分，BP 130/60 mmHg，SpO$_2$ 100%。复查血气：pH 7.37，PaO$_2$ 75 mmHg，PaCO$_2$ 45 mmHg，SaO$_2$ 95%。遵医嘱监测呼气末二氧化碳分压，一直波动在 35～45 mmHg 之间。

1. 该患者在监测过程中突然呼气末二氧化碳分压图形消失，护士应考虑哪些问题会引起上述情况的发生
   A．气管插管脱管
   B．气道痉挛
   C．呼吸暂停
   D．体温升高

2. 该患者在监测中呼气末二氧化碳数值突然迅速升高，当时患者 T 39 ℃，HR 120 次/分，R 20 次/分，SpO$_2$ 95%。血常规：白细胞 20×10^9/L，中性粒细胞百分数 97.2%。考虑什么原因
   A．患者体温升高，感染加重
   B．气管插管脱管
   C．患者突发气胸
   D．患者突发肺栓塞

【答案解析】

1. ABC。患者监测期间，P$_{et}$CO$_2$ 为 0，波形消失，最常见于气管插管不在气道内，也就是气管插管脱管，或者呼吸暂停、气道或通气管路阻塞、脱落等情况。

2. A。恶性高热、体温升高、静脉注射大量 NaHCO$_3$ 等均使 CO$_2$ 产量增多，结合该患者 T 39 ℃，白细胞 20×10^9/L，中性粒细胞百分数 97.2%，故判断该患者为体温升高，感染加重。

（王京燕　尚燕春）

三、经皮二氧化碳分压监测

经皮二氧化碳分压（transcutaneous partial pressure of carbon dioxide，$TcPCO_2$）监测技术是通过经皮监测仪的特殊电极（CLARK 电极）对皮肤加热，使探头所在部位的毛细血管供血增加，动脉血和表皮下毛细血管发生气体交换，毛细血管动脉化，氧和二氧化碳从毛细血管中弥散到皮下组织、皮肤，进而监测到经皮二氧化碳分压的技术。广泛应用于机械通气、围术期、转运、呼吸暂停测试、酸碱状态监测等方面，也应用于新生儿临床，在新生儿氧疗、机械通气、休克及低灌注的监测等方面均发挥了重要作用。

【案例】

患者李某，男性，70 岁，因咳嗽、咳痰、气促伴呼吸困难加重 1 天，诊断慢性阻塞性肺疾病、肺部感染、Ⅱ型呼吸衰竭收入院。患者神志处于谵妄状态，间断躁动，大喊大叫，坐起，不配合，RASS 评分 3 分，鼻导管吸氧 1 L/min，咳黄白痰。血常规：白细胞 12×10^9/L，中性粒细胞百分数 86%。血气分析：pH 7.36，PaO_2 57 mmHg，$PaCO_2$ 88 mmHg，SaO_2 88%。查体：T 36.9 ℃，P 84 次 / 分，R 28 次 / 分，BP 130/60 mmHg，两肺可闻及湿啰音，桶状胸，甲床、口唇发绀。无药物过敏史。遵医嘱给予患者无创通气，模式 S/T，设置呼吸频率 16 次 / 分，氧浓度 30%，IPAP 24 cmH_2O，EPAP 8 cmH_2O。遵医嘱给予患者行经皮二氧化碳分压监测。

【护理评估】

1．评估患者生命体征、血气分析结果。
2．向患者解释经皮二氧化碳分压监测的目的，评估患者的合作程度。
3．评估患者胸前的皮肤情况。
4．病室环境安静、舒适、整洁，光线适宜。

实践提示

◇ 无创 $TcPCO_2$ 监测既可减少动脉采血给患者造成的创伤和痛苦，又可避免医源性贫血及穿刺部位的感染。不同于血气的时间点监测，经皮无创连续监测可以提供组织 $TcPCO_2$ 的变化趋势图，从而可以避免误差。

【操作前准备】

1．护士准备：服装鞋帽整洁，符合着装要求，语言柔和恰当，态度和蔼可亲。
2．双人核对医嘱：床号、姓名、经皮二氧化碳监测的频次。
3．七步洗手法洗手。
4．核对患者信息：两种以上的方法核对。
5．用物准备：经皮二氧化碳分压监测仪，接触液，固定环，纱布，75% 乙醇，胶布（图 1-2-3-1）。

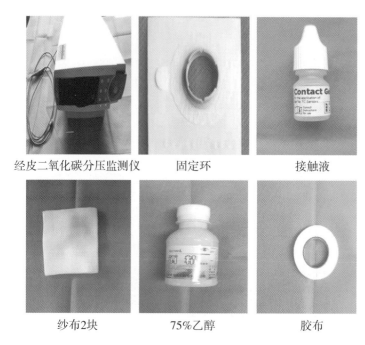

| 经皮二氧化碳分压监测仪 | 固定环 | 接触液 |
| 纱布2块 | 75%乙醇 | 胶布 |

图 1-2-3-1   用物准备

【操作过程】

1．携用物至床旁。

2．再次核对患者信息（同前）。

3．经皮二氧化碳分压监测仪准备（图 1-2-3-2）。

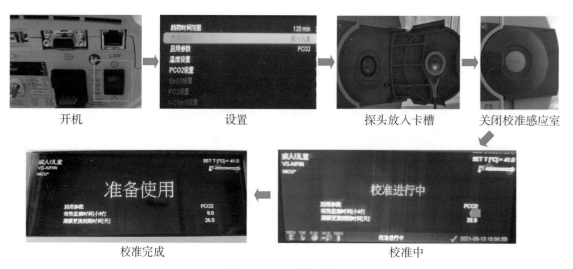

图 1-2-3-2   仪器准备

开机→根据患者类型选择成人／儿童，启用参数选择 $PaCO_2$，温度设置为 41 ℃→拉门把打开校准感应室→把探头用 75% 乙醇擦拭干净，检查薄膜是否完整（如不完整需更换膜），放入卡槽内，确保红色灯可见→关闭校准感应室，自动校准中→校准完成将提示"准备使用"。

实践提示

◇ 每次传感器使用前后和每次更换膜后，检查传感器薄膜和传感器的完整性，如果薄膜破损或丢失，薄膜松脱或薄膜内有气泡或电解液干掉，更换传感器薄膜。

◇ 检查传感器，确保清洁，用 75% 乙醇仔细擦去传感器表面（包括薄膜、外壳和连接线）的任何残留。

◇ 准备使用界面显示启用参数、有效监测时间、薄膜更换到期时间（图 1-2-3-3）。

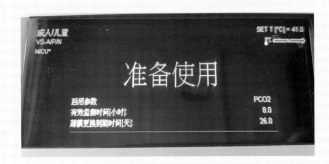

图 1-2-3-3　准备使用界面

◇ 反映动脉血气变化的最佳部位（成人）与动脉 $PaCO_2$ 值最相符的监测部位是胸部或前臂屈侧，并且加热温度较高（最高 43 ℃）。

4. 更换传感器薄膜（图 1-2-3-4）

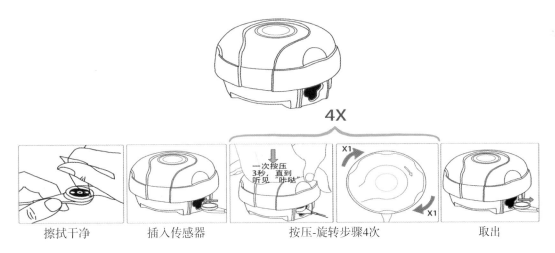

擦拭干净　　插入传感器　　按压-旋转步骤4次　　取出

图 1-2-3-4　更换新薄膜

（1）先去除旧的薄膜。

（2）更换新薄膜前，确认传感器是干净的。用 75% 乙醇仔细擦去传感器表面（包括薄膜、外壳和连接线）的任何残留。

（3）将薄膜更换器放置在表面光滑、平整的地方，有颜色的点面朝上。

（4）将传感器插入薄膜更换器上，传感器面向上。插件入口的设计使位置不正确的传感器很难插入。

（5）当执行按压 - 旋转步骤 4 次时，薄膜更换器保持水平。

①掌心向下稍微用力慢慢按下，按住 3 s。

②顺时针旋转薄膜更换器的顶部到下一个止点。薄膜处于水平位置。当旋转上半部分时，固定下半部分。

③按 - 旋转步骤 4 次。

（6）再按一次或将传感器往上提可使传感器松脱并从薄膜更换器中取出。

（7）检查传感器薄膜和传感器的完整性。

5. 更换定标气体（图 1-2-3-5）

（1）定标气体显示 0%。

（2）取下：以逆时针方向转气瓶即可取下。

（3）安装：插入新的气瓶以顺时针方向转大约 4.5 圈，完全旋紧（不需要过度用力）。

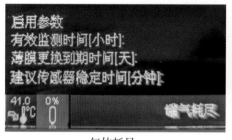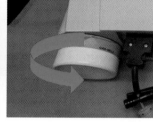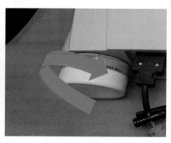

气体耗尽　　　　　　　　　取下　　　　　　　　　安装

图 1-2-3-5　更换定标气体

6. 放置电极并固定（图 1-2-3-6）

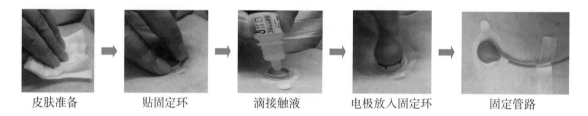

皮肤准备　　　贴固定环　　　滴接触液　　电极放入固定环　　固定管路

图 1-2-3-6　放置电极并固定

（1）皮肤准备：用 75% 乙醇局部消毒；擦去皮肤表面的油脂；剃除毛发。

（2）贴固定环：确认粘贴部位下的皮肤没有起皱。然后用等候指按到卡环上，顺着环的周围轻压，确保连接环很好地粘贴在皮肤上。

（3）滴接触液：在环中滴 1 小滴接触液。

（4）电极放入固定环：抓住传感器的下方，从边缘靠近多点连接环，然后将传感器嵌入卡环，传感器下方轻轻往下按。

（5）固定管路：扭转传感器到最佳位置，用胶布贴住传感线在皮肤的位置是从传感接头开始 5 ~ 10 cm。

> **实践提示**
> ◇ 传感器位置下方的皮肤组织升温到恒定的温度可提高精确度，增加毛细血管血流量，稳定代谢，通过皮肤组织改善气体弥散。
> ◇ 接触液体只能使用 SenTec 的接触凝胶、清洁的自来水、蒸馏水或无菌生理盐水。

7．电极部位要定期更换。

（1）连续加热引起皮肤红斑，如果在同一部位连续监测时间太长，可能导致灼伤，一般情况下，红斑在 1 h 左右自然消退，如果患者皮肤本身娇嫩，红斑可能持续 1 天，因此必须定期更换部位。

（2）传感器温度高于 43 ℃的患者，为了防止皮肤灼伤，至少每 4 h 更换一次传感器的位置。

8．电极定标：电极膜的情况不同，电极会有一定的漂移，经常定标能保证监测值准确。以下四种情况需重新定标：

（1）定标周期（图 1-2-3-7）超过有效监测时间。

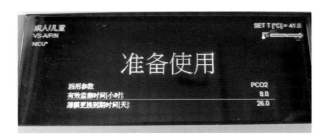

图 1-2-3-7　定标周期

（2）每更换一个监测部位。

（3）改变电极温度设置后。

（4）每次换膜后

9．稳定后读取数据，TcPCO$_2$ 结果稳定耗时 2 ～ 10 min（图 1-2-3-8）。

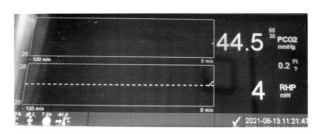

图 1-2-3-8　稳定后的数据

10．用七步洗手法洗手，记录 TcPCO$_2$ 的值（正常值 30 ～ 55 mmHg）。

【操作后用物处理】

1．摘除患者身上的固定片，置入黄色垃圾桶内，用 75% 乙醇擦拭皮肤。

2．经皮二氧化碳分压监测仪及导线用 75% 乙醇擦拭，备用。

知识园地

健康宣教

◇ 向患者解释监测二氧化碳分压的目的，取得患者的配合。

◇ 向患者解释仪器的工作原理，固定环处温度可达到 41 ℃左右，如有疼痛、烧灼感，立即通知医务人员。

◇ 向患者解释监测的重要性，指导患者活动，防止管路意外脱出。

◇ 呼叫器放床旁，如有不适及时按呼叫器，通知医务人员。

【经皮二氧化碳分压监测操作流程图】

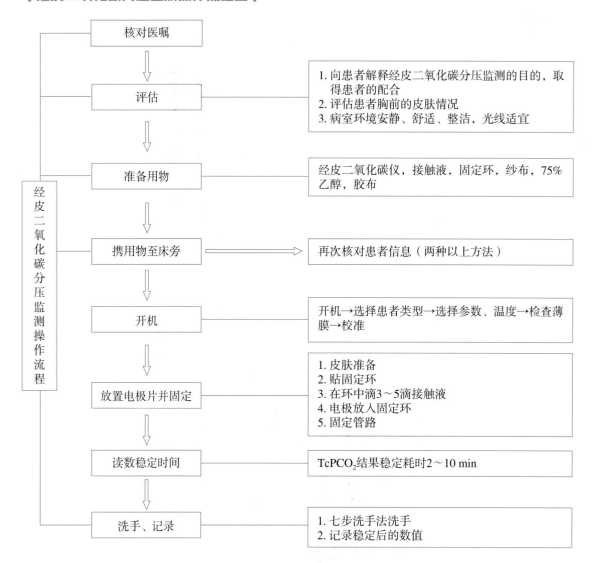

经皮二氧化碳分压监测操作流程

核对医嘱

评估
1. 向患者解释经皮二氧化碳分压监测的目的，取得患者的配合
2. 评估患者胸前的皮肤情况
3. 病室环境安静、舒适、整洁，光线适宜

准备用物
经皮二氧化碳仪，接触液，固定环，纱布，75%乙醇，胶布

携用物至床旁
再次核对患者信息（两种以上方法）

开机
开机→选择患者类型→选择参数、温度→检查薄膜→校准

放置电极片并固定
1. 皮肤准备
2. 贴固定环
3. 在环中滴3～5滴接触液
4. 电极放入固定环
5. 固定管路

读数稳定时间
TcPCO$_2$结果稳定耗时2～10 min

洗手、记录
1. 七步洗手法洗手
2. 记录稳定后的数值

【经皮二氧化碳分压监测技术评分标准】

项目		技术操作要求	总分	评分等级				实际得分
				A	B	C	D	
操作前准备（35分）	着装准备	服装整洁，洗手，戴帽子、口罩	4	4	2	1	0	
	核对	医嘱核对无误	4	4	0	0	0	
		患者核对无误	4	4	0	0	0	
	沟通	向患者解释，取得患者的配合	3	3	1	0	0	
	评估	评估患者胸前的皮肤情况	4	4	2	0	0	
		评估病室环境安静、舒适、整洁，光线适宜	4	4	2	0	0	
	物品准备	经皮二氧化碳监测仪，接触液，固定环，纱布，75%乙醇，胶布（每项2分）	12	12	6	4	0	

续表

项目		技术操作要求	总分	评分等级				实际得分
				A	B	C	D	
操作过程（50分）	再次核对	携用物至患者床旁，再次核对患者信息	4	4	2	0	0	
	经皮二氧化碳分压监测仪准备	开机→选择患者类型→参数选择 PCO_2 →温度设置	8	8	4	2	0	
		拉门把打开校准感应室	2	2	0	0	0	
		探头干净，检查薄膜是否完整，放入卡槽内，确保红色灯可见	6	6	4	2	0	
		关闭校准感应室，自动校准中	2	2	0	0	0	
		校准完成将提示"准备使用"	2	2	0	0	0	
	放置电极并固定	皮肤准备	2	2	0	0	0	
		贴固定环	2	2	0	0	0	
		滴接触液	2	2	0	0	0	
		电极放固定环	2	2	0	0	0	
		固定管路	2	2	0	0	0	
	读数	稳定后读取数据	4	4	0	0	0	
	记录	七步洗手法洗手	4	4	0	0	0	
		记录 $TcPCO_2$ 的值（正常值 30～55 mmHg）	4	4	0	0	0	
	健康宣教	向患者解释，并进行健康宣教	4	4	2	0	0	
操作后处理（10分）	用物处理	摘除患者身上的固定片，置入黄色垃圾桶内	5	5	3	1	0	
		经皮二氧化碳监测仪及导线用 75% 乙醇擦拭，备用	5	5	3	1	0	
提问（5分）	理论知识	1．经皮二氧化碳分压监测选择的部位是哪里？ 2．经皮二氧化碳分压监测选择的温度是多少？	5	5	3	1	0	

【知识链接】

1．经皮二氧化碳分压监测工作原理（图 1-2-3-9）

传感器产生的热量会扩大毛细血管床，从而增加局部血液流动，并促进 CO_2 的扩散，扩散到皮肤表面的 CO_2 被感应器捕捉，经过一系列计算转化成读数呈现。

2．经皮二氧化碳分压监测的临床应用

（1）新生儿医学应用：新生儿氧疗、机械通气、休克及低灌注的监测等方面。

（2）严重呼吸疾病的患者通气功能的持续监测：慢性阻塞性肺疾病、无创通气及机械通气治疗等。

（3）重症感染性休克：监测患者微循环有助于早期评估患者的预后。

（4）成人睡眠监测中监测睡眠气体交换：主要应用于睡眠呼吸暂停低通气综合征患者的持续监测。

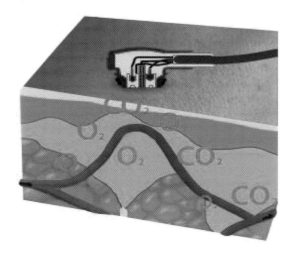

图 1-2-3-9　工作原理

（5）在麻醉术中的应用：作为血气改变的早期警报，使通气治疗处于最佳状态。

【参考文献】

[1] 高建军，彭清云，王林华，等 . 经皮氧分压和二氧化碳分压监测在急性呼吸衰竭患者中的应用研究 [J] . 交通医学，2016，30（2）：141-143.

[2] 张凤蕊，平芬，韩书芝，等 . 老年慢性阻塞性肺疾病患者夜间经皮二氧化碳分压、氧分压及血氧饱和度的变化 [J] . 中国老年学杂志，2015，20：5849-5851.

[3] 侯万举，王彦，董丽霞，等 . 睡眠低通气在阻塞性睡眠呼吸暂停低通气综合征中的特点及影响因素分析 [J] . 天津医药，2017，45（12）：1292-1296.

[4] 新生儿重症监护病房诊治及监护技术的新进展 [J] . 中国实用儿科杂志，2017，32（4）：248.

[5] 孙乐瑾，朱永，王华杰 . 无创经皮组织氧分压和二氧化碳分压监测在重症感染性休克患者预后评估中的临床应用价值 [J] . 中国老年学杂志，2016，36（24）：6238-6240.

[6] 张凤蕊，平芬，韩书芝，等 . 经皮无创血气监测的临床应用及研究进展 [J] . 国际呼吸杂志，2014，3：231-235.

【临床思维题】

监测 1 天后，患者主诉贴片处疼痛，给予更换位置，发现固定环处皮肤发红。患者监测经皮二氧化碳分压的值升高，由 45 mmHg 至 78 mmHg。

1. 经皮二氧化碳分压监测应选择的部位有
　　A. 前臂屈侧　　　　B. 胸前　　　　C. 手背　　　　D. 颈部
2. 为了准确测量经皮二氧化碳分压值，应选择温度
　　A. 40 ℃　　　B. 41 ℃　　　C. 42 ℃　　　D. 43 ℃
3. 固定环应至少每几小时更换一次
　　A. 1 h　　　B. 2 h　　　C. 3 h　　　D. 4 h
4. 患者经皮二氧化碳分压监测值为 78 mmHg，应做哪些处理？

【答案解析】

1. AB。反映动脉血气变化的最佳部位（成人）与动脉 $PaCO_2$ 值最相符的监测部位是胸部或前臂屈侧，并且加热温度较高（最高 43℃）。

2. D。

3. D。传感器温度高于 43 ℃的患者，为了防止皮肤灼伤，至少每 4 h 更换一次传感器的位置。

4. 应重新给予患者测量，排除干扰，如果确实数值高，判断患者神志，及立即通知医生行动脉血气分析，给予相应的处理。

（肖承雷　乔红梅　李之林）

第三节　人工气道的建立与撤除配合技术

一、口咽通气道放置技术

口咽通气道（oropharyngeal airway，OPA）属于非气管导管性通气管道，口咽通气道放置

技术是指将口咽通气道通过口腔置入，在口腔和声门之间形成一条通道，以防止舌后坠和其他软组织阻塞气道引发的上呼吸道梗阻。安置简便，易于掌握，能够帮助患者快速获得有效通气，适用于无法维持气道通畅的深度无反应患者，近年来被广泛应用于院前急救。

【案例】

　　患者王某，男性，78 岁。主因"呼吸困难伴发热、咳嗽、咳痰"来诊，诊断为肺部感染、Ⅱ型呼吸衰竭。查体：神志呈昏睡状，张口呼吸，舌后坠明显，甲床、口唇发绀。T 38℃，P 85 次 / 分，R 28 次 / 分，BP 155/80 mmHg。血气分析：pH 7.30，PaO_2 50 mmHg，$PaCO_2$ 76 mmHg，SaO_2 90%。血常规：白细胞 16.0×10^9/L，中性粒细胞百分数 85%，C 反应蛋白 141 mg/L。遵医嘱给予心电监测、吸氧，同时放置口咽通气道开放气道，并通过口咽通气道吸痰，吸出黄黏痰 10 ml。

【护理评估】

　　1. 评估患者病情、神志、生命体征及合作程度，向家属解释放置口咽通气道的目的。

　　2. 评估有无舌后坠。

　　3. 评估口腔、咽部有无异物、分泌物及活动性义齿，肺部听诊有无痰液。

　　4. 评估患者是否有张口困难、张口角度过小、口腔畸形、口腔疾患及口腔黏膜、面部皮肤完整性。

　　5. 选择合适型号的口咽通气道：持 OPA 贴近患者一侧下颌骨，使翼缘平行于患者门齿水平，末端指向下颌角，宽度以能接触上下颌 2 ～ 3 颗门齿为最佳（图 1-3-1-1）。

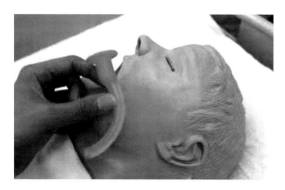
图 1-3-1-1　口咽通气道的型号选择方法

知识园地

口咽通气道的结构、材料及型号

◇ 结构及材料：口咽通气道常用金属、硬橡胶或硬塑料制成，外形呈 S 状，包括翼缘、牙垫和咽弯曲三部分（图 1-3-1-2）。

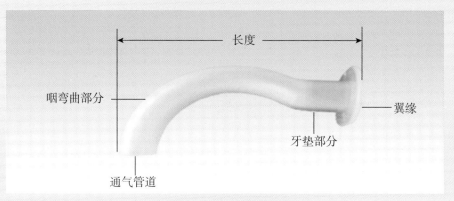
图 1-3-1-2　口咽通气道的结构

1. 翼缘：口咽通气道的口外端有一圈突出的外缘（即翼缘），可防止操作过程中患者吞咽和置入过深。

2．牙垫：牙垫部分是在操作过程中与牙齿接触的咬合部位，宽度可足够与 2～3 颗牙齿接触，能够均匀分配牙齿咬合的压力。

3．咽弯曲：咽弯曲部分口内端的曲度可适应患者口、舌及咽后部的解剖，便于置入。

◇ 口咽通气道设计有不同的型号（图 1-3-1-3）。早产儿和新生儿常选 50～70 mm，成人常选 80～100 mm。

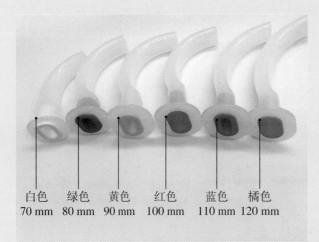

规格 （标称长度）	长度（mm）	最小内部 尺寸（mm）
4.0	40 ± 2.5	3.0
5.0	50 ± 2.5	3.5
6.0	60 ± 2.5	4.0
7.0	70+5.0/70 - 2.5	
8.0	80 ± 5.0	4.5
9.0	90 ± 5.0	
10.0	100 ± 5.0	5.0
11.0	110 ± 5.0	5.5
12.0	120 ± 5.0	

白色 70 mm　绿色 80 mm　黄色 90 mm　红色 100 mm　蓝色 110 mm　橘色 120 mm

图 1-3-1-3　口咽通气道的型号

实践提示

◇ 口咽通气道的选择原则：宁大勿小，宁长勿短。

◇ 口咽通气道过长可压迫会厌并阻塞喉部，在浅麻醉、浅昏迷或清醒患者可引起咳嗽和喉痉挛。

◇ 口咽通气道过短：装置无效，可能掉入口咽部，从而造成气道阻塞。

6．病室环境安静、舒适、整洁，光线适宜。

【操作前准备】

1．护士准备：服装鞋帽整洁，符合着装要求，语言柔和恰当，态度和蔼可亲。

2．双人核对医嘱：患者床号、姓名，口咽通气道放置开始时间及结束时间。

3．七步洗手法洗手。

4．核对患者信息：两种及以上的方法核对。

实践提示

◇ 医嘱需双人核对，核对无误后方可执行。

◇ 核对患者信息应使用两种及以上的方法，如腕带、床头卡、反叫患者姓名。

5．用物准备：合适型号的一次性口咽通气道、一次性清洁手套、手电、胶布、清洁纱布、压舌板、弯盘、快速手消毒液（图 1-3-1-4），均在有效期内。

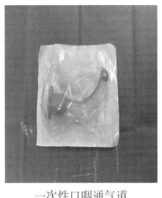
一次性口咽通气道

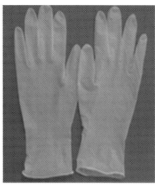
一次性清洁手套

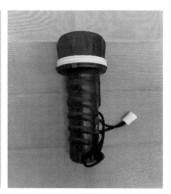
手电

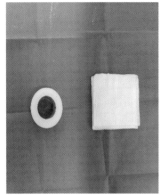
胶布和纱布

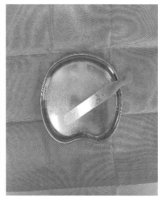
压舌板和弯盘

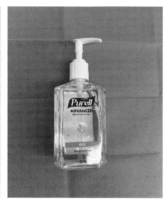
快速手消毒液

图 1-3-1-4　用物准备

实践提示

◇ 检查用物：包装是否完整、有无破损潮湿、是否在有效期内。

【操作过程】

1. 护士携用物至床旁。

2. 再次核对患者信息（同前），向患者及家属解释操作目的。

3. 置入前准备

（1）护士持手电查看患者口腔黏膜情况，有无分泌物、活动性义齿，如有活动性义齿提前取下，妥善保管。

（2）吸净患者口腔分泌物，防止呛咳。

4. 协助患者摆放体位：取去枕平卧位，头偏向一侧。

5. 置入方法：护士戴一次性清洁手套，将口咽通气道放于弯盘中。

（1）直接放置法：使用压舌板压住舌面，将口咽通气道咽弯曲沿舌面方向顺势送至口咽部至会厌上方，使舌根与口咽后壁分开（图 1-3-1-5）。

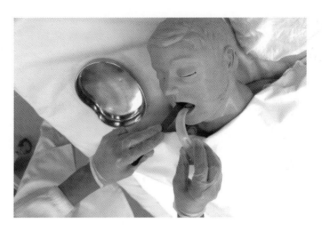

图 1-3-1-5　直接放置法

（2）反向插入法：将口咽通气道咽弯曲面方向向上自臼齿处插入口腔，当插至咽后壁时 [已通过腭垂（悬雍垂）]，将口咽通气道旋转 180° 顺势送入（图 1-3-1-6）。

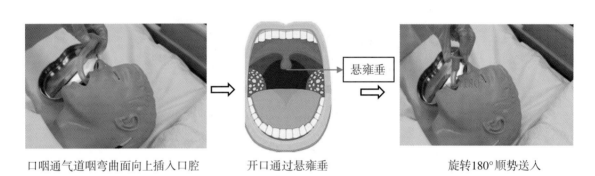

口咽通气道咽弯曲面向上插入口腔　　　　开口通过悬雍垂　　　　　　旋转180°顺势送入

图 1-3-1-6　反向插入法

6. 置入后位置：置入后的口咽通气道前端开口处置于舌根下部、会厌上方，弯曲部分抵住咽后壁，将患者舌根与咽后壁分开，从而使下咽部到声门的气道通畅（图 1-3-1-7）。

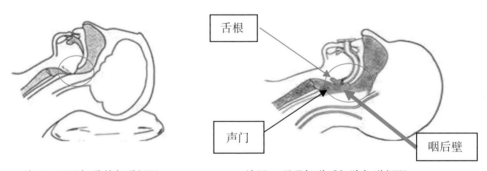

放置口咽通气道前气道梗阻　　　　　放置口咽通气道后解除气道梗阻

图 1-3-1-7　放置口咽通气道前后对比图

7. 置入后观察：患者牙齿有无松动、脱落，舌、唇是否夹置于牙齿和口咽通气道之间。

8. 纱布擦拭患者面部（图 1-3-1-8）。胶布固定口咽通气道（八字法）（图 1-3-1-9）。

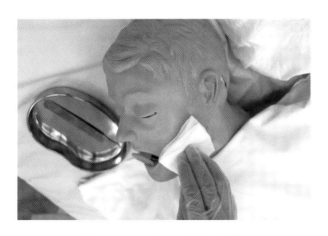

图 1-3-1-8　纱布擦拭患者面部

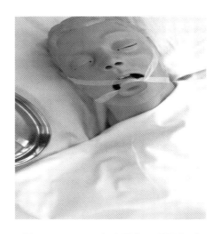

图 1-3-1-9　八字法固定口咽通气道

9．测试人工气道是否通畅（将手背放置于口咽通气道翼缘外口处，感知是否有气流呼出）（图 1-3-1-10）。

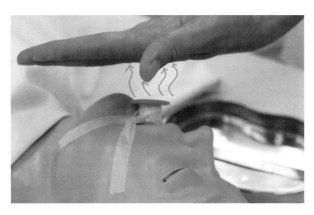

图 1-3-1-10　测试口咽通气道是否通畅

10．拔除口咽通气道：拔除前吸净患者口腔分泌物，将口咽通气道沿舌面方向取出，拔除后纱布擦拭患者面部及口周。

11．洗手、记录。

> **实践提示**
>
> 口咽通气道置入及拔除的注意事项：
> ◇ 鼻饲患者，提前 30 min 暂停鼻饲。
> ◇ 昏迷患者，口咽通气道可持续放置于口腔内，每 24 h 更换一次，每 4 h 重新调整位置。
> ◇ 每隔 4～6 h 清洁口腔及口咽通气道，防止痰痂堵塞。
> ◇ 置入、拔除和更换口咽通气道时应观察患者有无牙齿松动、脱落，否则应立即拔出口咽通气道，并将断齿取出，以防断齿滑入气道引起窒息。待患者情绪稳定后，重新评估是否需要置入口咽通气道。

【操作后用物处理】

1．一次性物品：口咽通气道、手套、清洁纱布应置入医疗垃圾桶内。

2．非一次性物品：手电使用 75% 乙醇擦拭消毒后备用，弯盘、压舌板送供应室集中消毒。

【口咽通气道放置技术操作流程图】

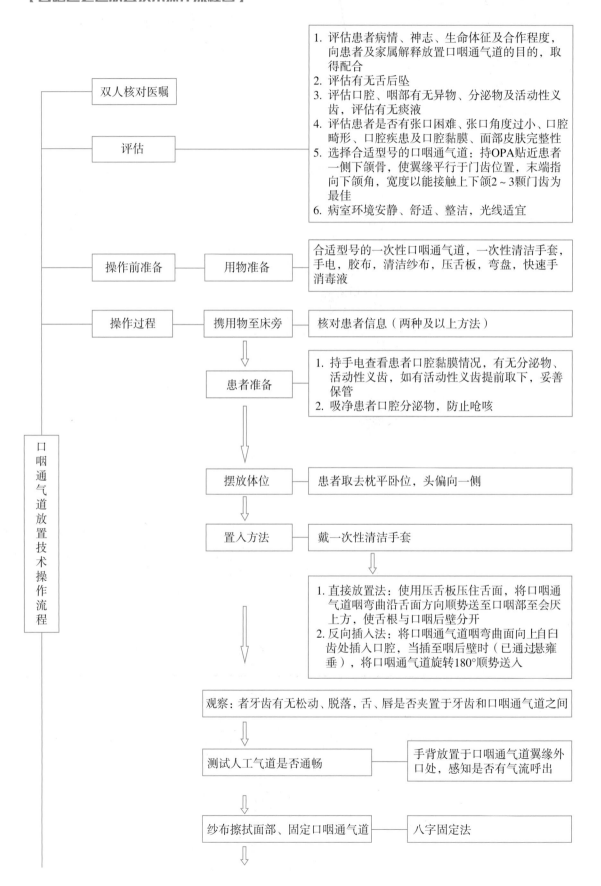

口咽通气道放置技术操作流程

双人核对医嘱

评估
1. 评估患者病情、神志、生命体征及合作程度，向患者及家属解释放置口咽通气道的目的，取得配合
2. 评估有无舌后坠
3. 评估口腔、咽部有无异物、分泌物及活动性义齿，评估有无痰液
4. 评估患者是否有张口困难、张口角度过小、口腔畸形、口腔疾患及口腔黏膜、面部皮肤完整性
5. 选择合适型号的口咽通气道：持OPA贴近患者一侧下颌骨，使翼缘平行于门齿位置，末端指向下颌角，宽度以能接触上下颌2~3颗门齿为最佳
6. 病室环境安静、舒适、整洁，光线适宜

操作前准备 — **用物准备**
合适型号的一次性口咽通气道，一次性清洁手套，手电，胶布，清洁纱布，压舌板，弯盘，快速手消毒液

操作过程 — **携用物至床旁** — 核对患者信息（两种及以上方法）

患者准备
1. 持手电查看患者口腔黏膜情况，有无分泌物、活动性义齿，如有活动性义齿提前取下，妥善保管
2. 吸净患者口腔分泌物，防止呛咳

摆放体位 — 患者取去枕平卧位，头偏向一侧

置入方法 — 戴一次性清洁手套

1. 直接放置法：使用压舌板压住舌面，将口咽通气道咽弯曲沿舌面方向顺势送至口咽部至会厌上方，使舌根与口咽后壁分开
2. 反向插入法：将口咽通气道咽弯曲面向上自臼齿处插入口腔，当插至咽后壁时（已通过悬雍垂），将口咽通气道旋转180°顺势送入

观察：者牙齿有无松动、脱落，舌、唇是否夹置于牙齿和口咽通气道之间

测试人工气道是否通畅 — 手背放置于口咽通气道翼缘外口处，感知是否有气流呼出

纱布擦拭面部、固定口咽通气道 — 八字固定法

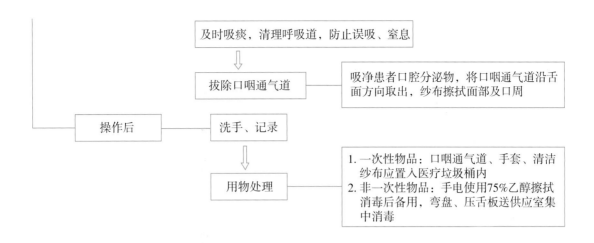

【口咽通气道放置技术评分标准】

项目		技术操作要求	总分	评分等级				实际得分
				A	B	C	D	
操作前准备（25分）	着装准备	仪表端庄、着装符合要求	2	2	1	0	0	
	素质	操作熟练、准确、及时，体现人文关怀	4	4	2	1	0	
	核对	医嘱核对、患者核对方法正确	4	4	2	1	0	
	评估	评估患者病情、神志、生命体征及合作程度	2	2	1	0	0	
		检查口腔及咽部分泌物情况，有无活动性义齿、舌后坠、鼻饲	3	3	2	1	0	
		评估患者口腔及面部皮肤完整性	3	3	2	1	0	
		评估患者门齿至下颌角的距离	3	3	2	1	0	
	物品准备	物品准备齐全，在有效期内	4	4	2	1	0	
操作过程（60分）	核对	洗手、戴口罩，再次核对患者信息	6	6	4	2	0	
	体位	患者体位正确，头偏向一侧	4	4	2	1	0	
	放置	佩戴一次性清洁手套	4	4	2	1	0	
		直接放置法：使用压舌板压住舌面，口咽通气道咽弯曲沿舌面方向顺势送至口咽部，至会厌上方	10	10	7	3	0	
		反向插入法：口咽通气道咽弯曲面向上自臼齿处插入口腔，插至咽后壁时（通过悬雍垂），将口咽通气道旋转180°顺势送入						
		置入后，开口置于舌根，弯曲部分抵住咽后壁、会厌上方	8	8	5	2	0	
	测试	测试人工气道是否通畅	6	6	4	2	0	
	检查	检查牙齿有无松动、脱落，口腔黏膜完整性，舌、唇是否夹置于牙齿与口咽通气道之间	8	8	5	2	0	
	固定	八字法固定，及时清理呼吸道	6	6	4	2	0	
	拔除	拔除方法正确，动作轻柔	4	4	2	1	0	
	宣教	向患者及家属进行健康宣教	4	4	2	1	0	

续表

项目		技术操作要求	总分	评分等级 A	B	C	D	实际得分
操作后（10分）	记录	洗手、记录	5	5	3	1	0	
	用物处理	按垃圾分类原则正确处理用物	5	5	3	1	0	
提问（5分）	理论知识	1. 口咽通气道型号的选择方法是什么？ 2. 口咽通气道置入及拔除过程中有哪些注意事项？	5	5	3	1	0	

【知识链接】

1．适应证：只应用于存在以下情况的深度无反应患者
（1）呼吸道梗阻或舌后坠的患者
（2）癫痫大发作或阵发抽搐的患者
（3）气道分泌物过多的患者
（4）麻醉诱导后有完全性或者部分性上呼吸道梗阻或意识不清的患者
（5）鼻咽通气道置入困难的患者
2．禁忌证
（1）咽反射亢进的患者
（2）口腔内 4 颗门齿有折断或脱落风险的患者
（3）心脑血管疾病的患者不适合长期使用
3．常见并发症
（1）门齿断裂
（2）咽部出血
（3）悬雍垂损伤
（4）应激性反应，如血压升高、心率加快、反射性呕吐等

【参考文献】

[1] 林芳荣，卢宗君，王忠玲，等．口咽通气管吸痰法在住院危重肺部感染患者中的应用效果研究 [J]．中华医院感染学杂志，2019，29（22）：3498-3501.
[2] 杨琴琴．口咽通气管吸痰在心力衰竭合并肺部感染老年患者中应用效果观察 [J]．中国卫生标准管理，2017，28：68-70.
[3] Ian Calder. 气道管理的核心问题（第 2 版）[M]．夏中元，夏瑞，译．天津：天津科技翻译出版公司，2017：50-56.
[4] 向阳，朱建英．改良型口咽通气管的设计与应用 [J]．中华现代护理杂志，2014，49（26）：3416-3416.

【临床思维题】

遵医嘱予患者放置口咽通气道 24 h 后，间断吸出黄色黏痰约 45 ml，患者血氧上升至 95%，呼吸困难较前好转，遵医嘱拔除口咽通气道并留置胃管给予营养液鼻饲。鼻饲过程中，患者突

发呼吸困难、呛咳，血氧下降至85%。

　　1. 面对此状况以下处理方法正确的是？

　　　　A. 立即暂停鼻饲

　　　　B. 立即保持患者头偏向一侧，防止误吸、窒息

　　　　C. 考虑患者为痰液堵塞引起的呼吸困难，留置口咽通气道进行气道吸引，而后暂停鼻饲

　　　　D. 考虑患者为营养液误吸引起的呼吸困难，立即暂停鼻饲，10 min后再次留置口咽通气道进行气道吸引

　　2. 应用口咽通气道过程中，如何预防患者牙齿（活动性义齿）松动、脱落？一旦发生应如何处理？

【答案解析】

　　1. AB。患者鼻饲过程突发呼吸困难，首先考虑是否鼻饲液发生误吸导致呼吸困难，先要暂停鼻饲，并将头偏向一侧，防止进一步误吸的发生，最终导致窒息。对于本病例，患者痰液较多，鼻饲前应予患者吸痰，所以不考虑痰液阻塞引起的急剧低氧，更不能置入口咽通气道，防止刺激性呛咳引起进一步误吸、窒息的发生。

　　2.（1）预防牙齿（活动性义齿）松动、脱落的方法：

　　①操作前：要向患者解释口咽通气道放置的目的，取得患者配合，必要时采用保护性约束，避免操作过程中患者不配合，过度躁动造成牙齿松动、脱落。同时评估患者有无牙齿松动、脱落及活动性义齿，需提前取下。

　　②操作过程中：置入时使用压舌板辅助，拔除时将口咽通气道沿舌面取出。动作轻柔、缓慢，避免粗暴。拔除后再次观察牙齿有无松动、脱落。

　　（2）牙齿（活动性义齿）松动、脱落的处理方法

　　①如出现牙齿松动，应告知口腔科医生对松动牙齿进行固定，同时告知医生评估是否拔除口咽通气道。

　　②如出现牙齿脱落，应立即拔出口咽通气道，并将断齿取出，以防断齿滑入气道引起窒息。待患者情绪稳定后，重新评估是否需要置入口咽通气道。

（张　余　马　莉　崔　曼）

二、鼻咽通气道放置技术

　　鼻咽通气道（nasopharyngeal airway，NPA）属于非气管导管性通气管道，鼻咽通气道放置技术是指将鼻咽通气道通过鼻腔置入，在鼻腔和声门之间形成一条通道，用于解除上呼吸道梗阻，保持气道通畅。主要应用于清醒或半清醒的患者，对于伴有呼吸道不畅、需长时间保留人工气道，以及需要保障血流动力学稳定的患者，并发症少，且置入过程中刺激小，恶心反应轻，容易固定，因此在临床急救中广泛使用。

【案例】

　　患者刘某，男性，85岁。主因"呼吸困难伴发热、咳嗽、咳痰"来诊，诊断为肺部感染、Ⅰ型呼吸衰竭。查体：呈嗜睡状，口唇、甲床发绀，口腔内多发疱疹伴少量出血。T 38.2 ℃，P 90次/分，R 26次/分，BP 158/86 mmHg。血气分析：pH 7.32，PaO_2 75 mmHg，$PaCO_2$ 40 mmHg，SaO_2 90%。血常规：白细胞 14.6×10^9/L，中性粒细胞百分数82%，C反应蛋白 120 mg/L。凝血功能：凝血酶原时间 13 s，活化部分凝血活酶时间 30 s，国际标准化比值（INR）1.2，纤维蛋白原 3 g/L。遵医嘱给予心电监测、吸氧，同时放置鼻咽通气道吸痰，经鼻咽通气道吸出黄黏痰 15 ml。

【护理评估】

1. 评估患者病情、神志、生命体征及合作程度，向清楚患者解释放置鼻咽通气道的目的，取得患者配合。

2. 评估有无舌后坠及痰液。

3. 评估患者有无鼻腔分泌物、鼻中隔偏曲、鼻黏膜损伤、鼻气道阻塞、鼻骨骨折及颅底骨折。

4. 查看患者凝血功能是否正常。

5. 选择合适型号的鼻咽通气道：长度为患者鼻尖至耳屏的距离再加上 2.5 cm，或鼻尖至外耳道口的距离（图 1-3-2-1）。

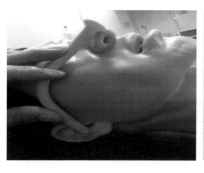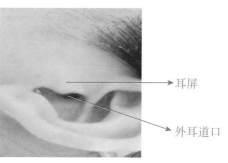

图 1-3-2-1 鼻咽通气道的型号选择方法

知识园地

鼻咽通气道的结构、材料及型号

◇ 结构及材料：鼻咽通气道通常是由医用 PVC 材料制成，透明且质地、外形接近小型号的气管导管，长约 15 cm，带有一定的弧度，包括咽端、鼻端及翼缘三部分（图 1-3-2-2）。咽端斜口较短且钝圆，一般不带套囊；鼻端有一个凸出的翼缘，用于防止鼻咽通气道的鼻端掉入鼻腔。

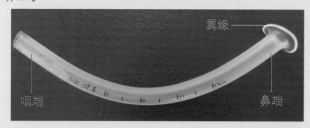

图 1-3-2-2 鼻咽通气道的结构

◇ 鼻咽通气道的型号（图 1-3-2-3）与其内径和长度相关，通常用内径毫米数来表示。目前临床上指导鼻咽通气道型号选择的方法主要是依据其长度，即按照拟置入的深度来选择。一般情况下，成年男性选用 Fr 30 ~ 34（即 ID 7.5 ~ 8.5 mm），成年女性选用 Fr 24 ~ 28（即 ID 6.0 ~ 7.0 mm），小儿则选用较细短的柔软的鼻咽通气道。

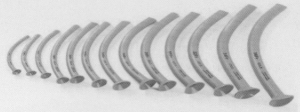

图 1-3-2-3 鼻咽通气道的型号

◇ 鼻咽通气道过长可压迫会厌并阻塞喉部，在浅麻醉、浅昏迷或清醒患者可引起咳嗽和喉痉挛。

◇ 鼻咽通气道过短则装置无效。

6．病室环境安静、舒适、整洁，光线适宜。

【操作前准备】

1．护士准备：服装鞋帽整洁，符合着装要求，语言柔和恰当，态度和蔼可亲。

2．双人核对医嘱：患者床号、姓名，鼻咽通气道放置开始时间及结束时间。

3．七步洗手法洗手。

4．核对患者信息：两种及以上的方法核对。

实践提示

◇ 医嘱需双人核对，核对无误后方可执行。

◇ 核对患者信息应使用两种及以上的方法，如腕带、床头卡、反叫患者姓名。

5．用物准备：合适型号的一次性鼻咽通气道、一次性清洁手套、甘油、手电、胶布、清洁纱布、快速手消毒液（图 1-3-2-4），均在有效期内。

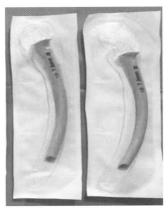
一次性鼻咽通气道

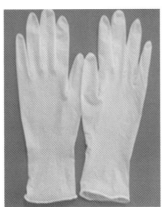
一次性清洁手套

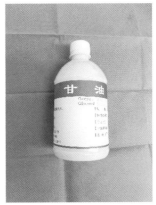
甘油

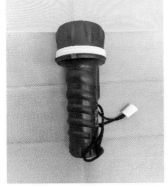
手电

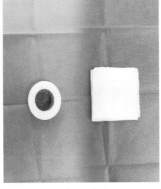
胶布和纱布

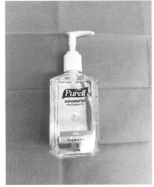
快速手消毒液

图 1-3-2-4 用物准备

> **实践提示**
>
> ◇ 检查用物：包装是否完整、有无破损潮湿、是否在有效期内。

【操作过程】

1．护士携用物至床旁。

2．再次核对患者信息（同前），向患者及家属解释操作目的。

3．置入前准备

（1）清楚患者应嘱放松，使用手电查看鼻腔有无分泌物。

（2）吸净患者鼻腔分泌物，防止呛咳。

（3）在鼻咽通气道表面涂抹甘油等润滑剂，以利置入。

（4）必要时，在置入侧鼻腔滴血管收缩剂（如麻黄碱、可卡因等），以收缩鼻腔黏膜血管，减少操作所致鼻腔出血的发生。

4．协助患者摆放体位：患者取仰卧位，将下颌向前、向上托起，呈"嗅花位"（图 1-3-2-5）。此体位一方面可使气道通畅，便于置入；另一方面可以避免鼻咽通气道置入上鼻道。

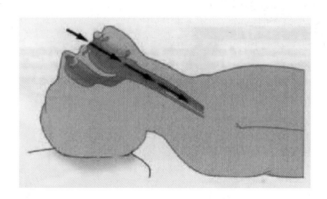

图 1-3-2-5　置管前体位摆放

5．置入前鼻腔选择：选择鼻腔较为通畅的一侧置入。通常首选右侧鼻腔，当置入不利时，可选择左侧。

6．置入方法：护士戴一次性清洁手套，执笔式持鼻咽通气道沿下鼻道进入。置入方向与面部完全垂直，避免指向鼻顶部而引起严重鼻出血，翼缘抵达鼻孔即可（图 1-3-2-6）。操作过程应轻柔、缓慢，避免动作粗暴，防止鼻腔黏膜损伤。

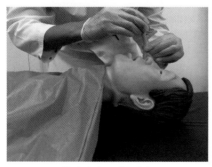

置管方向与面部垂直

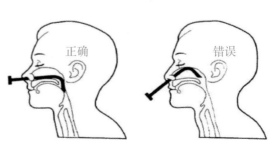

正确与错误置管方法判定

图 1-3-2-6　置入方法

7．置入后位置：鼻咽通气道从患者的鼻腔插入至咽腔后，理想位置为咽端位于声门外 0.5 cm 处（图 1-3-2-7）。如此可以支撑起咽后壁，从而解除上呼吸道梗阻，保持气道通畅。

8．置入后观察：有无鼻腔黏膜出血、压迫性损伤等不良反应发生。

9．纱布擦拭患者鼻面部。通常无需固定，遇有鼻咽通气道退出情况，可采用胶布固定其翼缘位置，方法同口咽通气道（八字法）。

10．测试人工气道是否通畅，方法同口咽通气道。

11．拔除鼻咽通气道：拔除前吸净患者鼻腔分泌物，将鼻咽通气道沿鼻腔方向取出（图 1-3-2-8），拔除后纱布擦拭患者鼻面部。

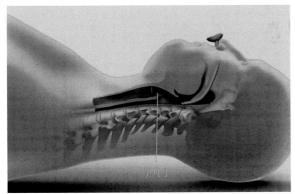
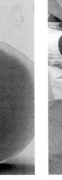

图 1-3-2-7　置入后位置

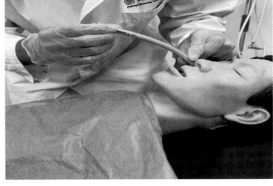

图 1-3-2-8　拔除鼻咽通气道

12．洗手、记录。

实践提示

鼻咽通气道置入及拔除的注意事项：

◇ 对于鼻饲患者，提前 30 min 暂停鼻饲。

◇ 置入后，应确定 NPA 放置位置正确，如果置入 NPA 后患者仍然存在通气问题，应将 NPA 拔除重新放置。鼻咽通气道留置时间不超过 3 天，重新更换时应从另一侧鼻孔置入。

◇ 为防止鼻黏膜出血和压迫性损伤，鼻孔和鼻咽通气道间可间断适度涂抹润滑油。

◇ 若患者出现鼻腔出血：出血量较少可不予特殊处理，纱布擦拭干净即可。出血量较多，立即拔除鼻咽通气道，给予鼻腔填塞，遵医嘱给予止血药物，在此期间防止出血引起误吸、窒息的发生。

【操作后用物处理】

1．一次性物品：鼻咽通气道、手套、清洁纱布置入医疗垃圾桶内。

2．非一次性物品：手电等使用 75% 乙醇擦拭消毒后备用。

【鼻咽通气道放置技术操作流程图】

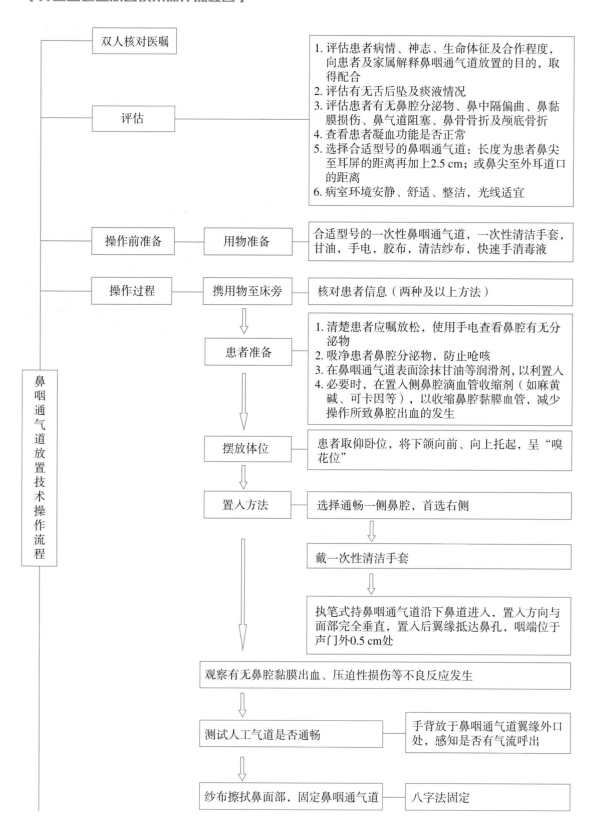

鼻咽通气道放置技术操作流程

双人核对医嘱

评估
1. 评估患者病情、神志、生命体征及合作程度，向患者及家属解释鼻咽通气道放置的目的，取得配合
2. 评估有无舌后坠及痰液情况
3. 评估患者有无鼻腔分泌物、鼻中隔偏曲、鼻黏膜损伤、鼻气道阻塞、鼻骨骨折及颅底骨折
4. 查看患者凝血功能是否正常
5. 选择合适型号的鼻咽通气道：长度为患者鼻尖至耳屏的距离再加上2.5 cm；或鼻尖至外耳道口的距离
6. 病室环境安静、舒适、整洁，光线适宜

操作前准备 — 用物准备 — 合适型号的一次性鼻咽通气道，一次性清洁手套，甘油，手电，胶布，清洁纱布，快速手消毒液

操作过程 — 携用物至床旁 — 核对患者信息（两种及以上方法）

患者准备
1. 清楚患者应嘱放松，使用手电查看鼻腔有无分泌物
2. 吸净患者鼻腔分泌物，防止呛咳
3. 在鼻咽通气道表面涂抹甘油等润滑剂，以利置入
4. 必要时，在置入侧鼻腔滴血管收缩剂（如麻黄碱、可卡因等），以收缩鼻腔黏膜血管，减少操作所致鼻腔出血的发生

摆放体位 — 患者取仰卧位，将下颌向前、向上托起，呈"嗅花位"

置入方法 — 选择通畅一侧鼻腔，首选右侧

戴一次性清洁手套

执笔式持鼻咽通气道沿下鼻道进入，置入方向与面部完全垂直，置入后翼缘抵达鼻孔，咽端位于声门外0.5 cm处

观察有无鼻腔黏膜出血、压迫性损伤等不良反应发生

测试人工气道是否通畅 — 手背放于鼻咽通气道翼缘外口处，感知是否有气流呼出

纱布擦拭鼻面部，固定鼻咽通气道 — 八字法固定

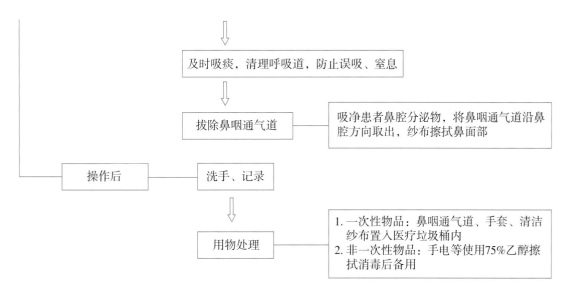

【鼻咽通气道放置技术评分标准】

项目		技术操作要求	总分	评分等级				实际得分
				A	B	C	D	
操作前准备（25分）	着装准备	仪表端庄、着装符合要求	2	2	1	0	0	
	素质	操作熟练、准确、及时，体现人文关怀	4	4	2	1	0	
	核对	医嘱核对、患者核对方法正确	4	4	2	1	0	
	评估	评估神志、生命体征、凝血功能及合作程度	4	4	2	1	0	
		检查鼻腔分泌物情况，有无鼻中隔偏曲、鼻黏膜损伤、鼻骨骨折、颅底骨折及鼻饲	4	4	2	1	0	
		评估该患者鼻尖至耳屏的距离（再加2.5 cm）或鼻尖至外耳道口的距离	3	3	2	1	0	
	物品准备	物品准备齐全，在有效期内	4	4	2	1	0	
操作过程（60分）	核对	洗手、戴口罩，再次核对患者信息	6	6	4	2	0	
	摆放体位	患者体位正确：下颌向前、向上托起，呈"嗅花位"	4	4	2	1	0	
	置入方法	佩戴一次性手套，润滑鼻咽通气道表面	6	6	4	0	0	
		置入方向与面部完全垂直，未指向鼻顶部	10	10	7	0	0	
		置入后位置正确（翼缘抵达鼻孔，咽端位于声门外0.5 cm处）	8	8	5	2	0	
	测试	测试人工气道是否通畅	6	6	4	2	0	
	检查	检查鼻腔黏膜完整性	6	6	4	2	0	
	固定	八字法固定，及时清理呼吸道	6	6	4	2	0	
	拔除	拔除方法正确，动作轻柔	4	4	2	1	0	
	宣教	向患者及家属进行健康宣教	4	4	2	1	0	
操作后（10分）	记录	洗手、记录	5	5	3	1	0	
	用物处理	按垃圾分类原则正确处理用物	5	5	3	1	0	
提问（5分）	理论知识	1. 鼻咽通气道的型号选择方法是什么？ 2. 鼻咽通气道置入及拔除过程中有哪些注意事项？	5	5	3	1	0	

【知识链接】

1. 适应证：鼻咽通气道特别适用于口咽通气道置入失败或难以置入口咽通气道的情况。如：

（1）张口困难或者张口度过小

（2）口腔畸形

（3）口腔内手术

（4）血流动力学不稳定患者

（5）伴有呼吸道不畅需长时间保留人工气道的患者

2. 禁忌证

（1）鼻气道阻塞

（2）鼻骨骨折

（3）明显鼻中隔偏曲

（4）鼻腔内手术

（5）凝血机制异常

（6）脑脊液耳鼻漏

（7）颅脑损伤的患者：因其解剖结构发生改变，鼻咽通气道的置入容易出现错位，从而加重颅脑损伤，甚至发生鼻咽通气道误入大脑皮质，造成严重的后果

（8）饱胃

3. 常见并发症

（1）鼻腔黏膜出血及压迫性损伤

（2）气道损伤

（3）误吸、气道阻塞

（4）喉痉挛

（5）恶心、呕吐

4. 鼻咽通气道与口咽通气道的比较

内容	口咽通气道（OPA）	鼻咽通气道（NPA）
操作方法	简便	易误入上鼻道或中鼻道
适用人群	用于意识不清或麻醉后患者	清醒患者
咽反射刺激	重	轻
误吸风险	高	低
血流动力学	不稳定	稳定
耐受性	差	好
通气效果	好（管径大）	差（管径小）

【参考文献】

[1] 田海涛，黄宇光，王文荣，等. 口咽通气导管与鼻咽通气导管 IHFJV 用于肺炎患者 PLVB 辅助通气效果的比较 [J]. 中华麻醉学杂志，2020，40（10）：1224-1227.

[2] 侯斌，李月，蔡可，等. 鼻咽通气管对脑卒中患者呼吸道并发症的预防效果 [J]. 实用临床医药杂志，2020，24（17）：55-57.

[3] 金芮，曹径实，李蕊芯，等. 不同气道管理策略对院外心脏骤停患者预后影响的系统评价 [J]. 华西医学，2019，34（11）：1251-1260.

[4] 高颖，张雨洁，张烨，等. 鼻咽通气道联合面罩通气在全身麻醉诱导期的应用 [J]. 国际呼

吸杂志，2018，38（24）：1878-1882.

[5] Ian Calder. 气道管理的核心问题（第2版）[M]. 夏中元，夏瑞，译. 天津：天津科技翻译出版公司，2017：30-40.

【临床思维题】

遵医嘱予患者置入鼻咽通气道后，患者呼吸困难进一步加重，血氧下降至80%，双肺可闻及明显痰鸣音。复查血气分析：pH 7.32，PaO_2 50 mmHg，$PaCO_2$ 50 mmHg，SaO_2 82%。

1. 该患者出现呼吸困难进一步加重的原因可能为
   A. 鼻咽通气道型号选择长度过短
   B. 鼻咽通气道置入后咽端位于声门外0.5 cm处
   C. 护士未及时清理患者呼吸道
   D. 鼻咽通气道留置时间过长，造成分泌物堵塞
2. 应用鼻咽通气道过程中，如何预防患者鼻腔黏膜出血？一旦发生应如何处理？

【答案解析】

1. ACD。患者血氧进一步下降，首先考虑是否为装置问题造成对患者的二次伤害。鼻咽通气道过长可压迫会厌并阻塞喉部，鼻咽通气道过短，起不到开放气道的作用，另外考虑是否为置入时间过长，护士未及时清理呼吸道，导致痰液阻塞鼻咽通气道，呼吸不畅。其次考虑患者本身病情的原因，排除鼻咽通气道问题后仍然低氧，应尽快通知医生，予以更高级的呼吸支持。

2.（1）预防鼻腔黏膜出血的方法
①操作前：要向清楚患者解释放置鼻咽通气道的目的，取得患者配合，必要时采用保护性约束，避免操作过程中患者不配合，过度躁动会造成鼻腔黏膜损伤。同时操作前评估患者凝血功能是否正常。
②操作过程中：要在鼻咽通气道表面涂抹甘油等润滑剂，以利置入。必要时可在置入侧鼻腔滴血管收缩剂（如麻黄碱、可卡因等），以收缩鼻腔黏膜血管，减少操作所致鼻腔出血的发生。操作手法采用执笔式持鼻咽通气道，沿下鼻道进入，置入方向与面部完全垂直，避免指向鼻顶部而引起严重的鼻出血。拔除时需将鼻咽通气道沿鼻腔方向缓慢取出。动作轻柔、缓慢，避免粗暴。

（2）出血的处理方法
若出血量较少，可不予特殊处理，纱布擦拭干净即可。若出血量较多，遵医嘱给予止血药物，必要时告知耳鼻喉科医生给予鼻腔填塞，在此期间防止出血引起误吸、窒息的发生。若出血量进一步加重，可视情况拔除鼻咽通气道。

（张 余 马 莉 崔 曼）

三、经口/鼻气管插管配合技术

气管插管术是将特制的气管插管通过口腔或鼻经喉插入气管内。它是保证气体通畅，在生理气道与空气或其他气源之间建立的有效连接。当患者发生呼吸心搏骤停、呼吸衰竭、呼吸抑制和窒息等危急状况时，需要紧急气管插管，护士配合医生行气管插管术，迅速建立人工气道，以保持呼吸道通畅，及时吸痰或者连接呼吸机辅助呼吸，为患者赢得抢救和治疗时间。

【案例】

患者贾某，男，67岁，患者入院前1 h安静状态下出现胸痛，位于心前区，性质为闷痛，无放射痛，伴大汗、全身乏力，入院心率86次/分，呼吸22次/分，血压测不

出，意识淡漠、四肢湿冷。心电图示：II、III、aVF 导联弓背向上抬高。快速肌酸激酶同工酶 572 U/L，快速肌酸激酶 7670 U/L，急查肌钙蛋白 T > 10.00 ng/ml，考虑急性下壁、后壁、右室心肌梗死。入院后患者突发意识丧失，双眼向上凝视，四肢抽搐，大动脉搏动消失，心率 230 次/分，呼吸 8 次/分，血压测不出，血氧饱和度测不出，立即予胸外按压、电除颤及肾上腺素、胺碘酮药物治疗，同时血气分析结果：pH 6.81，二氧化碳分压 83 mmHg，氧分压 23 mmHg，实际碳酸氢根离子浓度 13.2 mmol/L，乳酸 12.2 mmol/L，钾离子 2.5 mmol/L。护士立即配合医生行气管插管术，过程顺利，经口气管插管距门齿 23 cm，外接有创呼吸机辅助通气，模式为 A/C+VCV，呼吸频率 12 次/分，潮气量 450 ml，PEEP 6 cmH$_2$O，氧浓度 100%。

【护理评估】

1. 评估患者病情、意识状态、合作程度、口腔状况、有无活动性义齿、颈椎外伤以及既往病史。清醒患者做好解释工作，取得配合。

2. 观察生命体征、血氧饱和度、呼吸道通畅程度、双侧呼吸音及胸廓运动情况。

3. 备齐气管插管用物及急救物品，选择合适型号的气管插管，评估气管插管是否完好。

4. 评估有创呼吸机和负压吸引装置是否处于备用状态。

【操作前准备】

1. 护士准备：服装鞋帽整洁，符合着装要求，必要时戴护目镜。

2. 双人核对医嘱：床号、姓名、开始时间。

3. 七步洗手法洗手。

4. 核对患者信息：两种及以上的方法核对。

> **实践提示**
>
> ◇ 医嘱需双人核对，核对无误后方可执行。
> ◇ 核对患者信息应使用两种以上的方法。

5. 用物准备：喉镜、气管插管、导丝、气囊压力表、插管固定器、听诊器、简易呼吸器、有创呼吸机、吸痰管、负压吸引装置、10 ml 注射器、纱布、无菌手套、抢救设备及仪器（图 1-3-3-1）。

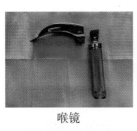
喉镜

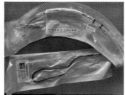
气管插管及导丝

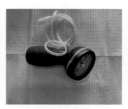
气囊压力表

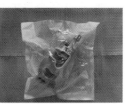
插管固定器

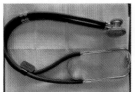
听诊器

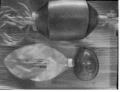
简易呼吸器

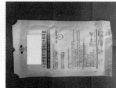
无菌手套

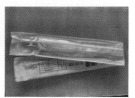
吸痰管

图 1-3-3-1　用物准备

实践提示

◇ 检查用物：包装是否完整、有无潮湿、是否在有效期内。
◇ 选择合适的喉镜叶片并安装。检查喉镜光源明亮程度。如电珠光线偏暗或无光线，检查是否旋紧；如旋紧后无改善，更换电珠或电池。
◇ 导管大小选择：女性经口 7 ~ 8 mm（经鼻 6.5 ~ 7 mm）；男性经口 7.5 ~ 8.5 mm（经鼻 7 ~ 7.5 mm），儿童插管内径为年龄 ÷ 4+4，新生儿插管内径为 3 mm。

【操作过程】

1．携用物至床旁。
2．再次核对患者信息（同前），告知患者或家属气管插管的目的、过程及潜在并发症，取得其配合。
3．开放静脉通路，保持静脉通畅，以备在插管过程中随时给药。
4．观察牙齿是否松动，做妥善固定；取下活动性义齿。护士清除口、鼻腔分泌物。将患者置于正确体位：仰卧位，头后仰，可在肩背部或颈部垫一小枕。使口轴线、咽轴线、喉轴线成一线，便于导管插入（图 1-3-3-2）。

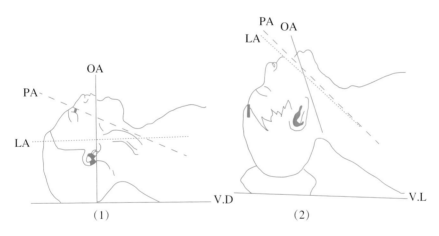

图 1-3-3-2　患者插管时正确体位

5．护士选择合适的喉镜叶片，安装喉镜，检查喉镜光源明亮程度（图 1-3-3-3）。

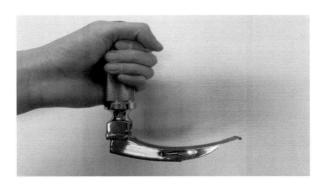

图 1-3-3-3　检查喉镜光源明亮程度

6．护士选择合适型号的气管插管导管，用注射器向导管气囊内充气，检查气囊是否漏气

（图1-3-3-4）。气管插管插入金属导管芯，调好解剖弧度备用。注意管芯不能超过导管尖端（照片管芯应在导管外侧反折，防止滑入）（距离尖端 2 ~ 3 cm），以防损伤气道黏膜（图1-3-3-5）。

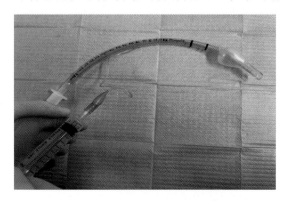

图 1-3-3-4　用注射器检查气囊是否漏气

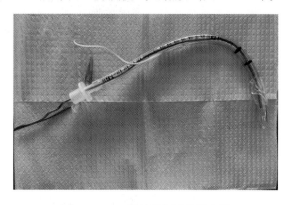

图 1-3-3-5　导丝不超过导管尖端

7. 护士遵医嘱给予患者镇静剂、麻醉剂或肌松剂。

8. 预充氧：使用简易呼吸器接墙壁氧，持续高流量给氧 3 ~ 5 min，使血氧饱和度保持在 95% 以上（图1-3-3-6）。

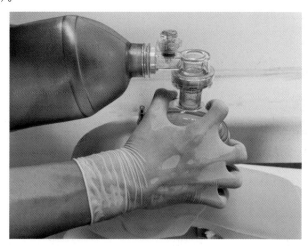

图 1-3-3-6　预充氧

9. 协助医生插入导管。在插管过程中可根据医生指示，采用环状软骨加压法，使声门充分暴露，并可压迫食管防止胃内容物反流误吸。

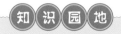
知识园地

环状软骨加压

◇ 环状软骨加压（Sellick 法）是通过在环状软骨表面施加向下（向后）的力。环状软骨的向下运动可以机械性压迫食管，降低人工通气过程中胃胀气发生率及胃内容物被动性反流入肺的发生率，在面罩通气或准备气管插管过程中都可应用环状软骨压迫，当确定气管插管成功后可解除环状软骨压迫。

10. 导管插入后，判断导管位置（胃部听诊有无气过水声，双肺呼吸音是否对称等）。位置无误后，协助医生拔除导管内芯，使用注射器将气囊充气 5 ~ 10 ml，保持正常气囊压力（图

1-3-3-7）。

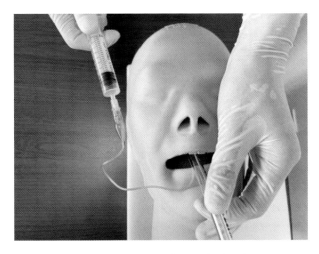

图 1-3-3-7 使用注射器将气囊充气

11．确认导管插入气管后，调整置管深度，放入插管固定器，退出喉镜（图 1-3-3-8）。

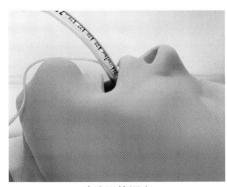 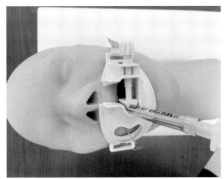

确认置管深度 使用插管固定器固定气管插管

图 1-3-3-8 固定气管插管

12．妥善固定气管导管，遵医嘱连接呼吸机，进行机械辅助通气或使用简易呼吸器辅助通气。

13．护士观察并记录导管留置刻度。经口插管记录插管内端距门齿刻度；经鼻腔插管记录导管末端距外鼻孔长度，做好标记并严格交接班。气囊压力表每 4 h 监测气囊压力（图 1-3-3-9）。

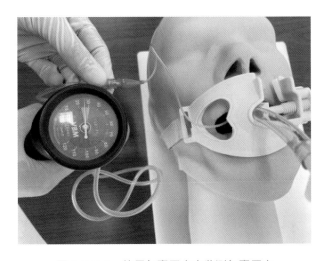

图 1-3-3-9 使用气囊压力表监测气囊压力

实践提示

◇ 理想的气囊压力：保持有效封闭气囊与气管间的最小压力，可防止气囊对黏膜的压迫性损伤，压力的正常值为 25 ~ 30 cmH₂O。压力 < 20 cmH₂O 时，口咽部分泌物和胃内容物沿着气囊皱褶及气管壁进入肺部，引起 VAP。压力 > 30 cmH₂O 时，气管黏膜毛细血管灌注明显减少，会引起气道黏膜受损，引起不同程度的缺血、缺氧甚至坏死。

14．给予患者舒适体位，必要时约束患者双手，防止非计划拔管。

实践提示

◇ 气管插管距门齿的距离：经口插管导管 22±2 cm（男性 22 ~ 24 cm，女性 21 ~ 23 cm），经鼻插管导管 27±2 cm（距外鼻孔）。

◇ 气管插管的尖端应位于气管隆突上 2 ~ 3 cm，可经 X 线或纤维支气管镜证实位置。

15．严密观察患者生命体征及血氧饱和度、双侧胸廓起伏情况，保持呼吸道通畅，实施吸痰。

16．整理用物。洗手记录。

知 识 园 地

有创呼吸机常用模式

◇ 辅助 / 控制通气（assist/control，A/C）：机制为患者或时间触发、容量控制 / 压力控制、时间转换。主要用于无自主呼吸或自主呼吸微弱的患者。

◇ 压力支持通气（pressure support ventilation，PSV）：是一种部分通气支持方式，由患者自主吸气触发呼吸机送气、维持通气压力和决定吸呼气转换。机制为自主触发、压力限制、自主转换。主要适用于有一定呼吸能力、通气阻力不大的呼吸衰竭患者。

◇ 同步间歇指令通气（synchronized intermittent mandatory ventilation，SIMV）：由 A/C+SPONT 组成，即患者在自主呼吸的同时，间隔一定时间进行 AC 方式。可作为机械通气的过渡模式，既可以改善气体交换，缓解呼吸肌疲劳，又能锻炼自主呼吸，故可用于各种呼吸衰竭的治疗，也有助于撤机。

◇ 自主呼吸（SPONT）：吸气动作由患者触发，呼吸参数完全由患者情况决定。很少单独使用，常与其他模式合用。

【经口/鼻气管插管配合技术操作流程图】

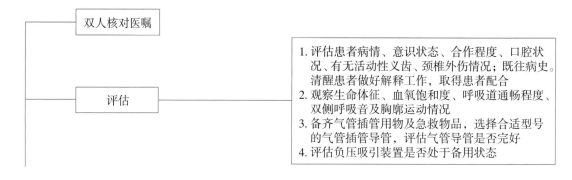

双人核对医嘱

评估
1. 评估患者病情、意识状态、合作程度、口腔状况、有无活动性义齿、颈椎外伤情况；既往病史。清醒患者做好解释工作，取得患者配合
2. 观察生命体征、血氧饱和度、呼吸道通畅程度、双侧呼吸音及胸廓运动情况
3. 备齐气管插管用物及急救物品，选择合适型号的气管插管导管，评估气管导管是否完好
4. 评估负压吸引装置是否处于备用状态

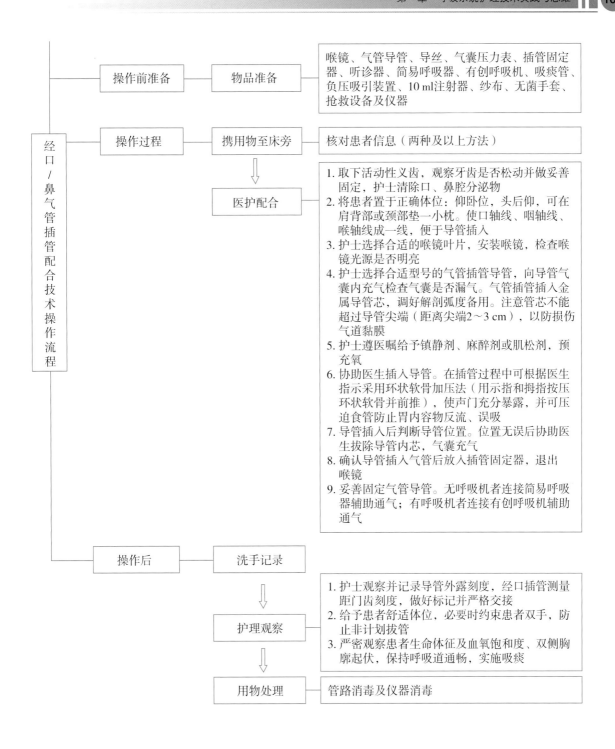

【经口/鼻气管插管配合技术评分标准】

项目	技术操作要求		总分	评分等级				实际得分
				A	B	C	D	
操作前 准备 （30分）	着装准备	仪表、服装符合要求	2	2	1	0	0	
	核对	核对医嘱及患者（至少两种方法核对）	2	2	1	0	0	
	沟通	沟通，取得患者配合	1	1	0	0	0	

续表

项目		技术操作要求	总分	评分等级				实际得分
				A	B	C	D	
操作过程（55分）	评估	评估患者病情、意识、口腔、有无义齿、是否颈椎外伤等；基础血压、病情变化及治疗用药情况	5	5	3	1	0	
		观察生命体征、血氧饱和度、呼吸道通畅程度、双侧呼吸音及胸廓运动情况	5	5	3	1	0	
		评估负压引流装置是否处于备用状态	5	5	3	1	0	
	护士准备	洗手	4	4	2	1	0	
	物品准备	备齐用物、物品摆放合理	6	6	4	2	0	
	核对	再次核对患者信息	5	5	3	1	0	
	操作配合	协助患者取正确体位	5	5	4	2	0	
		选择合适的喉镜叶片，安装喉镜，检查喉镜光源明亮	5	5	4	2	0	
		护士选择合适型号的气管插管导管，向导管气囊内充气检查气囊是否漏气。气管插管插入金属导管芯，调好解剖弧度备用	5	5	3	1	0	
		协助医生进行预充氧	5	5	3	1	0	
		协助医生准确插入导管	10	10	8	4	0	
		确定导管位置后，使用注射器进行气囊充气	5	5	3	1	0	
		导管插入气管后放入插管固定器，退出喉镜						
		妥善固定气管导管	10	10	8	4	0	
	巡视	调整呼吸机参数，接呼吸机或简易呼吸器	5	5	3	1	0	
操作后处理（10分）	记录	洗手，记录	5	5	3	0	0	
	用物处理	正确处理用物	5	5	3	1	0	
提问（5分）	理论知识	1. 气囊压力值维持在多少合适？ 2. 如何确定气管插管的位置？	5	5	3	1	0	

【知识链接】

1. 气管插管的适应证
 （1）各种原因所致的呼吸衰竭，心肺复苏以及气管内麻醉者
 （2）加压给氧
 （3）防止呕吐物分泌物流入气管以便随时吸出分泌物
 （4）气道堵塞的抢救
 （5）复苏术中及抢救新生儿窒息等
2. 气管插管的禁忌证
 （1）颈椎骨折及脱位
 （2）喉头水肿
 （3）急性喉炎
 （4）喉头黏膜下血肿
 （5）咽喉部烧灼伤

（6）肿瘤或异物存留

（7）主动脉瘤压迫气管

3．气管插管的并发症

（1）机械损伤：牙齿折损、脱落，口腔黏膜、鼻腔声带、食管损伤

（2）迷走神经反射引起心动过缓、心搏停止

（3）浅麻醉的插管刺激：喉头痉挛、支气管痉挛、血压上升

（4）与插管导管有关的并发症

1）气道阻塞

2）气囊过度充气，使插管前端压向气管壁

3）经鼻插管引起：鼻翼坏死、变形，副鼻窦炎

4）慢性阻塞性肺疾病急性加重

4．气管插管位置的判断

（1）听诊：听诊胸部和上腹部，确定导管在气管内还是在食管内。

（2）观察：若双侧胸廓起伏一致，气管导管内有冷凝湿化气，证明导管位于气管内。

（3）呼气末二氧化碳监测：当无呼气末二氧化碳波形或呼出气二氧化碳 < 5 mmHg，表明导管在气管内。

（4）血氧饱和度监测：血氧饱和度升高者，表明导管在气管内。

（5）胸片：是判断导管位置的金标准。导管尖端应位于距离隆突之上 $2 \sim 3$ cm，在气管中央位置或主动脉弓水平。一般经口气管插管插入深度 22 ± 2 cm，经鼻插管 27 ± 2 cm。

【参考文献】

[1] 王欣然，孙红，李春燕．重症医学科护士规范操作指南［M］．北京：中国医药科技出版社，2020：92-95.

[2] 王辰．呼吸治疗教程［M］．北京：人民卫生出版社，2010：116-136.

[3] 李春燕，刘秋云．实用呼吸内科护理及技术［M］．北京：科学出版社，2008：103-115.

【临床思维题】

患者贾某，男，67 岁，患者入院前 1 h 安静状态下出现胸痛，位于心前区，性质为闷痛，无放射痛，伴大汗、全身乏力，入院心率86 次 / 分，呼吸22 次 / 分，血压测不出，意识淡漠、四肢湿冷，考虑急性下壁、后壁、右室心肌梗死。入院后患者突发意识丧失，双眼向上凝视，四肢抽搐，大动脉搏动消失，心率230 次 / 分，呼吸8 次 / 分，血压测不出，血氧饱和度测不出，立即予胸外按压、电除颤及肾上腺素、胺碘酮药物治疗，同时血气分析结果：pH 6.81，二氧化碳分压83 mmHg，氧分压23 mmHg，实际碳酸氢根离子浓度13.2 mmol/L，乳酸12.2 mmol/L，钾离子 2.5 mmol/L。护士立即配合医生行气管插管术，过程顺利，经口气管插管距门齿23cm，外接有创呼吸机辅助通气，模式为A/C+VCV，呼吸频率12 次 / 分，潮气量450 ml，PEEP 6 cmH$_2$O，氧浓度100%。

1．经口气管插管的适应证是

　　A．上呼吸道梗阻

　　B．呼吸衰竭

　　C．气道分泌物潴留

　　D．实施机械通气

2．气管内插管气囊压力过高，充气时间过长，易导致

　　A．气管插管滑落

    B．气道漏气

    C．气道黏膜溃疡坏死

    D．气道阻塞

  3．气管插管的并发症有

    A．牙齿折损、脱落

    B．心动过缓、心搏骤停

    C．喉头痉挛

    D．支气管痉挛

  4．简述气管插管完成后，如何确认导管在气管内？

【答案解析】

  1．ABCD。适应证包括各种原因所致的呼吸衰竭、心肺复苏以及气管内麻醉者、加压给氧、防止呕吐物分泌物流入气管以便随时吸出分泌物、气道堵塞的抢救、复苏术中及抢救新生儿窒息等，故本题选以上都是。

  2．C。最适宜的气囊压力在 20 ~ 30 cmH₂O，压力如果过小，会造成漏气。压力如果过大，充气时间过长，会引起气道黏膜受损，引起不同程度的缺血、缺氧甚至坏死。故本题选 C。

  3．ABCD。气管插管并发症包括机械损伤引起的牙齿折损、脱落，口腔黏膜、鼻腔声带、食管损伤等，刺激迷走神经反射引起的心动过缓、心搏骤停，浅麻醉的插管刺激引起的喉头痉挛、支气管痉挛、血压上升及与导管相关的并发症，故本题全选。

  4．（1）听诊：听诊胸部和上腹部，确定导管在气管内还是在食道内。

  （2）观察：若双侧胸廓起伏一致，气管导管内有冷凝湿化气，证明导管位于气管内。

  （3）呼气末二氧化碳监测：当无呼气末二氧化碳波形或呼出气二氧化碳 < 5 mmHg，表明导管在气管内。

  （4）血氧饱和度监测：血氧饱和度升高者，表明导管在气管内。

  （5）胸片：是判断导管位置的金标准。导管尖端应位于距离隆突之上 2 ~ 3 cm，在气管中央位置或主动脉弓水平。

（张　高　刘聪颖　于桂香）

四、气管插管拔除配合技术

  气管插管拔除是改变人工气道的途径。研究表明，机械通气时间的延长与院内获得性肺炎的发生、呼吸机依赖及死亡率密切相关，因此，及早撤离呼吸机、拔除气管插管是减轻患者痛苦、减少并发症的重要途径。若患者呼吸功能改善、气道通畅、具有拔管指征，可去除人工气道。

【案例】

  患者男，67 岁，以"室颤、心肺复苏术后"收入院。入院第 4 天，患者神志清楚，心率 78 次 / 分，呼吸 19 次 / 分，血压 121/80 mmHg，血氧饱和度 99%，经口气管插管距门齿 23 cm，外接有创呼吸机辅助呼吸，模式为 SPONT，氧浓度 30%，潮气量 420 ~ 489 ml。查血气分析结果：pH 7.44，二氧化碳分压 33.9 mmHg，氧分压 90 mmHg，实际碳酸氢根离子浓度 23.7 mmol/L，SaO₂ 97%。具有拔管指征，遵医嘱拔除气管插管。

【护理评估】

1. 评估患者神志及生命体征、血气分析结果，取得患者配合。
2. 评估患者自主呼吸能力。

知识园地

◇ 自主呼吸的评估：自主呼吸试验（spontaneous breathing trial，SBT）是判断患者能否成功撤机较为可靠的手段。目前较准确的是 3 min SBT，包括 3 min T 管试验和 CPAP 5 cmH₂O/PSV 试验。3 min 自主呼吸通过后，继续自主呼吸 30 ~ 120 min，如患者能够耐受则可以撤机成功。

◇ SBT 成功的指标：动脉血气指标稳定（$FiO_2 < 0.40$，$SpO_2 \geq 0.85 ~ 0.90$；$PaO_2 \geq 50 ~ 60$ mmHg；pH ≥ 7.32；$PaCO_2$ 增加 ≤ 10 mmHg）；血流动力学指标稳定（HR < 120 ~ 140 次/分且 HR 改变 < 20%，收缩压 < 180 ~ 200 mmHg 并 > 90 mmHg，血压改变 < 20%，不需用血管活性药）；呼吸频率 $\leq 30 ~ 35$ 次/分，呼吸频率改变 $\leq 50\%$。

◇ SBT 失败的主观临床评估指标：精神状态的改变（例如嗜睡、昏迷、兴奋、焦虑）；出汗；呼吸做功增加（使用辅助呼吸肌、矛盾呼吸）。

3. 评估患者气道的通畅度，观察上气道是否存在梗阻。

知识园地

气道通畅程度评价

◇ 机械通气时将气管插管的气囊放气以检查有无气体泄漏，可以用来评估上气道的开放程度（气囊漏气试验，cuff-leak test，CLT）。气囊漏气量 < 110 ml 或小于输出气量的 10%，则提示拔管后喘鸣的危险性增加。

4. 评估患者气道保护机制如咳嗽能力是否恢复。

知识园地

◇ 气道保护能力的评价：对患者的气道评估包括吸痰时咳嗽的力度、有无过多的分泌物和需要吸痰的频率（吸痰频率应 > 每次 2 h 或更长）。

◇ 白卡实验：将白色卡片放置在距气管插管开口 1 ~ 2 cm 处，鼓励患者咳嗽，重复 3 ~ 4 次，如果分泌物喷到卡片上即为阳性。

◇ 咳嗽峰流速：测定方法是 PSV 模式下，PEEP=0，PS=6 ~ 8 cmH₂O，测定咳嗽时最大流速 CPEF ≤ 60 L/min 的拔管失败可能性是 CPEF > 60 L/min 时的 9 倍。

【操作前准备】

1. 护士准备：服装鞋帽整洁，符合着装要求，语言恰当。
2. 双人核对医嘱：床号、姓名、开始时间。

3．七步洗手法洗手。

4．核对患者信息：两种及以上的方法核对。

5．用物准备：吸痰管、负压吸痰装置、鼻导管、注射器，必要时准备无创呼吸机（图 1-3-4-1）。

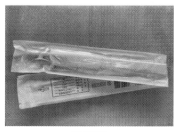　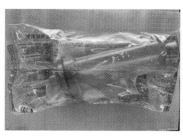　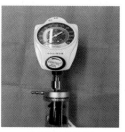

吸痰管　　　　　　　　　吸氧装置　　　　　　　　负压吸引装置

图 1-3-4-1　用物准备

6．患者准备：拔管前遵医嘱停用镇静剂或肌松剂，结合镇静评分评估患者意识状态；拔管前宜禁食，留置胃管患者应吸空胃内容物。长期留置气管导管者，遵医嘱给予患者糖皮质激素，以防喉头水肿。

【操作过程】

1．携用物至床旁。

2．再次核对患者信息（同前）。

3．充分清除气管内分泌物和气囊上 / 声门下滞留物。

实践提示

◇ 拔管前必须先吸净口腔及鼻咽腔内分泌物；更换吸痰管后，再吸净气管插管内及气管内分泌物。在气管内操作每次不超过 15 s。

◇ 有效清除气囊上滞留物将降低 VAP 的发生率。目前临床上清除气囊上滞留物的方法主要为声门下分泌物引流（subglottic secretion drainage，SSD）和气流冲击法。

4．患者取坐位或半卧位，拔管前给予纯氧。

5．护士松开插管固定器，抽空气囊（图 1-3-4-2）。医生轻柔而快速地拔除气管插管，为减轻与声带的摩擦，应在声门处于最大时抽出导管。

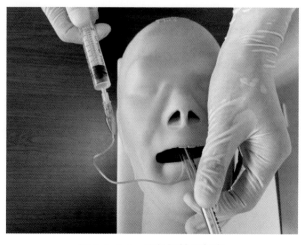

图 1-3-4-2　注射器抽空气囊

6. 拔管后，更换吸痰管吸引口咽部分泌物，并将头偏向一侧，以防呕吐、误吸。

7. 遵医嘱给予合适的氧疗。

实践提示

◇ 拔管后立即给予吸氧，观察呼吸、循环等，稳定后方可离开。

◇ 应警惕原已存在的气道情况，评估是否有再插管指征。

8. 拔管后的护理

（1）拔管后，密切观察生命体征及呼吸情况、患者主诉、自主排痰情况。

（2）拔管后观察是否有不同程度的喉梗阻征象出现，若出现呼吸窘迫、喘鸣、血气分析严重恶化等情况，及时再插管。

（3）拔管后遵医嘱复查血气分析。

实践提示

◇ 喉梗阻征象：喉部的异常喘鸣音，吸气性呼吸困难，呼吸时心率增快，患者口唇及甲床发绀等。

（4）拔管后评估患者吞咽能力，若吞咽能力良好，2 h 后可以饮水，观察患者是否呛咳。

（5）注意患者有无再插管指征。

（6）遵医嘱予雾化吸入，翻身叩背、协助排痰。

（7）指导患者进行呼吸功能训练。

知识园地

吞咽能力常用评估方法：洼田饮水试验

◇ 洼田饮水试验方法：患者端坐，喝下 30 ml 温开水，观察所需时间和呛咳情况。1 级（优）能顺利地 1 次将水咽下；2 级（良）分 2 次以上，能不呛咳地咽下；3 级（中）能 1 次咽下，但有呛咳；4 级（可）分 2 次以上咽下，但有呛咳；5 级（差）频繁呛咳，不能全部咽下。

◇ 洼田饮水试验评价：

1. 正常者：1 级，5 秒以内。

2. 可疑：1 级，5 秒以上或两次饮完可达到 2 级者。

3. 异常：3 ～ 5 级，依次为轻、中、重度。

9. 整理用物，洗手、记录。

【气管插管拔除配合技术操作流程图】

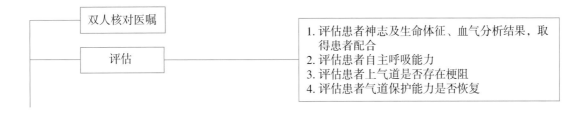

双人核对医嘱

评估

1. 评估患者神志及生命体征、血气分析结果，取得患者配合
2. 评估患者自主呼吸能力
3. 评估患者上气道是否存在梗阻
4. 评估患者气道保护能力是否恢复

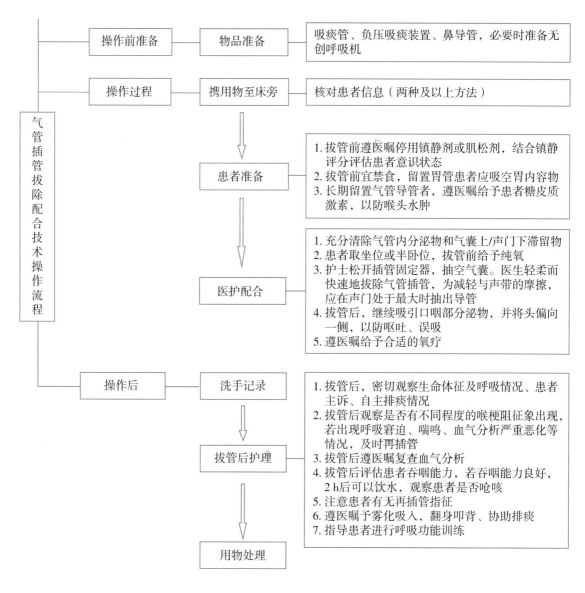

【气管插管拔除配合技术评分标准】

项目		技术操作要求	总分	评分等级 A	评分等级 B	评分等级 C	评分等级 D	实际得分
操作前准备（30分）	着装准备	仪表、服装符合要求	2	2	1	0	0	
	核对	核对医嘱及患者（至少两种方法核对）	2	2	1	0	0	
	沟通	沟通，取得患者配合	1	1	0	0	0	
	评估	评估患者神志及生命体征、血气分析结果，取得患者配合	5	5	3	1	0	
		评估患者自主呼吸能力	5	5	3	1	0	
		评估患者上气道是否存在梗阻	5	5	3	1	0	
		评估患者气道保护机制，咳嗽能力是否恢复	5	5	3	1	0	
	护士准备	洗手	2	2	1	0	0	
	物品准备	备齐用物、物品摆放合理	3	3	2	1	0	

续表

项目		技术操作要求	总分	评分等级				实际得分
				A	B	C	D	
操作过程（57分）	核对	再次核对患者信息	5	5	3	1	0	
	操作配合	充分清除气管内分泌物和气囊上/声门下滞留物	10	10	8	4	0	
		患者去坐位或半卧位	3	3	2	1	0	
		拔管前给予纯氧	5	5	3	1	0	
		护士松开插管固定器，抽空气囊	5	5	5	3	1	0	
		配合医生拔除气管插管，动作轻柔及快速	5	5	3	1	0	
		每次吸引时间不超过15 s	10	10	8	4	0	
		拔管后，继续吸引口咽部分泌物，并将头偏向一侧，以防呕吐、误吸	10	10	8	4	0	
	巡视	遵医嘱吸氧	4	4	3	2	0	
操作后处理（8分）	记录	洗手，记录	3	3	2	1	0	
	用物处理	正确处理用物	5	5	3	0	0	
提问（5分）	理论知识	1．气管插管拔管的指征是什么？2．患者拔管后需要观察的内容是什么？	5	5	3	1	0	

【知识链接】

1．气管插管拔管的指征

（1）导致机械通气的病因好转或去除。

（2）氧合指标：$PaO_2/FiO_2 > 200$；$PEEP \leqslant 5\ cmH_2O$；$FiO_2 \leqslant 40\%$；$pH \geqslant 7.25$；COPD 患者：$pH > 7.30$，$PaO_2 > 50\ mmHg$，$FiO_2 < 0.35$，最大吸气负压 $> 20\ cmH_2O$。

（3）血流动力学稳定，没有心肌缺血动态变化，临床上没有显著的低血压［不需要血管活性药治疗或只需要小剂量的血管活性药物如多巴胺或多巴酚丁胺 $< 5 \sim 10\ \mu g/(kg\cdot min)$］。

（4）有自主呼吸的能力，潮气量 $> 5\ ml/kg$，气囊漏气试验阴性。

（5）咳嗽反射恢复，咳痰有力。

（6）患者意识恢复，$GCS \geqslant 8$ 分，可以完成睁眼、眼随物体运动、握手、伸舌等动作。

2．拔管的注意事项

（1）一般安排在上午拔管。

（2）向患者说明拔管的步骤和拔管后注意事项。

（3）抬高头部，和躯干呈 $40° \sim 90°$。

（4）检查临床的基础情况（物理体征和血气等）。

（5）床边备有随时可用的充分湿化的氧气源。

（6）备有随时可重新插管的各种器械。

（7）吸尽气管内、气囊以上及口咽部分泌物，完全放松气囊，拔出气管内导管，经鼻导管吸入充分湿化的氧。

（8）鼓励用力咳嗽，必要时给予吸引。

（9）检查重要体征和血气，仔细观察有无喉痉挛、喉头水肿的征象。

（10）如发生进行性缺氧、高碳酸血症、酸中毒或喉痉挛，对治疗无反应，即重新插管。

3．再插管指征

（1）出现烦躁不安、发绀、呼吸频率明显增快、三凹征、鼻翼扇动明显等呼吸困难表现。

（2）血气分析中 $PO_2 < 60$ mmHg（吸纯氧情况下），$PCO_2 \geqslant 50$ mmHg。

（3）心率增快或减慢、血压下降，或突然出现心律失常。

（4）拔管后喉头痉挛导致通气困难者。

（5）出现低心排血量者。

【参考文献】

[1] 王欣然，孙红，李春燕．重症医学科护士规范操作指南 [M]．北京：中国医药科技出版社，2020：92-95.

[2] 王辰．呼吸治疗教程 [M]．北京：人民卫生出版社，2010：116-136.

[3] 李春燕，刘秋云．实用呼吸内科护理及技术 [M]．北京：科学出版社，2008：118-122.

【临床思维题】

患者入院第 4 天，具有拔管指征，护士配合医生拔除气管插管。拔管后，患者鼻导管吸氧 2 L/min，未诉喘憋等不适，心率 90 次 / 分，呼吸 22 次 / 分，血压 120/75 mmHg，血氧饱和度 98%。血气分析结果：pH 7.43，二氧化碳分压 39 mmHg，氧分压 98 mmHg，实际碳酸氢根离子浓度 24 mmol/L，SaO_2 97%。拔管后 2 小时，患者试饮水 30 ml，可分 2 次咽下，未见呛咳。

1．气管插管拔除之前，需要评估患者的

    A．神志

    B．自主呼吸能力

    C．气道是否通畅

    D．咳嗽能力

2．下列关于拔管过程中描述不正确的是

    A．拔管前吸尽口腔、鼻腔内的分泌物，防止拔管时误吸

    B．吸尽气道分泌物，气囊放气，即可拔管

    C．拔管后遵医嘱给予氧气吸入

    D．拔管后严密观察患者生命体征、口唇、面色等情况

3．病例中，患者拔管后 2 小时洼田饮水试验是几级？

4．患者拔管后的护理要点是什么？

【答案解析】

1．ABCD。气管插管拔管指征包括导致机械通气的病因好转或去除；氧合指标改善，血流动力学稳定，有自主呼吸的能力，气囊漏气试验阴性，咳嗽反射恢复及患者意识恢复。其中评价气道是否通畅的方法是气囊漏气试验，若是阴性，代表上气道无梗阻。因此本题答案是全选。

2．B。拔管气管插管之前，需吸尽口鼻内分泌物，是为了防止拔管时发生误吸。因此不能只吸尽气道内分泌物就进行拔管。故本题选 B。

3．病例中，患者拔管后 2 小时洼田饮水试验是 2 级。

参考洼田饮水试验方法：患者端坐，喝下 30 ml 温开水，观察所需时间和呛咳情况。1 级（优）能顺利地 1 次将水咽下；2 级（良）分 2 次以上，能不呛咳地咽下；3 级（中）能 1 次咽下，但有呛咳；4 级（可）分 2 次以上咽下，但有呛咳；5 级（差）频繁呛咳，不能全部咽下。病例中，患者拔管后 2 小时，患者试饮水 30 ml，可分 2 次咽下，未见呛咳，符合洼田饮水试验 2 级。

4．患者拔管后的护理要点主要有：

（1）密切观察生命体征、呼吸情况、患者主诉及自主排痰情况。

（2）拔管后观察是否有不同程度的喉梗阻征象出现：喉部的异常喘鸣音，吸气性呼吸困难，心率增快，患者口唇及甲床发绀等；若出现呼吸窘迫、喘鸣、血气严重恶化等情况及时再插管。

（3）拔管后遵医嘱复查血气分析。

（4）拔管后应用洼田饮水试验评估患者的吞咽功能，2 小时后可以饮水，观察患者是否呛咳。

（5）遵医嘱予雾化吸入，翻身叩背、协助排痰。

（6）指导患者进行呼吸功能训练。

（7）观察患者有无再插管征象。

（张　高　于桂香）

五、气管切开配合技术

气管切开（tracheotomy）指的是开放气管前壁以便建立气道的手术方式。当患者能够通过无阻塞的上气道进行呼吸时，这种手术方式通常是暂时性且可逆的治疗方法。气管切开术是临床中抢救急危重患者最有效的急救方法之一，应用广泛，对于下呼吸道分泌物潴留所引起的呼吸衰竭，如颅脑外伤，胸腹外伤等气管切开术为重要的辅助治疗手段。特别是在紧急情况下，如能及时、快速地进行气管切开，不但可以抢救患者的生命，同时为各临床专科的治疗赢得宝贵时间。

【案例】

患者王某，男性，60 岁，主因"声音嘶哑 1 年半，呼吸困难 2 周"以"喉梗阻"收入院。患者 1 年半前出现声音嘶哑，无咽痛、痰中带血、憋气等不适症状。2 个月前出现吞咽困难，伴呛咳，无明显憋气症状。2 周前出现间断呼吸困难，可平卧，未闻及喉喘鸣音，口唇、甲床无发绀。体温 36.5 ℃，脉搏 108 次 / 分，呼吸 20 次 / 分，血压 114/72 mmHg。入院后可闻及明显喉鸣音，吸气时可出现三凹症。遵医嘱在局麻下行气管切开术。

知 识 链 接

喉梗阻分度

Ⅰ度：安静时无呼吸困难，活动或哭闹时，有轻度吸气性呼吸困难，稍有吸气性喉喘鸣和胸廓周围软组织凹陷。

Ⅱ度：安静时轻度呼吸困难，吸气性喉喘鸣和胸廓周围软组织凹陷，活动时加重，但不影响睡眠和进食，亦无躁狂不安等缺氧症状，脉搏尚属正常。

Ⅲ度：吸气期呼吸困难明显，喉喘鸣声甚响，三凹征或四凹征显著。烦躁不安，不易入睡，不愿进食，脉搏加快等。

Ⅳ度：呼吸极度困难，由于严重缺氧和二氧化碳增多，患者坐立不安，手足乱动，出冷汗，面色苍白或发绀，定向障碍，心律失常，脉搏细弱，血压下降，二便失禁等。如不及时抢救，可因窒息、昏迷及心力衰竭而死亡。

【护理评估】

1. 评估患者意识状态，缺氧程度，有无喉喘鸣、三凹征，口唇、甲床有无发绀，充分了解患者凝血功能。

2. 评估患者是否短颈，颈部活动是否受限及下颌骨有无骨折、外伤等情况，排除手术禁忌证。

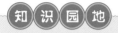

短　颈

定义：短颈又称为短颈畸形、先天性骨性斜颈或先天性颈椎融合畸形，系指两个或两个以上颈椎融合。主要表现为颈椎缩短。

三大临床特点：颈部粗短、后发际低平、颈部活动受限。但并非所有患者都具有上述特点。

3. 评估患者理解能力、合作程度及心理状态，向清醒患者解释手术目的和方法，消除其恐惧情绪，取得患者配合。

4. 询问患者药物过敏史。

5. 评估患者口腔内有无分泌物及义齿。

6. 评估患者是否留有静脉留置针。

实践提示

◇ 气管切开术是建立人工气道的重要方法，配合护士应了解颈部解剖结构，知晓气管切开术的步骤，掌握医护配合技术，并具备配合抢救的技能。

【操作前准备】

1. 护士准备：服装鞋帽整洁，符合着装要求，语言柔和恰当，态度和蔼可亲，掌握气管切开术医护配合技术。

2. 双人核对医嘱：核对患者的床号、姓名、手术方式。

3. 七步洗手法洗手。

4. 核对患者信息：正确核对患者，使用2种以上方法核对患者身份。

实践提示

◇ 医嘱需双人核对，核对无误后方可执行。

◇ 核对患者信息应使用两种以上的方法，如腕带、床头卡或反叫患者姓名。

5. 用物准备：无菌操作台、气管切开包、气管切开套管、一次性手术刀、无菌手套、无影手术灯或头灯、心电监护仪、吸引装置、吸氧装置、简易呼吸器、吸痰管、人工鼻、垫枕、一次性注射器1支（5 ml或10 ml）、气囊压力表、固定寸带、引流管标识贴纸、皮肤消毒剂、1%利多卡因、肾上腺素、0.9%氯化钠注射液10 ml、0.9%氯化钠注射液500 ml（玻璃瓶装），遵医嘱准备镇静药物等。若紧急气管切开，需将抢救车推至床旁（图1-3-5-1）。

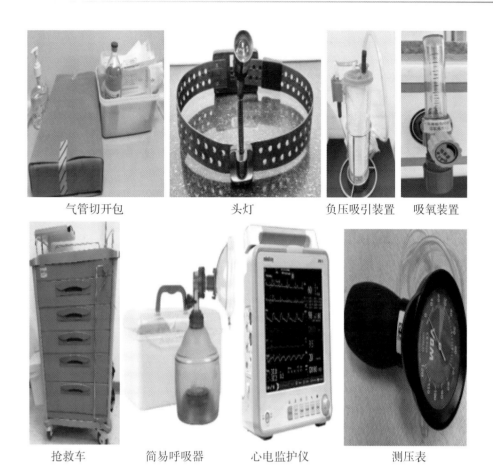

气管切开包　　　　　头灯　　　　负压吸引装置　吸氧装置

抢救车　　　简易呼吸器　　心电监护仪　　　测压表

图 1-3-5-1　用物准备

知 识 园 地

气管套管型号的选择

性别 / 年龄	气管套管外径（mm）	气管套管最小内径（mm）
成年男性	15 ～ 17	不小于 8
成年女性	12 ～ 14	不小于 6
12 岁	10 ～ 11	5 ～ 7
7 岁	9 ～ 10	5
5 岁	8.5 ～ 9.5	4 ～ 5
3 岁	8 ～ 9	4
1 岁	7 ～ 8	3 ～ 4

6．患者准备：向清醒患者解释手术目的和方法，消除其恐惧情绪，取得患者配合。

【操作过程】

1．将所有用物推至床旁。

2．再次双人核对患者信息。

3．医护配合过程。

护士 A（当班高年资护士，主要完成气道管理、病情变化处理及记录等方面的工作）：

- 给予患者持续心电血压、血氧饱和度监测，给予储氧面罩高浓度吸氧，至少 30 分钟。
- 密切关注生命体征变化。
- 清理口腔及呼吸道分泌物，取出义齿等异物。
- 记录患者生命体征及病情变化。

护士 B（当班低年资护士，主要负责连接心电监护仪、氧气装置及负压装置、建立静脉通路、术中给药等）：

- 连接心电监护仪（设置监护仪每 5 min 测量血压一次、简易呼吸器接墙壁氧 10 L/min、负压装置接吸痰管）。
- 连接负压装置，准备吸痰管、0.9% 氯化钠注射液 10 ml、玻璃瓶装 0.9% 氯化钠注射液、人工鼻、引流管标识贴纸。
- 无留置针患者，开放静脉通路。
- 协助患者取仰卧，肩下垫枕，头颈部呈过伸位（图 1-3-5-2）。

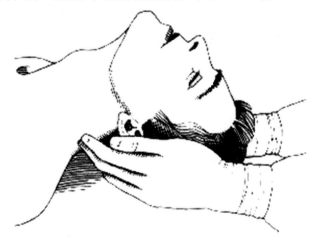

图 1-3-5-2　头颈呈过伸位

- 无菌操作台置于适宜位置。
- 执行术中给药，遵医嘱给予镇静、肌松药物，经双人核对无误后方可给药。执行口头医嘱时，对于医生戴无菌手套、行手术时的口头医嘱应复述，与医生确认无误后方可给药。
- 将气管切开包及所需无菌物品置于操作台，操作过程注意无菌操作。

手术医生：

- 清点并检查气管切开包及相关物品。
- 常规消毒，铺巾。初步定位：以环状软骨下 1 ~ 2 横指为中心，由内向外消毒，直径 15 cm。铺巾，注意无菌巾内缘距离定位切口 2 ~ 3 cm。
- 确认解剖位置及穿刺点：拇指和示指标出甲状软骨位置，并标记生理解剖位置（图 1-3-5-3）。

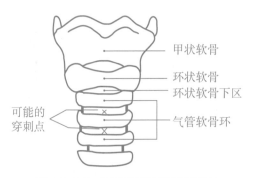

图 1-3-5-3　确认解剖位置及穿刺点

实践提示

❖ 选择第 2 ～ 3 软骨环之间为穿刺点，穿刺部位过高增加气道狭窄风险；穿刺部位过低则增加损伤血管风险。

护士 A：

● 若为有气管插管的患者，先进行咽部吸痰，再将套管气囊放气，将气管内管缓慢拔出至声带上方，气管插管刻度约 17 cm 时，再将气囊充气，以免穿刺困难、损伤气管插管，保证正常机械通气功能。

护士 B：

● 检查 1% 利多卡因及肾上腺素药品有效期、药品质量。与医生复述药品浓度、给药剂量、给药浓度及给药途径，双方确认无误后，医生戴无菌手套后使用 5 ml 注射器抽吸药液（药名朝上），保留利多卡因、肾上腺素空安瓿。

手术医生：

● 应用 1% 利多卡因 10 ml、肾上腺素局部浸润麻醉。

● 切开穿刺点皮肤（图 1-3-5-4）

（1）穿刺点做 1.5 ～ 2.0 cm 水平或垂直皮肤切口；多采用纵切口，特别是紧急气切时。

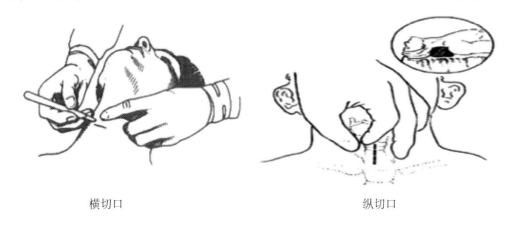

横切口　　　　　　　　　　　　　　　纵切口

图 1-3-5-4　切开穿刺点皮肤

纵切口：颈前正中，自环状软骨下缘至胸骨上窝上 1 横指处，纵行切开皮肤和皮下组织，切口上方以环状软骨下 1 cm 为界，下方以胸骨上窝上 1 横指为限。

横切口：在环状软骨下约 3 cm 处，作颈前横切口。切开皮肤、皮下达颈前筋膜。

（2）钝性分离皮下组织，进一步明确解剖标志。

①切开皮下组织颈浅筋膜和颈阔肌，直至颈前肌：用小拉钩将切口向两侧对称拉开，结扎、切断皮下组织内的较大浅静脉、纵行切开白线；血管钳沿中线分离胸骨舌骨肌及胸骨甲状肌（图 1-3-5-5）。

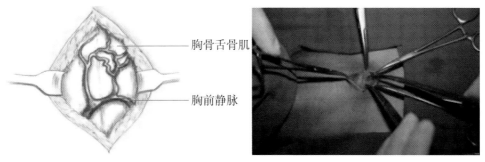

胸骨舌骨肌

胸前静脉

图 1-3-5-5　切开皮下组织颈浅筋膜和颈阔肌

②暴露气管：暴露甲状腺峡部，可在其下缘稍加分离，用小钩将峡部向上牵引，必要时也可将峡部夹持切断缝扎，以便暴露气管；分离过程中，两个拉钩用力应均匀，使术野始终保持在中线；经常以示指探查环状软骨及气管是否保持在正中位置（图 1-3-5-6）。

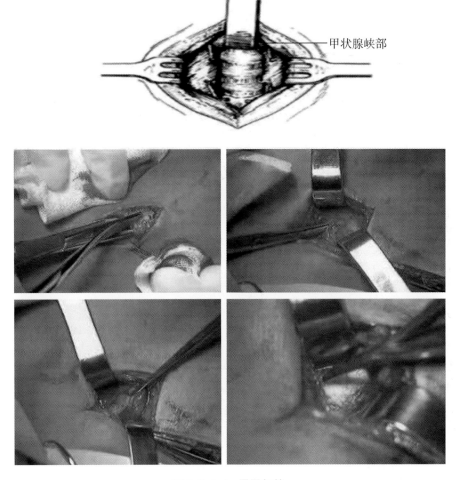

图 1-3-5-6　暴露气管

- 切开气管环（图 1-3-5-7）

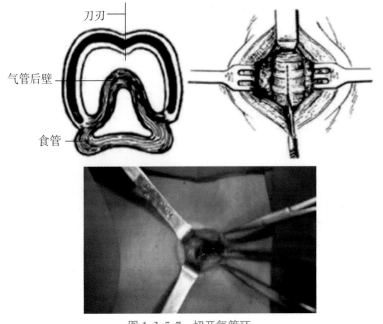

图 1-3-5-7　切开气管环

用镰状刀或尖刀在气管前正中线切开气管的第 3 ~ 4 软骨环，刀尖刺入以 2 ~ 3 mm 为宜。当咳嗽时，食管前壁连同气管后壁可挤向气管腔内，应趁咳嗽声刚停止的吸气过程中迅速切开。

实践提示

◇ 目前临床上更常用的是倒 U 形气管瓣切开气管环艾力斯钳夹起 U 瓣，在放置套管时可防止插入气管内间隙。

◇ U 瓣可缝于皮下，作为气管引导。切口圆润，插管过程中损伤气囊的概率大大降低。

● 插入气管套管（图 1-3-5-8）

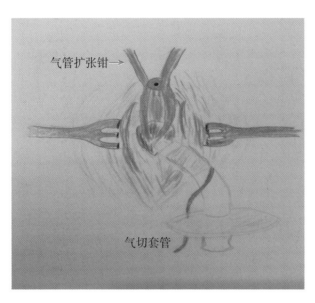

图 1-3-5-8　插入气管套管

● 此时护士 A 需记录气管切开套管置入的时间。

● 护士 B 与医生配合进行创口处理

（1）气囊充气后固定气切套管，用寸带将套管束于颈部，颈侧打死结，松紧适度。

（2）切口一般不予缝合，切口过长时于上端缝合 1 ~ 2 针，但不宜缝合过紧，以免引起皮下气肿。

（3）用一块开口纱布垫于伤口与套管之间。

医生与护士 B：

（4）撤出患者肩下垫枕，协助恢复恢复舒适体位。

（5）气囊压力表测量气囊压力。

护士 A：

● 书写护理记录。

护士 B：

● 整理用物，安抚患者。

【气管切开配合技术操作流程图】

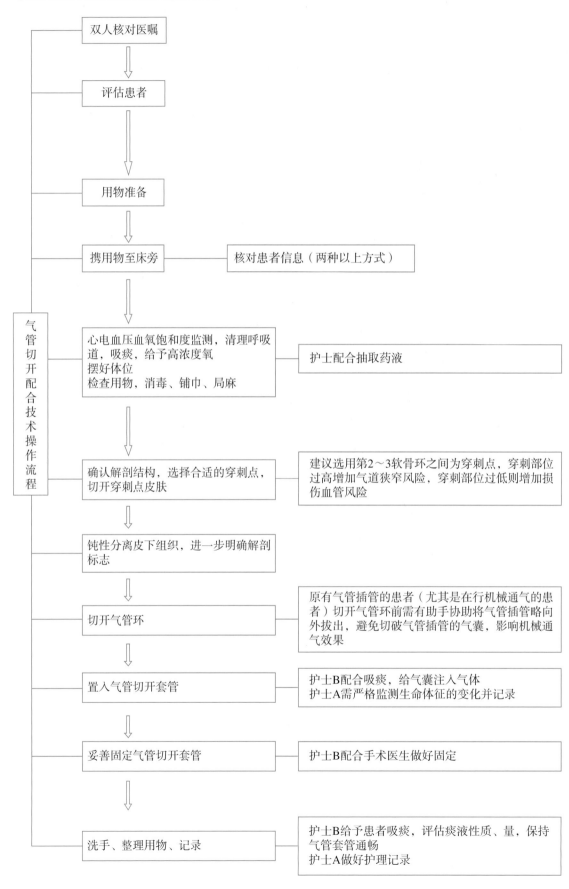

气管切开配合技术操作流程

双人核对医嘱
↓
评估患者
↓
用物准备
↓
携用物至床旁 —— 核对患者信息（两种以上方式）
↓
心电血压血氧饱和度监测，清理呼吸道，吸痰，给予高浓度氧
摆好体位
检查用物，消毒、铺巾、局麻 —— 护士配合抽取药液
↓
确认解剖结构，选择合适的穿刺点，切开穿刺点皮肤 —— 建议选用第2～3软骨环之间为穿刺点，穿刺部位过高增加气道狭窄风险，穿刺部位过低则增加损伤血管风险
↓
钝性分离皮下组织，进一步明确解剖标志
↓
切开气管环 —— 原有气管插管的患者（尤其是在行机械通气的患者）切开气管环前需有助手协助将气管插管略向外拔出，避免切破气管插管的气囊，影响机械通气效果
↓
置入气管切开套管 —— 护士B配合吸痰，给气囊注入气体
护士A需严格监测生命体征的变化并记录
↓
妥善固定气管切开套管 —— 护士B配合手术医生做好固定
↓
洗手、整理用物、记录 —— 护士B给予患者吸痰，评估痰液性质、量，保持气管套管通畅
护士A做好护理记录

【气管切开配合技术评分标准】

项目	技术操作要求	评分	评分等级				实际得分
			A	B	C	D	
素质 （5分）	仪表、着装符合要求；态度和蔼可亲	3	3	2	1	0	
	操作熟练，轻柔，沟通有效	2	2	1	0	0	
评估 （12分）	评估患者神志及生命体征、取得患者配合	3	3	2	1		
	评估患者凝血功能有无异常	3	3	2	1		
	评估患者上气道是否存在梗阻	3	3	2	1		
	评估患者是否使用抗凝药物及术前停药时间	3	3	2	1		
操作前 准备 （8分）	洗手	4	4	2	1		
	备齐用物、物品摆放合理	4	4	2	1		
操作 过程 （65分）	将用物带至患者床旁，核对床号、姓名（两种以上方法）	5	5	3	1	0	
	充分清除口腔，有气管插管的患者吸净气管内分泌物以及气囊上方分泌物	5	5	4	2	0	
	协助患者取合适体位，充分暴露手术部位	3	3	2	1	0	
	非机械通气患者提高患者吸入氧流量，机械通气患者调节 FiO_2 至100%	5	5	3	1	0	
	协助掰开药物方法正确，药物双人核对无误，与医生配合抽药时不跨越无菌区	5	5	3	1	0	
	无插管的患者配合在放置气管切开套管时进行吸痰，对于已留置插管的患者，协助拔除气管插管，将吸痰管插入气管插管内，一边做气管内吸引，一边随气管插管一起拔出，动作轻柔	5	5	3	1	0	
	每次吸引时间不超过15秒	5	5	3	1	0	
	吸净口腔内分泌物	5	5	3	1	0	
	气囊压力测量方法及数值正确，寸带固定松紧适宜	10	10	8	4	0	
	遵医嘱吸氧或接呼吸机	4	4	3	2	0	
	整理用物	5	5	3	0	0	
	洗手	3	3	2	1	0	
	记录套管型号、置入时间、气囊压力、痰液性质、气管切开处敷料情况	5	5	3	1	0	
提问 （10分）	1. 气管切开术后需要观察的重点内容是什么？ 2. 气管切开术后早期若出血多，护士应该如何做？	10	10	8	4	0	

【知识链接】

1. 气管切开的目的

（1）预防和解除呼吸道梗阻，保证呼吸道的通畅。

（2）对于意识不清，尤其昏迷的患者，可预防呕吐物和口鼻腔分泌物误吸入肺。

（3）便于呼吸道分泌物的吸引，预防肺部感染。

（4）为机械通气提供一封闭的通道。

（5）咽喉部手术时为保持呼吸道通畅，也常行预防性气管切开。

2．气管切开适应证

（1）喉或喉以上呼吸道梗阻者，如喉、颈部及颌面部手术的患者。

（2）呼吸功能不全的危重患者，特别是严重的进行性阻塞性呼吸困难而病因难以解除，需长时间呼吸机辅助呼吸者。

（3）气管插管留置时间＞72 h，仍需要呼吸机支持者。

（4）痰多而不能有效排痰且出现缺氧症状，短期内无法纠正者。

（5）不能满足机体的通气和氧供的需要、严重酸中毒、极度消瘦、恶病质状态、呼吸肌无力者。

（6）患者自主呼吸突然停止或呼吸微弱、意识障碍、血流动力学不稳定。

（7）不能自主清除上呼吸道分泌物、胃内容物反流或出血随时有误吸风险者。

（8）急性呼吸衰竭、中枢性或周围性呼吸衰竭。

3．气管切开禁忌证

（1）没有绝对禁忌证。

（2）相对禁忌（评估风险与收益）。

（3）凝血功能明显异常。全身情况严重衰竭。

（4）气管畸形、管腔狭窄、颈前肿物等。

4．气管切开并发症

（1）皮下气肿及纵隔气肿

其中皮下气肿为术后最常见的并发症，与气管前软组织分离过多、气管切口外短内长或皮肤切口缝合过紧有关。自气管套管周围逸出的气体可沿切口进入皮下组织间隙，沿皮下组织蔓延，气肿可达头面、胸腹，但一般多限于颈部，多于数日后自行吸收，不需作特殊处理。

纵隔气肿是手术中过多分离气管前筋膜，气体沿气管前筋膜进入纵隔形成的。对纵隔积气较多者，可于胸骨上方沿气管壁向下分离，使空气向上逸出。

气胸是最严重的，是在暴露气管时，向下分离过多、过深，损伤胸膜引起。右侧胸膜顶位置较高，儿童尤甚，故损伤机会较左侧多。

（2）原发性出血及继发性出血

原发性出血：较常见，为术中止血不完善或术后患者剧烈咳嗽，静脉压升高使已封闭的小血管再度扩张出血。

继发性出血：较少见。其原因为，伤口感染扩散至颈深部而致大血管糜烂；个别患者颈胸部血管畸形，手术容易伤及；用人工呼吸机时间较长患者，套管气囊长时间压迫气管壁，造成气管壁坏死、感染，并累及颈部血管；气管切口过低，偏斜或套管不合适，长期刺激血管等。

（3）感染

手术切口感染主要原因是痰液污染，其次是手术消毒不严，机体抵抗力下降。切口感染最大的危险是大量细菌自感染伤口入侵肺部，引起下呼吸道感染，尤其是铜绿假单胞菌、金黄色葡萄球菌、真菌或其他耐药菌，可能导致严重肺炎，造成死亡。

肺部感染也可以来自病室空气、患者自身其他部位感染灶引起的交叉感染，或由于护理中带来的交叉感染，老年及昏迷患者抵抗力低而引起的感染。

（4）脱管

套管过短或系带过松及患者剧烈咳嗽、挣扎，自行拔管均可造成气管套管全部或部分脱出于气管。因套管末端可仍在颈前软组织内，易被误认为仍在气管内。脱管后可引起患者呼吸困难加重及皮下气肿、气胸及纵隔气肿等严重并发症。

（5）狭窄

食管狭窄：由于手术不慎损伤食管前壁，特别是咳嗽时，食管前壁容易突向气管腔内，手术人员容易将气管切开，或因拉钩将气管拉向一侧，露出食管，误将食管切开，此时应该立即进行缝合处理，否则可能发生食管狭窄。

气管狭窄：术后感染、肉芽组织增生、瘢痕组织的生成均可造成气管狭窄。

喉部狭窄：术中误将环状软骨、第一气管切开，术后感染会引起软骨溃烂、坏死，造成瘢痕组织增生，引起狭窄。

（6）气管食管瘘

临床中比较少见，主要是由于吸痰不当造成（气囊压迫气管），或者由于喉部原因导致的呼吸困难，气囊为负压状态，气管后壁及食管前壁向气管腔内突出，切开气管前壁也可以损伤到后壁，表现为进食呛咳、气管套管内咳出食物。

（7）呼吸骤停

长期呼吸道梗阻及极度呼吸困难者的肺泡和血液中的二氧化碳含量升高，血液中碳酸浓度升高。当气管切开后，吸进大量空气或高浓度氧，血氧含量增加，血二氧化碳浓度骤减，呼吸中枢缺乏二氧化碳的刺激，可导致呼吸骤停。

（8）拔管困难

手术时，若切开部位较高，损伤环状软骨，术后可引起声门下狭窄。气管切口太小，置入气管套管时将管壁压入气管；术后感染，肉芽组织增生可造成气管狭窄，均造成拔管困难。此外，插入的气管套管型号偏大，也不能顺利拔管。

个别带管时间长的患者，害怕拔管后出现呼吸困难，堵管时自觉呼吸不畅，应逐步更换小号套管，至堵管后无呼吸困难，再行拔管。

（9）其他：急性肺水肿、窒息。

急性肺水肿：多发生于有严重或长期呼吸困难者，当气管切开后肺内压骤减，肺泡内毛细血管壁两侧压力平衡失调，血管通透性增加，液体大量自血管内渗出至间叶组织及肺泡内，导致肺水肿。

窒息：气管食管瘘患者，鼻饲过多、过快，使胃内容物反流，经瘘口进入气管，发生窒息。

【临床思维题】

根据本章节病例回答下面问题

1. 呼吸困难分几度？根据病例分析患者属于几度呼吸困难？

　　A．Ⅳ，Ⅲ

　　B．Ⅳ，Ⅱ

　　C．Ⅳ，Ⅳ

　　D．Ⅲ，Ⅲ

2. 患者术后接呼吸机继续治疗，术后第一天主管护士发现患者皮肤按压有握雪感，应考虑什么？为什么？护士应如何做？

　　A．患者术后出现皮下气肿，与术后机械通气潮气量量太大有关，护士应调节呼吸机，设定潮气量

　　B．患者术后出现皮下气肿，与手术切口过大有关，护士应立即告知医生，立即停止使用呼吸机辅助，改接人工鼻吸氧

　　C．患者术后出现皮下气肿，与术中外切口小、内切口大有关，护士应立即通知医生，严密观察皮下气肿的范围并记录

D. 患者术后出现皮下气肿，与术中外切口小、内切口大有关，护士应立即通知医生，配合将皮下气体挤压出来

【答案解析】

1. A。详见喉梗阻的分度及表现。

2. C。皮下气肿是气管切开术后常见的并发症之一，一般在术后不久即会出现，与气管前软组织分离过多、气管切口外短内长或皮肤切口缝合过紧有关。自气管套管周围逸出的气体可沿切口进入皮下组织间隙，沿皮下组织蔓延，护士只需密切观察、记录，一般多于数日后自行吸收，不需作特殊处理。

（孟　超　孙海凤）

六、经皮气管切开配合技术

气管切开（tracheotomy）是一种切开颈段气管，放入气管套管的创伤性通气技术。气管切开术是解除喉源性呼吸困难、呼吸功能失常或下呼吸道分泌物潴留所致呼吸困难的一种常见手术。经皮气管切开术（percutaneous dilatational tracheotomy，PDT）是近年来新开展的人工气道建立方法，是一种借鉴 Seldinger 血管穿刺法发展的微创气管切开术，具有耗时短、操作简单、易于掌握、伤口感染率低、切口小、术后出血少、瘢痕小、不影响美观等优点，特别适合在内科、急诊科及重症监护病房等非手术科室开展。

【案例】

患者王某，男性，60 岁，主因"寰枢椎术后呼吸困难"转入 ICU 继续治疗。现患者术后第 21 天，气管插管可间断脱机 3 ~ 5 h/d。现患者脱机状态，气管插管接人工鼻吸氧，5 L/min，呼吸节律正常，SpO$_2$ 99% ~ 100%，间断吸痰，可经气管插管吸出黄白色痰。查体：患者体温 36.5 ℃，脉搏 88 次 / 分，呼吸 20 次 / 分，血压 114/72 mmHg，口唇、甲床无发绀。为减小患者脱机时的呼吸阻力，加速患者康复及转出 ICU，拟于床旁行经皮气管切开术。

【护理评估】

1. 评估患者意识状态，缺氧程度，有无喉喘鸣、三凹征、口唇，甲床有无发绀，充分了解凝血功能是否正常，有无服用或皮下注射抗凝药物，免疫结果是否正常。

2. 评估患者是否短颈，颈部活动是否受限及下颌骨有无骨折、外伤等情况。

3. 评估患者理解能力、合作程度及心理状态，向清醒患者解释手术目的和方法，消除其恐惧情绪，取得患者配合。

4. 评估患者口腔内有无分泌物及义齿，若为插管患者，吸净口腔内分泌物。

5. 评估患者静脉留置套管针情况，贴膜、胶带是否固定好，盐水冲管是否通畅，穿刺点有无红肿、出血。

【操作前准备】

1. 护士准备：服装鞋帽整洁，符合着装要求，语言柔和恰当，态度和蔼可亲，掌握经皮气管切开术的医护配合技术。

2. 双人核对医嘱：核对患者的床号、姓名。

3. 七步洗手法洗手。

4. 核对患者信息：使用正确的方法进行核对。

实践提示

◇ 医嘱需双人核对，核对无误后方可执行。

◇ 核对患者信息应使用两种以上的方法，如腕带、床头卡或反叫患者姓名。

5. 用物准备：经皮气管切开包（一次性手术衣／无菌手术衣、14G 穿刺针、气管切开套管、10 ml 注射器、导丝和推送架、皮肤扩张器、经皮气切扩张钳、弹力固定带／寸带），头灯或无影手术灯，测压表，简易呼吸器，吸痰装置，一次性使用吸痰管，一次性使用负压引流管 2 根，吸氧装置，心电监护仪，呼吸机及插管装置，抢救车，垫枕，储氧面罩，5 ml 注射器，0.5% 聚维酮碘溶液、利多卡因（0.1 g，5 ml），肾上腺素，10 ml 生理盐水，0.9% 氯化钠 500 ml（玻璃瓶装），遵医嘱准备镇静药物等（图 1-3-6-1）。

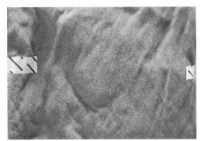
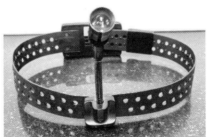
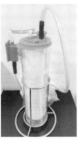
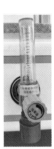

经皮气管切开包　　　　　　头灯　　　　　　负压吸引器　　吸氧装置

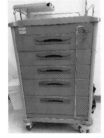
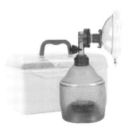
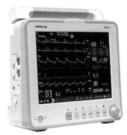
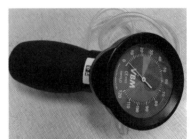

抢救车　　　　　简易呼吸器　　　　心电监护仪　　　　　测压表

图 1-3-6-1　用物准备

6. 患者准备：向清醒患者解释手术目的和方法，消除其恐惧情绪，取得患者配合。

【操作过程】

1. 将所有用物推至床旁。

2. 再次核对患者信息（同前）。

3. 医护配合过程

护士 A（一般由在场的高年资护士担任，主要负责记录、协调及术中情况的观察）：

● 持续心电血压、血氧饱和度监测，密切关注生命体征变化。

● 未经口或鼻气管插管的患者给予储氧面罩高浓度吸氧至少 30 分钟，机械通气的患者调节 FiO_2 至 100% 辅助通气 15 分钟。

护士 B（一般由在场的低年资护士担任，主要进行给药，配合打开无菌物品至台上，配合台上医生抽局部麻醉药物）：

● 给予患者清理口腔及气道内的分泌物，吸痰。

● 与手术医生一起协助患者取仰卧，肩下垫枕，头颈部呈过伸位，充分暴露手术部位

（图 1-3-6-2）。

- 打开经皮气管切开包及所需无菌物品于操作台，注意无菌操作。
- 遵医嘱给予镇静、肌松药物，双人核对。

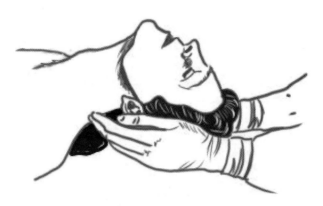

图 1-3-6-2　头颈部呈过伸位

手术医生：

- 检查经皮气管切开包及相关物品（图 1-3-6-3）。

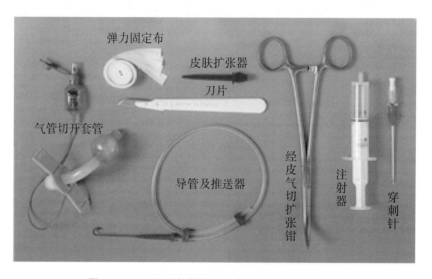

图 1-3-6-3　经皮气管切开包内的无菌物品及器械

- 消毒、铺巾（图 1-3-6-4）。

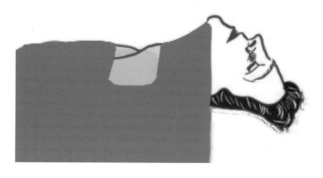

图 1-3-6-4　消毒、铺巾

- 确认解剖标志，选择合适的穿刺部位（图 1-3-6-5）。

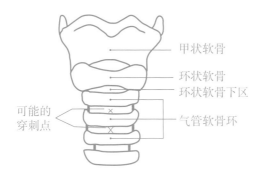

图 1-3-6-5　确认解剖标志，选择穿刺部位

实践提示

◇ 检查气囊是否漏气，确认套管内芯可自由移动，确定无误后，将气囊内气体完全排出，避免套管插入时损伤。

◇ 检查导引钢丝是否可以自由通过扩张钳及套管内芯。

◇ 解剖标志甲状软骨、环状软骨、气管软骨环、胸骨角，建议选用第 2 ～ 3 软骨环之间为穿刺点，穿刺部位过高增加气道狭窄风险，穿刺部位过低则增加损伤血管风险。

护士 A：

- 若有气管插管，清除口鼻和气道内分泌物后，将气囊放气，将气管插管缓慢退出（至声带上方，气管插管刻度约 17 cm），以免穿刺困难、损伤气管插管。再充气，保证正常机械通气功能。

护士 B：

- 核对局麻药品，消毒后掰开 1% 利多卡因安瓿（药名朝上），配合医生抽取药品。

医生 A：

- 消毒铺巾
- 应用利多卡因局部浸润麻醉。
- 切开穿刺点皮肤（图 1-3-6-6）。

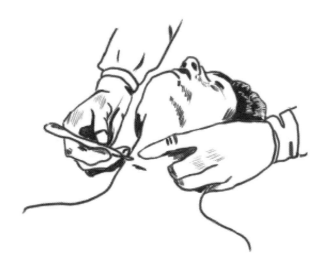

图 1-3-6-6　切开穿刺点皮肤

（1）穿刺点做 1.5 ~ 2.0 cm 水平或垂直皮肤切口。

（2）钝性分离皮下组织，进一步明确解剖标志。

● 套管针穿刺（图 1-3-6-7）

（1）10 ml 注射器抽取生理盐水连接套管针。

（2）以 14 G 套管针穿刺气管，针尾稍向头部倾斜，进针直到气泡抽出。

（3）拔出穿刺针，留置套管于原位。

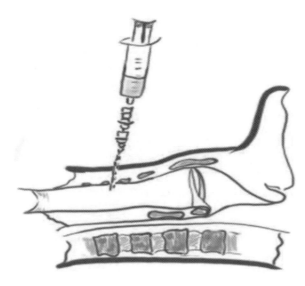

图 1-3-6-7　套管针穿刺

● 置入导丝（图 1-3-6-8）

（1）用导丝引导器将导丝送入套管内，导丝进入到第一标记位，于皮肤平面即可。

（2）撤出套管，留导丝于原位。

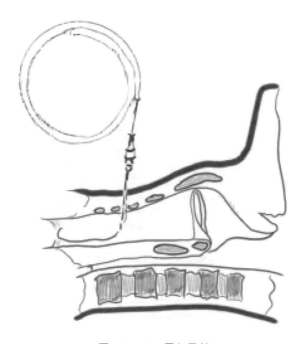

图 1-3-6-8　置入导丝

● 扩张皮肤软组织及气管壁（图 1-3-6-9）

（1）沿导丝送入短小皮肤扩张器。

（2）扩开皮下组织，抵达气管前壁后，旋转推进进入气管，扩开气管前壁。

（3）重复扩张数次。

（4）撤出扩张器，留导丝于原位。

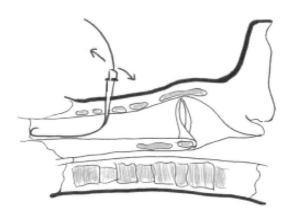

图 1-3-6-9　皮肤扩张器扩张皮肤软组织及气管壁

实践提示

✧ 在扩张前应该上下拉动导丝，使导丝顺直，避免导丝曲折而扩张到不应该扩张的组织。

● 扩张钳扩张软组织、气管前壁（图 1-3-6-10）

（1）将内侧开槽的扩张钳夹在导丝上，沿导丝将扩张钳滑入气管前壁。

（2）张开钳子使气管前壁前方的软组织扩张。

（3）在保持扩张钳打开的状态下移去扩张钳。

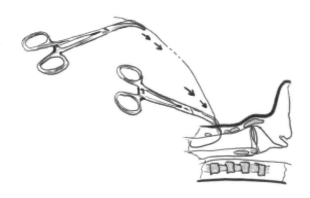

图 1-3-6-10　扩张钳扩张软组织和气管前壁

● 重复使用扩张钳扩张组织（图 1-3-6-11）

（1）按上一步的方法重新放入扩张钳，并穿透气管前壁。

（2）将扩张钳手柄向患者头部推移，保持扩张钳纵轴与患者身体纵轴平行，使扩张钳尖端进一步进入气管内。

（3）打开扩张钳扩张气管，在扩张钳打开的情况下移去扩张钳。

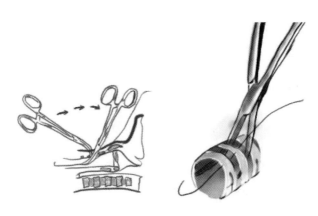

图 1-3-6-11　扩张钳扩张组织

● 置入气切套管（图 1-3-6-12）

对于有气管插管的患者，需护士 B 配合进行气管插管气囊上方分泌物的吸引，更换吸痰管后与医生 B 配合拔除气管插管。

医生 A 沿导丝放入带内芯的气切套管，拔出内芯和导丝，确保气切套管在位，医生 B 听双肺呼吸音是否对称，确认在位后气囊充气。

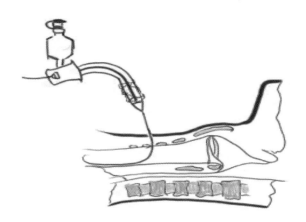

图 1-3-6-12　置入气切套管

医生 A，护士 B：

● 撤离导丝并固定气切套管（图 1-3-6-13）

（1）分离导引器和气切套管，顺自然方向撤出导丝及管芯。

（2）护士 B 经气道进行吸痰，吸净分泌物，与医生 A 共同为患者固定气管切开套管，放入开口纱，寸带的松紧适宜。连接呼吸机管路或接人工鼻吸氧。

（3）护士 B 使用测压表进行测量，使气囊充气至理想数值。

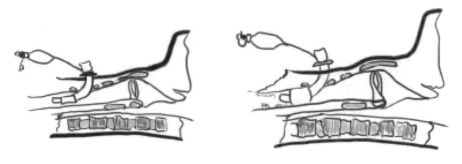

图 1-3-6-13　撤离导丝并固定气切套管

4．洗手，整理用物。

【经皮气管切开术后护理常规】

1．开口纱每日更换两次，如有潮湿、污染应及时更换，换药时观察气切伤口有无渗血渗液，切口周围皮肤有无红肿，确保清洁干燥。

2．适时给予患者吸痰。

3．每日更换一次气管套管内芯，检查套管固定带的松紧是否适宜，换管时观察患者呼吸情况。

4．评估患者，每日两次雾化吸入，根据患者痰液性质，可增加雾化次数。

5．确保患者入量。

6．对患者进行保护性约束，避免非计划性拔管的发生。

知识园地

◇ 气囊压力的正常值：25～30 cmH$_2$O。

◇ 气管切开寸带的松紧：以"容指"为宜，容指即寸带的松紧刚刚可以放入一个手指。

【经皮气管切开配合技术操作流程图】

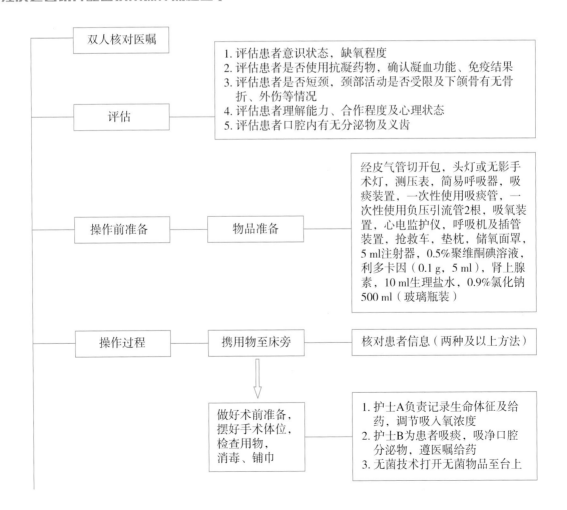

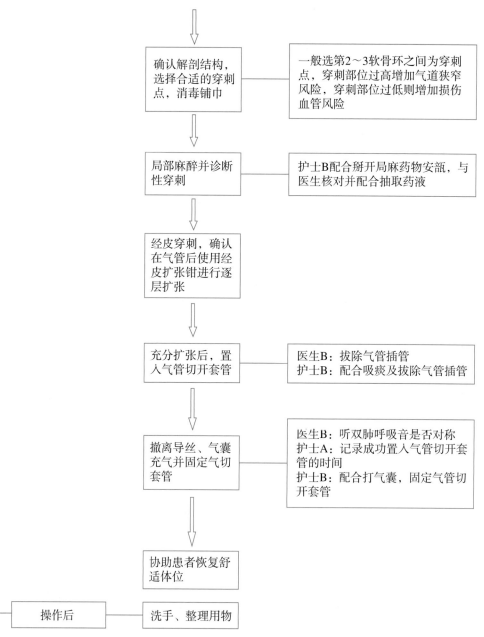

经皮气管切开配合技术操作流程

```
确认解剖结构，
选择合适的穿刺 ────── 一般选第2～3软骨环之间为穿刺
点，消毒铺巾            点，穿刺部位过高增加气道狭窄
                      风险，穿刺部位过低则增加损伤
                      血管风险

局部麻醉并诊断 ────── 护士B配合掰开局麻药物安瓿，与
性穿刺               医生核对并配合抽取药液

经皮穿刺，确认
在气管后使用经
皮扩张钳进行逐
层扩张

充分扩张后，置 ────── 医生B：拔除气管插管
入气管切开套管        护士B：配合吸痰及拔除气管插管

撤离导丝、气囊 ────── 医生B：听双肺呼吸音是否对称
充气并固定气切        护士A：记录成功置入气管切开套
套管                 管的时间
                    护士B：配合打气囊，固定气管切
                    开套管

协助患者恢复舒
适体位
```

操作后 ────── 洗手、整理用物

【经皮气管切开配合技术评分标准】

项目		技术操作要求	总分	评分等级				实际得分
				A	B	C	D	
操作前准备（25分）	着装准备	仪表、服装符合要求；态度和蔼可亲	2	2	1	0	0	
	核对	核对医嘱及患者（至少两种方法核对）	2	2	1	0	0	
	沟通	沟通，取得患者配合	2	2	1	0	0	
	评估	评估患者神志及生命体征、取得患者配合	3	3	2	1	0	
		评估患者凝血功能有无异常	3	3	2	1	0	
		评估患者上气道是否存在梗阻	4	4	3	2	0	
		评估患者是否使用抗凝药物及术前停药时间	4	4	3	2	0	

续表

项目		技术操作要求	总分	评分等级				实际得分
				A	B	C	D	
操作过程（65分）	物品准备	经皮气管切开包，头灯或无影手术灯，测压表，简易呼吸器，吸痰装置，一次性使用吸痰管，一次性使用负压引流管2根、吸氧装置，心电监护仪，呼吸机及插管装置，抢救车，垫枕，储氧面罩，5 ml注射器，0.5%聚维酮碘溶液、利多卡因（0.1 g，5 ml），肾上腺素，10 ml生理盐水，0.9%氯化钠500 ml（玻璃瓶装）。备齐用物，物品摆放合理	5	5	3	1	0	
	核对	再次核对患者信息	5	5	3	1	0	
	操作过程	充分清除口腔，有气管插管的患者吸净气管内分泌物以及气囊上方分泌物	5	5	4	2	0	
		协助患者取合适体位，充分暴露手术部位	5	5	4	2	0	
		非机械通气患者提高患者吸入氧流量，正压通气患者调节FiO$_2$至100%	5	5	3	1	0	
		协助掰开药物方法正确，药物双人核对无误，与医生配合抽药时不跨越无菌区	5	5	3	1	0	
		无插管的患者配合在放置气管切开套管时进行吸痰，协助拔除气管插管，将吸痰管插入气管插管内，一边做气管内吸引，一边随气管插管一起拔出，动作轻柔	5	5	3	1	0	
		每次吸引时间不超过15秒	5	5	3	1	0	
		吸净口腔内分泌物	5	5	3	1	0	
		气囊压力测量方法及数值正确，寸带固定松紧适宜	10	10	8	4	0	
		遵医嘱吸氧或接呼吸机	5	5	4	3	0	
	综合	护士熟练程度，协助患者取舒适体位，呼叫器放置于枕头旁	10	10	6	2	0	
操作后处理（5分）	宣教	向患者进行健康宣教	1	1	0	0	0	
	记录	洗手，记录（套管型号、置入时间、气囊压力、痰液性质、气管切开处敷料情况）	2	2	1	0	0	
	用物处理	正确处理用物	2	2	1	0	0	
提问（5分）	理论知识	1. 经皮气管切开术后需要观察的重点内容有哪些？	5	5	3	1	0	
		2. 气囊压力的正常值是多少？						

【知识链接】

1. 适应证

（1）各种病因所致需要长期机械通气

（2）减少死腔，促进脱机

（3）需要保持畅通的气道，如上呼吸道梗阻、长期气管内吸痰

（4）口腔、咽部或喉部有创伤或感染

（5）降低镇静镇痛程度

2．禁忌证

无绝对禁忌证，相对禁忌证包括：

（1）凝血功能异常

（2）需行紧急气管切开的患者

（3）短颈（颈周＞46 cm，环状软骨至胸骨上切际＜2.5 cm）

（4）肥胖

（5）甲状腺腺体以及峡部肿大

（6）颈部软组织感染

（7）无法扩张颈部

（8）切开部位存在搏动性血管

（9）局部恶性肿瘤

（10）颈部手术或气管切开史

（11）颈部区域4周内有放疗史

3．呼吸困难分度

分度	临床表现
Ⅰ度	安静时无呼吸困难，活动或哭闹时，有轻度吸气性呼吸困难，稍有吸气性喉喘鸣和胸廓周围软组织凹陷
Ⅱ度	安静时轻度呼吸困难、吸气性喉喘鸣和胸廓周围软组织凹陷，活动时加重，但不影响睡眠和进食，亦无躁狂不安等缺氧症状，脉搏尚属正常
Ⅲ度	吸气期呼吸困难明显，喉喘鸣声甚响，三凹征或四凹征显著。烦躁不安、不易入睡、不愿进食、脉搏加快等症状
Ⅳ度	呼吸极度困难，由于严重缺氧和二氧化碳增多，患者坐立不安，手足乱动，出冷汗，面色苍白或发绀，定向障碍，心律失常，脉搏细弱，血压下降，二便失禁等。如不及时抢救，可因窒息、昏迷及心力衰竭而死亡

【临床思维题】

患者在局麻下行经皮气管切开术，患者气管套管通畅、固定好，痰液稀薄易吸出，气切伤口少量渗血，查体未触及皮下气肿，气囊充气完好，测气囊压力25 cmH$_2$O。

1．此患者行经皮穿刺气管切开术后气囊压力应多久监测一次

　　A．每班进行气囊压力的监测

　　B．吸痰后即刻进行监测

　　C．每天进行监测

　　D．为患者进行鼻饲前

2．此患者术后1周，气管切开处伤口恢复好，未见渗血，可顺利脱机接人工鼻吸氧，转入骨科病房继续治疗，此时气囊压力需维持在正常范围内吗？

【答案解析】

1．AD。因吸痰、患者呛咳等均会影响气囊的压力，故每班需监测患者的气囊压力，避免患者气囊压力缓慢降低；在为患者鼻饲前，除需给予患者取舒适的半卧位外，需再次测量气囊压力，避免误吸的发生。

2．不需要。气管切开或气管插管的气囊的主要作用是：①封闭气道，避免行机械通气的时候漏气；②避免误吸的发生。故在不需进行机械通气且术后1周局部无出血的患者，不再需要

气囊来封闭气道以预防出血灌入肺内，故此时可放松气囊。但需注意在鼻饲或经口进食时需取坐位或半卧位，避免误吸的发生。

（孟　超　孙海凤）

七、气管套管撤除技术

气管切开后留置气管套管是常用的抢救措施之一。但长期留置气管切开套管，由于分泌物的刺激，术后伤口易受感染，肺部感染也是其常见的并发症，还可出现气管内出血、气管狭窄等并发症。因此严密做好气管切开护理，待患者病情稳定后，早期拔除气管套管，可减轻患者痛苦，减少并发症，促进其早日康复。

【案例】

患者王某，男性，60岁，因喉梗阻气管切开术后1周，置入9号气管切开套管，患者气管套管通畅，痰液稀薄，可自行经气管切开处咳出。在气管切开术后第25天时医生予患者堵管后48 h，患者呼吸平顺，痰液可自行经口咳出，未诉憋气、呼吸困难等不适症状，进食后无呛咳及吞咽困难。体温36.5 ℃，脉搏72次/分，呼吸18次/分，血压123/78 mmHg。遵医嘱拔除气管切开套管。

【护理评估】

1. 评估患者意识情况，自主呼吸情况，呼吸频率、节律，咳嗽反射及吞咽反射是否存在。
2. 评估患者清理呼吸道能力，痰液的量、颜色及性状。
3. 评估患者的血氧饱和度及氧分压。
4. 评估患者体温情况，有无肺部感染。
5. 评估患者在堵管24 ~ 48 h内，有无出现憋气、呼吸困难等症状。
6. 评估患者进食情况。

【操作前准备】

1. 护士准备：服装鞋帽整洁，符合着装要求，语言柔和恰当，态度和蔼可亲，掌握气管套管撤除配合技术。

> **实践提示**
>
> ◇ 护士应掌握气管套管撤除配合技术，并具备配合抢救的技能。

2. 双人核对医嘱：核对患者的床号、姓名。
3. 七步洗手法洗手。
4. 核对患者信息：使用正确的方法进行核对。

> **实践提示**
>
> ◇ 医嘱需双人核对，核对无误后方可执行。
> ◇ 核对患者信息应使用两种以上的方法，如腕带、床头卡或反叫患者姓名。

5. 用物准备：8号气管切开套管（备用），气管切开包（备用），吸痰装置，简易呼吸器，吸氧装置，抢救车，心电监护仪，医用透气宽胶带（图1-3-7-1）。

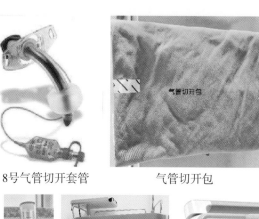
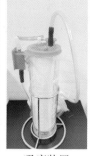
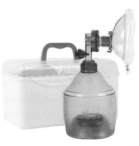

8号气管切开套管　　　　气管切开包　　　　吸痰装置　　　　简易呼吸器

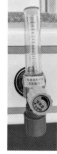
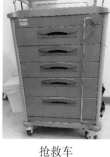
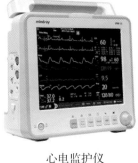

吸氧装置　　　　抢救车　　　　心电监护仪　　　　医用透气宽胶带

图 1-3-7-1　用物准备

6. 患者准备：向患者解释撤除气管套管的目的，消除其恐惧情绪，取得患者配合。

【操作过程】

1. 将所有用物推至床旁。
2. 再次核对患者信息（同前）。
3. 医护配合过程

医生：

● 床旁再次评估及确认患者可拔除气管切开套管。

护士：

● 协助患者取半卧位。

● 指导患者自主咳痰或给予患者将气管切开套管内痰液用吸痰装置吸净。

实践提示

◇ 已行气管切开堵管的患者气囊均处于松弛的状态，故无需进行气囊上方分泌物的吸引。

医生：

● 解开气管切开套管寸带，将气管套管拔除。

● 用蝶形胶带拉紧气切伤口两侧皮肤，使其封闭，确认无大量漏气。

● 确认气管切开套管完整性。

护士：

● 密切关注患者意识状态、呼吸频率、节律，有无呼吸困难、憋气等不适症状。

● 观察患者气管切开伤口愈合情况，有无红肿、渗血、渗液。

- 拔管后 24 h 内应密切观察患者的呼吸及血氧饱和度情况，床旁备气管切开包、8 号气管切开套管（比原型号小 1 号）、抢救车，若患者出现呼吸急促、哮鸣音、发绀等症状，应立即报告医生查找原因对症处理，同时做好再次置管的准备。

【气管套管撤除操作流程图】

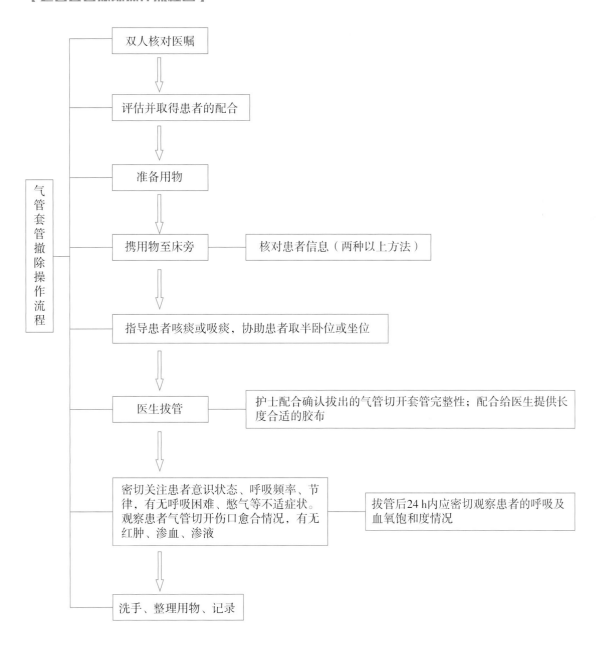

【气管套管撤除技术评分标准】

项目	技术操作要求	评分	评分等级 A	B	C	D	实际得分
素质 (5分)	仪表、着装符合要求；态度和蔼可亲	3	3	2	1	0	
	操作熟练，轻柔，沟通有效	2	2	1	0	0	
评估 (12分)	评估患者神志及生命体征、血气分析的结果	3	3	2	1	0	
	评估患者自主呼吸能力	3	3	2	1	0	
	评估患者上气道是否存在梗阻	3	3	2	1	0	
	评估患者气道保护机制，咳嗽能力是否恢复，能否自行将痰液咳出	3	3	2	1	0	
操作前准备 (8分)	洗手	4	4	2	1	0	
	备齐用物、物品摆放合理	4	4	2	1	0	
操作过程 (60分)	将用物带至患者床旁，核对床号、姓名	5	5	3	1	0	
	指导患者自行咳痰	5	5	4	2	0	
	患者取坐位或半卧位	3	3	2	1	0	
	解开寸带	5	5	3	1	0	
	拔出气管切开套管，注意动作轻柔	5	5	3	1	0	
	拔出后观察套管是否完整、局部皮肤情况，配合吸净切口处分泌物	10	10	8	4	0	
	拔管后，协助将气管切开伤口使用医用透气宽胶带进行封闭	10	10	8	4	0	
	嘱患者发声，评估患者声音	5	5	3	1	0	
	指导患者拔管后咳嗽时保护伤口的方法	5	5	3	0	0	
	拔管后 24 h 内床旁备气管切开包及小一型号的气管切开套管，以备必要时使用	4	4	3	2	0	
	整理用物	5	5	3	1	0	
	洗手、记录	3	3	2	1	0	
提问 (15分)	拔管后需要观察的内容有哪些？	15	15	11	6	0	

【知识链接】

拔管时机：

● 缺氧症状解除，血氧饱和度 95% 以上，血氧分压 70 mmHg 以上。

● 吞咽反射存在，咳嗽反射恢复，咳嗽有力，能自主有效地清理呼吸道。

● 体温 < 37.5 ℃，无肺部感染，或肺部感染情况明显改善。

● 鼻饲管已拔除。

● 试堵管 2 ~ 3 天，最长时间 7 天，无缺氧症状，昼夜呼吸平稳，自主有效排痰能力恢复，肺部听诊无痰鸣音。

【临床思维题】

此患者在气管切开第 15 天时，气管套管通畅，痰液稀薄可自行咳出，胃管固定好，练习进食后出现呛咳，体温最高可达 37.8 ℃，脉搏 72 次 / 分，呼吸 18 次 / 分，血压 123/78 mmHg。

1．根据患者目前情况，以下拔管前评估正确的做法是
　　A．患者胃管未拔除且进食有呛咳，因此不能拔除气管切开套管
　　B．患者体温高，有肺部感染的可能，因此不能拔除气管切开套管
　　C．患者应先堵管 24 ～ 48 h，且无憋气、呼吸困难等不适症状，可直接拔除气管切开套管
　　D．患者不需要堵管，可直接拔除气管切开套管
2．若患者体温正常，经口进食顺利，予拔管后以下做法正确的是
　　A．密切关注患者意识状态、呼吸频率、节律，有无呼吸困难、憋气等不适症状
　　B．观察患者气管切开伤口愈合情况，有无红肿、渗血、渗液
　　C．拔管后 24 h 内应密切观察患者的呼吸及血氧饱和度情况
　　D．若患者出现呼吸急促、哮鸣音、发绀等症状，应立即报告医生查找原因对症处理，同时做好再次置管的准备

【答案解析】

1．AB。气管切开套管可以长期留置，必要时可进行套管的更换，不必着急拔除气管切开套管，若因评估不当过早拔除了气管切开套管，拔管后一旦需要再次放入气管切开套管，会增加患者的痛苦以及经济损失；需要堵管 48 h 以上才可拔管。
2．ABCD。若需要再次置管，应选择小一型号气管切开套管。

（孟　超　孙海凤）

第四节　人工气道管理临床实践技术

一、经口鼻吸痰技术

经口鼻吸痰是经过口、鼻腔将呼吸道的分泌物吸引出来，预防吸入性肺炎、肺不张、窒息等并发症的一种方法。适用于无力咳嗽、年老体弱、危重、昏迷、气管切开、麻醉未清醒等各种原因所致的不能有效自主咳嗽的患者。

【案例】

患者刘某，男性，74 岁，主因"咳嗽、咳痰 10 年，发热 2 天"来诊，初步诊断：肺部感染、Ⅱ型呼吸衰竭。入院后患者神志清楚，体温最高 38 ℃，伴咳嗽、咳痰，为黄白色黏痰，痰量多，不易咳出。查血气分析：pH 7.26，$PaCO_2$ 72 mmHg，PaO_2 89 mmHg，心电监护：HR 98 次 / 分，RR 25 次 / 分，SaO_2 91%，BP 113/82 mmHg。遵医嘱予患者经口鼻吸痰。

【护理评估】

1．患者年龄、病情、意识状态及合作能力。
2．患者呼吸频率、痰液性状及痰液量、呼吸困难及发绀程度。
3．肺部听诊呼吸音。
4．向清醒患者解释吸痰的目的、方法、配合要点，取得患者的合作。
5．病室环境安静、舒适、整洁、光线适宜。

【操作前准备】

1. 护士准备：服装鞋帽整洁，符合着装要求，语言柔和恰当，态度和蔼可亲。
2. 双人核对医嘱：床号、姓名、吸痰医嘱。
3. 七步洗手法洗手。
4. 物品准备：负压吸引器、听诊器、无菌生理盐水、快速手消毒液、一次性无菌吸痰管（图 1-4-1-1）。

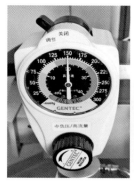
负压吸引器

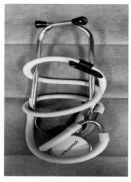
听诊器

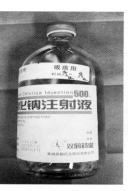
无菌生理盐水

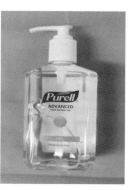
快速手消毒液

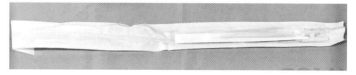
一次性无菌吸痰管

图 1-4-1-1　物品准备

5. 核对患者信息：两种及以上的方法核对。

【操作流程】

1. 携用物至床旁。
2. 再次核对患者信息（同前）。
3. 肺部听诊：大气道（胸骨上窝）、左右肺尖（锁骨下第 2 肋间）、左右肺底（腋中线第 4 肋间）可闻及湿啰音（图 1-4-1-2）。

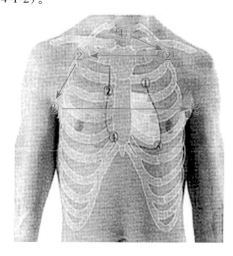

图 1-4-1-2　肺部听诊

4．吸痰操作前给予患者调高氧流量，观察血氧饱和度，防止吸痰造成低氧血症。

5．检查负压吸引装置或电动吸引器性能，调节压力：成人为 –150 ~ –80 mmHg。

6．检查吸痰管有效期及包装是否完好，检查所有用物有效期。

7．戴无菌手套步骤：打开无菌包装，取无菌手套佩戴。

8．取出吸痰管缠绕于右手手掌中。

9．左手清洁，持负压吸引装置的负压管管端，与右手所持吸痰管负压端连接。

10．嘱患者张口，经口腔在无负压状态下迅速并轻柔插入到气道，当遇到阻力时略向上提，同时加负压，上提旋转吸痰管吸引痰液，吸引时间小于 15 s。

11．吸痰过程中观察患者心率、血压、血氧饱和度变化及痰液量、颜色、性质，对清醒患者告知在吸痰中配合咳嗽，有利于深部痰液的吸出。

实践提示

◇ 戴手套顺序：先戴左手，左手手套为清洁手套；右手手套为无菌手套，右手戴手套过程中不要跨越吸痰管无菌区。

12．吸痰结束，迅速撤出吸痰管，缠绕于右手，用生理盐水冲洗吸痰管，将吸痰管缠绕于手中，翻折右手手套，弃入医用黄色垃圾袋（图 1-4-1-3、图 1-4-1-4）。

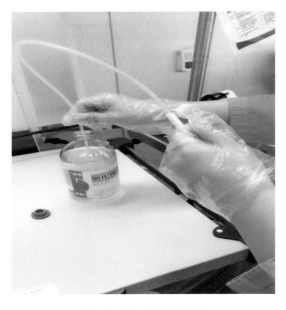
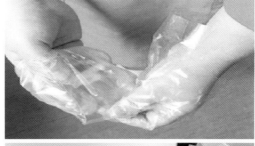
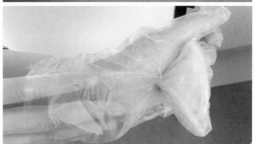

图 1-4-1-3 冲洗吸痰管　　　　　　　　图 1-4-1-4 吸痰管缠绕于手中，翻折右手手套

13．快速手消，观察血氧饱和度情况，调回原氧气流量设置。

14．评估患者生命体征、肺部听诊、吸痰效果，观察患者有无不良反应、并发症。

15．向神志清楚患者解释吸痰完毕，协助患者取舒适体位，嘱患者安静休息。

【操作后处理】

洗手并记录生命体征，痰液的颜色、量、性质等。

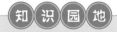

健康宣教

◇ 鼓励并指导患者有效咳痰，保证呼吸道通畅。

◇ 指导患者进行缩唇腹式呼吸锻炼，有助于提高呼吸肌肌力及耐力，缓解呼吸肌疲劳，改善呼吸功能。

◇ 推荐体位：半卧位（30°～45°）。

◇ 呼叫器置于床旁，嘱患者出现呼吸困难等不适，及时按呼叫器通知医务人员。

【经口鼻吸痰技术操作流程图】

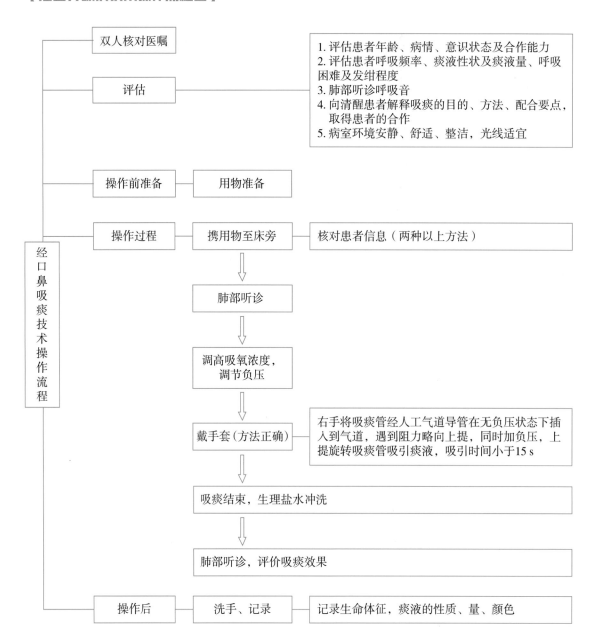

【经口鼻吸痰技术评分标准】

项目		技术操作要求	评分	评分等级				实际得分
				A	B	C	D	
操作前准备（30分）	仪表	仪表端庄、服装整洁、戴口罩	5	5	3	1	0	
	评估	正确评估患者病情、意识及呼吸道分泌物情况	6	6	3	1	0	
		环境安静、舒适、整洁、安全	3	3	2	1	0	
	沟通	向患者解释沟通，语言、内容适当，态度真诚	2	2	1	0	0	
		了解患者合作程度和心理反应	5	5	3	1	0	
	准备用物	检查吸痰管有效期及包装，正确调节负压装置	5	5	3	1	0	
		按需备齐物品，洗手，落实查对	4	4	2	1	0	
操作过程（50分）	体位	协助患者取合适体位，肺部听诊痰鸣音正确	5	5	3	1	0	
	沟通	向患者做好操作前的解释工作	3	3	2	1	0	
	吸氧	吸痰前提高患者氧流量，观察血氧饱和度	5	5	3	1	0	
	戴手套	戴无菌手套正确	6	6	3	1	0	
		取出吸痰管无污染	5	5	3	1	0	
		正确连接负压吸引装置	5	5	3	1	0	
		吸痰方法正确	8	8	4	2	0	
	观察	观察患者面色、呼吸、黏膜及吸出物等	5	5	3	1	0	
	吸氧	吸痰完毕后观察患者血氧饱和度并调回原氧气流量设置	3	3	2	1	0	
操作后处理（10分）	冲管	吸痰后冲管，吸痰管处理正确	5	5	3	1	0	
	体位效果 记录	吸痰后协助患者取舒适体位	3	3	2	1	0	
		评估患者的吸痰效果，观察患者有无不良反应及吸痰并发症	4	4	2	1	0	
		整理用物，洗手、记录	3	3	2	1	0	
提问（10分）	注意事项 理论知识	1. 肺部听诊顺序是什么？ 2. 吸痰负压正常范围是什么？	10	10	6	3	0	

【知识链接】

1. 成人吸痰管的选择

成人吸痰一般选择 F12 号或 F14 号吸痰管。

2. 吸痰的并发症

（1）气道黏膜损伤。

（2）低氧血症。

（3）肺不张。

（4）诱发支气管痉挛。

（5）心律失常。

【参考文献】

[1] 汪晖，吴欣娟．呼吸道传染病产生气溶胶高风险护理操作防护专家共识［J］．中华护理杂志，2020，55（12）：1-6.

[2] 李亚玲，袁杰，冯晓敏．外科护理技能实训教程［M］．西安：第四军医大学出版社，2011.

[3] 刘增省，庞国明．基层医师急诊急救指南［M］．北京：中国医药科技出版社，2013.

[4] 花芸，刘新文．儿科护理操作规程及要点解析［M］．武汉：武汉大学出版社，2013.

[5] 周红，张晓霞．临床实用护理技术［M］．南京：江苏科学技术出版社，2013.

[6] 中华医学会呼吸病学分会呼吸治疗学组．成人气道分泌物的吸引专家共识（草案）［J］．中华结核和呼吸杂志，2014，37（11）：809-811.

【临床思维题】

患者神志清楚，心电血压监测：示波窦性心律，HR 86 次 / 分，SpO_2 85%，R 23 次 / 分，主诉痰液黏稠、不易咳出，听诊可闻及痰鸣音，遵医嘱予患者吸痰一次。咳嗽反射存在，痰液为黄白色黏稠状，量约 5 ml。

1. 吸痰的并发症有哪些?

2. 为避免患者因吸痰出现气道黏膜损伤，操作中需要注意什么?

【答案解析】

1. 吸痰的并发症：气道黏膜损伤、低氧血症、肺不张、诱发支气管痉挛、心律失常。

2. 经口鼻吸引痰液时，为避免患者因吸痰出现气道黏膜损伤，操作中需要在无负压状态下迅速并轻柔地插入到气道，吸引时间小于 15 s，操作轻柔，吸痰负压控制在 –150 ～ –80 mmHg。

（卜　杰　乔红梅）

二、密闭式吸痰技术

密闭式吸痰（closed endotracheal suction，CES）是指不脱开呼吸机和不停止机械通气的吸痰操作，密闭式吸痰管外套有透明薄膜，整个吸痰过程都在封闭情况下完成，操作者不需要戴手套即可进行。由于密闭式吸痰无需断开呼吸机，可节约人力资源以及治疗时间，并且保持呼吸管路密闭性，避免通气不足，保证患者的潮气量以及每分通气量，有效保证了患者的氧合，同时也可防止患者痰液飞溅带来的污染。

【案例】

张某，男性，67 岁，主因"咳嗽、咳痰 20 年，活动后气促加重伴喘息 2 天"来诊。初步诊断：慢性阻塞性肺疾病急性加重、Ⅱ型呼吸衰竭。入院后患者神志不清，呼之不应。查血气分析：pH 7.26，$PaCO_2$ 97 mmHg，PaO_2 89 mmHg。医生予气管插管过程顺利，接呼吸机辅助通气，方式：A/C，潮气量：460 ml，F 16 次 / 分，FiO_2 40%，PEEP 4 cmH_2O。心电监护：HR 94 次 / 分，R 22 次 / 分，SaO_2 100%，BP 104/72 mmHg。遵医嘱予患者密闭式吸痰。

【护理评估】

1. 评估患者年龄、病情、意识状态及合作能力。

2. 评估患者生命体征、痰液量及性状、呼吸困难及发绀程度（图 1-4-2-1）。

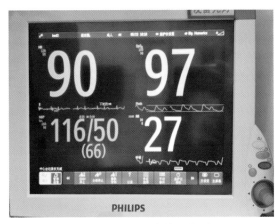

图 1-4-2-1　生命体征监测

3．向清醒患者解释吸痰的目的、方法、配合要点，取得患者的合作。

4．评估患者吸痰指征。

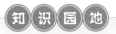

吸痰指征

1．患者出现氧饱和度下降、压力控制模式下潮气量下降或容量控制模式下气道峰压升高、呼气末二氧化碳升高等临床症状恶化，怀疑是气道分泌物增多引起时。

2．人工气道出现可见的痰液。

3．双肺听诊出现大量的湿啰音，怀疑是气道分泌物增多所致时。

4．呼吸机监测面板上出现锯齿样的流速和（或）压力波形，排除管路积水和（或）抖动等引起时。

5．评估呼吸机参数设置（图 1-4-2-2）。

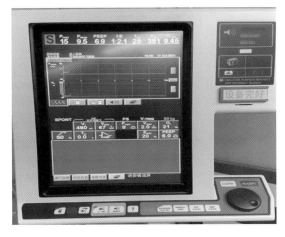

图 1-4-2-2　评估呼吸机参数

【操作前准备】

1．护士准备：服装鞋帽整洁，符合着装要求，语言柔和恰当，态度和蔼可亲。

2．双人核对医嘱：床号、姓名、吸痰医嘱。

3．七步洗手法洗手，戴口罩。

4．核对患者信息：两种及以上的方法核对。

实践提示

◇ 医嘱需双人核对，核对无误后方可执行。

◇ 核对患者信息应使用两种及以上的方法，如腕带、床头卡、反叫患者姓名等。

5．用物准备：密闭式吸痰系统（一次性密闭式吸痰管、负压吸引器、无菌生理盐水冲洗装置）、一次性塑料手套、快速手消毒液（图1-4-2-3）。

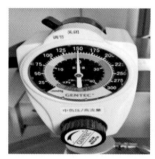
负压吸引器

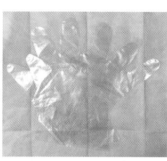
一次性塑料手套

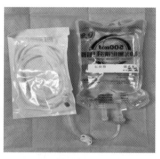
无菌生理盐水

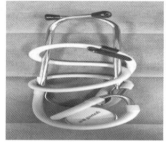
听诊器

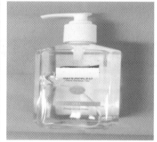
快速手消毒液

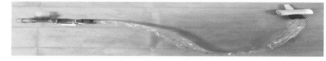
密闭式吸痰管

图1-4-2-3 用物准备

【操作过程】

1．携用物至床旁。

2．再次核对患者信息（同前）。

3．肺部听诊：大气道（胸骨上窝）、左右肺尖（锁骨下第2肋间）、左右肺底（腋前线第4、5肋间）可闻及湿啰音，每个部位至少听1～2个呼吸周期（图1-4-2-4）。

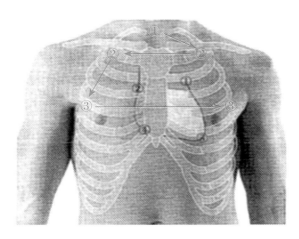

图 1-4-2-4　肺部听诊

4．床头抬高 30°，暂停鼻饲泵入（图 1-4-2-5、图 1-4-2-6）。

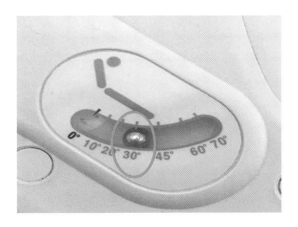

图 1-4-2-5　床头抬高 30°

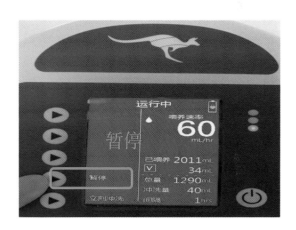

图 1-4-2-6　暂停鼻饲泵入

5．检查呼吸机管路，倾倒呼吸机管路冷凝水（图 1-4-2-7）。

6．快速手消毒，吸痰前应给予纯氧吸入 2 min，按呼吸机静音键（图 1-4-2-8）。

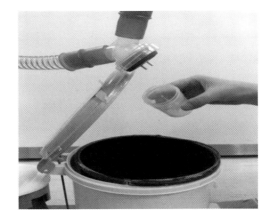

图 1-4-2-7　倾倒管路冷凝水

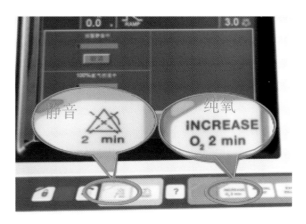

图 1-4-2-8　呼吸机静音键及纯氧吸入

7．戴一次性塑料手套。

8．调节负压至 –150 ～ –80 mmHg（图 1-4-2-9）。

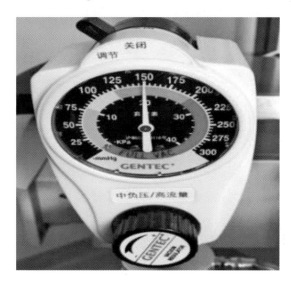

图 1-4-2-9　调节负压

实践提示

◇ 成人吸痰时维持负压为 –150 ～ –80 mmHg（1 mmHg=0.133 kPa），对于痰液黏稠的患者，可适当增加负压，以达到清除痰液的目的。

9．左手固定密闭式吸痰装置弯曲连接器，右手执吸痰管外薄膜封套，用拇指及示指将吸痰管移动插入气管插管内，或气管切开套管内所需的深度（图 1-4-2-10）。

10．左手固定密闭式吸痰装置弯曲连接器，避免管路移位，右手按下拇指控制阀，缓慢退出吸痰管（图 1-4-2-11）。

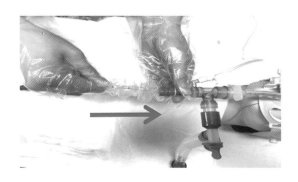

图 1-4-2-10　插入吸痰管

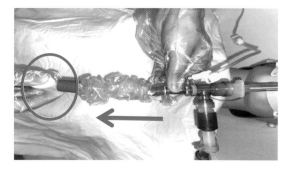

图 1-4-2-11　退出吸痰管

11．吸痰时监测患者生命体征，痰液颜色、性质及量，鼓励患者咳嗽，促进痰液排出。

12．吸痰完成后，抽回吸痰管，直到看到吸痰管头端（黑色标记）进入薄膜封套时，可停止退管，并松开拇指控制阀（图 1-4-2-12）。

13．经冲水口注入无菌生理盐水，按下拇指控制阀，以便清洗导管内壁（图 1-4-2-13）。

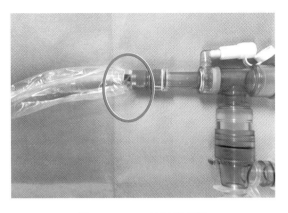
图 1-4-2-12　抽回吸痰管

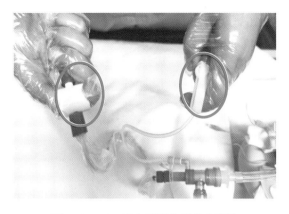
图 1-4-2-13　注入无菌生理盐水清洗

实践提示

　　✧ 正确吸痰管冲洗方法：冲洗前先按下拇指控制阀，再开放无菌生理盐水，冲洗完毕先关闭无菌生理盐水，待充分将吸痰管内冲洗液吸尽后，再松开拇指控制阀，避免液体进入气道。

　　14．吸痰后再次给予纯氧吸入 2 min。
　　15．观察患者呼吸、脉搏、血压、皮色及血氧饱和度等变化情况，机械通气的患者吸痰后应检查各项参数，肺部听诊未闻及湿啰音，人工气道未见痰液，评估患者吸痰效果。
　　16．向神志清楚患者解释吸痰完毕，协助患者取舒适体位，嘱患者安静休息。

实践提示

　　✧ 吸痰前后给氧：最常用的是给予 100% 高浓度纯氧吸入，可使低氧风险降低 49%。

【操作后处理】

　　1．整理用物：一次性塑料手套反折脱下，扔入医用垃圾桶内。
　　2．正确洗手，有肠内营养的患者继续肠内营养。
　　3．作好记录，记录患者生命体征，痰液的颜色、性质及量。

【密闭式吸痰操作流程图】

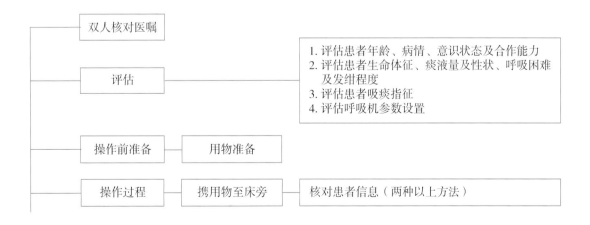

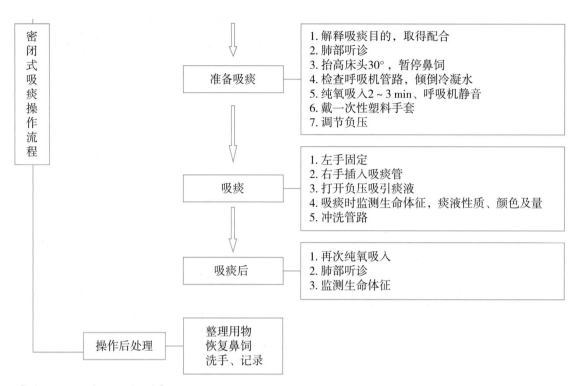

密闭式吸痰操作流程

准备吸痰
1. 解释吸痰目的，取得配合
2. 肺部听诊
3. 抬高床头30°，暂停鼻饲
4. 检查呼吸机管路，倾倒冷凝水
5. 纯氧吸入2~3 min、呼吸机静音
6. 戴一次性塑料手套
7. 调节负压

吸痰
1. 左手固定
2. 右手插入吸痰管
3. 打开负压吸引痰液
4. 吸痰时监测生命体征，痰液性质、颜色及量
5. 冲洗管路

吸痰后
1. 再次纯氧吸入
2. 肺部听诊
3. 监测生命体征

操作后处理
整理用物
恢复鼻饲
洗手、记录

【密闭式吸痰评分标准】

项目		技术操作要求	总分	评分等级				实际得分
				A	B	C	D	
操作前准备（35分）	着装准备	服装整洁，洗手，戴帽子、口罩	2	2	1	0	0	
	核对	医嘱核对无误	2	2	0	0	0	
		患者核对无误	2	2	0	0	0	
	沟通	向患者解释，取得患者的配合	3	3	0	0	0	
	评估	评估患者神志、生命体征	4	4	2	0	0	
		评估患者痰液量及性状、呼吸困难及发绀程度	4	4	2	0	0	
		评估患者吸痰指征正确	4	4	2	0	0	
		评估呼吸机参数设置正确	6	6	4	0	0	
	物品准备	用物准备齐全	8	8	5	3	0	
操作过程（50分）	再次核对	携用物至患者床旁，再次核对患者信息无误	2	2	1	0	0	
	操作中	备齐用物，携用物至床旁	2	2	1	0	0	
		肺部听诊，有无床头抬高 30° 并暂停鼻饲泵入	6	6	4	2	0	
		检查呼吸机管路，倾倒呼吸机管路冷凝水	2	2	1	0	0	
		吸痰前是否给予纯氧吸入，观察血氧饱和度，按呼吸机静音键	5	5	3	1	0	
		正确调节负压	4	4	2	0	0	
		吸痰过程轻柔，顺序正确，患者无不适主诉	6	6	4	2	0	
		冲洗吸痰管正确	6	6	4	2	0	
	操作后	吸痰后再次给予高浓度氧气吸入 2~3 min	4	4	2	1	0	
	注意事项	观察患者生命体征变化，机械通气的患者吸痰后是否检查各项参数，评估患者的吸痰效果	7	7	5	3	0	

续表

项目		技术操作要求	总分	评分等级				实际得分
				A	B	C	D	
	效果评价	肺部听诊正确	2	2	0	0	0	
	记录	七步洗手法洗手	2	2	0	0	0	
		正确记录痰液性质、量及颜色等	2	2	0	0	0	
操作后处理（5分）	用物处理	外层一次性塑料手套反折脱下，扔入医用垃圾桶内	3	3	1	0	0	
		听诊器用 75% 乙醇擦拭消毒	2	2	0	0	0	
提问（10分）	理论知识	1. 吸痰指征有哪些？	10	10	6	3	0	
		2. 吸痰常见并发症有哪些？						

【知识链接】

1. 密闭式吸痰的适应证

（1）呼气末正压＞ 10 cmH$_2$O

（2）平均气道压＞ 20 cmH$_2$O

（3）吸气时间＞ 1.5 s

（4）吸氧浓度＞ 60%

（5）患者吸痰＞ 6 次 / 天

（6）断开呼吸机将引起血流动力学不稳定

（7）气道传染性疾病患者（如肺结核）

2. 痰液量分级

不同疾病痰液量有很大差异，国内常用如下方法衡量：轻度为＜ 10 ml/d；中度为 10 ～ 150 ml/d；重度为＞ 150 ml/d。

3. 痰液黏稠度分级

痰液黏稠度常规分为 3 度：

1 度：痰液如米汤或泡沫样，吸痰管内壁上无痰液滞留。

2 度：痰的外观较黏稠，吸痰后有少量痰液在内壁滞留，但容易被水冲净。

3 度：痰的外观明显黏稠，吸痰管内壁上常滞留大量痰液且不易被水冲净。

4. 密闭式吸痰和开放式吸痰相比的优势

（1）吸痰过程中，密闭式吸痰可降低肺塌陷和低氧的程度，降低吸痰所致心律失常的发生率。

（2）密闭式吸痰可缩短机械通气时间，但对 VAP 的发生率无影响。

（3）密闭式吸痰管无需每日更换，当出现可见污染时应及时更换。

（4）密闭式吸痰管每次使用后应及时冲洗，可 72 h 更换。

【参考文献】

[1] 刘娟，曾伟. 密闭式吸痰管更换频率对呼吸机相关性肺炎影响的 meta 分析 [J]. 中华肺部疾病杂志，2019，12（2）：210-212.

[2] 李庆印. 重症专科护理 [M]. 北京：人民卫生出版社，2018.

[3] 中华医学会呼吸病学分会呼吸治疗学组. 成人气道分泌物的吸引专家共识（草案）[J]. 中华结核和呼吸杂志，2014，37（11）：809-811.

[4] 汪晖，吴欣娟，马玉芬，等. 呼吸道传染病产生气溶胶高风险护理操作防护专家共识 [J].

中华护理杂志，2020，55（12）：1784.

[5] 中华医学会呼吸病学分会呼吸危重症医学学组，中国医师协会呼吸医师分会危重症医学工作委员会. 成人重症新型冠状病毒肺炎患者气道管理推荐意见（试行）[J]. 中华医学杂志，2020，（10）：729-737.

[6] 葛慧青，孙兵，王波，等. 重症患者气道廓清技术专家共识 [J]. 中华重症医学电子杂志（网络版），2020，6（3）：272-282.

【临床思维题】

患者神志清楚，持续呼吸机辅助通气，自主咳嗽，呼吸机报警，气道峰压 40 cmH$_2$O，HR 108 次 / 分，SpO$_2$ 89%。护士评估患者，予患者经密闭式吸痰装置吸痰一次，痰液为白色，如米汤样，痰量约 3 ml。

1．吸痰前护士应做哪些评估？

2．患者痰液黏稠度为

A．1 度   B．2 度   C．3 度   D．4 度

3．密闭式吸痰和开放式吸痰相比有什么优势？

【答案解析】

1．吸痰前评估内容包括：

（1）评估患者年龄、病情、意识状态及合作能力。

（2）评估患者生命体征：心率、血氧饱和度、呼吸频率、痰液量及性状、呼吸困难及发绀程度。

（3）评估患者吸痰指征。

（4）向清醒患者解释吸痰的目的、方法、配合要点，取得患者的合作。

（5）评估呼吸机参数设置，如呼吸机模式、呼吸频率、氧浓度、潮气量、气道压等。

2．A。患者痰液为白色，如米汤样，应为 1 度痰。

3．（1）吸痰过程中，密闭式吸痰可降低肺塌陷和低氧的程度，降低吸痰所致心律失常的发生率。

（2）密闭式吸痰可缩短机械通气时间，但对 VAP 的发生率无影响。

（3）密闭式吸痰管无需每日更换，当出现可见污染时应及时更换。

（4）密闭式吸痰管每次使用后应及时冲洗，可 72 h 更换。

（李　薇　乔红梅）

三、人工气道气囊压力测定技术

对于建立人工气道的患者，其人工气道（气管插管、气管切开）壁上都设有气囊装置。在临床工作中，机械通气患者气囊应始终处于充气的状态。气囊充气可以封闭气道，从而保证正压通气的顺利完成；同时，可以有效防止口腔分泌物及胃食管反流物通过声门进入下呼吸道。

【案例】

患者刘某，男，56 岁，主因脑出血伴昏迷 6 h，急诊以急性脑出血、意识障碍、Ⅰ 型呼吸衰竭收入院。患者昏迷状态，查体：T 38.2 ℃，P 110 次 / 分，R 30 次 / 分，BP 160/80 mmHg，两肺闻及大量湿啰音，面罩吸氧 8 L/min。查化验血常规：白细胞 12×10^9/L，中性粒细胞百分数 88%。血气分析：pH 7.30，PaO$_2$ 45 mmHg，PaCO$_2$ 48 mmHg，SaO$_2$ 80%。紧急给予气管插管机械通气辅助治疗。模式：压力控制模式；呼吸频率 16 次 / 分，吸氧浓度 50%，吸气压力 14 cmH$_2$O，呼吸末正压 5 cmH$_2$O。

【护理评估】

　　1．评估患者神志及生命体征变化，向清醒患者做好解释工作。

　　2．评估患者人工气道的种类、上次测量的气囊压力值（图1-4-3-1）。

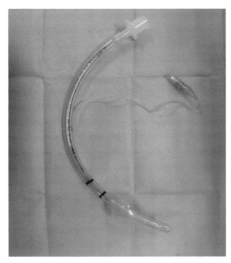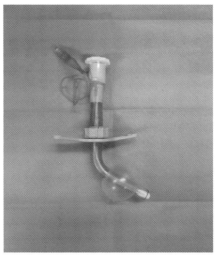

图 1-4-3-1　气管插管及气管切开管

　　3．评估患者人工气道内是否有气道分泌物。

　　4．评估清理患者口腔内是否有分泌物并及时清理。

实践提示

　　◇ 患者气道内外分泌物的清理是保证人工气囊压力测量的重要步骤。

【操作前准备】

　　1．护士准备：衣帽整洁，符合着装要求。

　　2．双人核对医嘱：床号、姓名、机械通气开始时间。

　　3．七步洗手法洗手。

　　4．用物准备：快速手消液、气囊测压表、一次性吸痰管（图1-4-3-2）。

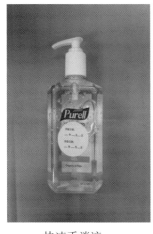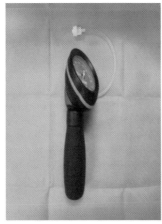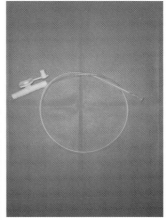

快速手消液　　　　　　　　气囊测压表　　　　　　　一次性吸痰管

图 1-4-3-2　用物准备

【操作过程】

1. 携用物至床旁（图 1-4-3-3）。
2. 将气囊压力表连接于指示气囊开口处。
3. 使用气囊压力表将气囊压力控制在 25 ～ 30 cmH$_2$O（图 1-4-3-4）。

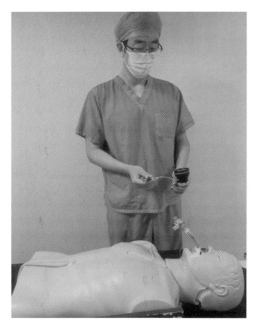

图 1-4-3-3　携用物至床旁

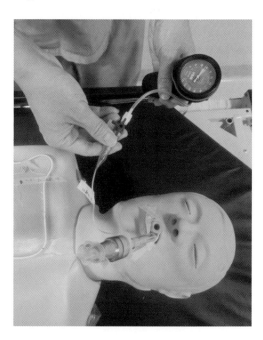

图 1-4-3-4　测量气囊压力

4. 断开气囊压力表，测量完毕（图 1-4-3-5）。

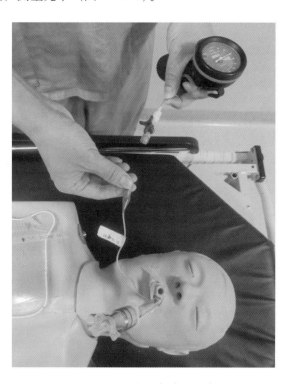

图 1-4-3-5　断开气囊压力表

5．洗手并记录。

6．每 4 ~ 8 h 复测气囊压力，保障压力在正常值范围。

【操作后用物处理】

1．一次性物品弃掉

2．消毒气囊压力表

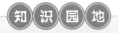

气囊充气方法

◇ 最小闭合技术：根据气囊充气防止漏气的原理，连接呼吸机通气后，气囊充气不足以封闭气道时，在患者喉部可闻及漏气声，将听诊器放于该处，边向气囊内缓慢注气边听漏气声，直到听不到漏气声为止，然后抽出 0.5 ml 气体，可闻及漏气声，再向气囊内注气，直到吸气时听不到漏气声。

◇ 连续气囊压力监测技术：通过一种电子和气动装置连接的设备可以实时监测气囊压力，并且在压力不足时自动补充压力至正常范围。

【人工气道气囊压力测定操作流程图】

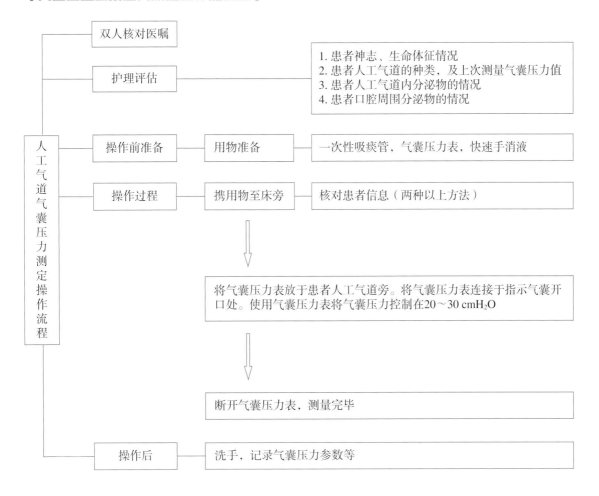

【人工气道气囊压力测定技术评分标准】

项目		技术操作要求	总分	评分等级				实际得分
				A	B	C	D	
操作前准备（30分）	着装准备	仪表、服装符合要求	2	2	1	0	0	
	核对	核对医嘱及患者（至少两种方法核对）	2	2	1	0	0	
	沟通	沟通，取得患者配合	2	2	1	0	0	
	评估	评估患者神志、生命体征	5	5	2	0	0	
		评估人工气道内分泌物情况	5	5	3	0	0	
		评估患者口腔周围分泌物情况	5	5	3	0	0	
		评估病室环境安静、舒适、整洁，光线适宜	5	5	3	2	0	
	物品准备	快速手消液、一次性吸痰管、气囊测压表	4	4	3	1	0	
操作过程（55分）	再次核对	携用物至患者床旁，再次核对患者信息	5	5	3	1	0	
	操作过程	将气囊压力表放于患者人工气道旁	10	10	7	4	0	
		将气囊压力表连接于指示气囊开口处	15	15	10	5	0	
		使用气囊压力表将气囊压力控制在 $25 \sim 30 \, cmH_2O$	15	15	10	5	0	
		断开气囊压力表，测量完毕	10	10	7	4	0	
操作后处理（10分）	记录	向患者进行健康宣教	4	4	2	1	0	
		洗手，记录气囊压力参数等	4	4	2	1	0	
	用物处理	正确处理用物	2	2	1	0	0	
提问（5分）	理论知识	1. 正常气囊压力范围是多少？ 2. 什么是最小闭合技术？	5	5	3	1	0	

【知识链接】

1. 人工气囊临床主要分类及常用种类是什么？

人工气囊分为高压力低容量气囊和高容量低压力气囊。目前临床常用的为高容量低压力气囊，它通过更多的充气容量、更大的气管壁接触面积，从而减小对气管壁的压力，极大降低对气管壁黏膜的损伤。

2. 气囊形状有几种？目前常用的气囊形状为哪种？

气囊的形状分为圆柱形和锥形（图1-4-3-6）。有相关临床研究显示，锥形气囊在液体（痰液）泄漏方面明显少于圆柱形气囊。同时，也有研究报道锥形气囊相对于圆柱形气囊在降低呼吸机相关性肺炎方面没有更明显的优势。目前，临床常采用锥形气囊的人工气道。

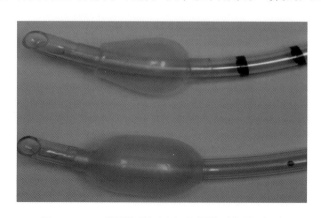

图 1-4-3-6　锥形气囊（上）和圆柱形气囊（下）

3．气囊压力异常会出现什么临床不良后果？

气囊压力过大可导致气道黏膜长时间受压，引起局部水肿或溃疡穿孔，甚至发生气管食管瘘。气囊压力过小可引起气囊上分泌物反流，出现吸入性肺炎，严重者窒息。气囊压力监测频率为 Q4 h ～ Q8 h。

【参考文献】

[1] 王辰．呼吸治疗教程 [M]．北京：人民卫生出版社，2010：83-84.

[2] Haas CF，Eakin RM，Konkle MA，et al. Endotracheal tubes：old and new [J]．Respiratory Care，2014，59（6）：952-5.

[3] Dexter A M，Scott J B . Airway Management and Ventilator-Associated Events [J]．Respiratory Care，2019，64（8）：986-993.

[4] Branson R D，Gomaa D，Rodriquez D . Management of the artificial airway [J]．Respiratory Care，2014，59（6）：974.

[5] Maertens B.，Blot S. Response to：Comment on "Tapered Cuff versus Conventional Cuff for Ventilator-Associated Pneumonia in Ventilated Patients：A Meta-Analysis of Randomized Controlled Trials" [J]．Can Respir J，2019，4：1-2.

【临床思维题】

患者刘某，行气管插管机械通气辅助治疗，呼吸机参数设置：模式：压力控制模式，呼吸频率：16 次 / 分，氧浓度：50%，吸气压力：14 cmH$_2$O，呼吸末正压：5 cmH$_2$O。Q8 h 监测气囊压力，现测得人工气囊压力 33 cmH$_2$O，告知医生，根据此患者情况，遵医嘱将气囊压力调整在正常值范围。

1．如何进行气囊压力监测前的评估？

2．气囊压力设置过高或过低会产生什么不良后果？

【答案解析】

1．① 患者神志、生命体征情况。② 患者人工气道的种类及上次测量气囊压力值。③ 患者人工气道内分泌物的情况。④ 患者口腔周围分泌物的情况。

2．压力过高：①局部黏膜充血水肿。②气管食管瘘。

压力过低：①通气量过低，影响通气。②微误吸，易发生呼吸机相关性肺炎。

（薛　磊）

四、气囊上滞留物清除术

气囊上滞留物清除术是指是在气管插管及气管切开期间，清除口咽部分泌物及进食中反流的食物残渣聚集于气管插管的气囊上方的滞留物的方法。临床上清除气囊上滞留物的方法主要为声门下分泌物引流（subglottic secretion drainage，SSD）和气流冲击法。目前，被证实在提供有效 SSD 法间断声门下吸引的基础上联合简易呼吸器气流冲击法，可有效提高机械通气患者气囊上滞留物清除效果，对预防控制呼吸机相关性肺炎（VAP）的发生具有重要临床意义。

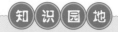

呼吸机相关性肺炎

◇ 呼吸机相关性肺炎（VAP）是临床发生率极高的医源性感染性疾病之一。VAP 的总体发病率为 6% ~ 52%，病死率可达 24% ~ 76%，对机械通气患者预后造成严重阻碍。VAP 是机械通气常见且严重的并发症，VAP 加重患者原发病情，延长康复时间，增加医疗费用，严重者甚至危及患者生命。

【案例】

患者李某，男性，72 岁，主因"慢性咳嗽、咳痰、气促伴嗜睡 2 天"来诊，初步诊断：慢性阻塞性肺疾病急性加重、肺部感染、Ⅱ型呼吸衰竭。入院后患者神志清楚，气管插管接呼吸机辅助通气，模式 A/C，频率 12 次 / 分，氧浓度 30%，潮气量 450 ml，呼气末正压 3 cmH$_2$O，吸痰为黄白痰。血常规：WBC 12.3×10^9/L，NEUT 92%。血气分析：pH 7.32，PaO$_2$ 65 mmHg，PaCO$_2$ 86 mmHg，SaO$_2$ 94%。查体：T 37.5 ℃，HR 94 次 / 分，R 28 次 / 分，BP 130/60 mmHg，两肺可闻及湿啰音，桶状胸。无药物过敏史。

【护理评估】

1. 评估患者的神志、生命体征，向患者解释操作目的，取得患者配合。
2. 评估患者呼吸机参数设置。
3. 评估患者痰液性质、量以及黏稠度，充分吸引气管内及口腔内分泌物。
4. 评估患者气管插管深度。
5. 评估患者的气囊压力，检查患者气囊是否完好。
6. 评估患者胃内容物残余量，以防患者呕吐，发生误吸的风险，操作前 30 min 停鼻饲。
7. 病室环境安静、舒适、整洁，光线适宜。

【操作前准备】

1. 护士准备：服装鞋帽整洁，符合着装要求，语言柔和恰当，态度和蔼可亲。
2. 医嘱核对：双人核对患者医嘱，核对床号、姓名、囊上滞留物清除术。

实践提示

◇ 保证患者的气管插管管路通畅，标记好气管插管深度，防止气管插管脱出。
◇ 每 4 h 检查患者的气囊压力，保证在 25 ~ 30 cmH$_2$O，压力过大会造成气道黏膜损伤，压力过小会造成坠积性肺炎的发生。
◇ 检查患者的胃残余量，暂停鼻饲，防止误吸发生。

3. 七步洗手法洗手。
4. 用物准备（图 1-4-4-1）。

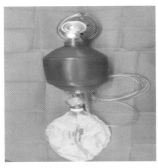
简易呼吸器

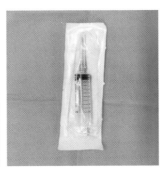
10 ml 注射器

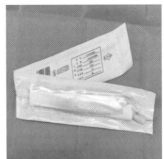
一次性吸痰管

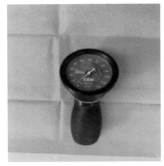
气囊压力表

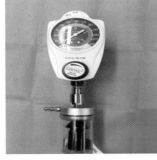
负压吸引器

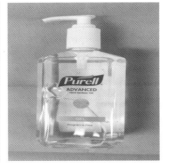
快速手消毒液

图 1-4-4-1　用物准备

（1）简易呼吸器：检查其功能以及密闭性等，处于备用状态，将安全阀打开。

（2）10 ml 注射器、一次性吸痰管、气囊压力表、负压装置。

5．核对患者信息：两种及以上的方法核对患者信息。

实践提示

◇ 提前充分清除口腔内分泌物，防止流向气道，造成感染。

【操作过程】

1．携用物至床旁。

2．再次核对患者信息（同前）。

3．患者取平卧位。

4．两人配合，一人将简易呼吸器与患者气管插管导管相连，另一人用注射器与气囊连接（图 1-4-4-2）。

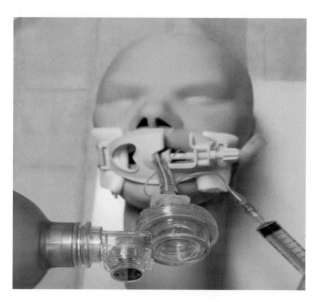

图 1-4-4-2　双人操作

5. 患者与简易呼吸器通气相适应后，在患者第二次潮式吸气末、呼气初时，用力挤压简易呼吸器通气（以患者潮气量 2～3 倍的通气量送气）（图 1-4-4-3）。

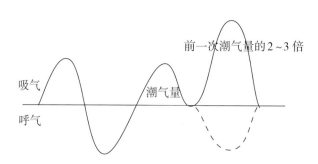

图 1-4-4-3　于第二次吸气末、呼气初用力挤压简易呼吸器

6. 同时，另一人将气囊彻底放气，在简易呼吸器送气末快速完成气囊充气。

7. 再次吸引气道及口鼻腔内的分泌物，可反复操作 2～3 次，直至完全清除气囊上滞留物。

8. 将患者体位恢复至半卧位（30°～45°），测量并维持气囊压力维持在 25～30 cmH$_2$O。

【操作后处理】

1. 用物处理

（1）简易呼吸器消毒，氧源管置入医疗垃圾桶内，其他部位用 75% 乙醇擦拭消毒，有明显分泌物的部位要用含氯消毒液浸泡 30 min 后，擦干备用。

（2）吸痰管用后置入医疗垃圾桶内，包装置入生活垃圾桶内。

2. 洗手记录

（1）用七步洗手法洗手。

（2）记录患者的生命体征（包括心率、呼吸、血压，血氧饱和度）及痰液的性质、量、颜色。

实践提示

◇ 与患者沟通，向患者进行健康宣教，取得患者的配合。

◇ 操作者两人配合默契，减少患者的不适。

◇ 气囊上滞留物反复吸引，清除干净。

【囊上滞留物清除操作流程图】

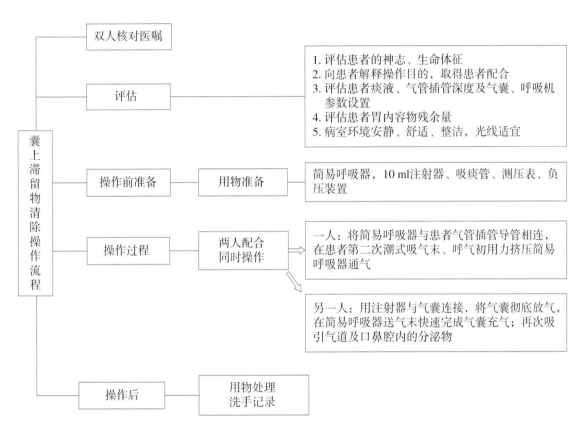

【囊上滞留物清除操作技术评分标准】

项目		技术操作要求	总分	评分等级				实际得分
				A	B	C	D	
操作前准备（45分）	着装准备	服装整洁，洗手，戴帽子、口罩	4	4	2	1	0	
	核对	医嘱核对无误	2	2	0	0	0	
		患者信息核对无误	2	2	0	0	0	
	沟通	向患者解释，取得患者配合	4	4	2	0	0	
	评估	评估患者的神志、生命体征及配合情况	6	6	4	2	0	
		评估患者呼吸机参数设置	2	2	0	0	0	
		评估患者痰液性质、量以及黏稠度，充分吸引气管内及口腔内分泌物	4	4	2	0	0	
		评估患者气管插管深度	2	2	0	0	0	
		评估患者的气囊压力，检查患者气囊是否完好	4	4	2	0	0	
		评估患者胃内容物残余量	5	5	3	1	0	

续表

项目		技术操作要求	总分	评分等级				实际得分
				A	B	C	D	
操作过程（30分）	用物准备	简易呼吸器、10 ml注射器、吸痰管、测压表、负压装置，处于功能状态	10	10	6	3	0	
	核对	再次核对患者信息无误	3	3	0	0	0	
	体位	平卧位	2	2	0	0	0	
	两人配合	两人配合，连接方式正确	6	6	3	1	0	
		简易呼吸器注气时机、方式、气量正确	8	8	4	2	0	
		气囊放气、充气配合正确	8	8	4	2	0	
		吸引气道及口鼻腔内的分泌物，操作正确	4	4	2	0	0	
		体位恢复，测量气囊	4	4	2	0	0	
操作后处理（15分）	用物处理	简易呼吸器消毒	4	4	2	0	0	
		吸痰管处理	4	4	2	0	0	
	洗手记录	用七步洗手法洗手	2	2	0	0	0	
		记录患者的生命体征、痰液情况	5	5	3	1	0	
提问（10分）	理论知识	1. 气管插管的气囊压力范围是多少？ 2. 气流冲击法什么时候用力挤压简易呼吸器通气?	10	10	6	3	0	

【知识链接】

1. 气囊的作用（图1-4-4-4）

（1）防止误吸：防止口腔分泌物和胃食管反流物进入下呼吸道，以预防误吸。

（2）防止漏气：封闭气道，防止漏气导致的潮气量过低。

2. 声门下分泌物引流（图1-4-4-5）。

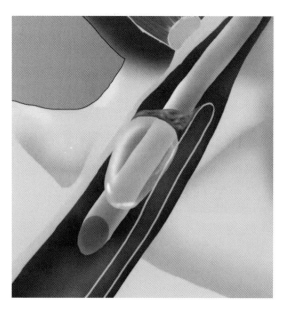

图1-4-4-4　气囊的作用

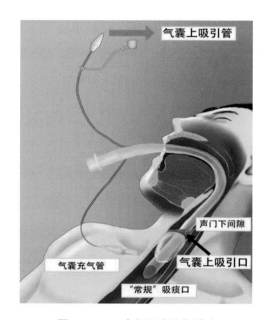

图1-4-4-5　声门下分泌物引流

SSD 应用于机械通气患者能有效降低 VAP 发生率，缩短 MV 时间和住院时间，但对降低病死率无明显影响。有效应用 SSD 是预防 VAP 的重要措施，客观评价 SSD 的临床综合效果是必要的。

3. 声门下分泌物引流方法

（1）间歇吸引：机械通气时采用每 2 h 清除 1 次气管导管气囊上滞留物可有效降低患者并发 VAP 的概率，且并不增加吸引物隐血试验阳性率，应加强对气囊压力的控制，避免出现气道密闭问题而导致患者通气质量受影响。

（2）负压：成人吸痰时维持负压为 −150 ~ −80 mmHg（1 mmHg=0.133 kPa）；痰液黏稠者可适当增加负压。

（3）冲洗：ICU 气管插管患者口腔护理后用 0.02% 氯己定溶液强化气囊上滞留物冲洗（使用 10 ml 注射器注入 0.02% 氯己定溶液行声门下冲洗后吸引气囊上滞留物）能降低 VAP 的发生率和下呼吸道细菌菌株数量，还有效改善肺功能，缩短患者呼吸机使用时间及住院时间，减轻患者痛苦。

4. 声门下引流不良反应的预防

（1）气囊压力：气囊压力范围应在 25 ~ 30 cmH$_2$O。

（2）感染：声门下引流操作不当可能会导致气道深部感染，在进行与气道相关的操作时应严格遵守无菌操作规程，包括洗手和戴口罩。

（3）黏膜损伤：当患者随机接受 20 cmH$_2$O 的持续声门下负压吸引治疗或 100 cmH$_2$O 的间歇声门下负压吸引治疗时，气管黏膜损伤在持续和间歇之间并无差异，但间歇声门下负压吸引治疗的患者吸引量较高，误吸的可能性较低。

【参考文献】

[1] 孙小文，张加乐，江婷，等. 应用声门下分泌物引流对 ICU 机械通气患者综合效果的 Meta 分析 [J]. 中华危重病急救医学，2017，29（7）：586-591.

[2] 宋宏，苏丹. 气管导管气囊上滞留物清除时机与呼吸机相关性肺炎的相关性分析及对策 [J]. 护理实践与研究，2019，16（14）：5-8.

[3] 汪晖，吴欣娟，马玉芬，等. 呼吸道传染病产生气溶胶高风险护理操作防护专家共识 [J]. 中华护理杂志，2020，55（12）：1784.

[4] 邓云霞，徐正梅，陈平. 不同时机气囊上滞留物冲洗预防气管插管病人 VAP 的效果观察 [J]. 护理研究，2018，32（20）：3310-3313.

[5] 汪桂亮，刘亚云. 声门下吸引配合不同冲洗液对预防 VAP 效果观察 [J]. 护理实践与研究，2018，15（4）：126-127.

[6] 魏亚倩，曹子璇，包芸，等. 成人机械通气声门下吸引策略的最佳证据总结 [J]. 护士进修杂志，2020，35（10）：883-888.

[7] 王辰. 呼吸治疗教程 [M]. 北京：人民卫生出版社，2010：83-87.

【临床思维题】

患者在应用有创机械通气过程中，呼吸机模式为 SPONT，FiO$_2$ 30%，自主潮气量 350 ~ 400 ml，吸气压力 8 cmH$_2$O，呼气末正压 3 cmH$_2$O。血气分析：pH 7.36，PaO$_2$ 70 mmHg，PaCO$_2$ 45 mmHg，SaO$_2$ 96%。给予患者囊上滞留物清除后拔除气管插管，过程顺利。

1. 患者滞留物清除前需要做哪些评估？

2. 气囊的作用有

    A. 防止口腔分泌物反流物

B．封闭气道

C．保证通气量

D．预防 VAP 发生

3．为预防患者 VAP 的发生，应该怎么给予患者滞留物清除术？

【答案解析】

1．①评估患者的神志、生命体征及向患者解释操作目的，取得患者配合。②评估患者呼吸机参数设置。③评估患者痰液性质，量以及黏稠度，充分吸引气管内及口腔内分泌物。④评估患者气管插管深度。⑤评估患者的气囊压力，检查患者气囊是否完好。⑥评估患者胃内容物残余量，以防患者呕吐发生误吸的风险，操作前 30 min 停鼻饲。⑦病室环境安静、舒适、整洁，光线适宜。

2．ABCD。

3．（1）气流冲击法：在患者第二次潮式吸气末、呼气初时，用力挤压简易呼吸器通气（以患者潮气量 2 ~ 3 倍的通气量送气），在肺充分膨胀的同时放气囊，在气管插管与气管壁之间产生较大且快的呼气流速，将积滞在气囊上的分泌物冲至口咽部，在简易呼吸器送气末快速完成气囊充气。

（2）声门下分泌物引流法：

间歇吸引：机械通气时采用每 2 h 清除 1 次气管导管气囊上滞留物

负压：成人吸痰时维持负压为 −150 ~ −80 mmHg（1 mmHg=0.133 kPa）；痰黏稠者可适当增加负压。

冲洗：ICU 气管插管患者口腔护理后用 0.02% 氯己定溶液强化气囊上滞留物冲洗（使用 10 ml 注射器注入 0.02% 氯己定溶液行声门下冲洗后吸引气囊上滞留物）。

（肖承雷　乔红梅）

五、人工气道患者痰培养标本留取技术

对于行人工气道的患者，留取痰培养能作为疾病诊断及治疗的参考，使临床医生排除某些致病菌，并在确定致病菌后，根据痰培养药敏试验的结果合理选择抗生素，还可以评价经验性使用抗生素的疗效。

【案例】

患者李某，男性，70 岁，主因"高热、咳嗽咳痰 3 天，意识障碍 1 天"来诊，初步诊断：重症肺炎，I 型呼吸衰竭。入院后患者神志转为清楚。化验：白细胞：18.7×10^9/L，中性粒细胞百分数 89.5%。血气分析：pH 7.52，PaO_2 44 mmHg，$PaCO_2$ 35 mmHg，SaO_2 80%。给予气管插管呼吸机辅助通气。查体：T 39.2 ℃，HR 114 次 / 分，R 32 次 / 分，BP 130/60 mmHg，神志清楚。遵医嘱留取痰培养标本。

【护理评估】

1．评估患者的病情、神志、生命体征、配合程度、吸痰的指征，听诊呼吸音，向患者解释操作的目的，取得患者配合。

2．评估患者抗生素使用情况。

3．评估患者气管插管的型号。

4．评估负压装置和功能状态。

【操作前准备】

1．护士准备：服装鞋帽整洁，符合着装要求，语言柔和恰当，态度和蔼可亲。

2．双人核对医嘱：床号、姓名、痰标本类型、留取时间，打印检验条码。

3．七步洗手法洗手，戴口罩。

4．核对患者信息：两种及以上的方法核对。

5．用物准备：化验单、检验条码、一次性痰液收集器、快速手消毒液，0.9% 氯化钠（瓶装）（图 1-4-5-1）。

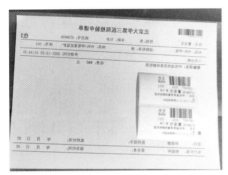
化验单及检验条码

一次性痰液收集器

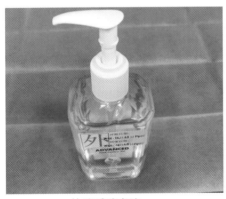
快速手消毒液

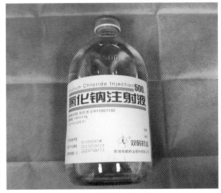
0.9%氯化钠（瓶装）

图 1-4-5-1　用物准备

6．判断患者有无吸痰指征。

7．环境准备：安静、整洁、室温舒适。

实践提示

◇ 吸痰指征：直接观察到气管导管内有分泌物，肺部听诊大气道可闻及痰鸣音。

◇ 机械通气监测：高压报警、低潮气量报警、流速 - 曲线监测呈锯齿状改变。氧饱和度下降或呼吸频率过快、心率加快。

◇ 根据患者气管插管的型号评估结果选择合适的痰液收集器。痰液收集器型号的选择：吸痰管直径≤气管插管内径的 1/2。

【操作过程】

1．携用物至床旁。

2．再次核对患者信息，向患者解释操作目的、方法、取得配合。

3．调节吸痰负压（-150 ～ -80 mmHg）（图 1-4-5-2）。

4．如有肠内营养，暂停营养泵工作（图 1-4-5-3）。

5．倾倒呼吸机管路冷凝水（图 1-4-5-4），予以患者纯氧通气 2 ～ 3 min，进行氧储备，呼吸机静音（图 1-4-5-5）。

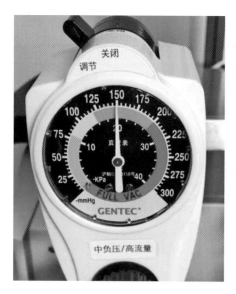

图 1-4-5-2　负压调节

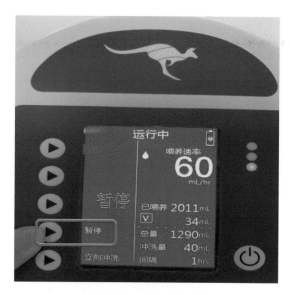

图 1-4-5-3　暂停肠内营养

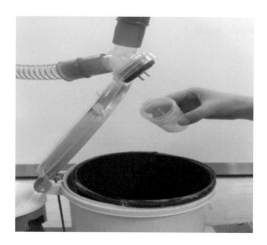

图 1-4-5-4　倾倒冷凝水

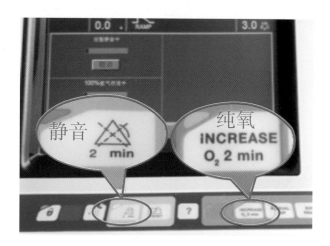

图 1-4-5-5　纯氧通气和静音

6．快速手消毒。

7．打开痰液收集器包装（注意保持痰液收集器无菌状态）（图 1-4-5-6）。

8．戴无菌手套（图 1-4-5-7），痰液收集器结构如图 1-4-5-8 所示。

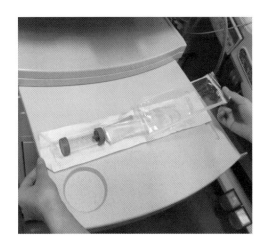

图 1-4-5-6　打开痰液收集器

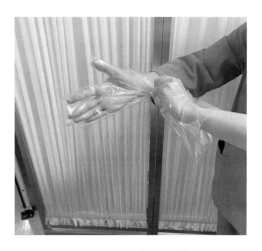

图 1-4-5-7　戴 PE 手套

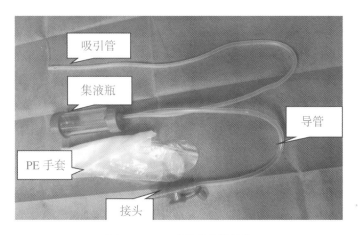

图 1-4-5-8　痰液收集器结构

9. 惯用手保持无菌，拿好痰液收集器，保持吸痰管无菌（图 1-4-5-9）。

10. 另一端与负压引流管连接（图 1-4-5-10）。

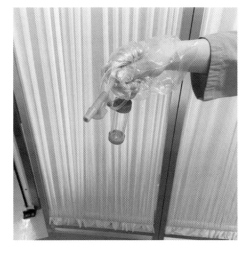

图 1-4-5-9　取出痰液收集器

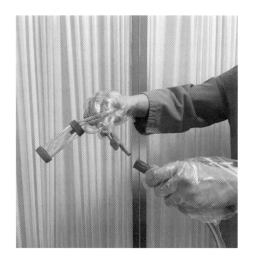

图 1-4-5-10　连接负压引流管

11. 打开气管插管三通外盖帽（图 1-4-5-11）。保持吸引管无菌，无负压轻柔置入吸引管（图 1-4-5-12），遇阻力上提 1 cm，开放负压，旋转上提吸引管，见集液瓶内充满 1/3 ~ 1/2 痰液时，松开负压，取出吸引管。盖好气管插管外盖帽。

12．注意观察患者的生命体征、血氧饱和度情况。

13．关闭负压，断开负压引流管，取下吸引管和导管部分，包裹于 PE 手套中。

14．将集液瓶底部的盖子取下，盖好集液瓶（图 1-4-5-13）。

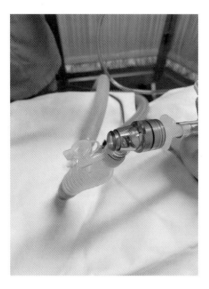

图 1-4-5-11　打开三通外盖帽

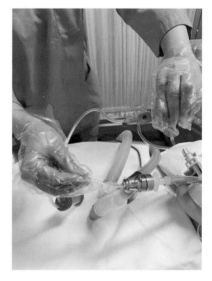

图 1-4-5-12　无负压置入吸引管

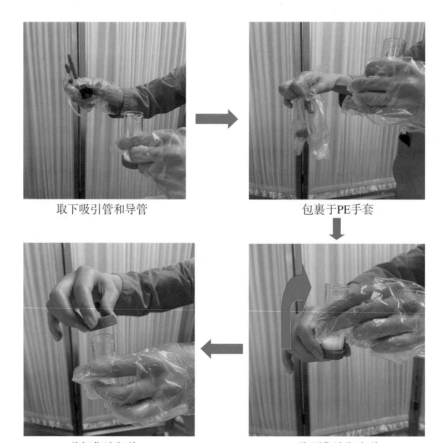

取下吸引管和导管　　　　　　　　　包裹于PE手套

盖好集液瓶盖　　　　　　　　　取下集液瓶底盖

图 1-4-5-13

15．再次予患者纯氧通气 2 ~ 3 分钟，进行氧补充。

16．将检验条码分别贴在标本瓶和化验单上。

17．再次核对患者信息、检验条码、化验单、标本无误后，注明采集时间。

18．整理用物，洗手、记录。

实践提示

◇ 盖集液瓶时，注意保持集液瓶盖内侧及标本无菌状态，防止污染影响检验结果

◇ 记录留取痰液的量、颜色、性质，标本留取时间，患者的生命体征（包括心率、血压、呼吸、血氧饱和度），抗生素使用情况，尽量在抗生素使用前留取标本。

【 操作后处理 】

1．痰液收集器吸痰管部分、手套，按医疗垃圾处理。

2．标本及时送检。

3．外包装按生活垃圾处理。

4．有肠内营养的患者继续肠内营养。

【 人工气道患者痰培养标本留取操作流程图 】

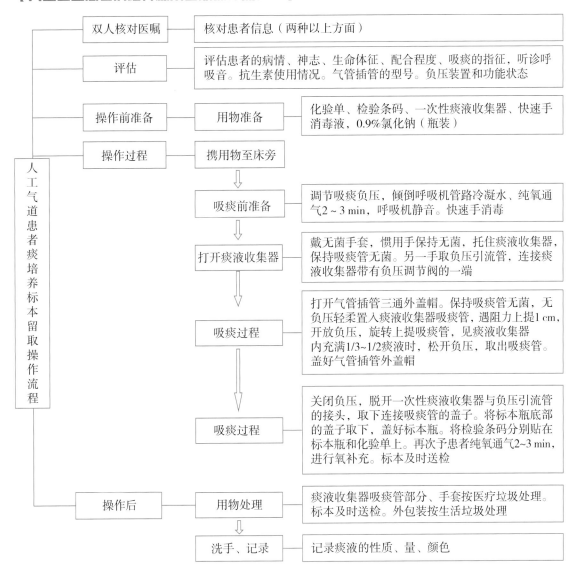

【人工气道患者痰培养标本留取技术评分标准】

项目		技术操作要求	总分	评分等级				实际得分
				A	B	C	D	
操作前准备（30分）	着装准备	服装整洁，洗手，戴帽子、口罩	5	5	3	1	0	
	核对	医嘱核对正确	2	2	1	0	0	
		患者核对正确	2	2	1	0	0	
	沟通	向患者解释，取得患者的配合	3	3	2	1	0	
	评估	正确评估患者病情、生命体征	3	3	2	1	0	
		正确评估吸痰指征	3	3	2	1	0	
		正确评估抗生素使用情况	2	2	1	0	0	
		评估气管插管型号、负压装置和功能状态	5	5	3	1	0	
	物品准备	物品准备齐全	5	5	3	1	0	
操作过程（50分）	再次核对	携用物至患者床旁，向患者进行自我介绍，核对方法正确	5	5	3	2	0	
	标本留取	调节吸痰负压，方法及范围正确	5	5	3	2	0	
		倾倒呼吸机管路冷凝水、予纯氧通气、呼吸机静音	3	3	2	1	0	
		快速手消毒	2	2	0	0	0	
		留取痰标本方法正确，过程中遵守无菌原则，关注患者血氧及不适表现	30	30	20	10	0	
		再次予纯氧通气	5	5	0	0	0	
操作后处理（10分）	用物处理	再次核对确认无误，标本处理方法正确	4	4	2	0	0	
		用物处理方法正确	2	2	1	0	0	
		洗手、记录	4	4	2	0	0	
提问（10分）	理论知识	1. 痰标本留取的目的是什么？ 2. 影响痰培养结果的因素有哪些？	10	10	6	3	0	

【知识链接】

1. 痰培养标本的运送

（1）标本采集后，立即正确盖好集痰器，送实验室（室温下 2 h 内）。

（2）申请抗酸杆菌检查或真菌培养的痰液如不能及时送检，应放入 4 ℃冰箱，以免杂菌生长，但存放时间应不超过 24 h。

（3）怀疑嗜血杆菌或肺炎链球菌感染时，标本应立即送检，切忌冷藏。

2. 不同疾病可能引发的痰标本改变

（1）痰量：健康人一般无痰或少量泡沫状痰。急性呼吸系统感染者较慢性炎症时痰少；细菌性炎症较病毒感染痰多；支气管扩张、慢性支气管炎、肺脓肿、空洞型肺结核和肺水肿患者痰量可显著增多，甚至超过 100 ml/24 h，在治疗过程中，如果痰量减少，一般表示病情好转。

（2）颜色：正常痰液为无色或灰白色。病理情况下，痰的颜色改变可反映存在某些呼吸系统疾病，但特异性差。

1）红色、棕红色：因存在红细胞或血红蛋白所致，见于肺癌、肺结核、支气管扩张、急性肺水肿。痰中带鲜红血，经常见于肺结核早期或病灶播散。铁锈色痰多见于大叶性肺炎、肺梗死。粉红色泡沫痰常为左心功能不全、肺淤血致毛细血管通透性增加，造成急性肺水肿的特征性表现。

2）黄色、黄绿色：因存在大量脓细胞所致，见于肺炎、肺脓肿、支气管扩张、慢性支气管炎、肺结核。黄绿色常为铜绿假单胞菌感染或干酪样肺炎的特征性表现。

3）烂桃样灰黄色：因肺组织坏死所致，见于肺吸虫病。

4）棕褐色：见于慢性充血性心力衰竭肺淤血、阿米巴性肝脓肿、穿过隔膜后与肺相通的阿米巴肺脓肿。

5）灰色、黑色：因吸入大量尘埃或烟雾所致，见于矿工、锅炉工和长期吸烟者。

（3）气味：正常人新咳出的痰液无特殊气味。血性痰可带血腥气味，肺脓肿、晚期肺癌、支气管扩张合并感染患者的痰液常有恶臭，膈下脓肿与肺沟通时患者的痰液可有粪臭味。

（4）性状

1）浆液性稀薄的泡沫样痰液：见于肺水肿等。

2）黏液性无色透明或灰色黏稠痰：见于急性支气管炎、支气管哮喘等。

3）脓液：将痰液静置，从上到下可分为泡沫、黏液和脓性坏死组织三层，见于支气管扩张、肺脓肿、进行性肺结核等。

4）血性：呼吸道黏膜损伤、肺毛细血管破损等造成的出血，见于支气管扩张、肺癌、肺梗死等。

（5）异物

1）支气管管型（bronchial cast）：是纤维蛋白、黏液和白细胞等在支气管内凝聚而成的树枝状物，含血红蛋白，呈灰白色或棕红色。其直径与形成部位的支气管内径相关，一般较短，亦有长达 15 cm 的。在刚咳出的痰液中常卷曲成团，放入生理盐水中后即可展开，呈现典型的树枝形。见于纤维蛋白性支气管炎、肺炎链球菌性肺炎和累及支气管的白喉患者。

2）Dittich 痰栓：是肺组织坏死崩解产生，形似干酪或豆腐渣，多见于肺坏疽、腐败性支气管炎、肺结核等患者痰中。

3）硫黄样颗粒：是放线菌的菌线团，呈淡黄色或灰白色，形似硫黄粗枝大叶，约粟粒大小，压片镜检可见密集的菌丝呈放状排列，常见于肺放线菌病。

4）肺钙石（lung calculus）：为肺结核干酪样物质的钙化产生，亦可由侵入肺内的异物钙化而成。

5）库施曼螺旋体（Curschmann spiral）：系小支气管分泌的黏液，为淡黄色或灰白色富有弹性的丝状物，常卷曲成团。见于支气管哮喘和某些慢性支气管炎患者。

6）寄生虫：有时在痰内可检出寄生虫，如卫氏并殖吸虫、蛔蚴和钩蚴等，需用显微镜进一步确认。

【参考文献】

[1] 皮红英，王玉玲. 专科护理技术操作规范与评分标准 [M]. 北京：人民军医出版社，2014：8-10.

[2] 陈玉红. 重症护理专科指南 [M]. 南京：东南大学出版社，2011：13-15.

[3] 张洪君，李葆华. 神经科护士规范操作指南 [M]. 北京：中国医药科技出版社，2016：170-174，232-236.

[4] 王欣然，孙红，李春燕. 重症医学科护士规范操作指南 [M]. 北京：中国医药科技出版社，2020：218-219.

[5] 刘芳，杨莘. 神经内科重症护理手册 [M]. 北京：人民卫生出版社，2017：379-381.

[6] 贾杰芳. 检验技术与临床 [M]. 长春：吉林科学技术出版社，2017：138-139.

【临床思维题】

患者神志清楚，T 39.2 ℃，HR 115 次 / 分，R 35 次 / 分，BP 136/66 mmHg，气管插管内可见痰液，无持续肠内营养，遵医嘱留取痰培养标本，操作过程中患者 SaO_2 下降至 86%。

1. 留取痰标本时，患者发生低氧血症如何处理？
2. 若留取的痰标本呈粉红色泡沫样，提示患者可能发生的情况是

    A. 重症肺炎   B. 支气管哮喘急性发作

    C. 支气管扩张合并感染   D. 急性肺水肿

3. 留取痰标本时发现标本为黄绿色，该患者可能存在哪方面的感染？

【答案解析】

1. 留取痰标本时，患者发生低氧血症，应暂停吸痰，继续机械通气；给予纯氧进行氧补充；密切观察患者生命体征及有无不适主诉，口唇、甲床有无发绀；待患者血氧饱和度恢复正常、生命体征平稳，与医生沟通后决定是否继续留取标本。

2. D。粉红色泡沫痰常为左心功能不全、肺淤血致毛细血管通透性增加，造成急性肺水肿的特征性表现。

3. 黄色、黄绿色痰因存在大量脓细胞所致，见于肺炎、肺脓肿、支气管扩张、慢性支气管炎、肺结核。黄绿色痰常为铜绿假单胞菌感染或干酪样肺炎的特征性表现。

（拓丽丽　乔红梅）

六、振动排痰机使用技术

振动排痰机是根据物理定向叩击原理设计，具有低频振动、深穿透性、叩振结合等特点，对排出和移动肺内、细小支气管等小气道分泌物和代谢废物有明显作用，主要适用于痰液稠厚、不易咳出、需辅助排痰的患者。

【案例】

患者王某，男性，70 岁，主因"慢性咳嗽、咳痰、气促伴呼吸困难加重 2 天"来诊。初步诊断：慢性阻塞性肺疾病急性加重、肺部感染。患者神志清楚，鼻导管吸氧 3 L/min，咳黄白痰，不易咳出，SaO_2 93%，查体 T 36.2 ℃，HR 94 次 / 分，R 20 次 / 分，BP 130/60 mmHg，两肺可闻及湿啰音，桶状胸，甲床、口唇未见发绀，无药物过敏史。遵医嘱给予患者振动排痰机协助排痰。

【护理评估】

1. 评估患者神志、生命体征、血氧饱和度情况及有无躯干骨折，向患者解释排痰机使用目的，取得患者配合。

2. 了解病变部位，评估患者痰液的量、颜色、黏稠度及咳嗽咳痰能力。根据患者病情、耐受程度选择合适的叩击头。

（1）普通叩击头：直径 5 英寸（1 英寸 =2.54 cm），应用于一般患者背部振动排痰（图 1-4-6-1）。

（2）护肋：轭状，宽度 6 英寸，有两个接触点，用于胸、背部和前后两侧的治疗（图 1-4-6-2）。

3. 评估患者配合及耐受程度。

4. 评估患者进餐的时间，治疗应选择在患者餐前 1 ~ 2 h 或餐后 2 h，避免患者因食物尚未消化而反复咳嗽导致误吸。

5. 病室环境安静、舒适、整洁，光线适宜。

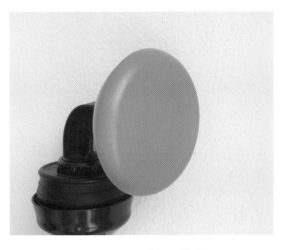

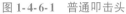

图 1-4-6-1　普通叩击头

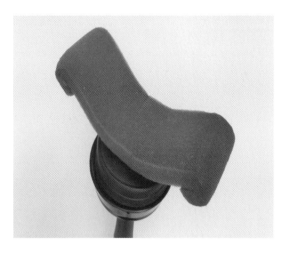

图 1-4-6-2　护肋

【操作前准备】

1．护士准备：服装鞋帽整洁，符合着装要求，语言柔和恰当，态度和蔼可亲。

2．双人核对医嘱：床号、姓名、振动排痰机、频次、开始时间。

3．七步洗手法洗手。

4．核对患者信息：两种及以上的方法核对。

5．用物准备：振动排痰机、一次性叩击头套、快速手消毒液、痰杯。对于人工气道和无自主咳痰能力的患者，备吸痰装置、吸痰管（图 1-4-6-3）。

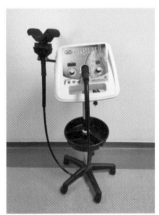

振动排痰机

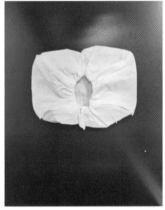

一次性叩击头套

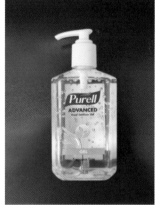

快速手消毒液

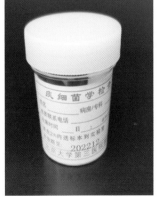

痰杯

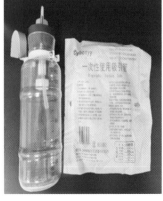

吸痰装置

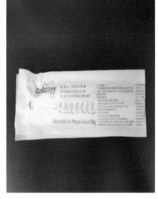

吸痰管

图 1-4-6-3　用物准备

【操作过程】

1. 携用物至床旁。
2. 两种方法核对患者信息。
3. 连接振动排痰机电源（图 1-4-6-4）。

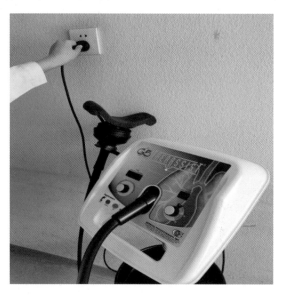

图 1-4-6-4　连接电源

4. 连接好叩击头，放在支架上，叩击头外套一次性叩击头套，确保电气和医疗安全后开机（图 1-4-6-5）。

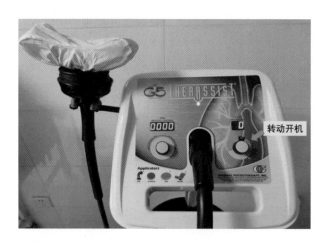

图 1-4-6-5　叩击头外套一次性叩击头套、开机

5. 协助患者取坐位或侧卧位，病变部位置于最高处（图 1-4-6-6）。
6. 选择合适的叩击频率，根据患者能耐受的程度，振动频率由低到高渐序进行，可以选择全智能化或手动调控档位（图 1-4-6-7）。

实践提示

◇ 振动排痰机频率和时间的设置：频率一般小于 60 次/秒，以 20～30 次/秒为宜；时间一般以每次 8～10 min，每天 2～4 次为宜。

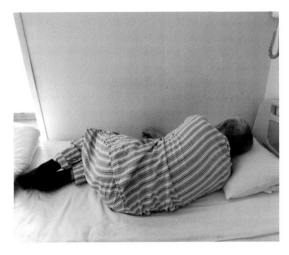

图 1-4-6-6　予患者摆好体位

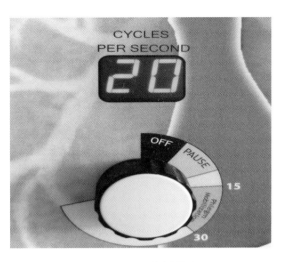

图 1-4-6-7　选择频率

7．将叩击头贴靠在患者胸前或背后，轻加压力，以便感觉患者的反应。操作时叩击柄上的箭头始终向着支气管，依次由外向内、由下向上，每个部位叩击 30 s 左右。在肺下叶及重点感染部位，可适当延长叩击时间、增加频率，同时稍加大压力，有效促进痰液排出（图 1-4-6-8）。

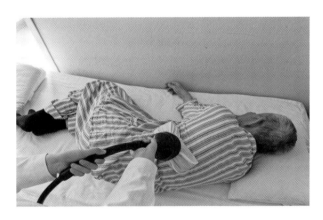

图 1-4-6-8　予患者振动排痰机排痰

实践提示

◇ 操作时，叩击头避开胃、肠、心脏等器官。

◇ 操作过程中观察呼吸、心率、脉氧的变化，询问患者自我感受。

◇ 如果操作部位出现出血点、皮肤瘀斑或有新出现的血痰，危重患者出现明显的心率、血压等生命体征的改变，应立即停用。

8．治疗结束，协助患者排痰，无自主咳嗽能力的患者应及时予以吸痰并随时观察其痰量、性质、颜色的变化（图 1-4-6-9）。

9．协助患者取舒适体位，整理床单位。

10．洗手，记录。

（1）七步洗手法洗手。

（2）记录患者的生命体征（包括心率、血压、呼吸、血氧饱和度）及振动排痰机参数（强度、使用时间）。

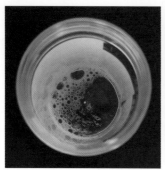
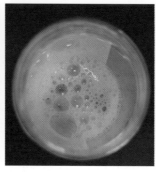
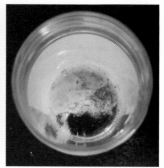

Ⅰ度（稀痰）：泡沫样　　　　Ⅱ度（中度黏痰）：　　　　Ⅲ度（重度黏痰）：
或者米汤样　　　　　　　　稀糊状　　　　　　　　　黏稠，呈坨状

图 1-4-6-9　痰液黏稠度

【操作后用物处理】

（1）一次性叩击头套：弃入黄色垃圾袋。

（2）机器表面：用75%乙醇擦拭后备用。

【振动排痰机操作流程图】

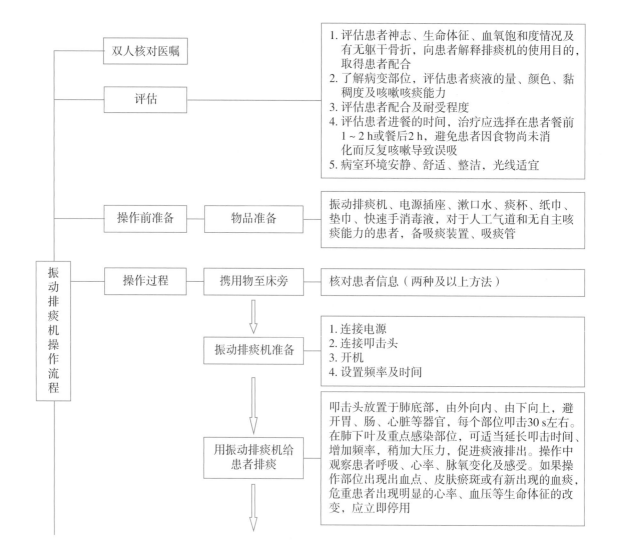

	双人核对医嘱		1. 评估患者神志、生命体征、血氧饱和度情况及有无躯干骨折，向患者解释排痰机的使用目的，取得患者配合 2. 了解病变部位，评估患者痰液的量、颜色、黏稠度及咳嗽咳痰能力 3. 评估患者配合及耐受程度 4. 评估患者进餐的时间，治疗应选择在患者餐前1~2h或餐后2h，避免患者因食物尚未消化而反复咳嗽导致误吸 5. 病室环境安静、舒适、整洁，光线适宜
	评估		
振动排痰机操作流程	操作前准备	物品准备	振动排痰机、电源插座、漱口水、痰杯、纸巾、垫巾、快速手消毒液，对于人工气道和无自主咳痰能力的患者，备吸痰装置、吸痰管
	操作过程	携用物至床旁	核对患者信息（两种及以上方法）
		振动排痰机准备	1. 连接电源 2. 连接叩击头 3. 开机 4. 设置频率及时间
		用振动排痰机给患者排痰	叩击头放置于肺底部，由外向内、由下向上，避开胃、肠、心脏等器官，每个部位叩击30 s左右。在肺下叶及重点感染部位，可适当延长叩击时间、增加频率，稍加大压力，促进痰液排出。操作中观察患者呼吸、心率、脉氧变化及感受。如果操作部位出现出血点、皮肤瘀斑或有新出现的血痰，危重患者出现明显的心率、血压等生命体征的改变，应立即停用

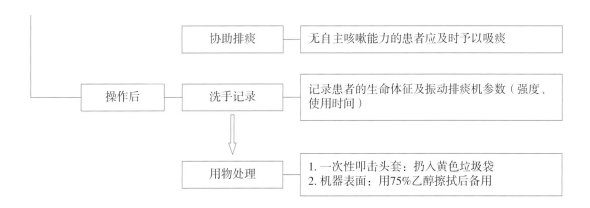

【振动排痰机操作技术评分标准】

项目		技术操作要求	总分	评分等级				实际得分
				A	B	C	D	
操作前准备（25分）	着装准备	仪表、服装符合要求	2	2	1	0	0	
	核对	核对医嘱及患者（至少两种方法核对）	2	2	1	0	0	
	沟通	沟通，取得患者配合	2	2	1	0	0	
	评估	评估患者一般情况、病情、生命体征	5	5	3	1	0	
		评估患者病变部位、咳嗽反射	5	5	3	1	0	
	物品准备	振动排痰机、一次性叩击头套、快速手消毒液、痰杯，对于人工气道和无自主咳痰能力的患者，备吸痰装置、吸痰管，检查物品有效期	9	9	6	3	0	
操作过程（65分）	核对	再次核对患者信息	5	5	3	2	0	
	操作过程	协助患者取正确体位	5	5	3	2	0	
		正确选择叩击头	5	5	3	2	0	
		正确选择叩击频率	10	10	6	2	0	
		叩击顺序正确（由外向内、由下到上）	10	10	6	2	0	
		合理控制叩击头停留时间	5	5	3	2	0	
		及时协助患者排痰	5	5	3	2	0	
	观察	密切观察患者生命体征	5	5	3	2	0	
		观察痰液性质、量、颜色并记录	5	5	3	2	0	
	综合	护士熟练程度	10	10	6	2	0	
操作后处理（5分）	宣教	向患者进行健康宣教	1	1	0	0	0	
	记录	洗手，记录	2	2	1	0	0	
	用物处理	正确处理用物	2	2	1	0	0	
提问（5分）	理论知识	1. 振动排痰机的使用注意事项有哪些？ 2. 振动排痰机的使用禁忌证有哪些？	5	5	3	1	0	

【知识链接】

1. 振动排痰机使用注意事项

（1）根据患者耐受情况选择适当的频率和治疗时间，基本治疗频率为 20 ～ 35 Hz，每日

2 ～ 4 次。

    （2）治疗期间严密观察生命体征变化。

    （3）为避免交叉感染，使用一次性叩击头套。

    （4）与雾化吸入结合治疗，可提高排痰效果，在每次治疗前行 10 ～ 20 min 雾化吸入治疗。

    （5）治疗应选择在患者餐前 1 ～ 2 h 或餐后 2 h 进行，防止患者发生恶心、呕吐。

  2．振动排痰机使用禁忌证

    （1）接触部位皮肤感染。

    （2）胸部肿瘤、血管畸形。

    （3）肺结核、气胸、胸腔积液、胸壁疾病、未局限的肺脓肿。

    （4）出血性疾病或凝血异常，有出血倾向者。

    （5）肺部血栓及咯血。

    （6）不耐受振动者。

    （7）急性心肌梗死、心内血栓、房颤。

【参考文献】

[1] 张素，乔红梅，王雯．呼吸科护士规范操作指南 [M]．北京：中国医药科技出版社，2017：171.

[2] 葛慧青，孙兵，王波，等．重症患者气道廓清技术专家共识 [J]．中华重症医学电子杂志（网络版），2020，6（3）：272-282.

【临床思维题】

    遵医嘱给予患者王某振动排痰机协助排痰，在排痰过程中，患者咳嗽，咳大量的黄白黏痰，痰中偶有暗红色血丝，此时患者神志清楚，SaO_2 90%，HR 98 次 / 分，R 18 次 / 分，BP 95/65 mmHg。

    1．给患者王某应用振动排痰机排痰的顺序为

      A．从下至上，由内而外

      B．从上至下，由内而外

      C．从上至下，由外而内

      D．从下至上，由外而内

    2．作为责任护士应该如何处理？

      A．继续予患者使用振动排痰机协助排痰

      B．暂停使用振动排痰机协助排痰

      C．通知医生，必要时遵医嘱使用止血药物

      D．密切观察患者咳嗽、咳痰情况及生命体征变化

【答案解析】

    1．D。排痰顺序为从下至上，由外而内。排痰部位应为从小气道到主气道。

    2．BCD。使用振动排痰机排痰时应将叩击头避开胃、肠、心脏等器官；操作过程中观察呼吸、心率、脉氧的变化，询问患者感受；如果操作部位出现出血点、皮肤瘀斑或有新出现的血痰，危重患者出现明显的心率、血压等生命体征的改变，应立即停用。

（赵东芳）

七、气管插管口腔护理

气管插管口腔护理是指对经口气管插管的患者进行口腔护理，以保持患者口腔清洁、湿润，使患者舒适。由于气管插管患者不能进食，吞咽、咀嚼功能受限，口腔处于经常性开放状态，容易造成口腔黏膜干燥，唾液减少，口腔的自净作用和局部黏膜抵抗力减弱，会使大量细菌在口腔内繁殖，增加口腔感染机会。口腔定植细菌是早发性呼吸机相关性肺炎的主要致病菌，因此气管插管患者的口腔护理十分重要，可防止口臭、口腔溃疡、口腔黏膜充血，保持口腔正常功能；减少口腔细菌感染及细菌移位，降低肺部感染发生率。

【案例】

患者张某，女性，79岁，主因"慢性咳嗽、咳痰、气促伴呼吸困难加重2天"来诊。初步诊断：慢性阻塞性肺疾病急性发作、Ⅱ型呼吸衰竭、肺部感染。入院后患者神志处于嗜睡状态。查血气分析：pH 7.15，PaO_2 75 mmHg，$PaCO_2$ 78 mmHg，SaO_2 88%。查体：T 38.2 ℃，HR 125 次/分，R 33 次/分，BP 130/60 mmHg，血常规：WBC 18×10^9/L，NEUT 88%。遵医嘱给予患者经口气管插管，模式：A/C，f：12 次/分，FiO_2 30%，PEEP：4 cmH_2O，VT：400 ml。遵医嘱给予患者口腔护理。

【护理评估】

1. 评估患者的生命体征、血氧饱和度、凝血功能、意识和合作能力。
2. 向患者解释操作目的、过程、注意事项及配合要点，取得患者配合。
3. 评估患者气管插管插入深度和固定方法。
4. 评估口腔黏膜，牙齿有无松动和缺失，牙龈或舌有无出血、损伤、溃疡等，以及口腔内卫生情况。
5. 评估患者机械通气监测指标（通气模式、气道压力、报警限等参数），无异常报警。
6. 评估病室环境安静、舒适、整洁，光线适宜。

实践提示

◇ 与患者沟通，向患者解释操作目的，防止在操作过程中管路脱出。躁动患者需在镇静情况下再行口腔护理。

◇ 检查患者口腔内卫生情况，根据情况选择合适的口腔护理溶液；检查皮肤黏膜的情况，如有异常情况，及时通知医生给予处理；牙齿松动者，给予细线固定，做好交班。

◇ 监测气囊压力在 25～30 cmH_2O，防止分泌物及液体流入气道内。

【操作前准备】

1. 护士准备：服装鞋帽整洁，符合着装要求，语言柔和恰当，态度和蔼可亲。
2. 双人核对医嘱：床号、姓名、口腔护理医嘱，确认口腔护理频次。
3. 七步洗手法洗手。
4. 核对患者信息：两种及以上的方法核对。
5. 用物准备：口腔护理溶液（醋酸氯己定）、一次性无菌口护包（弯盘、污物碗、棉球、压舌板、镊子、棉棒、治疗巾）、手电筒、气管插管固定器、清洁纱布、气囊压力表、直尺、棉签、负压装置、执行单、免洗手消毒液、一次性吸痰管、手套（图1-4-7-1）。

【操作过程】

1. 至少两种以上方法核对患者信息，并告知患者进行口腔护理操作的目的。

2．备齐用物，携用物至患者床旁。口腔护理前暂停鼻饲。

3．操作者分别站在患者头胸部两侧，抬高床头 30°～45°，头部垫高，使下颌尽量靠近胸骨柄，以减少和防止误吸的发生，观察患者的心率、呼吸、血氧饱和度，确定适合操作。

4．采用支架支撑气管插管和呼吸机管路，倾倒呼吸机管路冷凝水。

5．气囊适当充气，检查气囊压力在适宜范围（25～30 cmH$_2$O）（图 1-4-7-2）。

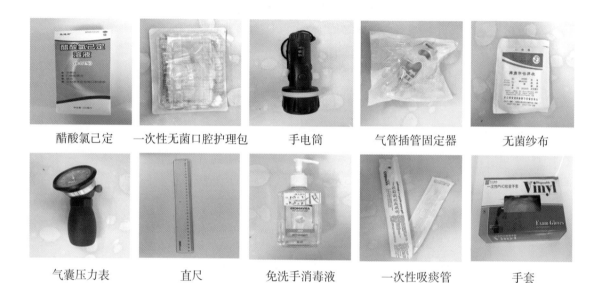

| 醋酸氯己定 | 一次性无菌口腔护理包 | 手电筒 | 气管插管固定器 | 无菌纱布 |
| 气囊压力表 | 直尺 | 免洗手消毒液 | 一次性吸痰管 | 手套 |

图 1-4-7-1　用物准备

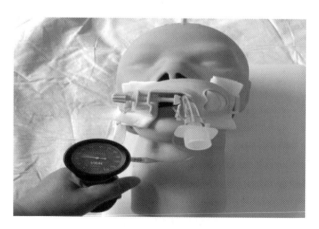

图 1-4-7-2　监测气囊压力

6．口腔护理前听诊双肺判断有无痰鸣音，按需吸痰，吸引前予以高浓度吸氧，用一次性吸痰管吸净口腔内的分泌物。

7．打开口腔护理包，戴手套，铺治疗巾于患者颌下及枕上，弯盘置于患者口角旁，清点棉球数（图 1-4-7-3）。

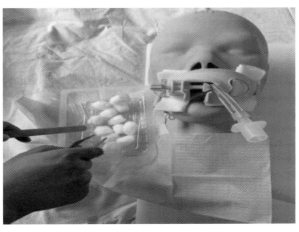

图 1-4-7-3　铺治疗巾，清点棉球

8．双人配合：操作者 A 站于患者一侧行口腔护理，配合者 B 站于患者另一侧。

9．A 松解口腔固定器系带，取出口腔固定器，查看门齿处气管插管的刻度；B 用手固定气管插管，用手电筒检查口腔内情况。然后双人核对气管插管的深度（图 1-4-7-4）。

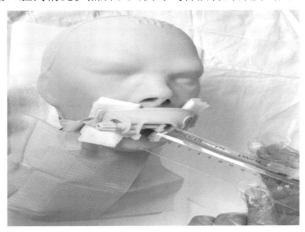

图 1-4-7-4　确认气管插管深度

10．A 倾倒醋酸氯己定口腔护理液，浸湿棉棒及棉球，湿棉球干湿度适宜，垫弯盘，湿润口唇，嘱患者张嘴。B 固定气管插管。A 用压舌板协助取棉棒，按顺序擦拭口腔（顺序：对侧上外侧面、内侧面、咬合面、颊黏膜，同理近侧各部位，上腭、舌面、舌下），擦净气管插管表面污渍（如污渍太多，可增加棉球数量）（图 1-4-7-5）。

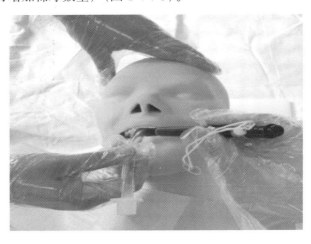

图 1-4-7-5　擦洗口腔

11．若患者无牙齿，可用棉球蘸醋酸氯己定口腔护理液轻柔擦拭牙龈及舌面。

12．B 再次检查口腔，评价口腔护理效果，确认口腔内无棉球及残留（图 1-4-7-6）。

13．口唇干裂者涂液状石蜡、润唇膏、香油等滋润，用纸巾清洁面部。

14．A 再次确定气管插管深度，固定气管插管位置居中，固定带绕于颈后，口角两侧垫纱布，使患者舒适（图 1-4-7-7）。

15．双人再次核对气管导管插入深度，注意保持操作前后刻度一直，再次监测气囊压力。

16．观察两侧胸部起伏是否对称，呼吸机无报警。

17．使用后的口护包及替换下的口腔固定器扔进医疗垃圾桶，尺子使用 75% 乙醇擦拭消毒备用。

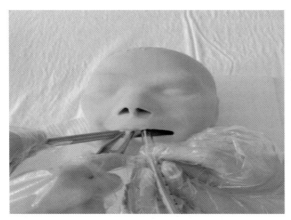

图 1-4-7-6　检查口腔

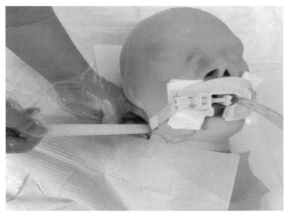

图 1-4-7-7　固定气管插管

【操作后用物处理】

洗手，记录患者口腔情况，进行物品处理。

实践提示

◇ 双人操作，保持气管插管末端至门齿的距离不变。

◇ 应监测并维持气管插管气囊压力在 25 ～ 30 cmH$_2$O。

【气管插管患者口腔护理操作流程图】

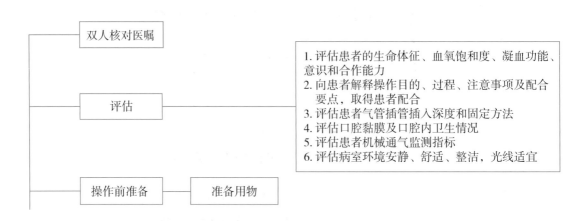

双人核对医嘱

评估　　1.评估患者的生命体征、血氧饱和度、凝血功能、意识和合作能力
2.向患者解释操作目的、过程、注意事项及配合要点，取得患者配合
3.评估患者气管插管插入深度和固定方法
4.评估口腔黏膜及口腔内卫生情况
5.评估患者机械通气监测指标
6.评估病室环境安静、舒适、整洁，光线适宜

操作前准备　　准备用物

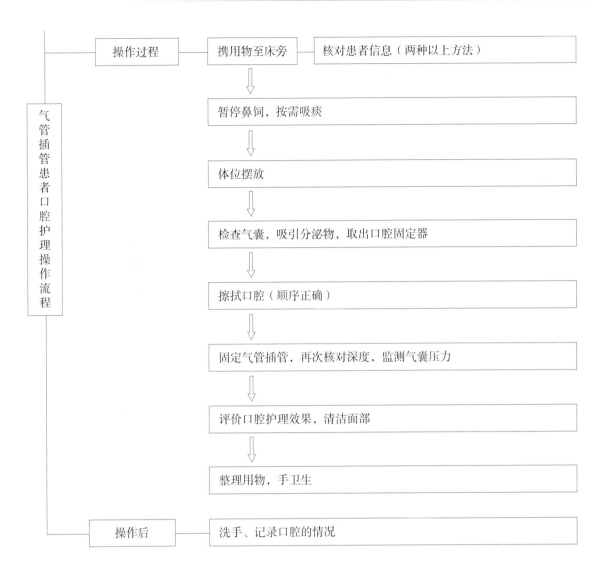

【气管插管患者口腔护理操作技术评分标准】

项目		技术操作要求	总分	评分等级				实际得分
				A	B	C	D	
操作前准备（35分）	着装准备	服装整洁，洗手，戴帽子、口罩	3	3	1	0	0	
	核对	核对信息（至少2种以上方法核对）	4	4	2	1	0	
	沟通	向患者解释，取得患者的配合	4	4	2	1	0	
	评估	评估患者神志、生命体征	4	4	2	1	0	
		评估患者气管插管	4	4	2	1	0	
		评估患者口腔黏膜	4	4	2	1	0	
		评估患者使用呼吸机参数	4	4	2	1	0	
		评估病室环境	4	4	2	1	0	
	物品准备	物品准备齐全	4	4	2	0	0	

续表

项目		技术操作要求	总分	评分等级				实际得分
				A	B	C	D	
操作过程（50分）	再次核对	再次核对患者信息	2	2	1	0	0	
	口腔护理前准备	暂停鼻饲，体位摆放	4	4	2	1	0	
		检查气囊压力	4	4	2	1	0	
		吸引气道及口腔分泌物	6	6	4	2	0	
		铺治疗巾，清点棉球	4	4	2	1	0	
	口腔护理	松口腔固定器，确认气管插管深度	4	4	2	1	0	
		棉球棉棒干湿度适宜	4	4	2	1	0	
		擦拭顺序手法正确	5	5	3	1	0	
	口腔护理后	确认清洁效果，无棉球及残留	5	5	3	1	0	
		再次确认气管插管深度及气囊压力	4	4	2	1	0	
		观察两侧胸部起伏是否对称	4	4	2	1	0	
	记录	七步洗手法洗手	2	2	0	0	0	
		记录患者口腔情况	2	2	1	0	0	
操作后（5分）	患者床单位	协助患者摆放舒适体位，整理床单位	2	2	0	0	0	
	用物处理	垃圾分类，用物消毒	3	3	1	0	0	
提问（10分）	理论知识	1. 患者口腔真菌感染应选用哪种口腔护理液？ 2. 气管插管气囊压力过高会导致哪些并发症？	10	10	6	3	0	

【知识链接】

1. 口腔护理常用溶液

名称	浓度	作用及适用范围
生理盐水	0.9%	清洁口腔、预防感染
过氧化氢溶液	1%～3%	抗菌、防臭，适用于口腔感染有溃烂、坏死组织者
碳酸氢钠溶液	1%～4%	碱性溶液，适用于真菌感染
醋酸氯己定（洗必泰）	0.01%	清洁口腔，广谱抗菌
呋喃西林溶液	0.02%	清洁口腔，广谱抗菌
醋酸溶液	0.1%	适用于铜绿假单胞菌感染
硼酸溶液	2%～3%	酸性防腐溶液，有抑菌作用
甲硝唑溶液	0.08%	适用于厌氧菌感染

2．异常情况及处理

异常情况	主要表现	处理措施
气管插管脱出	气管插管外露长度变长，喉部发声，呼吸机低潮气量或低压报警，呼吸急促，发绀，血氧饱和度下降	立即给予吸氧或简易呼吸器辅助通气，必要时协助医生重新置管
气管插管受损	插管管腔变形或破损，气道压力过高，呼吸困难，血氧饱和度下降	立即解除压迫，妥善固定牙垫及气管插管；若插管无法维持通气，立即气囊放气，给予吸氧或简易呼吸器辅助通气，必要时协助医生更换气管插管
气管插管误入支气管	气管插管外露长度变短，一侧胸廓起伏减弱、呼吸音减弱或消失，血氧饱和度下降	立即行气道及口咽部分泌物吸引，气囊放气，调整气管插管末端至门齿 22±2 cm，听诊双肺呼吸音对称，必要时行胸片确认
误吸、窒息	呛咳、气道压力过高，呼吸窘迫，烦躁不安，血氧饱和度下降	立即清除误吸物，提高吸入氧浓度，调整气囊压力至 25～30 cmH$_2$O，必要时协助医生行纤维支气管镜治疗
恶心、呕吐	上腹部不适、紧迫欲吐，皮肤苍白、出汗、流涎，胃或部分肠内容物经食管、口腔排出体外	立即清除呕吐物，保持气道通畅及气囊压力在正常范围，必要时遵医嘱给予药物治疗
口腔及口周皮肤异常	出血、红肿、溃疡、破损	给予压迫止血、敷料保护或遵医嘱药物涂抹等对症处理

【参考文献】

[1] 邵小平．实用急危重症护理技术规范 [M]．上海：上海科学技术出版社，2019：52-56.

[2] 成守珍．ICU 临床护理指引 [M]．北京：人民军医出版社，2013：209-210.

[3] 王欣然，孙红，李春燕．重症医学科护士规范操作指南 [M]．北京：中国医药科技出版社，2020：176-177.

【临床思维题】

患者气管插管接呼吸机辅助通气，神志处于镇静后睡眠状态，HR 105 次 / 分，R 30 次 / 分，BP 130/60 mmHg。给予患者口腔护理时，患者口腔内有异味，口腔黏膜充血，下面门齿第 2 颗牙齿松动，舌根处有一 0.5 cm×0.5 cm 溃疡。

1．根据患者情况应该选择什么口腔护理溶液？

2．根据患者的情况应该做哪些处理？

3．气囊压力不足有何风险？该如何处理？

【答案解析】

1．患者口腔内有异味，舌根处有一 0.5 cm×0.5 cm 溃疡，应选择过氧化氢溶液。

2．（1）患者有一颗牙松动，应评估牙齿松动情况，请口腔科会诊，标记松动牙齿，并持续监测松动情况。

（2）患者口腔溃疡处应用药物。

3．风险：气管插管的气囊压力不足，导致气囊上滞留物流向气道内，易引发呛咳及误吸。

处理：立即清除误吸物，提高吸入氧浓度，调整气囊压力至 25～30 cmH$_2$O，必要时协助医生行纤维支气管镜治疗。

（吕蒙蒙　乔红梅）

八、气管切开伤口换药技术

气管切开换药法是了解气管切开患者伤口愈合情况，清除气管造瘘口周围的分泌物，使创面清洁，减少细菌和分泌物的刺激，预防感染，促进创面愈合，增加患者舒适度的一种换药方法。

【案例】

患者王某，男性，60岁，主因"声音嘶哑1年半，呼吸困难2周"以"喉梗阻（Ⅱ度）"收入院。患者1年半前出现声音嘶哑，无咽痛、痰中带血、憋气等不适症状。2个月前出现吞咽困难，伴呛咳，无明显憋气症状。2周前出现间断性呼吸困难，可平卧，未闻及喉喘鸣音，口唇、甲床无发绀。体温36.5 ℃，脉搏88次/分，呼吸20次/分，血压114/72 mmHg。医生在局麻下行气管切开术，患者行气管切开术后第1天，遵医嘱行气管切开换药术。

【护理评估】

1. 评估患者病情、年龄、意识、自理能力、合作程度、是否需要如厕。
2. 评估患者气道分泌物引流情况、是否需要吸痰。
3. 伤口清洁程度、缺氧情况。
4. 评估导管位置固定情况。
5. 向患者做好解释。

【操作前准备】

1. 护士准备：服装鞋帽整洁，符合着装要求，语言柔和恰当，态度和蔼可亲。
2. 双人核对医嘱：核对患者的床号、姓名。
3. 七步洗手法洗手。
4. 核对患者信息：正确核对患者，使用2种以上方法核对患者身份。

实践提示

◇ 医嘱需双人核对，核对无误后方可执行。
◇ 核对患者信息应使用两种以上的方法，如腕带、床头卡或反叫患者姓名。

---

5. 用物准备：0.5%聚维酮碘消毒液、生理盐水500 ml、气管切开换药盘、一次性检查手套、75%乙醇、气囊压力表、免洗手消毒液、PDA（图1-4-8-1）。

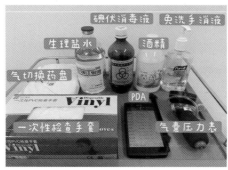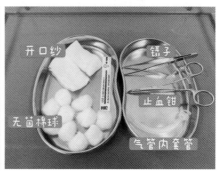

图1-4-8-1　用物准备

　　6．患者准备：向清醒患者解释气管切开换药的目的和方法，消除其恐惧情绪，取得患者配合。

【操作过程】

　　1．核对患者信息，使用 PDA 进行核对。

　　2．评估是否需要吸痰。

　　3．检查气囊压力。

　　4．戴手套摘除开口纱，观察伤口周围皮肤情况，评估系带固定松紧度，以一指为宜，摘除手套，手卫生。

　　5．协助患者取平卧位，充分暴露患者颈部（图 1-4-8-2）。

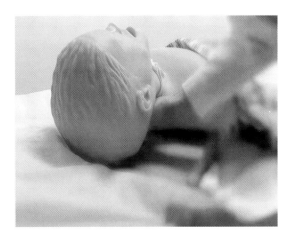

图 1-4-8-2　取平卧位暴露颈部

　　6．换药过程：戴检查手套，用镊子夹取消毒棉球，止血钳传递棉球。擦拭方法：距离伤口 10 cm，按照 Z 字形，由外向内，顺时针方向擦拭。擦拭套管口，再擦拭套管柄，充分待干后放入新的开口纱，检查系带松紧度。以四层纱布固定于套管外。

　　7．整理用物，安抚患者，记录护理过程。

【气管切开换药操作流程图】

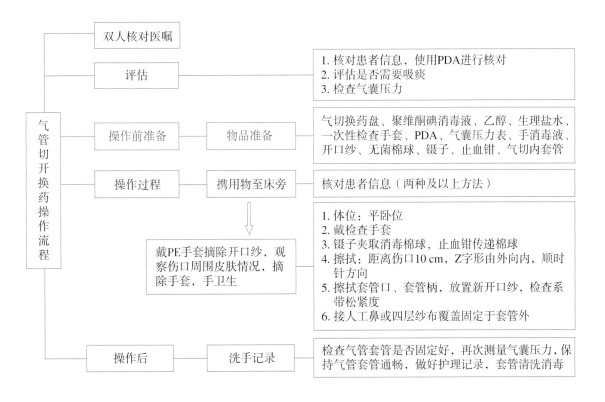

【气管切开换药评分标准】

项目		技术操作要求	总分	评分等级 A	B	C	D	实际得分
操作前准备 (25分)	着装准备	仪表、服装符合要求	2	2	1	0	0	
	核对	核对医嘱及患者（至少两种方法核对）	2	2	1	0	0	
	沟通	沟通，取得患者配合	2	2	1	0	0	
	评估	评估患者病情、年龄、意识、自理能力、合作程度、是否需要如厕	4	4	3	2	0	
		评估是否需要吸痰	4	4	3	2	0	
		伤口清洁程度、缺氧情况	4	4	3	2	0	
		评估病室环境	2	2	1	0	0	
	物品准备	用物准备：治疗车、气管切开换药药包（开口纱1块、止血钳及镊子各一把、棉球个数）、0.5%聚维酮碘、纱布、胶布、一次性检查手套（薄厚各一副）、快速手消液、PDA、医疗垃圾桶	5	5	3	1	0	
操作过程 (65分)	核对	再次核对患者信息	2	2	1	0	0	
	操作过程	检查气囊压力情况	3	3	2	1	0	
		体位：去枕平卧位，充分暴露颈部	9	9	6	3	0	
		换药盘及内层包装一同放在患者身侧	5	5	3	1	0	
		戴一次性薄膜检查手套，去除开口纱	4	4	2	0	0	
		观察伤口情况	9	9	6	3	0	
		摘除手套、快速手消	5	5	3	2	0	
		戴检查手套，夹取棉球方法正确	4	4	3	2	0	
		消毒范围正确、换药顺序正确	4	4	3	2	0	
		放置开口纱方法正确	4	4	3	2	0	
		检查系带松紧度，以"放置一指"为宜	2	2	1	0	0	
		摘手套、快速手消，纱布覆盖	4	4	2	0	0	
	综合	护士熟练程度，协助患者取舒适体位，呼叫器放置于枕头旁	10	10	6	2	0	
操作后处理 (5分)	宣教	向患者进行健康宣教	1	1	0	0	0	
	记录	洗手，记录	2	2	1	0	0	
	用物处理	正确处理用物	2	2	1	0	0	
提问 (5分)	理论知识	1. 气管切开换药消毒顺序是什么？	5	5	3	1	0	
		2. 气管切开相关注意事项是什么？						

【知识链接】

换药的注意事项：

（1）气管切开伤口换药前评估是否吸痰，以免换药时痰液多影响操作。

（2）夹取0.5%聚维酮碘棉球时，止血钳及镊子避免相互触碰。

（3）换药时以顺时针方向擦拭，避免跨越无菌区。

（4）检查套管系带的松紧度，以可放置一示指为宜。

（5）换药时动作要轻柔，以免患者出现剧烈咳嗽。

（6）换药过程中观察患者有无不适症状。

【临床思维题】

此患者气管切开术后第 3 天伤口敷料有黄色分泌物，伤口周围有痰液，遵医嘱即刻给予气管切开伤口换药。术后 1 周，患者带管出院，出院前患者已掌握气管切开相关护理要点及方法，可正确进行气管切开换药。出院后 4 周患者主诉憋气，即到医院就诊。接诊护士评估患者气管切开套管在位，气管切开处放置 3 块开口纱，询问患者近 2 天伤口处有渗血，为减少换药次数，自行放置 3 块开口纱，管周可见少量出血，寸带偏松，气囊松弛状态，经气管切开处吸痰带血。

1. 气管切开后伤口换药过程中需要注意

　A. 气管切开伤口换药前评估是否吸痰，以免换药时痰液多影响操作

　B. 夹取 0.5% 聚维酮碘棉球时止血钳及镊子避免相互触碰

　C. 换药时以顺时针方向擦拭，避免跨越无菌区

　D. 检查套管系带的松紧度，以可放置一示指为宜

2. 若气管切开术后伤口渗血多护士应

　A. 及时通知医生

　B. 渗血量多的及时进行换药，必要时增加换药次数及开口纱的数量

　C. 若渗血多，应估算出血量并记录

　D. 遵医嘱给予止血药

【答案解析】

1. ABCD

2. ACD。若早期出血多，不应频繁进行消毒及更换开口纱，消毒液及护士的操作会刺激伤口局部而加重出血，增加开口纱的数量更加不可取，纱布层数增厚会使得套管向上移位，若再未妥善固定，极易造成脱管。

（孟　超　靳琪南）

九、气管切开套管维护技术

气管切开（tracheotomy）指的是开放气管前壁以便建立气道的手术方式。当患者能够通过无阻塞的上部气道进行呼吸时，这种手术方式通常是暂时性且可逆的治疗方法。气管切开后，呼吸通路发生变化。气管切开套管维护的好坏直接影响到气道有无感染或炎症是否加重，因此，加强对气管切开套管的维护，对预防术后皮下气肿、切口感染及下呼吸道感染有重要作用。

【案例】

患者王某，男性，60 岁，主因"声音嘶哑 1 年半，呼吸困难 2 周"以"喉梗阻（Ⅱ度）"收入院。患者 1 年半前出现声音嘶哑，无咽痛、痰中带血、憋气等不适症状。2 个月前出现吞咽困难，伴呛咳，无明显憋气症状。2 周前出现间断性呼吸困难，可平卧，未闻及喉喘鸣音，口唇、甲床无发绀。体温 36.5 ℃，脉搏 88 次/分，呼吸 20 次/分，血压 114/72 mmHg。遵医嘱在局麻下行气管切开术。今日为患者气管切开术后第 1 天，患者自主呼吸，颈部伤口敷料清洁干燥，气管套管通畅，寸带松紧适宜，未诉憋气、呼吸困难等不适，查体气管切开周围无明显皮下气肿，气囊压力 25 cmH$_2$O。

【护理评估】

1. 评估患者病情、年龄、意识、自理能力、合作程度、是否需要如厕。
2. 评估患者是否需要吸痰、伤口清洁程度、缺氧情况。
3. 向患者做好解释。

【操作前准备】

1. 护士准备：服装鞋帽整洁，符合着装要求，语言柔和恰当，态度和蔼可亲。
2. 双人核对医嘱：核对患者的床号、姓名。
3. 七步洗手法洗手。
4. 核对患者信息：正确核对患者，使用 2 种以上方法核对患者身份。

实践提示

◇ 医嘱需双人核对，核对无误后方可执行。
◇ 核对患者信息应使用两种以上的方法，如腕带、床头卡或反叫患者姓名。

---

5. 用物准备：气管切开换药包、75% 乙醇、生理盐水 500 ml、免洗手消液、一次性手套、3% 过氧化氢、气管套管毛刷、PDA（图 1-4-9-1）。

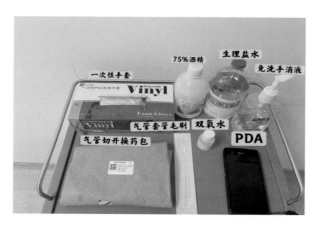

图 1-4-9-1　用物准备

6. 患者准备：向清醒患者解释气管切开套管维护目的和方法，消除其恐惧情绪，取得患者配合。

【操作过程】

1. 核对患者信息，使用 PDA 进行核对。
2. 评估是否需要吸痰。
3. 检查气囊压力。
4. 戴手套，摘除气管内套管，更换新气管内套管，检查气管是否通畅，摘除手套，手卫生。
5. 协助患者取平卧位，充分暴露患者颈部（图 1-4-9-2）。

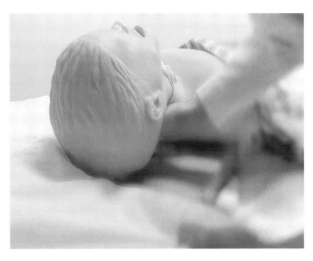

图 1-4-9-2 取平卧位,暴露患者颈部

　　6．换药过程:戴检查手套,消毒备用内套管,顺其弧度放入外套管中,旋转使内套管缺口与外套管上的固定栓错位,动作轻柔。

　　7．检查并调节套管系带松紧度(以放置一指为宜),脱手套、手卫生。

　　8．整理用物,安抚患者,记录护理过程。

【气管切开套管维护操作流程图】

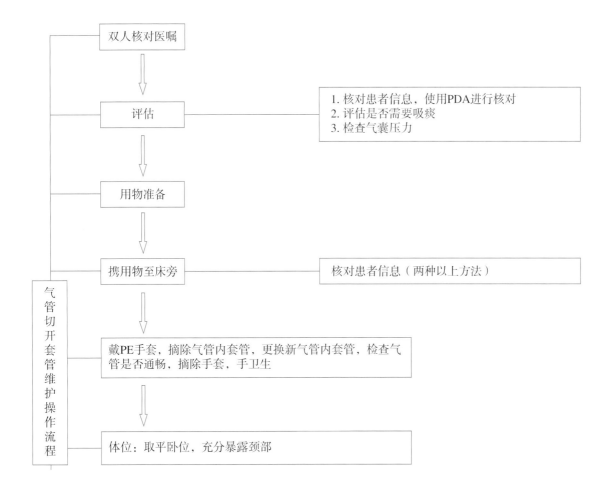

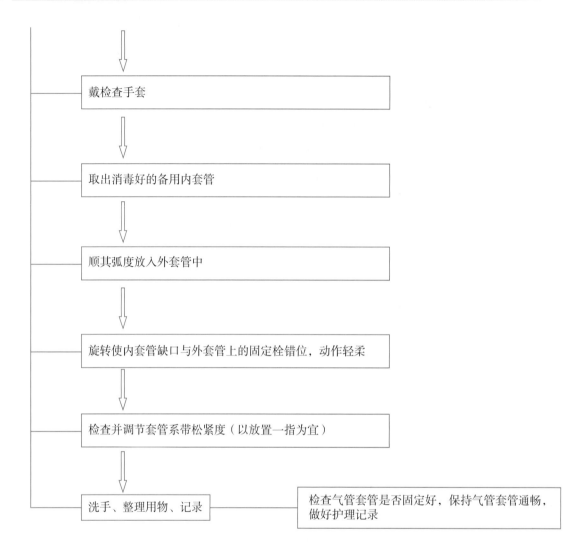

【气管切开套管维护评分标准】

项目	技术操作要求	评分	评分等级				实际得分
			A	B	C	D	
换药前准备（15分）	护士着装：服装鞋帽整洁、着装符合要求	1	1	0	0	0	
	评估患者病情、年龄、意识、自理能力、合作程度、是否需要如厕、是否需要吸痰、伤口清洁程度、缺氧情况、向患者做好解释	1	1	0	0	0	
	七步洗手法、戴口罩	1	1	0	0	0	
	病室环境准备：整洁、明亮、宽敞	1	1	0	0	0	
	用物准备：备齐用物：治疗车、PDA、气管切开换药包、弯盘、气管内套管、纱布、胶条、一次性检查手套、快速手消液	4	4	3	1	0	
	核对病人信息，使用PDA进行核对（至少两种方法核对）	4	4	3	1	0	
	检查气囊压力情况	3	3	2	1	0	

续表

项目	技术操作要求	评分	评分等级				实际得分
			A	B	C	D	
操作过程（60分）	体位：平卧位，充分暴露颈部	6	6	4	2	0	
	换药盘及内层包装一同放在患者身侧	3	3	2	1	0	
	摘除患者颈部纱布（接人工鼻或呼吸机患者将人工鼻吸氧管或呼吸机管路调整至不影响操作的位置）	1	1	0	0	0	
	观察气管是否通畅	5	5	3	1	0	
	摘除手套、快速手消	1	1	0	0	0	
	佩戴检查手套，将内套管取出	20	20	15	8	0	
	沿外管弯曲更换新的内套管	20	20	15	8	0	
	纱布覆盖、固定，摘手套、消手	4	4	3	2	0	
换药后处理（10分）	协助患者舒适体位，呼叫器放置于枕头旁，做好健康宣教	3	3	2	1	0	
	快速手消，记录	4	4	3	1	0	
	分类处理用物、流动水洗手	3	3	2	1	0	
人文关怀（5分）	换药过程中护士关注患者感受、是否进行气管切开换药目的意义及有关相关注意事项等健康宣教和安抚情况	5	5	3	2	1	
提问（10分）	更换套管的目的意义及有关注意事项，健康教育	10	10	7	4	0	

【知识链接】

1. 患者健康教育

（1）告知患者更换气管套管的目的，缓解其紧张情绪，取得合作。

（2）嘱患者翻身时动作要轻，以免套管脱出、移位。

（3）向患者及家属做好气管套管的安全教育，勿自行拔管。

2. 气管套管换管注意事项

（1）严格执行无菌操作。

（2）操作动作应轻柔、熟练，减少对患者气道的刺激。

（3）患者不合作或有意识障碍时，应适当约束肢体，防止拔管造成窒息或大出血。

（4）在取出内套管时，另一手应固定好外套管，以防脱出。

【临床思维题】

1. 更换气管切开内套管目的是

　　A. 清除伤口周围分泌物，保持伤口清洁，预防感染

　　B. 观察伤口出血情况

　　C. 保持呼吸道通畅，使患者舒适

　　D. 减轻炎症

2. 内套管清洗和消毒的溶液分别是

　　A. 过氧化氢、75% 乙醇

　　B. 过氧化氢、0.5% 聚维酮碘

　　C. 0.5% 聚维酮碘、75% 乙醇

　　D. 75% 乙醇、0.5% 聚维酮碘

【答案解析】

1．ABC。加强对气管切开套管的维护，对预防术后皮下气肿、切口感染及下呼吸道感染有重要作用。

2．A。过氧化氢可软化痰液，有效地清除管内壁的痰痂，使用乙醇浸泡后还需使用生理盐水进行冲洗，待干后方可更换，避免乙醇进入气道，同时充分待干尤为重要，避免引起患者呛咳。

（孟　超　靳琪南）

第二章

循环系统护理技术实践与思维

第一节　心肺复苏

一、心肺复苏术

心肺复苏术（cardiopulmonary resuscitation，CPR）是针对呼吸、心搏骤停的患者所采取的抢救措施，即用心脏按压形成暂时的人工循环，恢复心脏自主搏动和血液循环，用人工呼吸代替自主呼吸，达到恢复苏醒和挽救生命的目的，是目前抢救生命、降低病死率和致残率的关键措施。

【案例】

患者骆某，男性，56岁。主因"胸骨后持续性闷痛"于02:15急诊入院。患者2小时前出现胸骨后持续性闷痛伴左上肢酸痛，无恶心、呕吐、头晕、头痛，无腹痛。行心电图示：V1～V6导联ST段抬高，初步诊断广泛前壁心肌梗死，02:25入抢救室。入抢救室后，查体：神志清楚，T 36.5℃，P 65次/分，BP 127/79 mmHg，R 18次/分，SpO₂100%。胸部持续闷痛。给予心电血压监测、鼻导管吸氧并开放静脉。02:32患者突发意识丧失、双眼上翻、牙关紧闭，颈动脉搏动消失、呼吸停止，即刻予胸外按压，并予肾上腺素1 mg静脉推注。

【护理评估】

1. 评估患者意识、呼吸及颈动脉搏动情况。
2. 评估患者呼吸道是否通畅。
3. 评估患者有无外伤。
4. 评估现场环境及抢救条件。

【操作前准备】

1. 护士准备：服装鞋帽整洁，符合着装要求，操作熟练、规范（图2-1-1-1）。
2. 核对患者信息：两种及以上的方法核对。

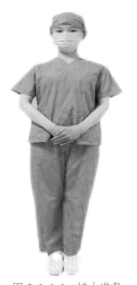

图 2-1-1-1　护士准备

实践提示

◇ 抢救过程中，应采用查看腕带、床头卡的方式核对患者信息。

3. 用物准备：抢救车、除颤仪、氧源、按压板、人工呼吸器、脚凳，均处于完好备用状态（图 2-1-1-2）。

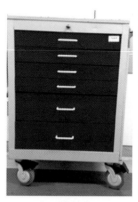
抢救车

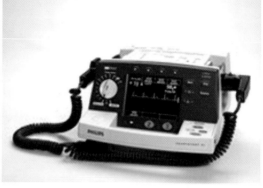
除颤仪

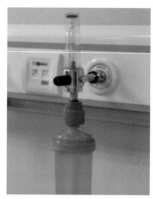
氧源

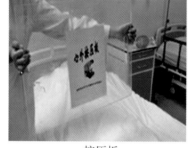
按压板

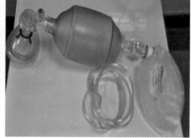
人工呼吸器

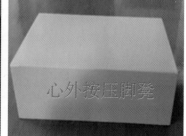
脚凳

图 2-1-1-2　用物准备

【操作过程】

1. 立即轻拍患者双肩，大声呼唤，确认患者意识丧失（图 2-1-1-3）。

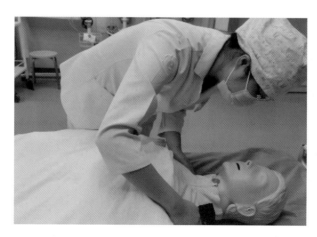

图 2-1-1-3　确认患者意识丧失

2．呼叫医护人员帮助，准备抢救物品（抢救车、除颤仪）及药品（图 2-1-1-4）。

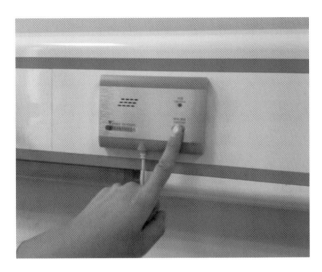

图 2-1-1-4　呼叫帮助

3．准确计时抢救开始时间（图 2-1-1-5）。

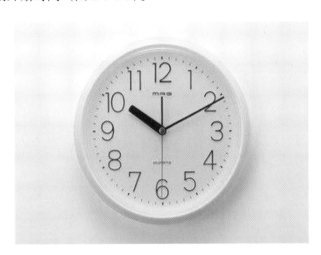

图 2-1-1-5　准确计时

4．确认现场环境安全。

5．即刻判断颈动脉搏动情况（图 2-1-1-6）。

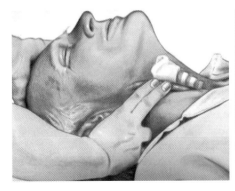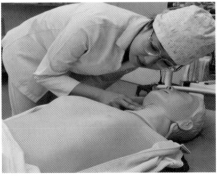

图 2-1-1-6　判断颈动脉搏动情况

（1）判断位置：喉结旁开2指，即甲状软骨外侧，气管与胸锁乳突肌间沟内。

（2）判断时间：5～10 s（如10 s内没有摸到明显脉搏，则立即开始CPR）。

（3）同时眼观患者胸廓有无起伏（判断有无自主呼吸）。

6．患者去枕、平卧，置于硬板床上或身下垫硬板（图2-1-1-7），松领口、解腰带，充分暴露前胸（图2-1-1-8）。

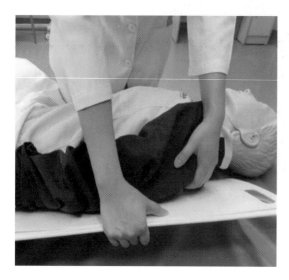

图 2-1-1-7　患者身下垫硬板

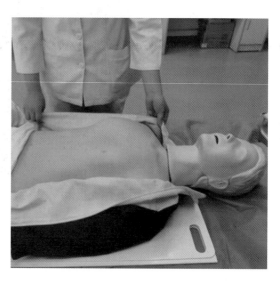

图 2-1-1-8　充分暴露前胸

7．按压部位：两乳头连线中点（图2-1-1-9）。

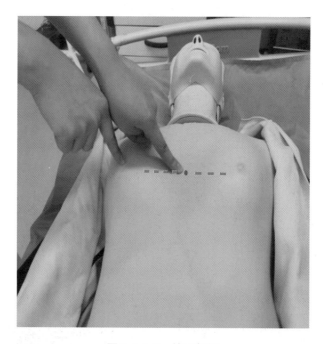

图 2-1-1-9　按压部位

8．按压手法：掌根重叠，五指上翘，双臂伸直夹紧、垂直按压（图2-1-1-10）。胸外按压30次，频率100～120次/分，胸骨下陷5～6 cm，按压后使胸廓完全回弹，放松时手掌不离开胸壁。

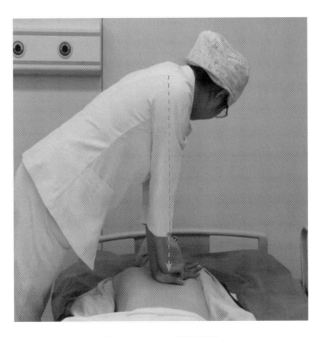

图 2-1-1-10 按压手法

实践提示

◇ 为提高复苏质量,每 2 min 轮换按压人员,如感觉疲劳可提前轮换。按压中断时间
＜ 10 s,胸外按压在整体心肺复苏中占比目标(CCF 值)至少为 60%。

9. 人工呼吸器:连接氧气流量 10 L/min 以上,储氧袋充盈。
10. 将患者头偏向一侧,清除口鼻腔分泌物,若有活动性义齿应取出(图 2-1-1-11)。

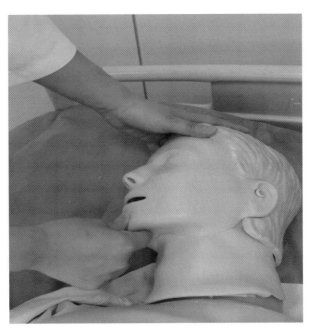

图 2-1-1-11 清除口鼻腔分泌物

11. 开放气道（图 2-1-1-12）。

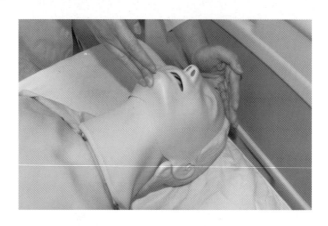

图 2-1-1-12　开放气道（仰额抬颏法）

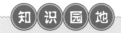

开放气道手法

1. 仰额抬颏法：用手掌小鱼际将患者额头用力向后推，使头部后仰，另一手手指放于患者下颌骨处，向上抬颏，注意勿用力压迫下颌部软组织，以免造成气道梗阻（图 2-1-1-12）。
2. 拉颌法：将手放置于患者头部两侧，托紧下颌角，用力向上托下颌，对于疑似头、颈部创伤的患者，此法更安全，可避免因颈部活动而加重损伤（图 2-1-1-13）。

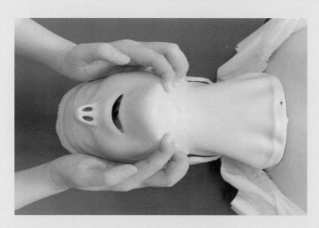

图 2-1-1-13　拉颌法

12. 人工呼吸
（1）手法："E-C" 法固定面罩（图 2-1-1-14）。

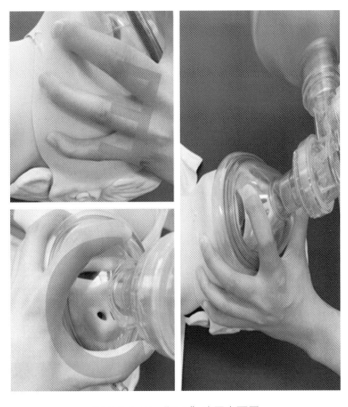

图 2-1-1-14 "E-C" 法固定面罩

（2）通气量：挤压球囊使其下陷 1/3（500 ～ 600 ml）。

（3）频率：人工呼吸器通气 2 次，并观察患者胸廓起伏（图 2-1-1-15），每次通气保持胸廓膨起 1 s 以上，挤压和放松球囊时限 =1∶1。

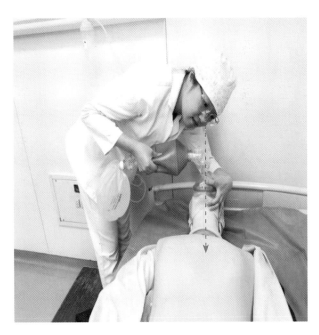

图 2-1-1-15 挤压球囊，观察胸廓起伏

13．再次行 30 次胸外按压，2 次人工呼吸，按压和通气比 30∶2，重复 5 个循环（图 2-1-1-16）。

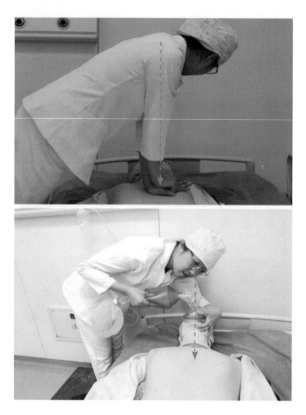

图 2-1-1-16　重复 5 个循环 CPR

实践提示

◇ 建立人工气道前，成人单人 CPR 或双人 CPR 按压通气比均为 30 ∶ 2，建立人工气道
后，通气频率为 10 次 / 分。

14．5 个循环 CPR 后用四步判定法（耳听有呼吸音、面感有气流呼出、眼观有胸廓起伏、
触摸颈动脉有搏动）再次判断颈动脉搏动和自主呼吸是否恢复（图 2-1-1-17），时间 5 ～ 10 s，
若未恢复，应更换按压人员继续行 5 个循环 CPR。

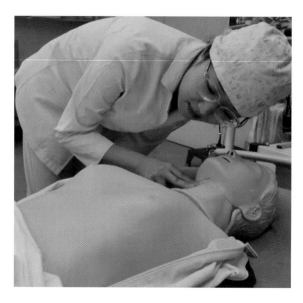

图 2-1-1-17　5 个循环后再次判定

15．患者复苏指征：颈动脉搏动恢复，自主呼吸恢复，瞳孔缩小并有对光反射，刺激眼睑有反应，颜面、口唇、甲床及皮肤色泽较前红润，上肢收缩压＞60 mmHg。抢救成功，准确计时抢救结束时间（图 2-1-1-18）。

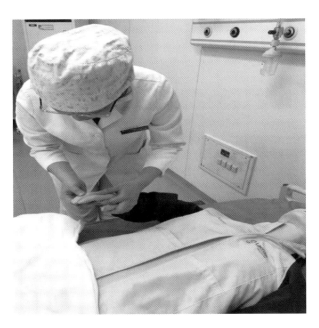

图 2-1-1-18　复苏指征评估

知 识 园 地

1．瞳孔对光反射：以手电筒从侧面分别照射瞳孔，可见瞳孔缩小。光线刺激一侧瞳孔引起该侧瞳孔收缩，称为直接对光反射。对侧瞳孔同时收缩称为间接对光反射。
2．角膜反射（刺激眼睑有反应）：护士手从颞侧靠近，以细棉花束末端轻触角膜外缘，正常表现为双眼瞬目动作。双侧分别测试，比较双侧反射的强弱。受试侧瞬目称为直接角膜反射，对侧瞬目称为间接角膜反射。

16．安抚患者，恢复体位，整理床单位。
17．洗手、记录。

【操作后用物处理】
1．人工呼吸器面罩为一次性物品，弃于医用垃圾桶。
2．人工呼吸器呼气阀、单向阀、压力安全阀：500 mg/L 含氯消毒剂浸泡 30 min，清水冲净，晾干备用。
3．人工呼吸器球囊、储氧袋、氧气管及仪器设备：75% 乙醇擦拭并检查有无破损。

【心肺复苏术操作流程图】

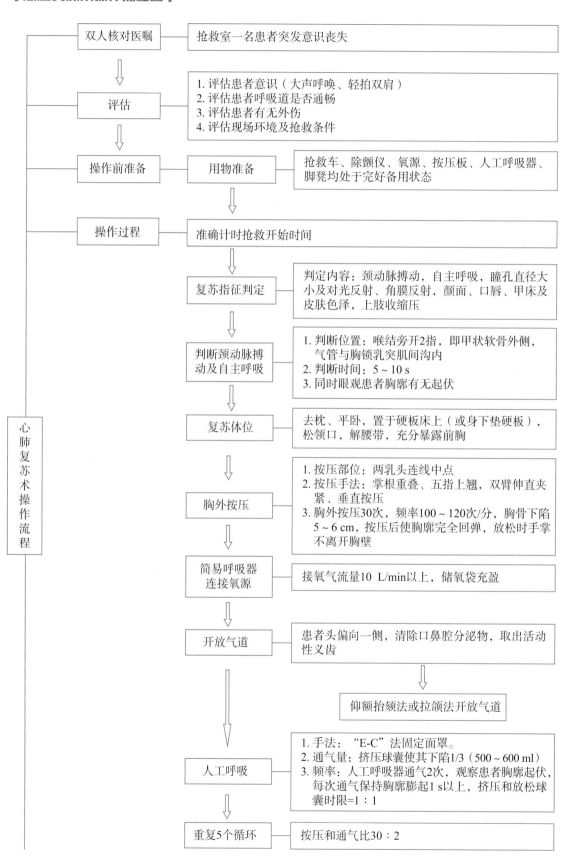

双人核对医嘱 —— 抢救室一名患者突发意识丧失

评估 ——
1. 评估患者意识（大声呼唤、轻拍双肩）
2. 评估患者呼吸道是否通畅
3. 评估患者有无外伤
4. 评估现场环境及抢救条件

操作前准备 —— 用物准备 —— 抢救车、除颤仪、氧源、按压板、人工呼吸器、脚凳均处于完好备用状态

操作过程 —— 准确计时抢救开始时间

复苏指征判定 —— 判定内容：颈动脉搏动，自主呼吸，瞳孔直径大小及对光反射、角膜反射，颜面、口唇、甲床及皮肤色泽，上肢收缩压

判断颈动脉搏动及自主呼吸 ——
1. 判断位置：喉结旁开2指，即甲状软骨外侧，气管与胸锁乳突肌间沟内
2. 判断时间：5～10 s
3. 同时眼观患者胸廓有无起伏

复苏体位 —— 去枕、平卧，置于硬板床上（或身下垫硬板），松领口，解腰带，充分暴露前胸

胸外按压 ——
1. 按压部位：两乳头连线中点
2. 按压手法：掌根重叠、五指上翘，双臂伸直夹紧、垂直按压
3. 胸外按压30次，频率100～120次/分，胸骨下陷5～6 cm，按压后使胸廓完全回弹，放松时手掌不离开胸壁

简易呼吸器连接氧源 —— 接氧气流量10 L/min以上，储氧袋充盈

开放气道 —— 患者头偏向一侧，清除口鼻腔分泌物，取出活动性义齿

仰额抬颏法或拉颌法开放气道

人工呼吸 ——
1. 手法："E-C"法固定面罩。
2. 通气量：挤压球囊使其下陷1/3（500～600 ml）
3. 频率：人工呼吸器通气2次，观察患者胸廓起伏，每次通气保持胸廓膨起1 s以上，挤压和放松球囊时限=1：1

重复5个循环 —— 按压和通气比30：2

心肺复苏术操作流程

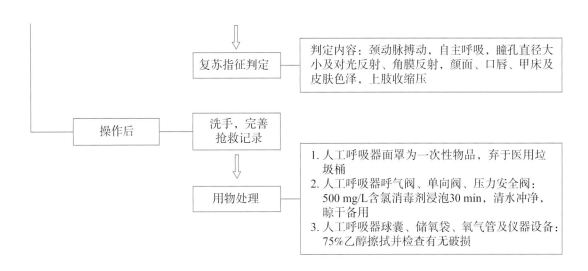

【心肺复苏术评分标准】

项目		技术操作要求	分值	评分等级				实际得分
				A	B	C	D	
操作前准备（25分）	着装准备	仪表端庄、着装符合要求	2	2	1	0	0	
	素质	操作熟练，有急迫感，体现人文关怀	4	4	2	1	0	
	物品准备	物品准备齐全，均处于完好备用状态	4	4	2	1	0	
	评估	患者有无反应：轻拍双肩，大声呼唤	3	3	2	1	0	
		就近呼救，启动应急反应系统	4	2	1	0	0	
		计时准确，确认操作现场环境安全	3	3	2	1	0	
		触摸颈动脉方法、位置、时间正确，眼观胸廓有无起伏	5	5	3	1	0	
操作过程（60分）	胸外按压	去枕，平卧，置于硬板床上或身下垫硬板，松领口，解腰带	5	5	3	1	0	
		确定胸外按压部位：胸骨中下段或两乳头连线中点	4	4	2	1	0	
		按压深度：胸骨下陷 5 ～ 6 cm	4	4	2	1	0	
		按压频率：100 ～ 120 次 / 分（30 次 ≈ 15 ～ 18 s）	4	4	2	1	0	
		胸外按压效果评价（掌根重叠，五指上翘，双臂伸直夹紧、垂直按压，按压后胸廓完全回弹，按压中断时间 < 10 s）	6	6	4	2	0	
	开放气道	头偏向一侧，清理口、鼻腔（取下义齿）	3	3	2	1	0	
		开放气道手法正确（仰额抬颏法、拉颌法）	4	4	2	1	0	
	人工呼吸	简易呼吸器连接紧密，给 2 次呼吸	4	4	2	1	0	
		氧流量、E-C 法、通气量正确	8	8	5	1	0	
		人工呼吸效果评价（每次通气保持胸廓膨起 1 s 以上，挤压和放松球囊时限 =1∶1）	4	4	2	1	0	
	5组循环	观察患者生命体征、意识状态及病情变化	3	3	2	1	0	
		胸外按压与人工呼吸比例为 30∶2。5 组循环后，再次判断颈动脉搏动及自主呼吸（5 ～ 10 s），如未恢复，继续进行 CPR 及后续治疗	5	5	3	1	0	
		准确判定复苏指征，计时抢救结束时间	6	6	4	2	0	

续表

项目		技术操作要求	分值	评分等级 A	评分等级 B	评分等级 C	评分等级 D	实际得分
操作后（10分）	安置患者	协助患者整理衣物，取舒适体位	2	2	1	0	0	
	洗手记录	洗手、完善抢救记录	4	4	2	1	0	
	用物处理	按照清洁消毒要求正确处理用物	4	4	2	1	0	
提问（5分）	理论知识	1．胸外按压的按压频率和深度是多少？ 2．心肺复苏的有效指征是什么？	5	5	3	1	0	

【知识链接】

1．心搏骤停的临床表现

（1）心音消失

（2）脉搏摸不到，血压测不到

（3）意识突然丧失，或在一短阵的抽搐之后出现意识丧失，抽搐常为全身性，多发生在心脏停搏后 10 s 内

（4）呼吸断续呈叹气样，以后呼吸停止

（5）昏迷多发生于心脏停搏后 30 s

（6）瞳孔散大多在心脏停搏后 30～60 s 出现

2．心肺复苏的有效指征

（1）可触及颈动脉搏动

（2）有自主呼吸出现

（3）瞳孔缩小，有对光反射，刺激眼睑有反应

（4）颜面、口唇、甲床及皮肤色泽红润，发绀减轻

（5）上肢收缩压在 60 mmHg 以上

【参考文献】

[1] Merchant RM，Topjian AA，Panchal AR，et al. Part 1：executive summary：2020 American Heart Association Guidelines for Cardiopulmonary Resuscitation and Emergency Cardiovascular Care [J]．Circulation，2020，142（suppl 2）：S337-S357.

[2] 黄煜，何庆．2020 AHA 心肺复苏指南解读（六）——复苏教育科学和救治系统 [J]．心血管病学进展，2021，42（2）：188-192.

[3] 洪建超，陆宗庆，吴颖，等．美国心脏协会远程通讯心肺复苏术指南摘译与解读 [J]．中华危重病急救医学，2020，32（6）：658-663.

[4] Panchal AR，Berg KM，Hirsch KG，et al. 2019 American Heart Association focused update on advanced cardiovascular life support：use of advanced airways，vasopressors，and extracorporeal cardiopulmonary resuscitation during cardiac arrest：an update to the American Heart Association guidelines for cardiopulmonary resuscitation and emergency cardiovascular care [J]．Circulation，2019，140（24）：e881-e894.

［5］Charlton NP，Pellegrino JL，Kule A，et al. 2019 American Heart Association and American Red Cross Focused Update for First Aid：Presyncope：An Update to the American Heart Association and American Red Cross Guidelines for First Aid［J］. Circulation，2019，140（24）：e931-e938.

［6］Kleinman ME，Goldberger ZD，Rea T，et al. 2017 American Heart Association Focused Update on Adult Basic Life Support and Cardiopulmonary Resuscitation Quality：An Update to the American Heart Association Guidelines for Cardiopulmonary Resuscitation and Emergency Cardiovascular Care［J］. Circulation，2018，137（1）：e7-e13.

［7］佚名. 美国心脏协会心肺复苏和心血管急救指南更新要点［J］. 中国全科医学，2016，19（20）：2365-2366.

［8］Neumar RW，Shuster M，Callaway CW，et al. Part 1：executive summary：2015 American Heart Association Guidelines Update for Cardiopulmonary Resuscitation and Emergency Cardiovascular Care［J］. Circulation，2015，132（suppl 2）：S315-S367.

【临床思维题】

患者入院后神志清楚，胸部持续闷痛，02：32 突发意识丧失、颈动脉搏动消失、呼吸停止，即刻予胸外按压，并予肾上腺素 1 mg 静推。5 个循环后再次评估，患者颈动脉搏动和自主呼吸均未恢复，继续进行心肺复苏，同时建立人工气道。

1. 为提高心肺复苏质量，以下说法正确的是

A. 胸外按压过程中，保证准确的按压频率（100～120 次 / 分）和按压深度（4～5 cm）

B. 每次按压后应使胸廓完全回弹

C. 每 2 min 轮换按压人员，如感觉疲劳可提前轮换

D. 按压中断时间＜10 s，胸外按压在整体心肺复苏中占比目标（CCF 值）至少为 50%

2. 建立人工气道后，为保证通气质量，以下有关人工呼吸器使用的说法正确的是

A. 建立人工气道后，人工呼吸器每次吹气时间＞1 s

B. 建立人工气道后，成人单人 CPR 按压通气比为 30：2

C. 建立人工气道后，挤压和放松人工呼吸器球囊时限比为 1：1

D. 建立人工气道后，人工呼吸器通气频率为每 10 s 一次

【答案解析】

1. BC。胸外按压过程中，为提高复苏质量，需保证准确的按压频率（100～120 次 / 分）和按压深度（5～6 cm），按压中断时间＜10 s，胸外按压在整体心肺复苏中占比目标（CCF 值）至少为 60%。每次按压后应使胸廓完全回弹。每 2 min 轮换按压人员，如感觉疲劳可提前轮换。因此选项 BC 正确。

2. AC。进行人工呼吸时，要求每次吹气时间＞1 s，挤压和放松人工呼吸器球囊时限比为 1：1。当患者没有建立高级人工气道时，按压通气比为 30：2，建立高级气道后人工呼吸器通气频率为每 10 次 / 分。因此选项 AC 正确。

（郭立军 崔 曼 马 莉）

二、儿童双人心肺复苏技术

心肺复苏是对心搏、呼吸停止的儿童采取的双人急救措施。通过采用心脏胸外按压，形成暂时的人工循环，恢复心脏自主搏动和血液循环，人工呼吸代替患者的自主呼吸，达到尽快恢复患者心脏自主搏动、血液循环、自主呼吸、意识和挽救生命的目的。

【案例】

　　患者李某，男，7 岁，25 kg，主因"胸痛半天"于 08：15 到儿科急诊就诊，患者诉胸部不适，无恶心、呕吐、头晕、头痛，无腹痛。查体：神志清楚，T 36.5 ℃，P 98 次 / 分，R 16 次 / 分，BP 108/76 mmHg，SpO_2 100 %，口周无发绀。08：32 患者突发意识丧失、呼之不应、颈动脉搏动消失、呼吸停止，即刻入抢救室，予心肺复苏，开放静脉。

【护理评估】

　　1. 评估患者意识、呼吸及颈动脉搏动情况。
　　2. 评估患者呼吸道是否通畅。
　　3. 评估患者有无外伤。
　　4. 评估现场环境及抢救条件。

【操作前准备】

　　1. 护士准备：服装鞋帽整洁，符合着装要求，操作熟练、规范。
　　2. 用物准备：抢救车、除颤仪、氧源、按压板、人工呼吸器，均处于完好备用状态。

【操作过程】

　　1. 判断患者意识：护士 A 拍打患者双肩，大声呼叫患者，患者无反应，确认患者意识丧失。
　　2. 立即呼叫：呼叫医生和其他护士，计时（精确到分），确认环境安全。护士 B 推除颤仪、抢救车。
　　3. 判断大动脉搏动：护士 A 触摸患者颈动脉 5 ~ 10 s（图 2-1-2-1）。

> **实践提示**
>
> ◇ 触摸颈动脉方法：使用 2 个或 3 个手指找到气管，将手指滑到气管和颈侧肌肉之间沟内，触摸颈动脉搏动。

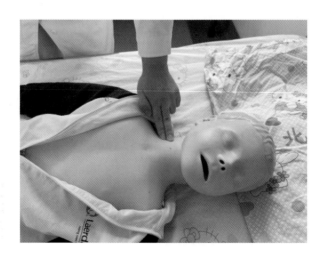

图 2-1-2-1　触摸颈动脉

知识园地

根据患者年龄触摸动脉搏动位置

（1）＜1 岁患儿：触摸肱动脉，触摸方法为肘窝向上 2 cm 臂内侧，触摸方法为将 2 指或 3 指置于婴儿的上臂内侧，在肘和肩膀之间，按下手指，触摸动脉搏动（图 2-1-2-2）。

（2）＞1 岁患儿：触摸颈动脉或股动脉搏动。股动脉触摸方法为将 2 指或 3 指置于大腿内侧，髋骨和耻骨中间的位置，正好在大腿与躯干连接处的腹股沟下方（图 2-1-2-3）。

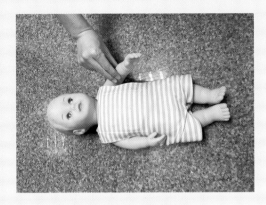
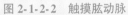
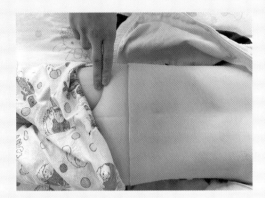

图 2-1-2-2 触摸肱动脉 　　　　　　　　　　图 2-1-2-3 触摸股动脉

4．判断自主呼吸：护士 A 面感患者有无气流通过，眼观有无胸廓起伏，耳听有无呼吸音，评估时间 5～10 s（图 2-1-2-4）。

5．体位：患者去枕平卧，身下垫硬板，松领口，解腰带，充分暴露前胸。

6．胸外按压：护士 A 立即进行胸外按压。

（1）按压部位：胸骨中下 1/3 交界处。

实践提示

◇ 根据患者年龄选择胸外按压部位：＜1 岁患儿选择两乳头连线中点下 1 指；＞1 岁以上患儿选择胸骨中下 1/3 交界处。

（2）按压方法：单掌按压法（图 2-1-2-5）。一手掌根部紧贴按压部位，肘关节伸直并与患儿胸部呈垂直方向，用上半身重量及肩臂肌力量向下用力按压。

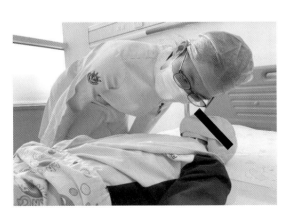
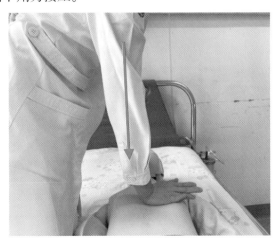

图 2-1-2-4 判断自主呼吸 　　　　　　　　图 2-1-2-5 单掌胸外按压

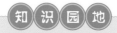

根据患者年龄选择心外按压手法

（1）＜1岁患者采用双指按压法（图2-1-2-6）和双拇指按压法（图2-1-2-7）：双指按压法的手法为操作者右手示指、中指位于按压点用力向下按压。双拇指按压法的操作者双手手指环抱患者胸部并支撑患儿背部，双手拇指压在两乳头连线中点下1指，避开剑突，拇指用力按压胸骨。

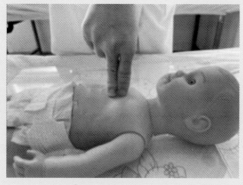

图 2-1-2-6　双指按压法

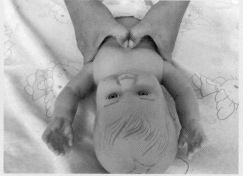

图 2-1-2-7　双拇指按压法

（2）1～8岁患者采用单掌按压法：操作者一手掌根部紧贴按压部位，肘关节伸直并与患儿胸部呈垂直方向，用上半身重量及肩臂肌力量向下用力按压。

（3）＞8岁患者按压手法同成人，采用双掌按压法。

实践提示

◇　胸外按压一定要保证胸廓充分回弹，胸部回弹不完全将减少按压之间心脏的充盈量并降低所产生的血液流动。

◇　胸外按压应保足够的深度和速度，腕、肘、肩垂直于胸骨下段，快速、有力、不间断，保证每次按压后胸部回弹。

（3）按压深度：至少为胸廓前后径的1/3，约为5 cm。

（4）按压频率：每分钟100～120次；胸外按压与通气比为15∶2。

7．开放气道

（1）清理呼吸道：（护士B与护士A同步进行）患儿头偏向一侧，检查呼吸道有无分泌物（图2-1-2-8），清除患儿口鼻腔分泌物。

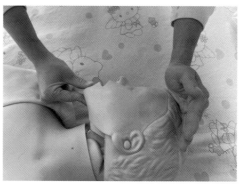

图 2-1-2-8　检查呼吸道分泌物

（2）开放气道：使用仰头提颏法（图2-1-2-9），护士B左手小鱼际置于患儿的前额，向后方施加压力，右手中指、示指向上向前拉起下颌。

> **实践提示**
>
> ◇ 开放气道时注意手指置于骨性组织，以免阻塞气道。
> ◇ 如果仰头提颏法没能打开患者气道或者怀疑患者有脊髓损伤，则使用推举下颌法（图2-1-2-10）。

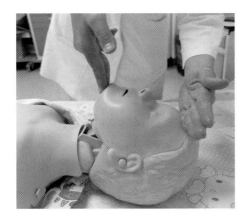

图2-1-2-9 仰头提颏法

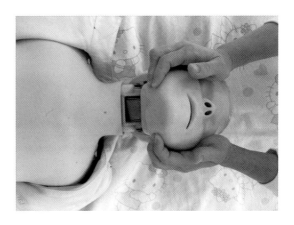

图2-1-2-10 推举下颌法

8．连接氧气：护士B选择合适的面罩并放置于正确位置（图2-1-2-11），处于完好备用状态的简易呼吸器连接氧气，调节流量至10 L/min以上，使储氧袋充盈（图2-1-2-12）。

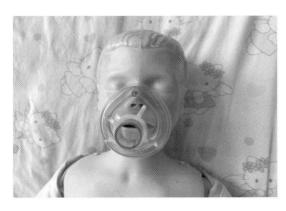

图2-1-2-11 面罩正确位置

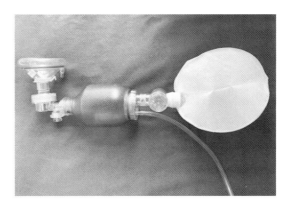

图2-1-2-12 储气袋充盈

> **实践提示**
>
> ◇ 面罩型号的选择标准：面罩底部位于患者下唇和颏间的凹陷处，面罩肩部位于鼻部上方，勿压住眼睛和鼻翼。

9．人工呼吸

（1）"E-C"手法固定面罩（图2-1-2-13）：护士B用面罩扣住患者口鼻周围皮肤，使之密闭，左手拇指和示指呈"C"形按住面罩，中指、环指和小指构成"E"形，紧按住患者下颌骨性部分，使面罩贴合患者面部，避免漏气。

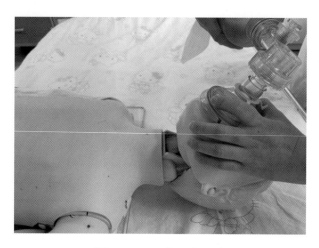

图 2-1-2-13 "E-C" 手法

（2）通气量：护士 B 另一手挤压气囊，球体下陷 1/2，约 250 ml（球囊总容量 500 ml）。

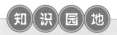

✧ 小儿潮气量为 6 ～ 10 ml/kg，年龄越小，潮气量越小。

（3）频率：通气 2 次，每分钟 12 ～ 20 次。挤压和放松球囊比为 1：1，并观察患者胸廓起伏，每次通气保持胸廓膨起 1 s 以上。

10．15 次胸外按压，2 次人工呼吸，按压和通气比 15：2，重复 5 个循环。

11．判断复苏是否成功：护士 A 再次判断颈动脉搏动和自主呼吸是否恢复，再次使用四步判定法（耳听有呼吸音、面感有气流呼出、眼观有胸廓起伏、触摸颈动脉有搏动），时间 5 ～ 10 s。

✧ 复苏有效指征：患者自主呼吸恢复，颈动脉搏动可触及，瞳孔较前缩小，对光反射存在，刺激眼睑有反应，患者颜面、口唇、甲床发绀较前减轻，末梢循环恢复，甲床及皮肤色泽较前红润。

✧ 如果施救者为 1 人时，心外按压与心肺复苏的比例是 30：2，即每组动作为 30 次胸外按压及 2 次人工呼吸。

12．如心肺复苏成功，护士 A 负责记录抢救成功时间；如未成功，护士 A 与护士 B 更换按压位置继续行 5 个循环 CPR。

13．高级生命支持，安抚患者，恢复体位，整理床单位，洗手，记录。

【操作后处理】

1．护士 A 测量生命体征，遵医嘱给氧或配合医生给予高级生命支持。

2．护士 B 安抚患儿及家属，撤去复苏板，整理床单位，协助患儿取合适卧位。

3．护士 B 七步洗手法洗手，整理用物，按垃圾分类处理用物。

4．护士 A 洗手，书写抢救记录（抢救开始时间、神志、生命体征、瞳孔、血氧饱和度、病情变化、抢救过程及用药等并签字）。

【 儿童双人心肺复苏技术操作流程图 】

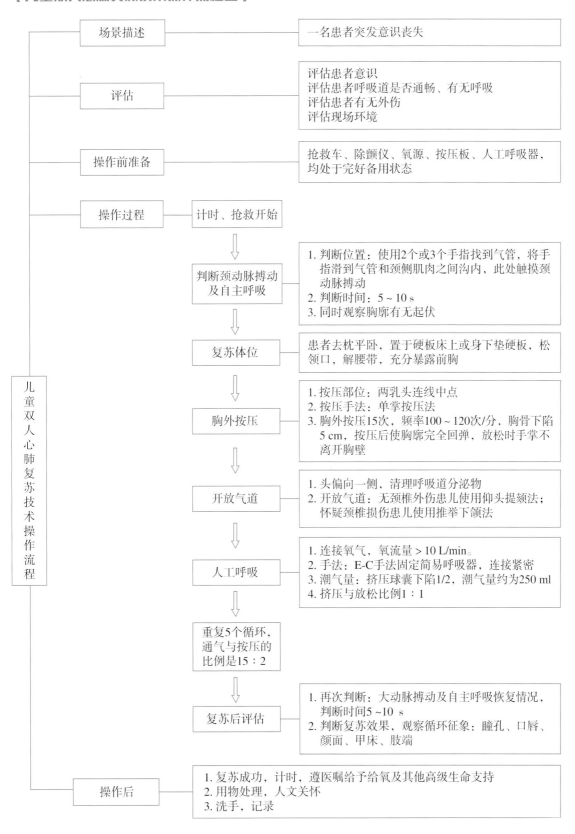

儿童双人心肺复苏技术操作流程	场景描述	一名患者突发意识丧失
	评估	评估患者意识 评估患者呼吸道是否通畅、有无呼吸 评估患者有无外伤 评估现场环境
	操作前准备	抢救车、除颤仪、氧源、按压板、人工呼吸器，均处于完好备用状态
	操作过程　计时、抢救开始	
	判断颈动脉搏动及自主呼吸	1. 判断位置：使用2个或3个手指找到气管，将手指滑到气管和颈侧肌肉之间沟内，此处触摸颈动脉搏动 2. 判断时间：5～10 s 3. 同时观察胸廓有无起伏
	复苏体位	患者去枕平卧，置于硬板床上或身下垫硬板，松领口，解腰带，充分暴露前胸
	胸外按压	1. 按压部位：两乳头连线中点 2. 按压手法：单掌按压法 3. 胸外按压15次，频率100～120次/分，胸骨下陷5 cm，按压后使胸廓完全回弹，放松时手手掌不离开胸壁
	开放气道	1. 头偏向一侧，清理呼吸道分泌物 2. 开放气道：无颈椎外伤患儿使用仰头提颏法；怀疑颈椎损伤患儿使用推举下颌法
	人工呼吸	1. 连接氧气，氧流量＞10 L/min。 2. 手法：E-C手法固定简易呼吸器，连接紧密 3. 潮气量：挤压球囊下陷1/2，潮气量约为250 ml 4. 挤压与放松比例1：1
	重复5个循环，通气与按压的比例是15：2	
	复苏后评估	1. 再次判断：大动脉搏动及自主呼吸恢复情况，判断时间5～10 s 2. 判断复苏效果，观察循环征象：瞳孔、口唇、颜面、甲床、肢端
	操作后	1. 复苏成功，计时，遵医嘱给予给氧及其他高级生命支持 2. 用物处理，人文关怀 3. 洗手，记录

【儿童双人心肺复苏技术评分标准】

项目		技术操作要求	分值	评分等级				得分
				A	B	C	D	
操作前准备（20分）	仪表	仪表端庄、着装符合要求	2	2	1	0	0	
	沟通	紧张度，操作熟练，沟通有效	3	3	2	1	0	
	评估	发现患者倒地或无意识	1	1	0	0	0	
		大声呼唤并轻拍双肩/足底，患者无反应，呼叫其他医务人员	3	3	2	1	0	
		准确计时	2	2	1	0	0	
		确认操作现场环境安全	2	2	1	0	0	
		触摸大动脉搏动（5～10 s），同时观察胸部起伏	5	5	3	2	0	
		准备抢救车、除颤仪	2	2	1	0	0	
操作过程（70分）	胸外按压	去枕，患者平卧于硬板床或垫硬板	2	2	1	0	0	
		松领口，解腰带，充分暴露前胸	3	3	2	1	0	
		按压部位正确	3	3	2	1	0	
		按压手法：根据患者年龄按压手法正确	3	3	2	1	0	
		按压深度：根据患儿年龄深度正确，每次按压后胸廓回弹	3	3	2	1	0	
		按压频率正确	4	4	2	1	0	
		按压次数正确	4	4	2	1	0	
		胸外按压效果评价	5	5	3	2	0	
		观察患者意识状态、生命体征及病情变化	3	3	2	1	0	
	开放气道	头偏向一侧	3	3	2	1	0	
		清理口、鼻腔分泌物	4	4	2	1	0	
		正确开放气道	4	4	2	1	0	
		保持气道开放状态	4	4	2	1	0	
	人工呼吸	简易呼吸器连接紧密，给2次呼吸	3	3	2	1	0	
		连接氧气，调整氧流量正确	3	3	2	1	0	
		面罩扣紧患者口鼻，方向正确，手法正确	4	4	2	1	0	
		吹气量正确，频次正确，吸气和呼气比例正确	5	5	3	2	0	
		人工呼吸效果评价	5	5	3	2	0	
	双人配合	配合交换有序	5	5	3	2	0	
操作后处理（5分）	计时	计时	2	2	1	0	0	
	用物处理	正确整理用物	1	1	0	0	0	
	记录	洗手，记录	2	2	1	0	0	
提问（5分）	理论知识	1. 不同儿童年龄儿童心外按压的部位分别在哪里？ 2. 儿童心肺复苏有效的指征是什么？	5	5	3	2	0	

备注：按压与呼吸不合格次数

按压：A 等级 ≤ 5 次；B 等级 6～10 次；C 等级 11～14 次；D 等级 > 15 次

呼吸：A 等级 0 次；B 等级 1～2 次；C 等级 3～4 次；D 等级 > 5 次

【知识链接】

1. 根据患者的潮气量选择合适的呼吸器：潮气量每次 10ml/kg

型号	新生儿	婴幼儿	学龄前及学龄儿童		
气囊容量（ml）	250	500	1800		
储氧袋（ml）	600	800 或 1000	2600		
体重（kg）	＜7	7～30	＞30		
面罩型号					
	1 号	2 号	3 号	4 号	5 号
面罩充气量（ml）	25	50	90	120	150ml

【参考文献】

[1] 梁滨，李熙鸿. 2020 年美国心脏协会心肺复苏与心血管急救指南更新解读——儿童高级生命支持 [J]. 华西医学，2020，35（11）：1324-1329.

[2] 张琳琪，王天有. 实用儿科护理学 [M]. 北京：人民卫生出版社，2018：729-733.

[3] 王卫平. 儿科学 [M]. 8 版. 北京：人民卫生出版社，2017：445-449.

[4] 美国心脏协会. BLS 基础生命支持（实施人员手册）[M]. 杭州：浙江大学出版社，2020：33-57.

【临床思维题】

患者 8 岁，主因"头痛 1 天"到我科急诊就诊，患者诉头痛伴头晕，无恶心、呕吐、腹痛。查体：神志清楚，T 36.5 ℃，P 98 次 / 分，R 16 次 / 分，BP 108/76 mmHg，SpO$_2$ 100 %，咽无充血，口周无发绀，心肺腹查体未见异常，皮肤黏膜完整，无出血点及皮疹。与候诊过程中突发意识丧失、呼之不应、颈动脉搏动消失、呼吸停止，即刻入抢救室，护士立即评估患者的生命体征并大声呼叫，去枕平卧，身下置硬板，采取单掌按压法进行胸外按压，频率为 110 次 / 分，按压 30 次后，立即给予 2 次人工呼吸，连续 5 个循环。

1. 在复苏过程中如果怀疑此患者有脊髓损伤，开放气道应采取的体位是
　　A．仰头提颏法　　　　　　　　B．推举下颌法
　　C．去枕仰卧位　　　　　　　　D．头高脚低位

2. 为实施有效的复苏效果，在进行心外按压与人工呼吸时需要注意
　　A．选择去枕平卧位
　　B．选择正确的按压部位及手法
　　C．根据患者年龄及潮气量选择合适的复苏囊及面罩并保证有效通气
　　D．选择正确的心外按压与人工呼吸的比例：2 人心肺复苏时按压与呼吸的比例为30∶2，1 人复苏时 15∶2

【答案解析】

1．A。根据2020版心肺复苏指南，如果怀疑患者有脊髓损伤，使用推举下颌法，此患者无脊髓损伤，故开放气道使用仰头提颏法。

2．B。为实施有效的复苏效果，在进行心外按压与人工呼吸时需要注意选择正确的复苏体位，选择正确的按压部位及手法，以及根据患者年龄及潮气量选择合适的复苏囊及面罩并保证有效通气，同时注意心外按压与人工呼吸的比例，在复苏过程中进行及时准确的评估。

（李　蕊　李灵慧）

三、新生儿窒息复苏技术

新生儿复苏指在出生时给予新生儿的一系列干预措施，以帮助其建立自主呼吸和循环。主要包括A畅通气道、B建立呼吸、C恢复循环、D药物治疗，应严格按照A→B→C→D步骤进行，顺序不能颠倒，评估贯穿新生儿窒息复苏整个过程。正确的复苏是降低新生儿窒息死亡率和伤残率的主要手段。成功的新生儿复苏工作有赖于迅速、连贯的关键行动，以使生存概率最大化。

【案例】

患儿男，其母G₁P₁，孕27周，胎膜早破30 h，生后脐带绕颈1周，无哭声、无呼吸，肌张力低下，全身青紫，出生体重980 g，1分钟阿普加（Apgar）评分1分，重度窒息，5分钟评分3分，10分钟评分6分。立即给予初步复苏，保暖、摆正体位、清理呼吸道、擦干全身、给予刺激后，心率40次/分，无呼吸，给予正压通气30 s后，心率40次/分，无呼吸，颜面及全身青紫，给予矫正通气后继续正压通气30 s，评估心率50次/分，出现不规则呼吸，颜面及全身仍青紫，迅速给予气管插管后，正压通气的同时开始以3:1的比例进行胸外心脏按压45 s，复苏后患儿心率110次/分，呼吸26次/分，皮肤颜色青紫较前减轻，呼吸较急促，吸气三四征阳性，反应较差，为进一步治疗转入新生儿重症监护室。

知识园地

◇ 阿普加（Apgar）评分：是用于快速评估新生儿生后一般状况的方法，由肤色、心率、呼吸、肌张力、对刺激反应5项体征组成，每一项0～2分，然后5项分值相加，即为Apgar评分的分值。评分在7～10分范围属于正常，7分以下的新生儿考虑有轻度窒息，评分4分以下考虑重度窒息。

◇ T组合复苏器：是由气流控制和压力限制的机械装置，它能为新生儿提供恒定一致的呼气末正压和气道峰压，从而能安全地扩张婴儿的肺部并提供最佳的氧合，可以避免用传统的捏皮球的形式造成的肺部膨胀不足或膨胀过度的危险。

【操作前准备】

1．人员准备：服装鞋帽整洁，符合着装要求，流动水七步洗手法洗手，戴口罩。

2．物品准备

（1）吸引器械：吸引装置、负压管、吸引球囊、吸痰管（6F）（图2-1-3-1）。

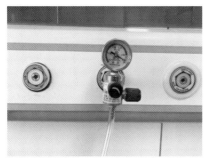
吸引装置

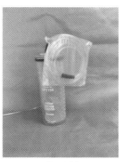
负压管

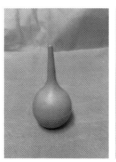
吸引球囊

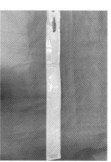
吸痰管

图 2-1-3-1　吸引器械

（2）正压通气器械：新生儿复苏气囊或 T 组合复苏器，小型号面罩（边缘有软垫）；氧源和压缩空气源、空氧混合仪，配有流量表和导管（图 2-1-3-2）。

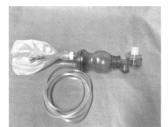
新生儿复苏气囊

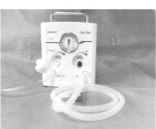
T组合复苏器

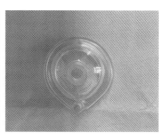
小型号面罩

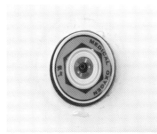
氧源

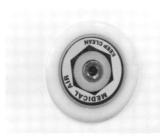
压缩空气源

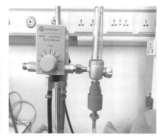
配有流量表的空氧混合仪

图 2-1-3-2　正压通气器械

（3）气管内插管器械：带直镜片的喉镜、2.5 号的气管导管、金属导丝、剪刀、固定气管导管的胶带（图 2-1-3-3）。

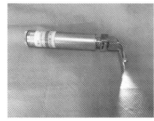
带直镜片的喉镜

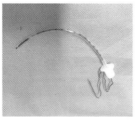
气管导管金属导丝

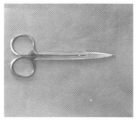
剪刀

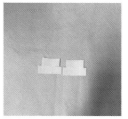
胶带

图 2-1-3-3　气管内插管器械

（4）其他：辐射保暖台或其他保暖设备、温暖的毛巾、无菌手套、听诊器（新生儿专用）、胶布、心电监护仪及脉搏氧饱和度传感器（图 2-1-3-4）。

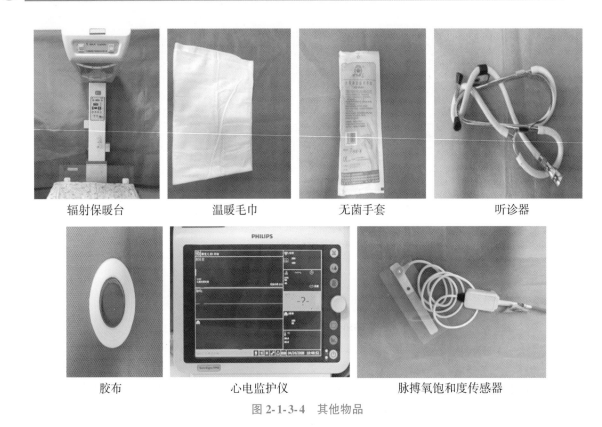

辐射保暖台	温暖毛巾	无菌手套	听诊器

胶布	心电监护仪	脉搏氧饱和度传感器

图 2-1-3-4　其他物品

（5）脐静脉插管用品：静切包、消毒溶液、胶布、脐静脉导管（3.5F、5F）、三通管、注射器（1 ml、5 ml、10 ml、20 ml）（图 2-1-3-5）。

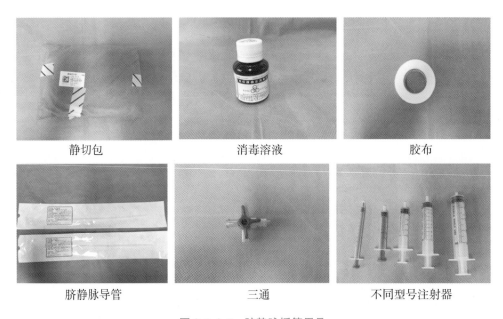

静切包	消毒溶液	胶布

脐静脉导管	三通	不同型号注射器

图 2-1-3-5　脐静脉插管用品

3．药品和给药的准备：肾上腺素、生理盐水 10 ml（图 2-1-3-6）。

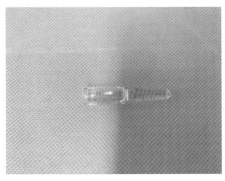
肾上腺素

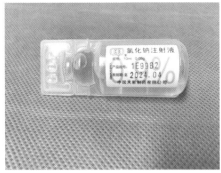
生理盐水

图 2-1-3-6　药品

知 识 园 地

1：10000 肾上腺素配制方法

1：10000 肾上腺素配制方法肾上腺素规格是 1 ml：1 mg，每支盐酸肾上腺素注射液是 1 ml，含肾上腺素 1 mg，浓度是 0.1%（100 ml 含 0.1 g），也就是 1：1000。如果要配制 1：10000 的肾上腺素，也就是稀释 10 倍，具体方法是：盐酸肾上腺素注射液 1 支 + 生理盐水注射液 9 ml，配置好的溶液是 10 ml，含肾上腺素 1 mg。

知 识 园 地

检查复苏气囊

1. **关闭压力阀**：将呼吸袋连接至无复吸阀，反复挤压并释放呼吸器，检查呼吸袋是否充满空气，在持续通气的情况下，呼吸袋的充盈和排空必须清晰可见。
2. **完成泄漏测试**：取下呼吸袋，关闭压力释放阀，用拇指封堵无复吸阀，用力挤压呼吸器，空气不得逸出。然后打开压力释放阀，重复前面的泄漏测试。压力释放阀必须打开并释放气体，以使压力下降。

【**操作过程**】

1. 快速评估

出生后立即用几秒钟的时间快速评估以下 4 项指标：

（1）是否足月？

（2）羊水是否清亮？

（3）是否有呼吸或哭声？

（4）肌张力是否好？

如以上任何一项为否，则需要进行以下初步复苏。该患儿未足月，羊水清亮，没有呼吸哭声，肌张力弱，因此需要初步复苏。记录抢救开始时间精确到分（× 时 × 分）。

实践提示

> ◇ 如何迅速判断婴儿的肌张力？健康足月新生儿应当上下肢内收、屈曲，上肢呈W状，下肢呈M状，活动好，如新生儿四肢无力、伸展，则需要干预。

2. 初步复苏

（1）保暖：用预热的毛巾或毛毯包裹新生儿置于预热的辐射保暖台（图2-1-3-7）。

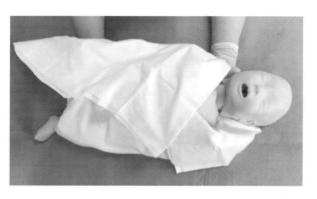

图 2-1-3-7　保暖

实践提示

> ◇ 将新生儿放在辐射保暖台上或因地制宜采取保暖措施，如用预热的毯子裹住婴儿以减少热量散失，也可使用塑料膜保温，方法是：早产儿出生后不擦干，即刻从脚趾到肩部放入一个塑料袋中，头在外，置于辐射加热装置上。

（2）摆正体位：将患儿置于辐射台，肩下垫小枕，颈部轻度仰伸到鼻吸气位，使咽后壁、喉和气管成直线（图2-1-3-8）。

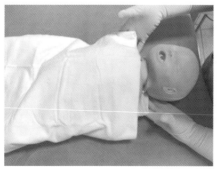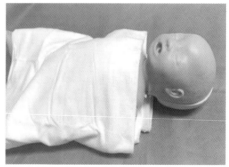

图 2-1-3-8　摆正体位

（3）清理气道：必要时用吸引球囊先口后鼻清理分泌物，或用吸引器负压 80～100 mmHg，吸引时间＜ 10 s（图2-1-3-9）。

实践提示

> ◇ 短暂的轻柔吸引足以清除分泌物，应先吸口腔后吸鼻腔，因为如先吸鼻腔，则吸引鼻腔时分泌物可由口咽吸入，注意吸引不要过强和过深，有力的吸引可损伤组织。在生后第1分钟刺激后咽部可产生迷走神经反应，引起心动过缓或呼吸暂停。

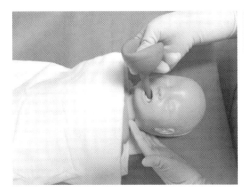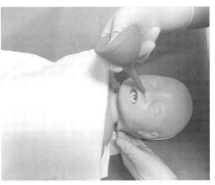

图 2-1-3-9　清理气道

（4）擦干和刺激：用温暖的干毛巾快速而有力地擦干全身，包括眼睛、面部、头、躯干、背部、胳膊和腿，然后移除湿毛巾。必要时刺激足底、按摩背部（图 2-1-3-10）。

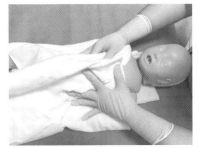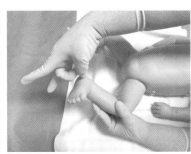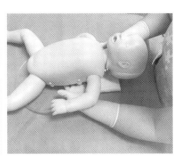

擦干全身　　　　　　　　　刺激足底　　　　　　　　　按摩背部

图 2-1-3-10　擦干和刺激

实践提示

◇ 擦干后移除湿毛巾以防止热丢失。刺激呼吸，轻柔的触觉刺激也可以启动呼吸。

3．评估新生儿及继续复苏步骤

初步复苏后需再次评估新生儿，确定是否需要采取进一步的复苏措施，评估指标为呼吸和心率。如果新生儿有呼吸，心率＞100 次 / 分，则不需继续复苏；如果初步复苏后新生儿没有呼吸（呼吸暂停）或喘息样呼吸，或心率＜100 次 / 分（听诊心率 6 s）（图 2-1-3-11），应即刻给予正压通气。经过初步复苏，该患儿心率为 84 次 / 分，继续复苏步骤，给予正压通气。

4．正压通气

（1）正压通气的指征：①呼吸暂停或喘息样呼吸。②心率＜100 次 / 分。

（2）方法：双手放置面罩法（双手法），即用双手的拇指和示指握住面罩向面部用力，每只手的其余 3 指放在下颌骨角并向面罩的方向轻抬下颌（图 2-1-3-12）。

正压通气频率：40 ～ 60 次 / 分，压力：20 ～ 25 cmH_2O（图 2-1-3-13）。

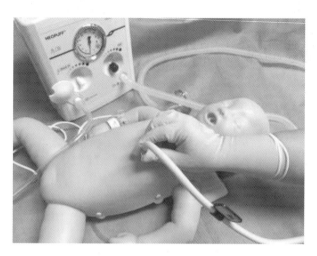

图 2-1-3-11　听诊心率

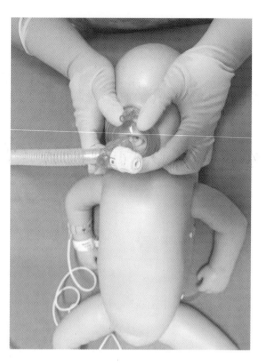

图 2-1-3-12　双手放置面罩法

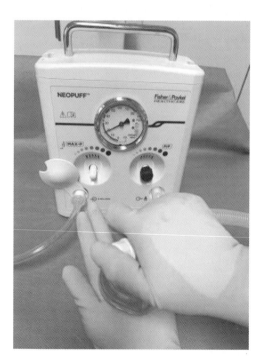

图 2-1-3-13　调节压力

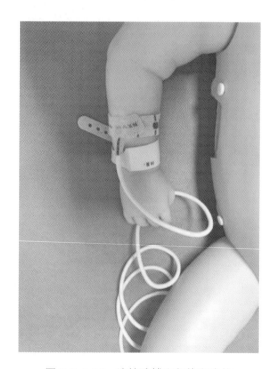

图 2-1-3-14　连接脉搏血氧饱和度仪

知识园地

设置吸气峰压（PIP）：用拇指覆盖 PEEP 阀，将吸气峰压 PIP 控制旋钮逆旋转，直至气压表所显示气压值与所需气压峰值一致。

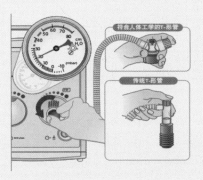

设置呼气末正压（PEEP）：调整 PEEP 旋盖至所需呼气末正压 PEEP。

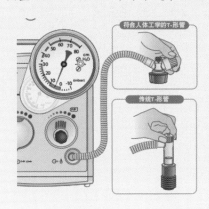

（3）监测：开始正压通气时即刻连接脉搏血氧饱和度仪，监测生后 10 min 内动脉导管前脉搏血氧饱和度值，传感器放在新生儿动脉导管前位置，即右上肢（图 2-1-3-14）。有效的正压通气表现为胸廓起伏良好，心率迅速增快。如达不到有效通气，需做矫正通气步骤。

知识园地

◇ 心脏和头颅的血液来源于主动脉的动脉导管前部分，称为动脉导管前血液。右上肢的血液也来自动脉导管前的主动脉。为测量灌注心脏和颅脑的动脉导管前血液的氧饱和度，脉搏血氧饱和度仪的传感器应连至右手或右手腕。左上肢和双下肢接受来自动脉导管后的主动脉血，因为有动脉导管的低氧的静脉血的分流，其氧饱和度低。

（4）矫正通气步骤（MRSOPA）：①M（mask），调整面罩。②R（reposition airway），重新摆正体位。在完成 M 和 R 两步骤后，尝试正压通气并观察胸廓是否有起伏。如胸廓仍无起伏，进行以下步骤。③S（suction），吸引口鼻。④O（open mouth），打开口腔。在完成 S 和 O 两步骤后，尝试正压通气并观察胸廓是否有起伏。如胸廓仍无起伏，进行以下步骤。⑤P（increase pressure），增加压力。在完成 P 步骤后，尝试正压通气并观察胸廓是否有起伏。如胸廓仍无起伏，进行以下步骤。⑥ A（airway），替代气道（气道插管）（图 2-1-3-15）。

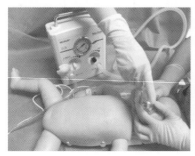 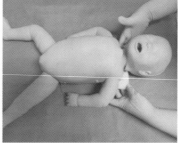 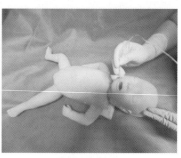

M 调整面罩　　　　　　　　R 调整体位　　　　　　　　S 吸引口鼻

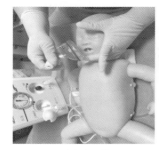 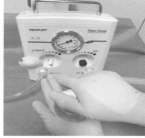 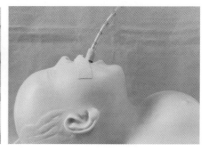

O 打开口腔　　　　　　　　P 增加压力　　　　　　　　A 气管插管

图 2-1-3-15　矫正通气步骤

（5）评估：有效通气 30 s 后评估心率＜ 60 次 / 分（听诊心率 6 s，心率 50 次 / 分），在正压通气时须进行胸外按压。有效通气后评估该患儿心率，进行气管插管正压通气配合胸外按压。

5．胸外按压

（1）指征：有效通气 30s 后评估心率＜ 60 次 / 分，在正压通气时须进行胸外按压。

（2）方法：胸外按压部位为两乳头连线中点，胸骨下方 1/3，避开剑突。按压深度，使胸骨下陷约前后径的 1/3。推荐选用拇指法。（图 2-1-3-16）。

（3）胸外按压与正压通气的比例为 3：1，即 90 次 / 分按压和 30 次 / 分呼吸，达到每分钟约 120 个动作。

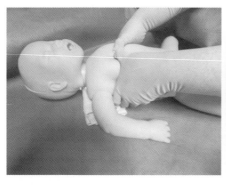 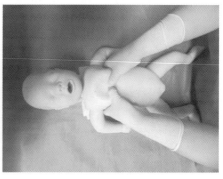

图 2-1-3-16　胸外按压

6．气管插管

（1）指征：①需要气管内吸引清除胎粪时。②气囊面罩正压通气无效或要延长时。③胸外按压时。④经气管注入药物时。⑤特殊复苏情况，如先天性膈疝或超低出生体重儿。

（2）方法：气管插管时，左手持喉镜，右手固定新生儿头部以摆正体位，从新生儿的右侧口角滑入，将舌体推向左侧，当喉镜的顶端到达会厌软骨谷时，上提镜柄，暴露声门和倒V字形声带，右手持气管导管送入声门内，撤出喉镜，拔出金属芯。连接复苏气囊，将氧浓度调至100%。评估气管插管位置：呼气时导管内见雾气，胸廓对称起伏，双肺呼吸音一致，胃区无呼吸音，气管插管位置正确（图2-1-3-17）。

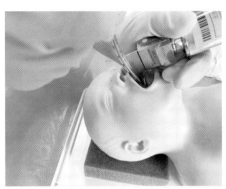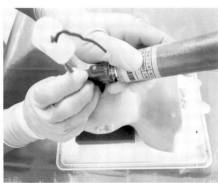

图 2-1-3-17 气管插管

（3）评估：至少30 s有效的正压通气（胸廓有起伏）和60 s胸外按压配合100%浓度的氧正压通气后，评估心率仍然＜60次/分，则需应用肾上腺素，该患儿经过正压通气和胸外按压，心率为127次/分（图2-1-3-18），未进行药物治疗。以下就药物治疗进行阐述。

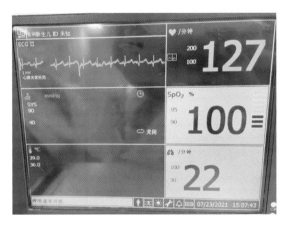

图 2-1-3-18 评估

7．药物

（1）肾上腺素

1）指征：至少30 s有效的正压通气（胸廓有起伏）和60 s胸外按压配合100%浓度的氧正压通气后，评估心率仍然＜60次/分。

2）剂量：新生儿复苏应使用1∶10000的肾上腺素。

知识园地

肾上腺素静脉用量0.01～0.03 mg/kg（0.1～0.3 ml/kg），气管内用量0.05～0.1 mg/kg（0.5～1 ml/kg）。必要时3～5 min重复1次。

（2）扩容剂：推荐生理盐水。

方法：生理盐水首次剂量为 10 ml/kg，经脐静脉或外周静脉 5 ～ 10 min 缓慢推入。必要时可重复扩容 1 次。

（3）评估：给药后 1 min，评估心率（听诊心率 6 s，心率 120 次 / 分），停止胸外按压、呼吸（出现自主呼吸）、血氧饱和度（恢复正常），判断心肺复苏成功。

（4）记录抢救结束时间，精确到分钟。

（5）安置患儿于舒适体位，严密观察患儿生命体征，必要时给予高级生命支持。

【操作后用物处理】

1．整理用物，按医疗垃圾分类原则处理用物。

2．七步洗手法洗手。

3．记录抢救过程、抢救用药及患儿生命体征。

【新生儿窒息复苏技术流程图】

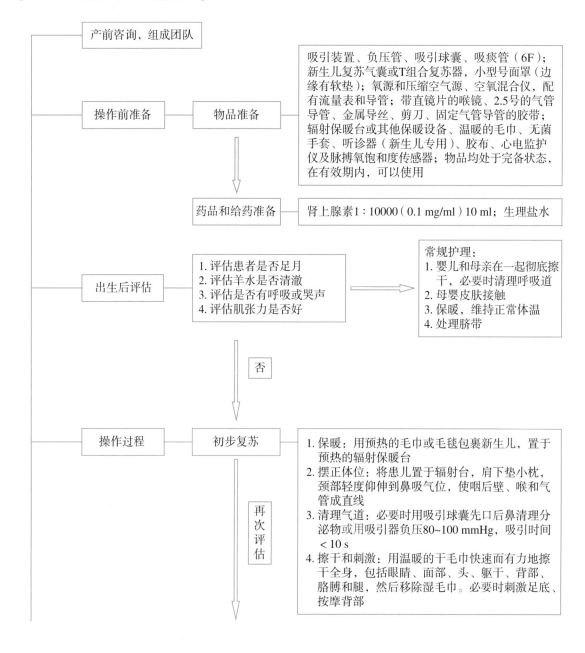

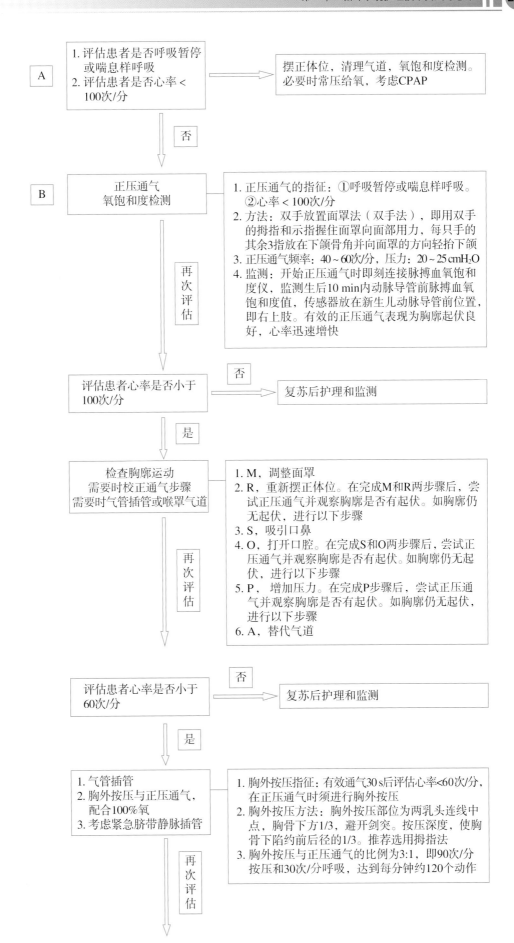

新生儿窒息复苏技术流程

A
1. 评估患者是否呼吸暂停或喘息样呼吸
2. 评估患者是否心率 < 100次/分
→ 摆正体位，清理气道，氧饱和度检测。必要时常压给氧，考虑CPAP

否

B
正压通气
氧饱和度检测
1. 正压通气的指征：①呼吸暂停或喘息样呼吸。②心率 < 100次/分
2. 方法：双手放置面罩法（双手法），即用双手的拇指和示指握住面罩向面部用力，每只手的其余3指放在下颌骨角并向面罩的方向轻抬下颌
3. 正压通气频率：40～60次/分，压力：20～25cmH$_2$O
4. 监测：开始正压通气时即刻连接脉搏血氧饱和度仪，监测生后10 min内动脉导管前脉搏血氧饱和度值，传感器放在新生儿动脉导管前位置，即右上肢。有效的正压通气表现为胸廓起伏良好，心率迅速增快

再次评估

评估患者心率是否小于100次/分
否 → 复苏后护理和监测

是

检查胸廓运动
需要时校正通气步骤
需要时气管插管或喉罩气道
1. M，调整面罩
2. R，重新摆正体位。在完成M和R两步骤后，尝试正压通气并观察胸廓是否有起伏。如胸廓仍无起伏，进行以下步骤
3. S，吸引口鼻
4. O，打开口腔。在完成S和O两步骤后，尝试正压通气并观察胸廓是否有起伏。如胸廓仍无起伏，进行以下步骤
5. P，增加压力。在完成P步骤后，尝试正压通气并观察胸廓是否起伏。如胸廓仍无起伏，进行以下步骤
6. A，替代气道

再次评估

评估患者心率是否小于60次/分
否 → 复苏后护理和监测

是

1. 气管插管
2. 胸外按压与正压通气，配合100%氧
3. 考虑紧急脐带静脉插管
1. 胸外按压指征：有效通气30 s后评估心率<60次/分，在正压通气时须进行胸外按压
2. 胸外按压方法：胸外按压部位为两乳头连线中点，胸骨下方1/3，避开剑突。按压深度，使胸骨下陷约前后径的1/3。推荐选用拇指法
3. 胸外按压与正压通气的比例为3:1，即90次/分按压和30次/分呼吸，达到每分钟约120个动作

再次评估

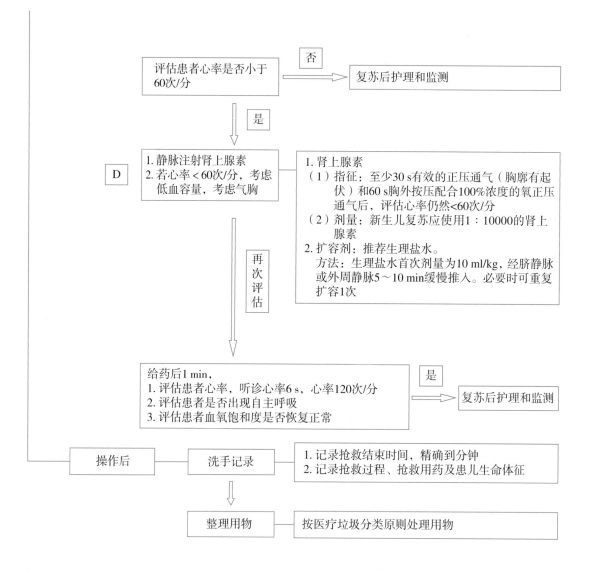

【新生儿窒息复苏技术操作评分标准】

项目	技术操作要求		总分	评分等级				实际得分
				A	B	C	D	
操作前准备（25分）	着装准备	仪表、服装符合要求	5	5	3	1	0	
	洗手	洗手、戴口罩	2	2	1	0	0	
	环境准备	宽敞明亮、安静整洁，室温适宜	2	2	1	0	0	
	物品准备	复苏气囊：各部分连接紧密、气囊弹性回缩良好、压力阀功能好处于开放状态、储气囊完整、检查是否漏气、面罩大小适宜、充气环充气适度	7	7	5	3	0	
		喉镜：光源充足处于备用状态	2	2	0	0	0	
		用物齐全、合理放置	7	7	5	3	0	

续表

项目		技术操作要求	总分	评分等级				实际得分
				A	B	C	D	
操作过程 (60分)	操作过程	接到新生儿询问：足月吗？（足月）羊水清吗？（清亮）肌张力好吗？（低）有哭声和呼吸吗？（没有哭声，呼吸微弱）	4	4	2	1	0	
		记录抢救开始时间	2	2	0	0	0	
		保暖：将新生儿置于预热的辐射保暖台，用预热的毛巾或毛毯包裹	2	2	1	0	0	
		体位：肩下垫巾，头轻度仰伸位（鼻吸气位）	2	2	1	0	0	
		吸引（必要时）：查看呼吸道分泌物，清理呼吸道分泌物	2	2	1	0	0	
		擦干和刺激：用毛巾擦干新生儿，撤去湿毛巾，必要时刺激足底、按摩背部	2	2	1	0	0	
		评估心率＜100次/分（听诊心率6 s，心率90次/分）、呼吸、血氧饱和度	3	3	2	1	0	
		立即给予复苏气囊正压通气（氧浓度21%，流量10 L/min），连接血氧饱和度探头（右上肢）	4	4	2	1	0	
		通气频率：40～60次/分，压力：20～25 cmH$_2$O	4	4	2	1	0	
		观察胸廓是否有起伏	2	2	0	0	0	
		必要时矫正通气步骤	2	2	0	0	0	
		有效通气30 s后评估心率＜60次/分（听诊心率6 s，心率50次/分）、呼吸、血氧饱和度	3	3	2	1	0	
		准备气管插管用物，配合医生气管插管，并开始胸外按压，调氧浓度至100%	4	4	2	1	0	
		按压方法：拇指法 按压部位：两乳头连线中点下方（胸骨下1/3），避开剑突 按压深度：胸廓前后径的1/3	10	10	8	5	0	
		至少30 s有效的正压通气（胸廓有起伏）和60 s胸外按压配合100%浓度的氧正压通气后，评估心率＜60次/分（50次/分）、呼吸、血氧饱和度	3	3	2	1	0	
		遵医嘱给予1∶10000肾上腺素，首选脐静脉给药，静脉用量0.1～0.3 ml/kg，气管内用量0.5～1 ml/kg	5	5	4	2	0	
		给药后1 min，评估心率（听诊心率6 s，心率120次/分），停止胸外按压，评估呼吸（出现自主呼吸）、血氧饱和度（恢复正常），判断心肺复苏成功	4	4	2	1	0	
		记录抢救结束时间	2	2	0	0	0	
操作后处理 (10分)	安置患儿	取舒适体位，严密观察患儿生命体征，必要时给予高级生命支持	4	4	2	1	0	
	整理用物	整理用物，按医疗垃圾分类原则处理用物	2	2	0	0	0	
	洗手记录	洗手，记录抢救过程	4	4	2	1	0	
提问 (5分)	理论知识	1．如何选择正确的面罩？ 2．1∶10000肾上腺素如何配制？	5	5	3	1	0	

【知识链接】

1. 正确面罩的选择

在每一次分娩应准备不同大小的面罩。新生儿面罩有缓冲垫或有柔软的边缘，可为圆形或解剖形。解剖形面罩其尖端部分罩于新生儿的鼻子上。面罩应放于婴儿的下颌并覆盖口鼻，不应盖住眼睛。正确的面罩应使面罩与婴儿面部形成密闭（图 2-1-3-19）。

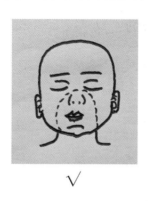 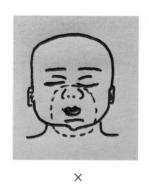 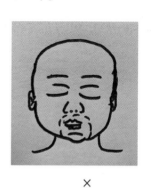

图 2-1-3-19　面罩的选择

2. 气管导管型号选择及插入深度

气管导管内径

导管内径（mm）	新生儿体重（g）	妊娠周数
2.5	< 1000	< 28
3.0	1000 ~ 2000	28 ~ 34
3.5	2000 ~ 3000	34 ~ 38
3.5 ~ 4.0	> 3000	> 38

气管导管的插入深度

新生儿体重（g）	管端至口唇的长度（cm）
1	6
2	7
3	8
4	9

3. 复苏后的监护和护理

复苏后的新生儿可能有多器官损害的危险，应继续监护，包括：①体温管理；②生命体征监测；③早期发现并发症。

【参考文献】

[1] 邵肖梅, 叶鸿瑁, 丘小汕. 实用新生儿学 [M]. 5 版. 北京：人民卫生出版社, 2018：75-76.

[2] 童笑梅, 韩彤研, 朴梅花. 新生儿重症监护医学 [M]. 北京：北京大学医学出版社, 2019：112-125.

[3] 叶鸿瑁, 虞人杰. 新生儿复苏教程 [M]. 7 版. 杭州：浙江大学出版社, 2019.

[4] 张玉侠, 胡晓静. 实用新生儿护理学手册 [M]. 北京：人民卫生出版社, 2019：14-20.

【临床思维题】

患儿由转运暖箱转入新生儿重症监护病房后，放于抢救单元，行复苏后护理，监测生命体征：体温 36 ℃，心率 126 次 / 分，呼吸 58 次 / 分，右上肢血压 63/31（46）mmHg。血气结果回报：pH 7.36；$PaCO_2$ 41.2 mmHg；PaO_2 89 mmHg；CaO_2 8.91 mmol/dl；K^+ 37 mmol/L；Na^- 137.2 mmol/L；Cl^- 101.7 mmol/L；Lac 8.34 mmol/L；BE −2.1；HCO_3^- 23 mmol/L。

1. 该患儿进行气管插管时，应为医生准备下列哪种型号的插管
   A．2.5　　　　　　B．3.0　　　　　　C．3.5　　　　　　D．4.0
2. 胸外按压的正常深度大约是
   A．胸廓前后径的 1/5　　　　　　B．胸廓前后径的 1/4
   C．胸廓前后径的 1/3　　　　　　D．胸廓前后径的 1/2
3. 正压通气的频率是
   A．20 ～ 30 次 / 分　　　　　　B．30 ～ 40 次 / 分
   C．40 ～ 60 次 / 分　　　　　　D．60 ～ 80 次 / 分
4. 阿普加（Apgar）评分分别评估哪些方面？评分标准是什么？
5. 分娩前，为了鉴别围生期高危因素，需要询问产科医务人员的 4 个问题分别是什么？
6. 矫正通气步骤（MRSOPA）包括什么？

【答案解析】

1. A。该患儿体重为 980 g，根据气管导管内径选择与体重的关系，＜ 1000 g 选择 2.5 mm 内径的气管导管。

2. C。心脏位于胸腔内胸骨下 1/3 和脊柱之间，节律性挤压胸骨会将心脏压向脊柱，推动血液流动，增加主动脉舒张期血压。

3. C。正压通气的频率是 40 ～ 60 次 / 分，大声计数有助于保持正确的速率。

4. 新生儿阿普加评分法用以判断有无新生儿窒息及窒息严重程度，是以出生后 1 分钟内的心率、呼吸、肌张力、喉反射及皮肤颜色 5 项体征为依据，每项为 0 ～ 2 分，满分为 10 分。

5. 出生后立即用几秒钟的时间快速评估以下 4 项指标：①是否足月？②羊水是否清亮？③是否有呼吸或哭声？④肌张力是否好？

6. 矫正通气步骤（MRSOPA）包括：①M，调整面罩。②R，重新摆正体位。在完成 M 和 R 两步骤后，尝试正压通气并观察胸廓是否有起伏。如胸廓仍无起伏，进行以下步骤。③S，吸引口鼻。④O，打开口腔。在完成 S 和 O 两步骤后，尝试正压通气并观察胸廓是否有起伏。如胸廓仍无起伏，进行以下步骤。⑤P，增加压力。在完成 P 步骤后，尝试正压通气并观察胸廓是否有起伏。如胸廓仍无起伏，进行以下步骤。⑥A，替代气道。

（李 蕊 王 晶）

第二节　电除颤技术

一、电除颤技术

电除颤（defibrillation）是指在心室肌的颤动时相（不应期与复极）极不一致时采用的随机的非同步放电方式，将一定强度的电流通过心脏，使心肌纤维同时极极、复极，心脏自律性最高的起搏点（通常是窦房结）重新主导心脏节律，从而使其恢复规律、协调收缩的一种抢救措

施，其首次电击成功率接近 85%。美国心脏协会（American Heart Association，AHA）心肺复苏指南中多次强调，早期电除颤可提高心室颤动或无脉性室性心动过速停搏患者的生存率，是终止室颤唯一有效的方法。

【案例】

患者卢某，男性，57 岁。主因"胸骨后疼痛伴大汗 1 小时"由 120 送至急诊。查体：神志清楚，T 36.4 ℃，P 102 次 / 分，BP 148/108 mmHg，R 18 次 / 分，SpO$_2$ 98%。心电图示：窦性心动过速，Ⅱ / Ⅲ /aVF 导联、V4 ～ V6 导联、V5R 导联、V7 ～ V9 导联 ST 段抬高，快速肌钙蛋白Ⅰ为 0.51 ng/ml。初步诊断：急性下壁、前侧壁、后壁心肌梗死。入抢救室完善经皮冠状动脉介入治疗术前检查。患者突发意识丧失，心电监测示波为室颤律，遵医嘱即刻予电除颤。

【护理评估】

1. 评估患者是否意识丧失。
2. 判断患者大动脉搏动是否消失。
3. 评估患者心电监测波形是否为心室颤动（图 2-2-1-1）。

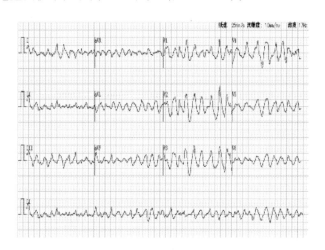

图 2-2-1-1　心室颤动心电波形

4. 评估患者心前区电极的连接情况，有无心电干扰或电极脱落。
5. 评估患者是否植入心脏起搏器。
6. 病室环境安静、舒适、整洁，光线适宜。

> **实践提示**
>
> ✧ 植入起搏器患者的电除颤注意事项：目前应用的起搏器内均有保护装置，电除颤时一般不会破坏电路功能。植入起搏器患者电除颤时应避开起搏器，距离至少 10 cm，建议应用除颤电极片，选择前胸和后背对应部位，抢救结束后要进行起搏器的功能检测。

【操作前准备】

1. 护士准备：服装鞋帽整洁，符合着装要求。
2. 双人核对医嘱：患者床号、姓名、除颤能量。
3. 七步洗手法洗手（图 2-2-1-2）。

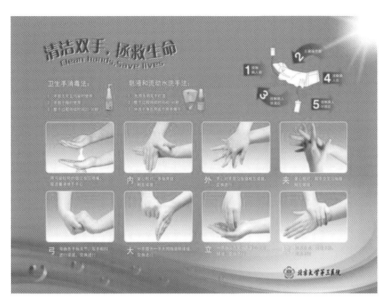

图 2-2-1-2 七步洗手法洗手

4．核对患者信息：两种及以上的方法核对。

实践提示

◇ 医嘱需双人核对，核对无误后方可执行。抢救情况下可采取口头医嘱的核对方式与医生核对。

◇ 核对患者信息应使用两种及以上的方法，如腕带、床头卡、反叫患者姓名。

5．用物准备：除颤仪、除颤电极片、导电胶或 0.9% 氯化钠注射液 10 ml 5 支、清洁纱布 2 块、快速手消毒液，均在有效期内（图 2-2-1-3）。

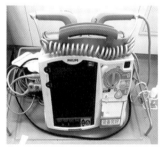
除颤仪

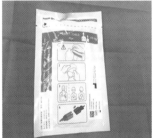
除颤电极片

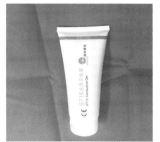
导电胶

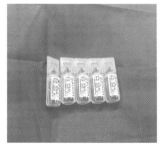
0.9%氯化钠注射液

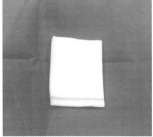
清洁纱布

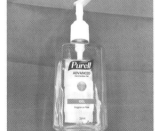
快速手消毒液

图 2-2-1-3 用物准备

6. 检查除颤仪处于完好备用状态，状态指示器正常（图 2-2-1-4），电池电量充足（图 2-2-1-5），各导线连接紧密，打印纸充足（图 2-2-1-6）。

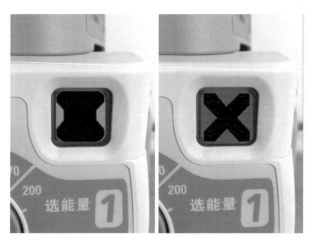

图 2-2-1-4　除颤仪状态指示器
左为正常备用状态，右为异常故障状态

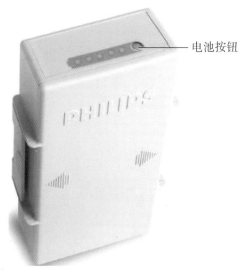

图 2-2-1-5　电池电量指示器
按下电池按钮

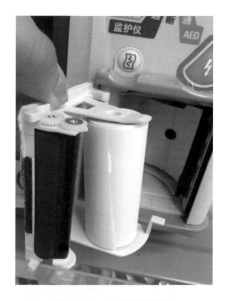

图 2-2-1-6　检查打印纸

实践提示

◇ 除颤仪电池：除颤仪背侧包括 2 个电池卡槽，可同时安装 2 个锂电池或 1 个锂电池及 1 个交流电源模块。按下锂电池按钮即可显示电池现有电量，每格代表 20% 电量，满电时可进行 5 h 心电监测。如需长时间使用除颤仪，建议使用交流电源模块供电。

【操作过程】

1. 迅速携用物至床旁。
2. 再次核对患者信息（同前）。
3. 患者呈复苏体位（去枕平卧位），左臂外展，松解衣扣，充分暴露胸部（图 2-2-1-7）。

4．检查并去除胸前金属导电物，胸前皮肤有无多毛、潮湿、破损（图 2-2-1-8）。如患者胸前皮肤存在多毛、潮湿、破损等情况，需在除颤前进行备皮，清洁纱布擦净皮肤，除颤时避开破损部位。

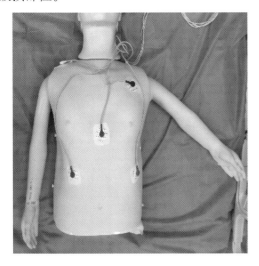
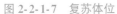
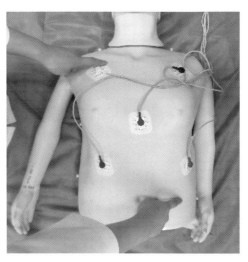

图 2-2-1-7　复苏体位　　　　　　　　　　　图 2-2-1-8　检查胸前皮肤

5．遵医嘱选择能量：顺时针旋转除颤仪面板上旋钮至 200 J（图 2-2-1-9）。

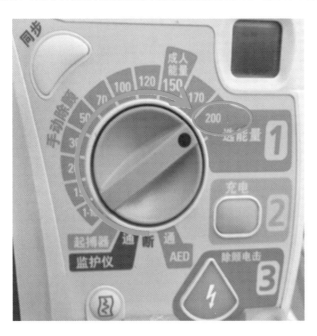

图 2-2-1-9　正确选择能量

知 识 园 地

电除颤能量的选择

1．成人：优先选择非同步双相波 200 J，成功率高，且对心肌损害小；或选择单相波 360 J，但其对心肌损害较重。

2．儿童：首次电除颤能量为 2 J/kg 体重，后续能量为 4 J/kg 体重，最大不应超过 10 J/kg 体重。

6. 单手、背向持除颤电极板，于除颤电极板上均匀、螺旋状涂抹导电胶（图 2-2-1-10），或于患者胸前除颤部位放置 4 层盐水湿纱布（图 2-2-1-11）。

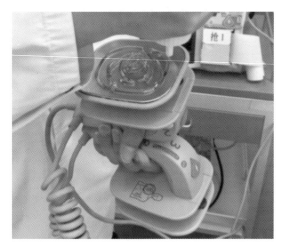

图 2-2-1-10　涂抹导电胶

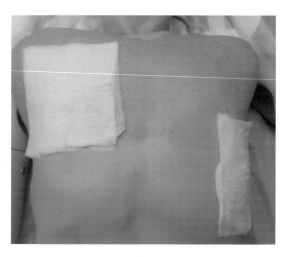

图 2-2-1-11　放置盐水湿纱布

实践提示

◇ 导电胶需均匀、螺旋状涂抹，禁止两电极板相互摩擦，避免涂抹不均匀引起患者皮肤灼伤。

◇ 盐水纱布面积必须大于电极板的面积以防止皮肤灼伤。4 层盐水纱布制作方法如图 2-2-1-12。

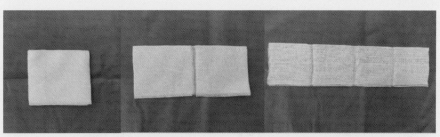

（1）取清洁纱布　　　（2）沿对边打开　　　（3）再沿对边打开

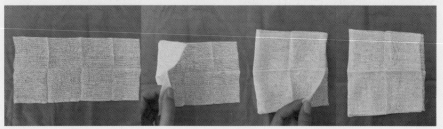

（4）横向打开　　　（5）沿中线对折　　　（6）呈4层纱布

图 2-2-1-12　4 层盐水纱布制作方法

7. 选择除颤部位：右锁骨中线第 2 肋间为心底部，左腋中线第 5 肋间为心尖部（图 2-2-1-13）。

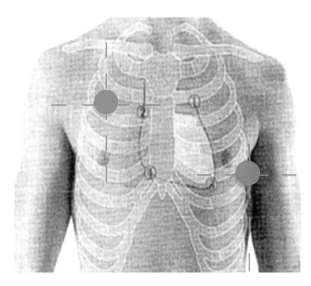

图 2-2-1-13　除颤部位

8．正确放置电极板：左手持胸骨手柄置于心底部，右手持心尖手柄置于心尖部（图 2-2-1-14），用力下压使电极板紧贴于患者胸壁，两电极板间相距＞ 10 cm，下压压力＞ 10 kg，阻抗接触指示灯位于绿色区域（图 2-2-1-15）。

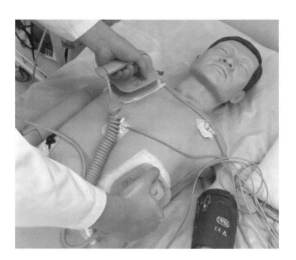

图 2-2-1-14　放置电极板

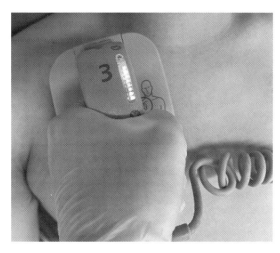

图 2-2-1-15　阻抗接触指示灯

知 识 园 地

除颤手柄（图 2-2-1-16）

（1）胸骨（sternum）手柄：左手持，放置于心底部，顶端为橙色放电按钮，手柄上有阻抗接触指示灯，绿色为接触良好，红色为接触不良。

（2）心尖（apex）手柄：右手持，放置于心尖部，顶端为橙色放电按钮，手柄侧方为黄色充电按钮。

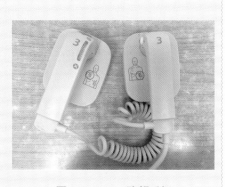

图 2-2-1-16　除颤手柄

9. 充电：右手拇指按下心尖手柄上的黄色充电按钮，听到提示音代表充电完毕（图 2-2-1-17）。

10. 放电前：嘱其他医务人员暂停操作、远离床旁，术者身体离开患者床单位，再次判断患者心电监测示波为室颤。

11. 放电：双手同时按下胸骨手柄、心尖手柄上端的橙色放电按钮（图 2-2-1-18）。

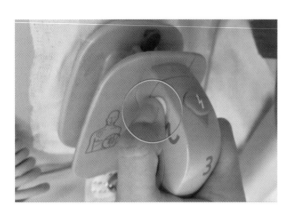
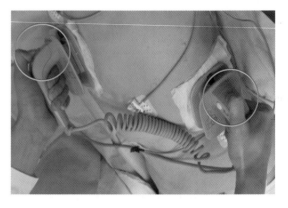

图 2-2-1-17　充电　　　　　　　　　　　　图 2-2-1-18　放电

实践提示

◇ 如除颤仪电极板上导电胶涂抹不均，或由于电极板与患者皮肤接触不良、下压压力未达到要求而导致电极板阻抗接触指示灯没有位于绿色区域内，则放电时会显示"未发出电击"，放电失败。

◇ 避免反复使用电极板除颤，反复心律失常发作患者应及时更换为一次性电极片除颤。

◇ 若使用一次性电极片除颤，需更换电极片专用导线，并确保导线各部位连接紧密。除颤电极片为单次使用独立包装，使用前需检查包装密封性及有效期，按电极片图示（图 2-2-1-19）分别紧贴于相应除颤部位，使用控制面板上黄色充电、橙色放电按钮分别完成充电、放电操作。

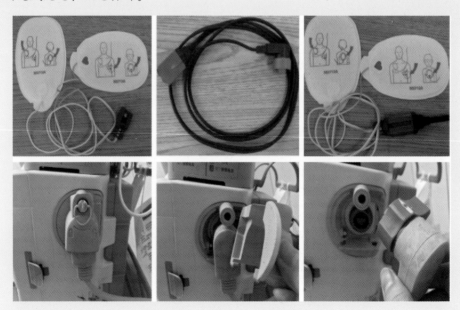

图 2-2-1-19　更换一次性除颤电极片

12. 放电后即刻行 2 min 5 个循环 CPR。

13．5个循环CPR结束，评估患者心电监测示波。若转为窦性心律，除颤成功。若仍为室颤，可再次除颤。

14．评估患者意识是否恢复，是否可触及大动脉搏动。

15．检查患者胸部皮肤有无破损、灼伤，用干纱布擦拭胸前导电胶或盐水纱布印迹，整理衣物，协助患者舒适体位。

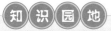 知识园地

1．电除颤时机的选择

当院外目睹发生心搏骤停，施救者应从胸外按压开始心肺复苏，并尽快使用自动体外除颤仪（automated external defibrillators，AED）进行电除颤。对于有心电监护的院内患者，从室颤到给予电击的时间不应超过3 min，除颤仪就绪即刻行电除颤。

2．除颤仪的日常维护

（1）应每日检查除颤仪功能状态、电池电量和打印纸安装状态，定时充电，定点放置，专人管理，做好登记和记录。

（2）除颤仪每周应进行功能测试，具体方法：

①使用多功能电极片，在患者治疗电缆末端加一块测试负载

②将"治疗旋钮"调至150 J

③按下"充电"按钮

④按下"除颤电击"按钮

⑤设备自动打印条图，如果条图没有即刻打印，则按下"打印"按钮

⑥在打印的条图上确认向测试负载发出的能量为150 J ± 23 J(127 ～ 173 J)。若不是，须停止设备的使用，并求助于维修部门

⑦打印条图需操作人签字并保留存档

16．洗手、完善抢救记录。

【操作后用物处理】

1．除颤仪及电极板用75%乙醇擦拭，晾干待用。

2．除颤仪充电备用。

3．打印出的除颤记录纸写好患者床号、姓名，交至医生，放入医疗病历中。

4．备齐除颤仪打印纸、导电胶、除颤电极片、0.9%氯化钠注射液、清洁纱布。

【电除颤技术操作流程图】

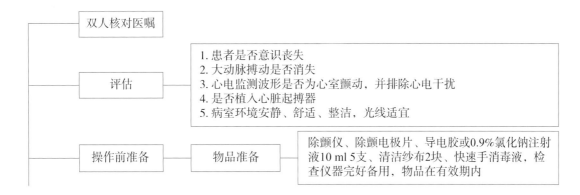

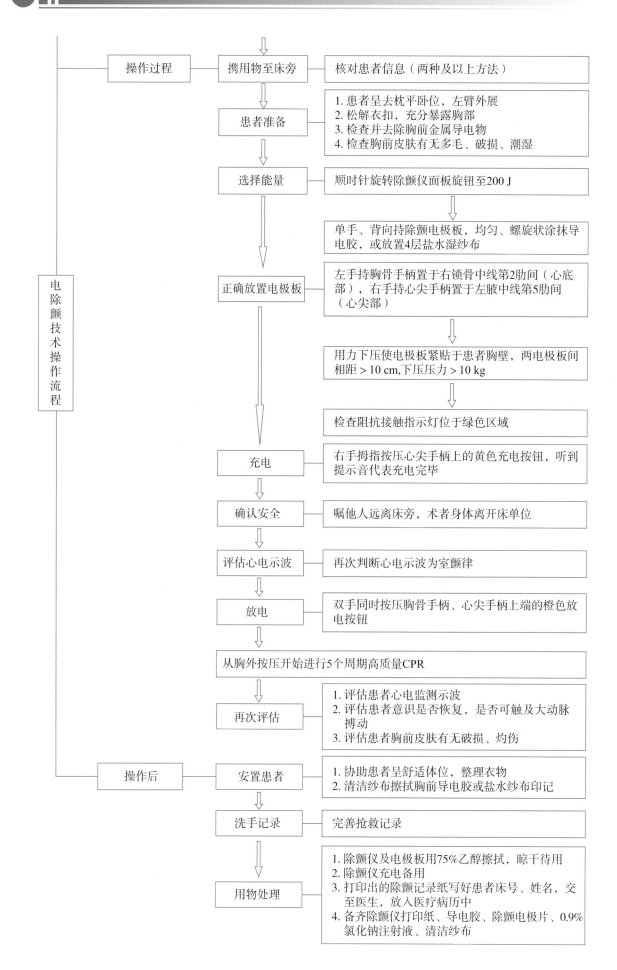

电除颤技术操作流程

操作过程 → **携用物至床旁** → 核对患者信息（两种及以上方法）

患者准备
1. 患者呈去枕平卧位，左臂外展
2. 松解衣扣，充分暴露胸部
3. 检查并去除胸前金属导电物
4. 检查胸前皮肤有无多毛、破损、潮湿

选择能量 → 顺时针旋转除颤仪面板旋钮至200 J

单手、背向持除颤电极板，均匀、螺旋状涂抹导电胶，或放置4层盐水湿纱布

正确放置电极板 → 左手持胸骨手柄置于右锁骨中线第2肋间（心底部），右手持心尖手柄置于左腋中线第5肋间（心尖部）

用力下压使电极板紧贴于患者胸壁，两电极板间相距 > 10 cm，下压压力 > 10 kg

检查阻抗接触指示灯位于绿色区域

充电 → 右手拇指按压心尖手柄上的黄色充电按钮，听到提示音代表充电完毕

确认安全 → 嘱他人远离床旁，术者身体离开床单位

评估心电示波 → 再次判断心电示波为室颤律

放电 → 双手同时按压胸骨手柄、心尖手柄上端的橙色放电按钮

从胸外按压开始进行5个周期高质量CPR

再次评估
1. 评估患者心电监测示波
2. 评估患者意识是否恢复，是否可触及大动脉搏动
3. 评估患者胸前皮肤有无破损、灼伤

操作后 → **安置患者**
1. 协助患者呈舒适体位，整理衣物
2. 清洁纱布擦拭胸前导电胶或盐水纱布印记

洗手记录 → 完善抢救记录

用物处理
1. 除颤仪及电极板用75%乙醇擦拭，晾干待用
2. 除颤仪充电备用
3. 打印出的除颤记录纸写好患者床号、姓名，交至医生，放入医疗病历中
4. 备齐除颤仪打印纸、导电胶、除颤电极片、0.9%氯化钠注射液、清洁纱布

【电除颤技术评分标准】

项目		技术操作要求	总分	评分等级				实际得分
				A	B	C	D	
操作前准备（25分）	着装准备	仪表端庄、着装符合要求	2	2	1	0	0	
	素质	操作熟练，有急迫感，体现人文关怀	4	4	2	1	0	
	核对	医嘱核对、患者核对方法正确	4	4	2	1	0	
	评估	判断患者是否意识丧失，有无颈动脉搏动	4	4	2	1	0	
		评估心电监测示波为室颤律，排除心电干扰	3	3	2	1	0	
		评估患者是否安置心脏起搏器，有无禁忌证	4	4	2	1	0	
	物品准备	用物准备齐全，均处于完好备用状态	4	4	2	1	0	
操作过程（60分）	患者准备	患者体位正确，左臂外展	6	6	4	2	0	
		松解衣扣，检查皮肤并去除金属导电物	5	5	3	1	0	
	选择能量	打开除颤仪，选择合适能量	6	6	4	2	0	
	放置电极板	电极板上涂抹导电胶，或胸前放置盐水湿纱布	7	7	5	3	0	
		电极板位置摆放正确（相距＞10 cm，阻抗接触指示灯位于绿色区域）	8	8	6	4	0	
	充电放电	正确充电，并确认其他医务人员及自身离开床单位	8	8	6	4	0	
		确认心电示波为室颤律，正确放电，并即刻行2分钟CPR	8	8	6	4	0	
	再次评估	识别心电监测示波图形，除颤成功	6	6	4	2	0	
		检查颈动脉搏动及胸前皮肤情况，纱布擦拭	6	6	4	2	0	
操作后（10分）	安置患者	协助患者整理衣物，取舒适体位	3	3	2	1	0	
	洗手记录	洗手、完善抢救记录	3	3	2	1	0	
	用物处理	按垃圾分类原则正确处理用物	4	4	3	2	0	
提问（5分）	理论知识	1. 电除颤时两电极板的放置位置在何处？ 2. 4层盐水湿纱布的制作方法是什么？	5	5	3	1	0	

【知识链接】

1. 非同步电除颤的适应证和禁忌证

（1）适应证

1）心室颤动

2）心室扑动

3）无脉性室速

（2）禁忌证

1）严重的低钾血症

2）缓慢型心律失常，包括病态窦房结综合征

3）洋地黄过量引起的心律失常（室颤除外）

4）伴有高度或完全性传导阻滞的房颤、房扑、房速

5）左房巨大，房颤持续 1 年以上，长期心室率不快者

2．粗颤与细颤的鉴别与处理

（1）鉴别

粗颤波波幅大于 0.5 mV，一般发生在室颤初期或由室扑蜕变而来，此时心肌状态尚好，及时进行电除颤其成功率较高；细颤波波幅小于 0.5 mV，一般发生在室颤晚期或由粗颤波恶化而来，此时心肌状态极差，进行电除颤成功率较低（图 2-2-1-20）。

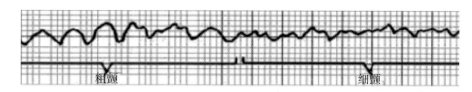

图 2-2-1-20　粗颤波和细颤波

（2）处理

应使用肾上腺素 1 mg 静脉推注，将细颤波转为粗颤波后，再进行电除颤，从而增加电除颤的成功率。

【参考文献】

[1] 黄煜，何庆．2020 AHA 心肺复苏指南解读（六）——复苏教育科学和救治系统 [J]．心血管病学进展，2021，42（2）：188-192.

[2] Merchant RM，Topjian AA，Panchal AR，et al. Part 1：executive summary：2020 American Heart Association Guidelines for Cardiopulmonary Resuscitation and Emergency Cardiovascular Care [J]．Circulation，2020，142（suppl 2）：S337-S357.

[3] 朱威，徐佳，陆远强．《2020 年美国心脏协会心肺复苏及心血管急救指南》成人生命支持部分建议内容分析 [J]．中华危重症医学杂志（电子版），2020，13（5）：379-381.

[4] Mapp JG，Hans AJ，Darrington AM，et al. Prehospital Research and Innovation in Military and Expeditionary Environments（PRIME）Research Group. Prehospital Double Sequential Defirillation：A Matched Case-Control Study [J]．Acad Emerg Med，2019，26：994-1001.

[5] Ross EM，Redman TT，Harper SA，et al. Dual defirillation in out-of-hospital cardiac arrest：A retrospective cohort analysis [J]．Resuscitation，2016，106：14-17.

[6] 王维明，袁志．除颤仪的维护与保养 [J]．医疗装备，2017，30（9）：47.

【临床思维题】

患者初步诊断为"急性下壁、前侧壁、后壁心肌梗死"，入院后突发意识丧失，心电监测示波为室颤律，遵医嘱即刻予非同步 200 J 电除颤。

1．首次进行电除颤时，按下放电按钮后，除颤仪显示"未发出电击"，应如何处理？

2．患者反复室颤，应用电极板共除颤 3 次，每次除颤前后，以下做法正确的是？

A．每次除颤前，均需再次判断患者心电监测示波

B．每次除颤前，无需再次判断患者心电监测示波

C．每次除颤后，首先立刻判断患者心电监测示波

D．每次除颤后，首先立刻行 5 个循环 CPR

【答案解析】

1．除颤仪显示"未发出电击"提示电极板与患者皮肤接触不良，需确认电极板上导电胶涂抹是否均匀，电极板与患者皮肤接触是否良好，下压压力是否适宜，阻抗接触指示灯是否位于绿区，完善后重新进行充电、放电。

2．AD。每次除颤前，均需再次判断并确认患者心电监测示波为室颤律，并于每次除颤后首先立刻行 5 个循环 CPR，而后再次判断心电监测示波。因此 AD 正确。

（崔　曼　马　莉）

二、儿科电除颤技术

电除颤（defibrillation）是指在心室肌的颤动时相（不应期与复极）极不一致时采用的随机的非同步放电方式，将一定强度的电流通过心脏，使心肌纤维同时除极、复极，心脏自律性最高的起搏点重新主导心脏节律（通常是窦房结），从而使其恢复规律、协调收缩的一种抢救措施。早期电除颤可提高心室颤动或无脉性室性心动过速停搏患儿的生存率。具有作用快、疗效高、简便和比较安全的特点，已成为救治心室颤动和其他快速型心律失常患儿的首选或重要的急救措施。

【案例】

患儿李某，男，11 个月，体重 9.5 kg，溺水后，意识丧失，肱动脉无搏动，无自主呼吸，收入儿科急诊抢救室。接诊医生即刻予心外按压，遵医嘱予心电血氧饱和度监测，血压测不出，心电示波为室颤。遵医嘱立即予患儿电除颤。

【护理评估】

1．评估心前区电极的连接情况，排除电极干扰，是否植入心脏起搏器。

2．评估患儿年龄、体重。

3．评估皮肤完整性，有无破损、潮湿。

【操作前准备】

1．仪容仪表准备：服装鞋帽整洁，仪表端庄，语言柔和恰当，态度和蔼可亲。

2．洗手，戴口罩。

3．评估操作环境是否安全。

4．用物准备：除颤仪、导电糊、纱布、手消（图 2-2-2-1），检查除颤仪处于完好备用状态，状态指示器正常（图 2-2-2-2），电池电量充足（图 2-2-2-3），连接紧密，打印纸充足（图 2-2-2-4）。

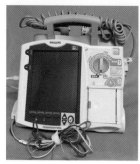
除颤仪

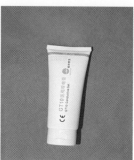
导电糊

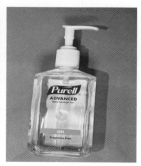
免洗手消凝胶

清洁纱布

图 2-2-2-1　用物准备

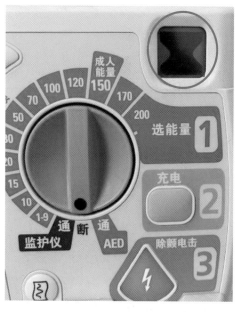

图 2-2-2-2　检查除颤仪处于完好备用
状态，状态指示器正常

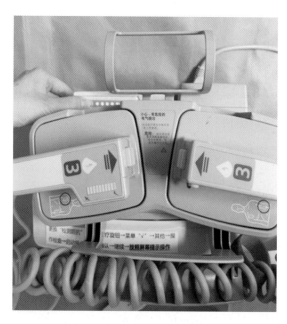

图 2-2-2-3　检查电池电量指示器
（按下电池上方按钮）

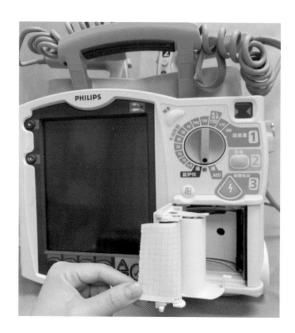

图 2-2-2-4　检查打印纸

实践提示

◇ 定时检查除颤仪性能，及时充电。

【**操作过程**】

1．判断患儿出现除颤指征（心电示波为室颤），呼叫其他医务人员，记录抢救开始时间（具体到分钟）。

2．摆放复苏体位：患儿取去枕平卧位，置于硬板床上或身下垫复苏板，松解衣裤，检查并去除金属导电物，移开电极片，左臂外展，充分暴露心前区（图 2-2-2-5）。

3．开启除颤仪（处于完好备用状态）。

4．正确选择电极板大小（图 2-2-2-6）。

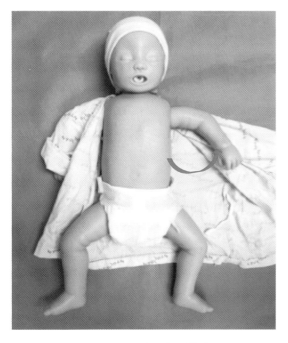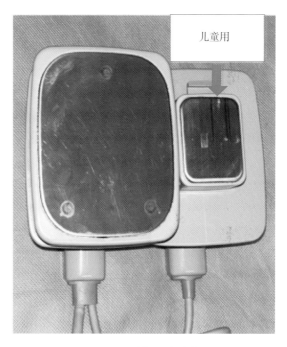

图 2-2-2-5　充分暴露前胸　　　　　　图 2-2-2-6　选择正确的电极板

实践提示

◇ 正确选择电极板，≤ 1 岁或 10 kg 以下选用儿童电极板，＞ 1 岁或 10 kg 以上选用成人电极板。

5．开机。

6．遵医嘱调节除颤能量（图 2-2-2-7）。

实践提示

◇ 除颤能量首次 2 J/kg，第二次 4 J/kg，后续大于等于 4 J/kg，最大不超过 10 J/kg。

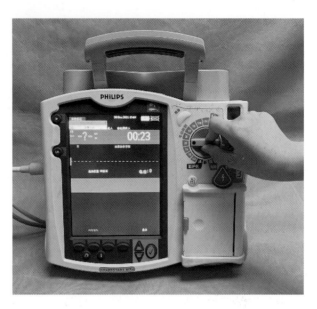

图 2-2-2-7　选择合适的能量

7．电极板准备：单手、背向持除颤手柄（图 2-2-2-8），电极板上均匀、螺旋状涂抹导电糊（勿相互摩擦）（图 2-2-2-9）。

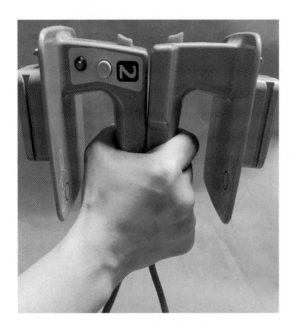

图 2-2-2-8　单手背向持除颤手柄

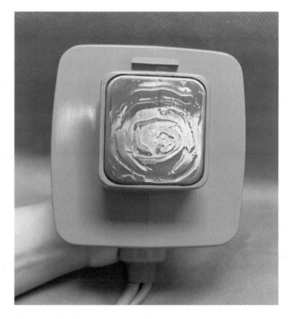

图 2-2-2-9　均匀涂抹导电糊

实践提示

◇ 导电糊涂抹要均匀，如除颤仪电极板上导电糊涂抹不均，可能会导致皮肤灼伤或由于电极板与患者皮肤接触不良、下压压力未达到要求而引起阻抗接触指示灯没有位于绿区，则放电时会显示"未发出电击"，放电失败。

8．放置电极板：左手持负极（STERNUM）手柄位于右锁骨中线第 2 ～ 3 肋间隙（心底部），右手持正极（APEX）手柄位于左腋中线第 4 ～ 5 肋间隙（心尖部），两电极板彼此不接触，有起搏器者电极板需避开起搏器，将电极板贴紧胸壁，按压至压力指示灯示绿色（图 2-2-2-10）。

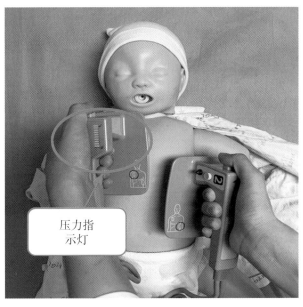

图 2-2-2-10 放置电极板，压力指示灯示绿色

实践提示

◇ 放电前再次确定患儿心电示波，确保所有人均未碰触患儿及床单位等物品后再放电。

◇ 电极板的胸壁接触要严密，两电极板位置不可过近。

◇ 如患儿存在植入性起搏器，电极板应避开起搏器。

◇ 目前应用的起搏器内均有保护装置，除颤时一般不会破坏电路功能。

9．充电：右手按下 APEX 手柄上的充电按钮或其他人员按下除颤仪主机上的充电按钮，听到提示音代表充电完毕（图 2-2-2-11）。

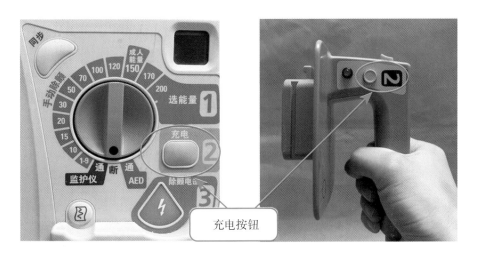

图 2-2-2-11 充电

10．放电：操作者大声宣布"开始除颤"远离床旁，操作者身体离开患者床单位，确认所有人均已离开，再次判断患者心电监测示波为室颤。双手同时按下电极板上的放电按钮或除颤仪主机上的"除颤电击"按钮（图 2-2-2-12）。

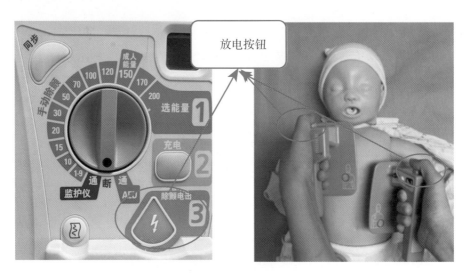

图 2-2-2-12 放电

11．放电后，立刻进行 2 分钟 CPR。观察患儿的心电示波改变。判断是否需要再次除颤，如果仍为室颤，重复步骤，直至恢复窦性心律。

12．除颤成功：判断患儿心电示波为窦性心律，除颤成功，记录抢救成功时间。

13．除颤后评估：评估患儿意识是否恢复，是否可触及大动脉搏动。检查患儿胸部皮肤有无破损、灼伤，撤复苏板，移回电极片，用干纱布擦拭胸前导电糊，协助患儿穿衣，安抚患儿，整理床单位，摆舒适体位（图 2-2-2-13）。

【操作后处理】

1．用物处理：关机，除颤仪及电极板用 75% 乙醇擦拭，除颤仪充电备用（图 2-2-2-14）。

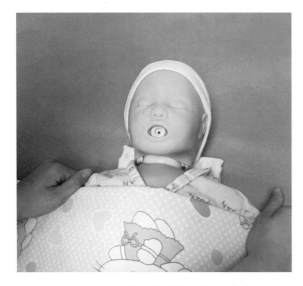

图 2-2-2-13 整理床单位，摆舒适体位

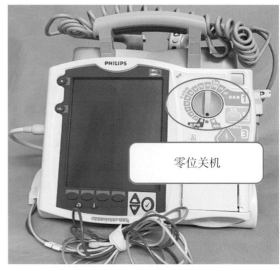

图 2-2-2-14 关机备用

2．密切观察并录患儿心电示波、神志、呼吸、心率、血压等生命体征变化及治疗情况。

3．洗手，完善抢救记录。

实践提示

◇ 抢救记录应在抢救结束后6 h内书写完毕。

【儿科电除颤技术操作流程图】

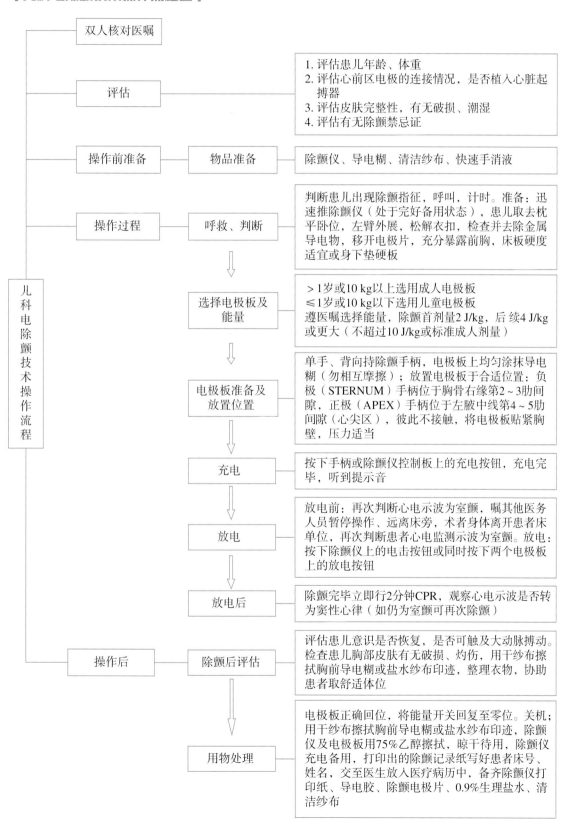

双人核对医嘱		
评估		1.评估患儿年龄、体重 2.评估心前区电极的连接情况，是否植入心脏起搏器 3.评估皮肤完整性，有无破损、潮湿 4.评估有无除颤禁忌证
操作前准备	物品准备	除颤仪、导电糊、清洁纱布、快速手消液
操作过程	呼救、判断	判断患儿出现除颤指征，呼叫，计时。准备：迅速推除颤仪（处于完好备用状态），患儿取去枕平卧位，左臂外展，松解衣扣，检查并去除金属导电物，移开电极片，充分暴露前胸，床板硬度适宜或身下垫硬板
	选择电极板及能量	>1岁或10 kg以上选用成人电极板 ≤1岁或10 kg以下选用儿童电极板 遵医嘱选择能量，除颤首剂量2 J/kg，后续4 J/kg或更大（不超过10 J/kg或标准成人剂量）
	电极板准备及放置位置	单手、背向持除颤手柄，电极板上均匀涂抹导电糊（勿相互摩擦）；放置电极板于合适位置：负极（STERNUM）手柄位于胸骨右缘第2~3肋间隙，正极（APEX）手柄位于左腋中线第4~5肋间隙（心尖区），彼此不接触，将电极板贴紧胸壁，压力适当
	充电	按下手柄或除颤仪控制板上的充电按钮，充电完毕，听到提示音
	放电	放电前：再次判断心电示波为室颤，嘱其他医务人员暂停操作、远离床旁，术者身体离开患者床单位，再次判断患者心电监测示波为室颤。放电：按下除颤仪上的电击按钮或同时按下两个电极板上的放电按钮
	放电后	除颤完毕立即行2分钟CPR，观察心电示波是否转为窦性心律（如仍为室颤可再次除颤）
操作后	除颤后评估	评估患儿意识是否恢复，是否可触及大动脉搏动。检查患儿胸部皮肤有无破损、灼伤，用干纱布擦拭胸前导电糊或盐水纱布印迹，整理衣物，协助患者取舒适体位
	用物处理	电极板正确回位，将能量开关回复至零位。关机；用干纱布擦拭胸前导电糊或盐水纱布印迹，除颤仪及电极板用75%乙醇擦拭，晾干待用，除颤仪充电备用，打印出的除颤记录纸写好患者床号、姓名，交至医生放入医疗病历中，备齐除颤仪打印纸、导电胶、除颤电极片、0.9%生理盐水、清洁纱布

儿科电除颤技术操作流程

【儿科电除颤技术评分标准】

项目		技术操作要求	总分	评分等级				实际得分
				A	B	C	D	
操作前准备（20分）	着装准备	仪表、服装符合要求	2	2	1	0	0	
		护士洗手、戴口罩	2	2	1	0	0	
	评估	评估患者心前区电极连接情况	3	3	2	1	0	
		评估患儿年龄、体重	3	3	2	1	0	
		评估除颤部位皮肤情况	3	3	2	1	0	
		评估操作环境	2	2	1	1	0	
	物品准备	除颤仪、导电糊、清洁纱布、快速手消毒液，仪器处于功能状态，检查物品有效期	5	5	3	1	0	
操作过程（65分）	操作过程	正确判断患儿除颤指征、呼叫、计时	5	5	3	1	0	
		正确摆放复苏体位	2	2	1	0	0	
		正确开启除颤仪	3	3	2	1	0	
		选择合适的电极板	4	4	2	0	0	
		遵医嘱准确调节除颤能量	5	5	3	1	0	
		正确涂抹导电糊	3	3	2	1	0	
		电极板摆放位置正确、压力适当	8	8	6	2	0	
		充电	4	4	3	2	0	
		再次判断心电示波为室颤	4	4	3	2	0	
		确认所有人离开床旁、放电	4	4	3	2	0	
		移开电极板，立即行2分钟CPR	4	4	3	2	0	
		判断是否需要再次除颤	3	3	2	1	0	
		判断心电示波为窦性心律，除颤成功，计时	8	8	6	2	0	
		评估除颤部位皮肤完整性、安抚患儿、摆舒适体位	8	8	6	2	0	
操作后处理（5分）	记录	洗手，记录	1	1	0	0	0	
	用物处理	除颤仪：充电备用	2	2	1	0	0	
		正确处理用物	2	2	1	0	0	
提问（10分）	理论知识	1. 儿童电除颤时电极板放置位置是什么？ 2. 儿童电除颤时电极板如何选择？	10	8	6	2	0	

【知识链接】

1．小儿电除颤适应证

（1）室颤。

（2）室扑。

（3）无脉性室性心动过速。

2．小儿电除颤禁忌证

（1）洋地黄中毒所致心律失常（除室颤外）。

（2）严重的低血钾。

（3）风湿活动及感染性心内膜炎者。

（4）缓慢型心律失常，包括病态窦房结综合征。

（5）伴有高度或完全性传导阻滞的房颤、房扑、房速。

3．常见并发症及防范措施

（1）心律失常

1）常见房性或室性期前收缩、窦性心动过缓和房室交界区逸搏，多为暂时性，一般不需处理。

2）窦性停搏、窦房阻滞或房室传导阻滞，静脉滴注异丙肾上腺素或阿托品有助于提高心室率。

（2）心肌损伤：高能量电击后血清心肌酶（CK、LDH、AST）升高，大多可在 5～7 天恢复正常。少数患儿心电图可见 ST-T 改变，偶见异常 Q 波和高钾性 T 波改变。

（3）低血压：多发生于高能量电击后，可持续数小时，多可自行恢复；如血压下降明显，可用多巴胺、间羟胺等血管活性药物。

（4）皮肤灼伤：几乎所有患儿在除颤后电极接触部位均有皮肤灼伤，可见局部红斑水疱，多由于电极板按压不紧、导电糊过少或涂抹不均，一般无须特殊处理。

【参考文献】

[1] 梁镔，李熙鸿．2020 年美国心脏协会儿童基础、高级生命支持和新生儿复苏指南更新解读 [J]．华西医学，2020，35（11）：1324-1330．

[2] 孙琪，金志鹏．2020 年美国心脏协会心肺复苏及心血管急救指南 [J]．中华实用儿科临床杂志，2021，36（5）：321-328．

[3] 张琳琪，王天有．实用儿科护理学 [M]．北京：人民卫生出版社，2018：975-976．

[4] 商娜，周荣斌．2018 年心肺复苏和心血管急救科学与治疗建议的国际共识关于心搏骤停期间或之后使用抗心律失常药物的更新解读 [J]．中国全科医学，2019，22（20）：2393-2397．

【临床思维题】

11 个月男童（9.5 kg）溺水后，意识丧失，肱动脉无搏动，无自主呼吸，心电示波示为室颤，室颤波幅为＞ 0.5 mV，遵医嘱立即予患儿电除颤。患儿体重 9.5 kg，选择儿童电极板，除颤能量为 20 J，患儿在两次电除颤后心电示波转为窦性心律，心率为 80 次/分，呼吸为 16 次/分，血氧饱和度 90%，血压为 65/35 mmHg，患儿抢救成功。

1．患儿进行第二次除颤时能量选择应为

　　A．10 J　　　　　　B．20 J　　　　　　C．40 J　　　　　　D．100 J

2．若患儿心电示波为室颤，室颤波幅为＜ 0.5 mV，即刻予患儿电除颤，此操作是否正确？

【答案解析】

1．C。儿童除颤首次 2 J/kg，第二次 4 J/kg，后续大于等于 4 J/kg，最大不超过 10 J/kg。

2．错误。细颤和粗颤的区别主要在波幅大小不同，在心电图上室颤波幅＞0.5 mV 的为粗颤，波幅＜0.5 mV 为细颤。相对于细颤，在粗颤时进行电除颤的成功率更高。因此在抢救的时候，对于细颤的患者需要先注射肾上腺素及进行心肺复苏等操作，使细颤转化为粗颤后再进行除颤，以提高除颤成功率。

（李 蕊 徐 静）

第三节　循环支持临床实践技术

一、临时起搏器应用技术

临时心脏起搏是用人工脉冲电流刺激心脏以启动心搏，从而代替心脏自身起搏点，主要用于治疗缓慢性心律失常，也可用于抑制快速型心律失常。临时心脏起搏是治疗严重心律失常的一种应急和有效的措施，也是心肺复苏的急救手段，同时为患心脏疾患的患者行非心脏手术提供了一项重要的安全保障措施。临时心脏起搏导管放置时间最好不超过 1 周，最长不超过 1 个月。

【案例】

患者王某，男，57 岁，因"发作性晕厥 3 年余，加重 10 天"入院。患者 3 年中情绪激动后出现 1 次晕厥，持续约 10 s，自行缓解。此次入院前突感胸闷心悸，继而晕厥，10 s 后缓解。急诊心电图示：Ⅲ度房室传导阻滞，心率 33 次／分。遵医嘱予阿托品 0.5 mg 静脉注射，同时行临时起搏器植入术。

【护理评估】

1．评估患者意识、生命体征，尤其是心率、心律情况、有无不适主诉等。

2．告知患者操作内容、目的、意义及注意事项，取得合作。

3．评估患者穿刺部位皮肤情况以及临时心脏起搏器处于备用状态。

【操作前准备】

1．护士准备：服装鞋帽整洁，符合着装要求，语言柔和恰当，态度和蔼可亲。

2．双人核对医嘱：患者床号、姓名，临时起搏器放置时间。

3．七步洗手法洗手。

4．用物准备：单腔临时起搏器、起搏器电极、鞘管、穿刺针、0.5% 聚维酮碘、利多卡因、加有肝素钠（0～10 U/ml）的 0.9% 氯化钠注射液 500 ml（瓶装）、无菌手套、缝线、透明敷料 10 cm×12 cm、静切包、快速手消毒液（图 2-3-1-1）。

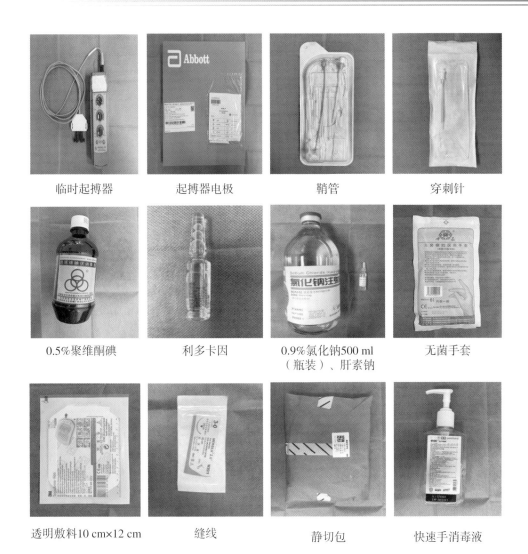

临时起搏器　　　　起搏器电极　　　　　鞘管　　　　　　穿刺针

0.5%聚维酮碘　　　利多卡因　　　0.9%氯化钠500 ml　　无菌手套
　　　　　　　　　　　　　　　（瓶装）、肝素钠

透明敷料10 cm×12 cm　　缝线　　　　静切包　　　快速手消毒液

图 2-3-1-1　用物准备

【操作过程】

1. 携用物至床旁。
2. 再次核对患者信息（同前）。
3. 协助患者取平卧位，头偏向穿刺侧的对侧。
4. 临时起搏器按 ON 键开机备用：PACE、SENSE、LOW、BATT 同时亮灯；随即 PACE 闪亮（图 2-3-1-2）。
5. 设置起搏参数：①起搏频率数值 60 ～ 80 次 / 分或遵医嘱；②输出电流数值 5 mA（常规）③心室感知电压数值为 1 ～ 3 mV（图 2-3-1-3）。

实践提示

　◇ 当临时起搏器低电量灯闪烁时，提示起搏器电量不足，需尽快更换电池。
　◇ 关闭临时起搏器，需要同时按 ON 和 OFF 键才能关机。

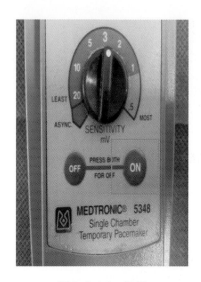

图 2-3-1-2 开机

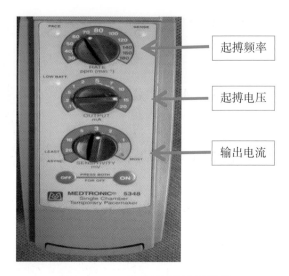

起搏频率

起搏电压

输出电流

图 2-3-1-3 临时起搏器参数显示

6. 临时起搏器连接中继线 (图 2-3-1-4)。

7. 配合医生植入电极导线，待植入至右心室心内膜时，中继线与患者体表起搏导线电极连接 (图 2-3-1-5)。

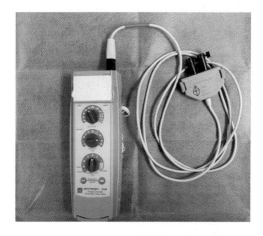

图 2-3-1-4 连接中继线

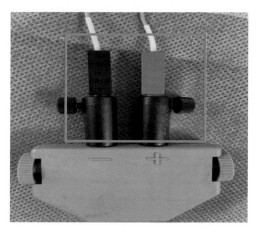

图 2-3-1-5 连接起搏导线电极

8. 开启心电监护仪中起搏信号显示功能 (图 2-3-1-6)。

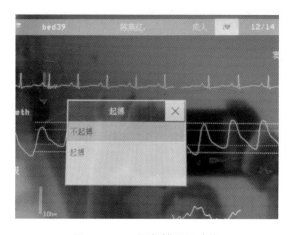

图 2-3-1-6 调起搏显示功能

9．观察起搏器感知R波的能力（钉样信号）并观察患者血流动力学指标变化（图2-3-1-7）。

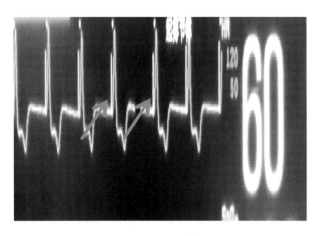

图 2-3-1-7 钉样信号

10．协助患者取术侧卧位或者平卧位（避免电极脱位），做好术后宣教。

11．处理用物，洗手。

12．书写护理记录，记录起搏器的各项参数。

实践提示

◇ 连接起搏器电极时需正确连接正负极。

◇ 临时起搏器穿刺成功后，根据患者的配合情况，必要时予以约束，防止管路脱出造成电极脱位。

◇ 覆盖在贴膜以下的临时起搏器电极导线是无菌的，这样便于调整位置，因此换药时一定要无菌操作。

◇ 护理过程中要观察起搏器的功能状态，监测患者心率、心律变化。如果实际心率小于起搏器设定频率，心电监护可以观察到不起搏或间歇性起搏，患者可能发生起搏器电极移位。同时也要观察穿刺处的伤口情况，有无出血、渗血及红肿等情况。

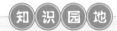 知 识 园 地

临时起搏系统

◇ 电极导管：起搏电极导管前端带有可充气球囊，可经尾端充气口充气，电极导管顶部及体部有金属电极。每个小格为10 cm。

◇ 脉冲发生器：脉冲发生器置于体外，由电源及电子元件构成。

【临时起搏器应用技术操作流程图】

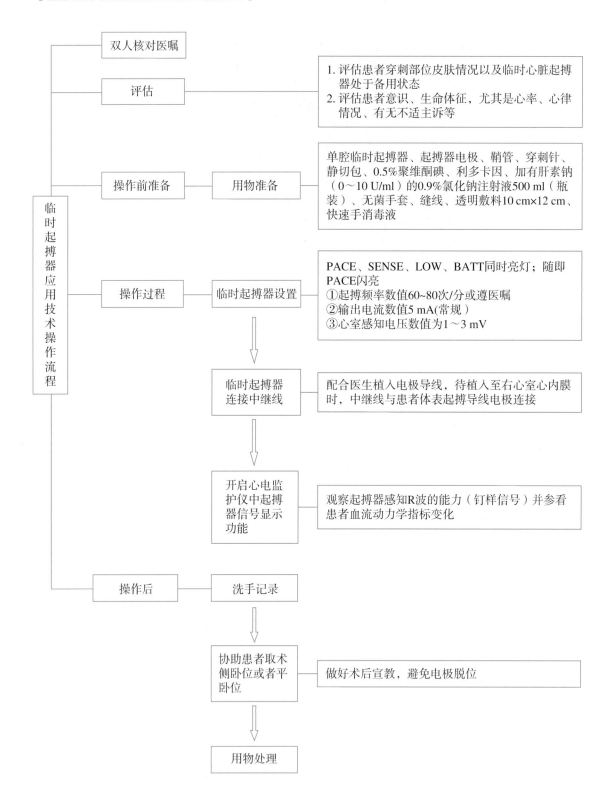

【临时起搏器应用技术评分标准】

项目		技术操作要求	总分	评分等级				实际得分
				A	B	C	D	
操作前准备（35分）	着装准备	仪表、服装符合要求	2	2	1	0	0	
	核对	核对医嘱及患者（至少两种方法核对）	5	5	3	2	0	
	沟通	沟通，取得患者配合	3	3	2	1	0	
	评估	评估患者意识、病情、穿刺部位皮肤情况	3	3	2	1	0	
		评估患者合作程度	3	3	2	1	0	
		评估临时起搏器是否处于备用状态	4	4	3	2	0	
	护士准备	洗手、戴口罩	4	4	3	2	0	
	物品准备	备齐用物、物品无过期、摆放合理	5	5	3	1	0	
		检查临时起搏器是否功能良好，按需备皮，建立静脉通路，连接心电监护	6	6	4	2	0	
操作过程（50分）	核对	再次核对患者信息	5	5	3	1	0	
	操作配合	协助患者取正确体位	6	6	4	2	0	
		设置起搏参数	8	8	6	3	0	
		配合医生进行临时起搏器电极植入，过程中注意无菌操作	8	8	6	3	0	
		准备连接中继线和起搏电极，注意正负极	8	8	6	3	0	
		开启心电监护仪中起搏信号显示功能	5	5	3	1	0	
		妥善放置临时起搏器，记录参数，记录置管长度，观察起搏效果	10	10	8	4	0	
操作后处理（10分）	记录	洗手，记录	5	5	3	2	0	
	用物处理	正确处理用物	5	5	3	2	0	
提问（5分）	理论知识	1．临时起搏器的适应证有哪些？ 2．临时起搏器患者的护理要点有哪些？	5	5	3	1	0	

【知识链接】

1．适应证

（1）治疗性起搏

1）缓慢型心律失常（药物中毒、电解质紊乱、心肌炎、心肌坏死、心脏外科手术、消融、介入操作所引起的窦性心动过缓、窦性停搏、Ⅱ～Ⅲ度房室传导阻滞以及永久起搏器治疗术前过渡）。

2）急性心肌梗死（前壁、下壁心梗所引起的Ⅱ度Ⅱ型房室传导阻滞或Ⅲ度房室传导阻滞）。

3）快速型心律失常（尖端扭转性室速，窦房结功能不良需电复律或药物治疗存在矛盾，药物/电复律禁忌或无效，原发性室速、室颤、心搏骤停）。

（2）预防或保护性起搏

1）全麻、大手术的围术期保护（心动过缓、永久起搏器更换术、冠脉介入治疗、心脏外科手术）。

2）复律保护（心肌病变或可疑窦房结功能不全患者）。

3）永久起搏器植入或更换。

（3）诊断性起搏。

（4）心脏电生理研究。

2．禁忌证

（1）超低温状态为绝对禁忌（可引发室速 / 室颤）。

（2）心搏骤停超过 20 分钟患者。

（3）三尖瓣病变，起搏导线无法通过三尖瓣。

（4）伴反复室速的洋地黄中毒。

3．临时起搏器常用的穿刺部位及优缺点

临时起搏器常用的穿刺部位包括：股静脉、颈内静脉及锁骨下静脉。

（1）股静脉穿刺：优点是迅速，并发症相对较少，缺点是感染机会多、电极导管不易固定、易脱位。

（2）颈内静脉穿刺：优点是患者的耐受性较好，但容易误穿颈动脉。

（3）锁骨下静脉穿刺：优点是患者的耐受性较好，但易损伤锁骨下动脉或引起气胸、血胸等并发症。

4．临时起搏器并发症

（1）穿刺并发症：出血、血肿、气胸、血胸

（2）血栓形成或栓塞

（3）感染

（4）心律失常

（5）起搏导管移位、断裂

（6）心肌穿孔

（7）膈肌刺激

5．临时起搏器术后护理要点

（1）观察临时起搏器伤口处情况，有无出血、渗血、红肿，炎性分泌物情况，发现异常及时通知医生处理。

（2）观察患者临时起搏器工作情况，如果发现临时起搏器低电量灯闪烁，需要及时更换电池。

（3）护理过程中要观察起搏器的功能状态，监测患者心率、心律变化，观察有无起搏器电极移位的征象，发现异常及时通知医生处理。

（4）根据患者的配合情况，必要时予以约束，防止电极脱位及非计划拔管。

（5）覆盖在贴膜以下的临时起搏器电极导线是无菌的，换药时一定要无菌操作。

（6）协助患者取术侧卧位或者平卧位，避免电极脱位。

（7）临时起搏导管一般留置时间最好不超过 1 周，最长不超过 1 个月。

6．临时起搏器常见故障及处理

（1）无起搏脉冲

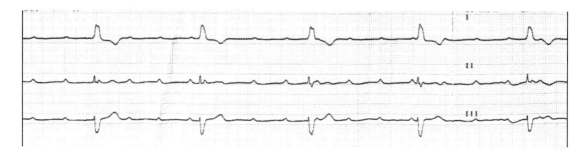

1）表现：心率小于起搏器设置频率，无起搏心率出现。

2）常见原因：电极移位或脱落，电极导管破损、断裂或打折，起搏器电池耗竭。

3）处理：更换电极或导管，更换电池。

（2）有起搏脉冲，无心室夺获：所发出的起搏器刺激未能产生除极而引起心脏收缩。

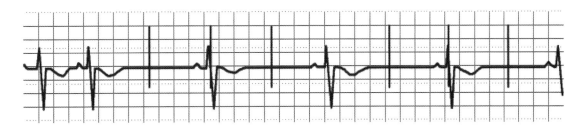

1）表现：起搏信号后未见相应的 p 波或者 QRS 波群。

2）常见原因：电极移位、输出能量低于刺激阈值、心脏破裂。

3）处理：重新放置电极或者加大输出电流。

（3）感知不良

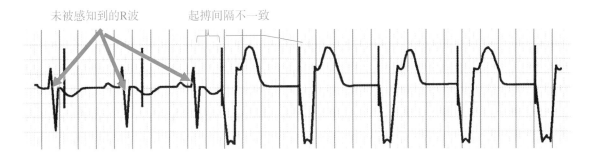

1）表现：起搏器不能感知到心脏自身的 p 或 R 波，感知不良可能导致起搏器计时不恰当、起搏不同步或发放竞争性脉冲或者起搏过度。

2）常见原因：心脏信号小，感知灵敏度低。

3）处理：提高灵敏度，将灵敏度数值调低。

（4）感知过度

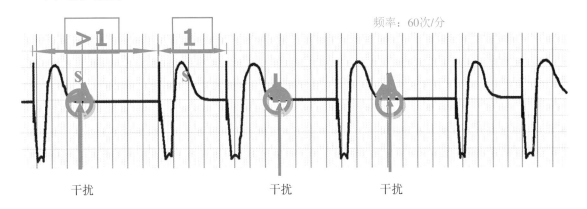

1）表现：起搏器系统感知到 p 波或 R 波之外的信号。

2）常见原因：肌电信号、电磁干扰、感知灵敏度高。

3）处理：减低感知灵敏度，提高其数值。

【参考文献】

[1] 陈柯萍. 心血管急症救治（6）缓慢性心律失常的诊断和处理（续5）[J]. 中国循环杂志，2014，29（4）：244-246.

[2] 牟桂琴，龙春花，牟华明. 缓慢型心律失常患者行临时心脏起搏器安置术的护理及并发症观察 [J]. 国际护理学杂志，2017，36（24）：3441-3443.

[3] 杨秀春，李玥，肖冰. 临时心脏起搏器植入常见问题及解决方案 [J]. 临床荟萃，2017，32（6）：469-471.

[4] 葛均波，徐勇健，王辰. 内科学 [M]. 9 版. 北京：人民卫生出版社，2019：209-211.

【临床思维题】

患者入院时心率 33 次/分，医生予临时起搏植入术，起搏器设定频率 70 次/分。术后患者心电示波为起搏心律，心率 70 次/分，血压 113/68 mmHg，呼吸 18 次/分，血氧饱和度 99%。

1. 紧急情况下安装临时起搏器，常选用的部位是

　　A. 股静脉　　　　　B. 颈内静脉　　　　C. 左锁骨下静脉　　　D. 右锁骨下静脉

2. 属于临时起搏器并发症的是

　　A. 下肢深静脉血栓形成

　　B. 电极脱位

　　C. 电极折断

　　D. 心率恢复正常

3. 临时起搏器术后患者体位是

　　A. 术侧卧位或者平卧位

　　B. 侧卧位

　　C. 对侧位

　　D. 随便体位

4. 患者穿刺临时起搏器术后第 2 天，排便以后，主诉头晕，心电监护显示：心率 45 次/分，部分起搏信号后未见 QRS 波。这名患者可能发生了什么问题？该如何处理？

【答案解析】

1. A。紧急状态下安装临时起搏器，应该选择股静脉穿刺，因为股静脉较其他静脉穿刺更方便、花费时间短，而且并发症相对较少。

2. D。应用临时心脏起搏器的目的就是使患者的心律和心率恢复正常，因此 D 选项并不是并发症。其他几项均为临时起搏器穿刺的并发症。

3. A。临时起搏器术后患者一般选择平卧位和术侧卧位，目的是预防起搏器电极脱位，造成起搏不良。

4. 患者实际心率 45 次/分，小于起搏器设定频率 70 次/分，心电监护可以观察到部分起搏信号后未见 QRS 波，提示临时起搏器有起搏脉冲，但是无心室夺获。结合患者刚才排便，提示起搏器电极可能发生移位，因此需要通知医生，及时调整起搏器电极。

（张　高　于桂香）

二、主动脉内球囊反搏术

主动脉内球囊反搏术（intra-aortic balloon counterpulsation，IABP）是一种机械循环辅助方法，通过在左锁骨下动脉开口远端和肾动脉开口上方的降主动脉内植入一根带气囊的导管，在心脏

舒张期气囊充气，在心脏收缩前气囊放气，达到辅助心脏功能的作用。是临床上用于抢救心源性休克、心力衰竭、低心排血量综合征有效的机械性辅助装置，已被广泛应用于左心室衰竭患者，早期多用于外科重症心脏手术，现对抢救急性心肌梗死并发泵衰竭、难治性心绞痛及顽固性心衰等患者疗效显著。

【案例】

　　患者男性，41 岁，因"胸痛 6 h"入院。患者 6 h 前搬重物后出现胸骨后及心前区闷痛，范围约一掌大小，向背部放射，程度较重，难以忍受，伴大汗、恶心、呕吐，呕吐物为胃内容物，就诊于急诊，考虑"急性广泛前壁、高侧壁心肌梗死"入抢救室，予阿司匹林 300 mg、替格瑞洛 180 mg 口服后于导管室行急诊经皮冠状动脉介入治疗（percutaneous coronary intervention，PCI），在前降支植入支架一枚，术中患者血压下降至 77/57 mmHg，予多巴胺、去甲肾上腺素静脉泵入维持血压，置入 IABP 循环支持。

【护理评估】

　　1. 向患者解释 IABP 的目的，取得患者配合。

　　2. 评估双下肢皮温皮色及足背动脉搏动情况并标记，评估患者的血流动力学（图 2-3-2-1）。

　　3. 建立静脉通路（图 2-3-2-2）。

　　4. 根据患者的身高选择合适型号的球囊。

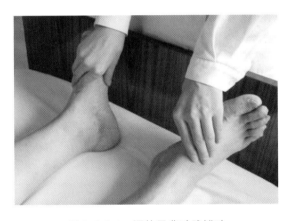

图 2-3-2-1　评估足背动脉搏动

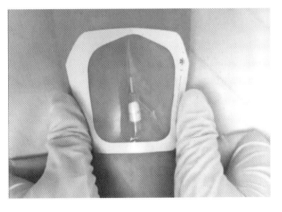

图 2-3-2-2　建立静脉通路

【操作前准备】

　　1. 护士准备：服装鞋帽整洁，符合着装要求，语言柔和恰当，态度和蔼可亲。

　　2. 双人核对医嘱：床号、姓名，备好抢救用物。

　　3. 七步洗手法洗手。

　　4. 核对患者信息：两种及以上的方法核对。

　　5. 用物准备：IABP 机、IABP 管路、IABP 心电线、监护仪、压力换能器套装、输液加压袋、IABP 压力导线、静切包、0.9% 氯化钠注射液 100ml、玻璃瓶装 0.9% 氯化钠 500 ml、0.9% 氯化钠 10 ml、利多卡因、肝素钠注射液、无菌治疗巾、无菌手套、0.5% 聚维酮碘、治疗盘、透明敷料（10 cm×12 cm）、缝线等（图 2-3-2-3）。

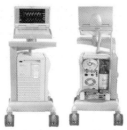
IABP机

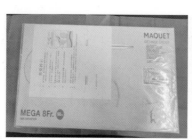
管路

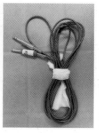
IABP心电线

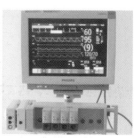
监护仪

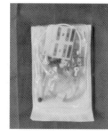
压力换能器套装

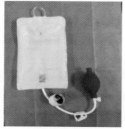
输液加压袋

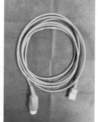
IABP压力导线

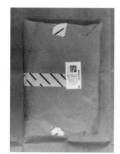
静切包

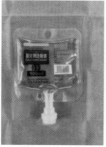
0.9%氯化钠100 ml

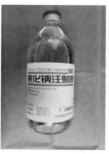
瓶装生理盐水

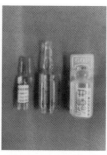
利多卡因、肝素钠

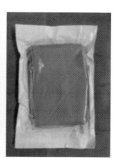
治疗巾

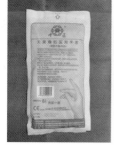
无菌手套

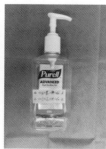
快速手消

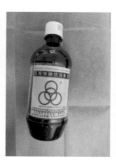
0.5%聚维酮碘

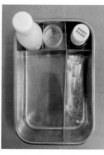
治疗盘

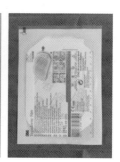
透明敷料

图 2-3-2-3　用物准备

【操作过程】

1．携用物至床旁。

2．再次核对患者信息（同前）。

3．向患者解释操作的意义、配合的方法，缓解患者的紧张情绪。

4．将测量血压频率调成 5 min 一次，开通静脉通路，确保静滴通畅。

5．协助患者取平卧位。

6．打开 IABP 机，将心电线一端连于监护仪，另一端连于 IABP 机。将压力线一端连于 IABP 机，电极片妥善固定（图 2-3-2-4）。

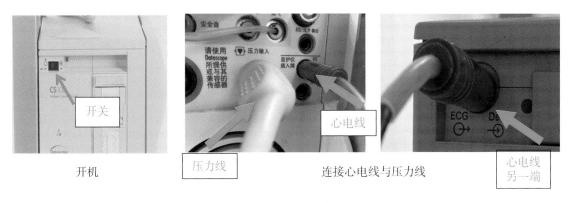

图 2-3-2-4　开机、连接心电线与压力线

7. 配制肝素盐水（浓度为 0 ~ 10U/ml），并预冲压力套装，连接压力换能器，位置平腋中线第 4 肋间，输液加压袋压力不低于 300 mmHg（图 2-3-2-5）。

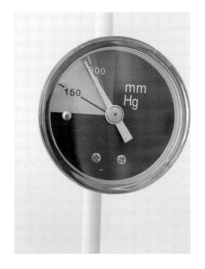

图 2-3-2-5　加压袋压力 300 mmHg

8. 配合医生消毒皮肤，术中配合注意无菌操作，医生穿刺成功以后，将压力换能器连至中心腔。气路导管一端连于患者，另一端连于机器。每小时冲管至少 15 s，肝素盐水 3 ~ 5 ml（图 2-3-2-6）。

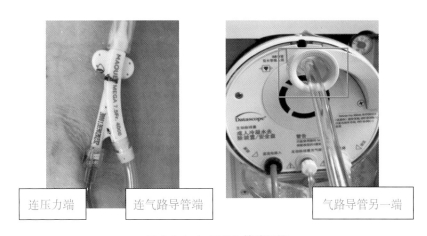

图 2-3-2-6　IABP 管路连接

9．压力换能器归零：关闭患者端，连通大气。按压压力调零按钮，持续 2 s（图 2-3-2-7）。

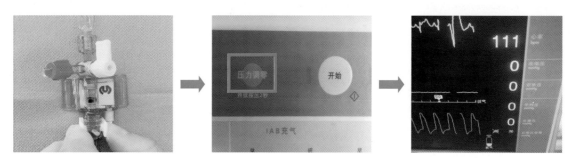

图 2-3-2-7　压力调零

10．遵医嘱调节 IABP 触发模式，调反搏比，将反搏压调至最大，球囊充气，按"开始"键开始反搏，并观察反搏波形及反搏压以评估反搏效果（图 2-3-2-8）。

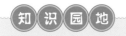

IABP 常用触发模式

◇ 心电触发：连接一个"R"波向上的最佳 ECG 导联，并贴牢电极，避免脱落或接触不良，确保 QRS 波幅＞ 0.5 mV；正常情况下以心电触发为主，80 ～ 120 次 / 分的窦性心律可起到最佳反搏效果。

◇ 压力触发：因各种原因引起 ECG 不能有效触发时，可改用压力触发。

◇ 起搏触发：当患者为起搏心律时，可用起搏触发。

◇ 内置频率：当发生室颤时，可应用内置触发。

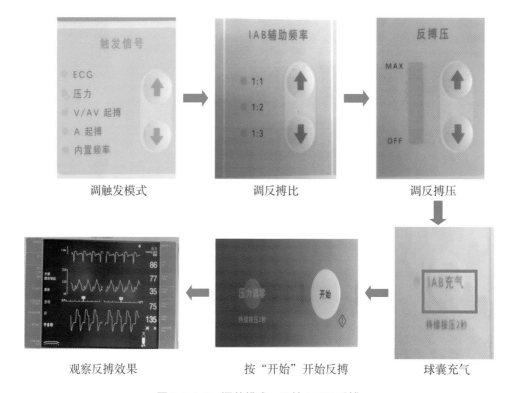

图 2-3-2-8　调整模式，开始 IABP 反搏

11．妥善固定管路，做好标记。术肢制动，必要时约束，防止管路打折。

12．及时摄胸部 X 线片，确定导管位置。

实践提示

◇ IABP 气囊位置：位于左锁骨下动脉开口以下 1～2 cm 和肾动脉开口之间的降主动脉内。可以用胸片确定导管尖端是否位于第 2、3 肋间。

◇ IABP 位置过高：气囊可能阻塞左锁骨下动脉开口，造成左上肢灌注不足。

◇ IABP 位置过低：气囊可能阻塞肾动脉的开口，造成肾动脉灌注不足，尿量减少。

◇ 听诊及床旁胸部 X 线片、测心肺变量分析时均要暂停机器，不能超过 30 min。

13．安装完毕，协助患者取舒适体位，为患者做体位指导及术侧肢体踝泵训练。

14．整理用物，洗手记录。

知识园地

1．绝对卧床休息，平卧位或半卧位小于 45°。

2．穿刺侧下肢伸直，避免屈膝、屈髋，踝关节处用约束带固定，避免导管打折。

3．鼓励清醒患者主动做一些踝关节及以下的运动。

4．翻身时幅度不宜过大，下肢与肢体呈一直线，避免穿刺侧屈曲受压。

【主动脉内球囊反搏技术操作流程图】

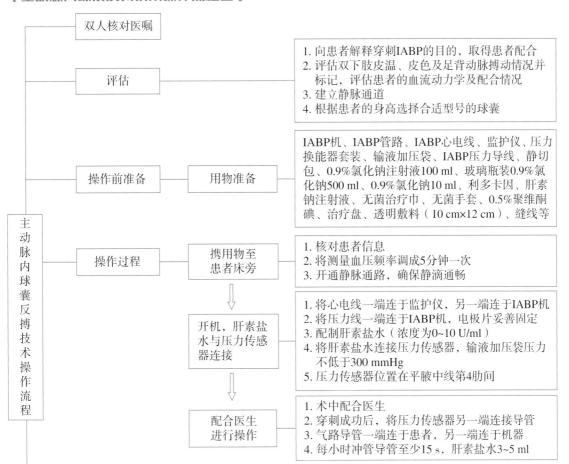

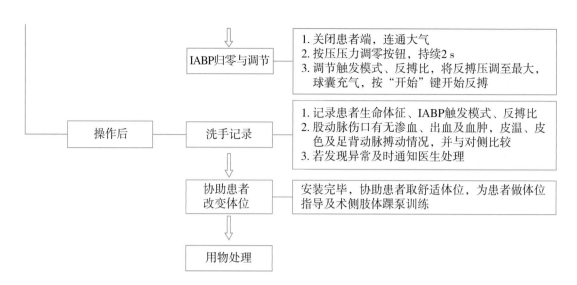

【主动脉内球囊反搏技术操作评分标准】

项目		技术操作要求	总分	评分等级				实际得分
				A	B	C	D	
操作前准备（30分）	着装准备	仪表、服装符合要求	2	2	1	0	0	
	核对	核对医嘱及患者（至少两种方法核对）	5	5	3	2	0	
	沟通	沟通，取得患者配合	3	3	2	1	0	
	评估	评估患者基础血压、病情变化及治疗用药情况	3	3	2	1	0	
		评估患者体位及合作程度	3	3	2	1	0	
		评估患者双侧足背动脉搏动、双下肢血运情况	4	4	3	2	0	
	护士准备	洗手、戴口罩	3	3	2	1	0	
	物品准备	备齐用物（IABP导管型号适宜）、物品无过期、摆放合理	3	3	2	1	0	
		检查IABP机器是否功能良好	4	4	3	2	0	
操作过程（50分）	核对	再次核对患者信息	5	5	3	1	0	
	操作配合	协助患者取正确体位	5	5	4	2	0	
		IABP机导线（压力、心电）连接良好	5	5	4	2	0	
		压力换能器位置准确，输液加压袋压力300 mmHg（绿区）	5	5	3	1	0	
		准确协助医生，配合手术，正确连接IABP导管	5	5	3	1	0	
		IABP导管术肢妥善固定，腿上标记导管位置	5	5	3	1	0	
		根据病情设定触发模式、反搏比等	10	10	8	4	0	
		术测肢体制动，必要时约束，防止管路打折	5	5	3	1	0	
		观察双侧足背动脉搏动、双下肢血运情况，与术前比较	5	5	3	0	0	
操作后处理（15分）	宣教	指导患者术侧肢体踝泵训练	5	5	4	2	0	
	记录	洗手、记录	5	5	3	2	0	
	用物处理	正确处理用物	5	5	3	2	0	
提问（5分）	理论知识	1. IABP的工作原理是什么？	5	5	3	1	0	
		2. IABP常见的并发症及预防是什么？						

【**知识链接**】

1．IABP 的工作原理

（1）心脏舒张期（主动脉瓣关闭时）：主动脉内压力开始下降时球囊迅速充盈，提高主动脉舒张压，增加冠状动脉的血流灌注，心肌的供血量增加，改善脑及外周血管的灌注。

（2）心脏收缩期（主动脉瓣开放时）：舒张末期主动脉瓣开放之前球囊快速回缩，气囊排空气体，心脏射血阻力降低，使心脏后负荷下降，心肌耗氧降低，心输出量增加（40%）。

2．适应证和禁忌证

（1）适应证

1）急性心肌梗死合并心源性休克

2）急性心肌梗死合并机械性并发症（包括重度二尖瓣关闭不全、室间隔穿孔）

3）难治性不稳定型心绞痛

4）血流动力学不稳定的高危 PCI 患者（左主干病变、严重多支病变、严重左心功能不全）

（2）禁忌证

1）主动脉夹层

2）中重度主动脉瓣关闭不全

3）主动脉血管瘤

4）动脉导管未闭

5）严重周围血管病变

6）凝血功能障碍

7）脓毒血症

3．IABP 期间动脉波形的变化

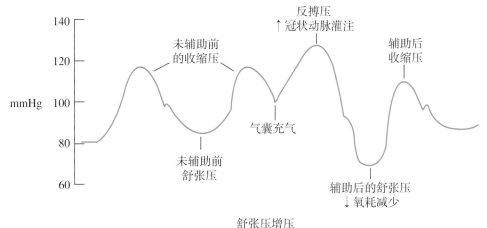

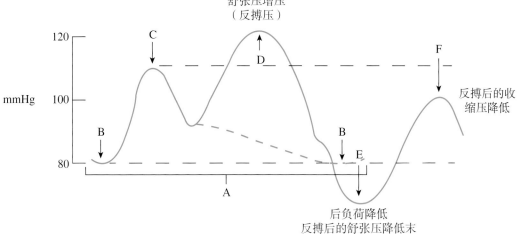

4．IABP 常见并发症及预防

（1）下肢缺血：定期观察双下肢皮温、皮色及足背动脉搏动情况，及时发现动脉闭塞征兆；指导床上运动及踝泵练习，防止下肢血栓形成。

（2）出血或血小板减少：密切观察伤口出血情况，及时更换无菌敷料，评估血肿的范围及张力，弹力绷带加压包扎，沙袋压迫止血；观察其他部位有无出血倾向（皮肤、黏膜、尿便等），注意患者神志变化；密切关注患者血红蛋白、血小板以及凝血的情况；遵医嘱予输血治疗。

（3）感染：定期换药，加强无菌操作；遵医嘱予抗生素治疗。

（4）气囊破裂：及时拔管，必要时重新留置导管。

5．IABP 辅助的有效指标

（1）心输出量增加

（2）尿量增加

（3）末梢循环改善、手足变暖

（4）心率 / 律恢复正常

（5）动脉血乳酸下降

6．IABP 的拔管时机

（1）多巴胺用量＜ 5 μg/（kg·min）且依赖性小。

（2）心排指数 CI ＞ 2.5 L/（m² · min）。

（3）平均动脉压＞ 80 mmHg。

（4）尿量＞ 1 ml/（kg · h）。

（5）手足暖，末梢循环好，意识清醒。

（6）呼吸正常。

（7）减小反搏频率时，上述指标稳定。

【参考文献】

[1] 张澍，霍勇．心血管内科分册 [M]．北京：人民卫生出版社，2016：226-231.

[2] 段伟，徐艳秋．IABP 辅助 PCI 治疗高危急性冠脉综合征的效果评估 [J]．安徽医学，2015，36（6）：701-704.

[3] 中国心脏重症主动脉内球囊反搏治疗专家委员会．主动脉内球囊反搏心脏外科围手术期应用专家共识 [J]．中华医学杂志，2017，97（28）：2168-2175.

[4] Levy. Experts' recommendations for the management of adult patients with cardiogenic shock [J]. Annals of Intensive Care，2015，5：17.

【临床思维题】

患者术中血压下降至 77/57 mmHg，予多巴胺、去甲肾上腺素静脉泵入维持血压，置入 IABP 循环支持，过程顺利，右股动脉留置动脉鞘管妥善固定，伤口未见渗血、出血，敷料干燥，外接 IABP 机工作正常，为心电触发，反搏比 1：1，反搏压 120 mmHg。现患者神志清楚，平卧位，生命体征：心率 82 次 / 分，呼吸 17 次 / 分，血压 115/80 mmHg，血氧饱和度 98%。现多巴胺组 3 μg/（kg · min）泵入。患者双下肢皮温、皮色正常，双足背动脉搏动可触及，左右一致。右下肢予约束带约束，松紧适宜。

1．IABP 气囊的充气时期是

　　A．心脏舒张期

　　B．心脏收缩前期

　　C．心脏收缩期与心脏舒张期

　　D．心脏收缩后期

2. 通过胸部 X 线片，可以确定 IABP 气囊上端应位于
   A. 第 1 ～ 2 肋间
   B. 第 2 ～ 3 肋间
   C. 第 5 ～ 6 肋间
   D. 第 4 ～ 5 肋间

3. 使用 IABP 患者的体位护理中，错误的是
   A. 应用 IABP 的患者要卧床休息
   B. 取卧位大于 60°
   C. 穿刺侧下肢伸直，避免屈膝、屈髋，踝关节处可用约束带固定
   D. 保持穿刺侧肢体功能位

4. 患者应用 IABP 后第 3 天，巡视时发现其 IABP 气路里有血液，患者发生了什么并发症？应该怎么处理？

【答案解析】

1. A。IABP 气囊在心脏舒张期也就是主动脉瓣关闭时，迅速充气，可以提高主动脉舒张压，增加冠状动脉的血流灌注，心肌的供血量增加，改善脑及外周血管的灌注。

2. B。IABP 气囊位置应位于左锁骨下动脉开口以下 1 ～ 2 cm 和肾动脉开口之间的降主动脉内。使用胸片确定导管尖端一般位于第 2、3 肋间。

3. B。IABP 的气囊位置对于患者的护理非常重要，如果患者卧位大于 60°，可能会引起 IABP 气囊位置发生移位等并发症。故留置 IABP 的患者一般取平卧位或卧位不超过 45°。

4. 该患者 IABP 气路里有血液，说明 IABP 球囊破裂。应该立即拔除 IABP 导管，同时严密监测患者生命体征的变化，必要时再次置入 IABP 导管。

（张　高　于桂香）

三、体外膜肺氧合技术

体外膜肺氧合（extra-corporeal membrane oxygenation，ECMO）是以体外循环系统为基本设备，采用体外循环技术进行操作和管理的一种辅助治疗手段。ECMO 是将血液从体内引到体外，经膜式氧合器（人工肺）氧合，再用泵将血液灌入体内，可进行长时间心肺支持。ECMO 治疗期间，心脏和肺得到充分的休息，全身氧供和血流动力学处在相对稳定的状态。此时氧合器可进行有效的二氧化碳排出和氧的摄取，为肺功能和心功能的恢复赢得宝贵时间。

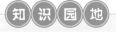

ECMO 发展历史

1972 年，Hill 首先报道第 1 例成年患者用 ECMO 的成功经验。

1976 年，Bartlett 报道第一例新生儿应用 ECMO 抢救成功。

1990 年前后，ECMO 成为治疗成人呼吸衰竭的一种选择。

1990 年后，ECMO 成为治疗心脏术后低心排血量综合征的一种选择。

2003 年后，非典流行期间，ECMO 是最佳治疗措施。

2009 年后，H1N1 流行期间，ECMO 辅助支持在我国快速发展。

【案例】

患者女性，35 岁，主因"发热、背痛 3 日，呼吸困难 2 日"收入院。入院后给予抗

炎、抗病毒、丙种免疫球蛋白、辅酶 Q10 营养心肌治疗。某日凌晨 00：00 突发意识丧失伴大汗、面色苍白，立即予心外按压，补液对症治疗后好转。当日 09：47 出现大汗，不伴呕吐和胸闷，HR 128 次 / 分，BP 77 /51 mmHg，R 35 次 / 分，SpO$_2$ 92%。予补液升压治疗后好转，17：13 心电示波逸搏心律，血压测不出，大动脉无搏动，呈昏迷状态，压眶无反应。持续胸外按压，植入临时起搏器，设定起搏心率 80 次 / 分，可见起搏信号，无心室除极波，心肌水肿严重、无法除极，心脏无机械活动，持续心外按压，行气管插管辅助呼吸，同时成功置入 ECMO。诊断急性重症心肌炎。ECMO 血流量 2.0 ~ 3.0 L/min，血氧饱和度 90% ~ 95%，股动脉穿刺点渗血，沙袋压迫。

【护理评估】

1. 评估患者的镇静程度及生命体征。
2. 评估穿刺部位皮肤有无破损或者感染。
3. 凝血功能有无障碍。
4. 病房环境干净整洁，宽敞明亮。
5. 密切监护，应用血管活性药。
6. 呼吸支持。
7. 化验检查：血气、ACT 血常规等化验。
8. 评估置管部位血运，可借助血管超声。

【操作前准备】

1. 护士准备：服装鞋帽整洁，符合着装要求，语言柔和恰当，态度和蔼可亲。
2. 双人核对医嘱：床号、姓名、操作内容。
3. 七步洗手法洗手。
4. 核对患者信息：两种以上的方法核对。

实践提示

◇ 医嘱需双人核对，核对无误后方可执行。
◇ 核对患者信息应使用两种以上的方法，如腕带、床头卡、反叫患者姓名。

5. 用物准备（图 2-3-3-1）

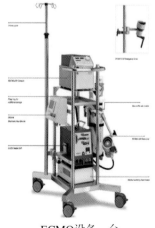
ECMO设备一台

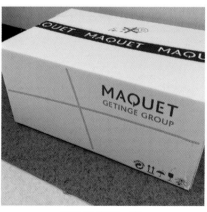
ECMO套装一套

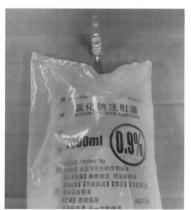
肝素钠1支+生理盐水1袋

图 2-3-3-1　用物准备

（1）ECMO 设备一台

（2）ECMO 套装一套

（3）药品准备：肝素钠 1 支、0.9% 生理盐水 1000 ml 2 袋

实践提示

◇ 检查用物：包装是否完整、有无潮湿、是否在有效期内。

【操作过程】

1．协助医生进行 ECMO 管路预冲及置管部位穿刺。

2．主机自检：打开机器后部电源开关，按下前面开机按钮，机器显示 VALA 则自检通过。

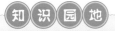

预冲步骤

1．检查：外包装及有效期。

2．打开包装，连接静脉引流管与离心泵头入口，并用扎带固定。

3．连接氧合器进气管路。

4．连接变温水箱，设置适宜温度，并进行水循环。

5．连接两根预冲管，在两根预冲管中间用管道钳阻断。

6．将靠近离心泵头预冲管针头插入预冲液容器内，将另一根预冲管插入预冲袋内，打开氧合器上的黄色 LUER 帽。

7．利用重力将预冲液容器连接的预冲管至离心泵头出口的气体排出，用管道钳夹闭离心泵头出口管路。

8．离心泵头涂抹耦合剂后装入离心泵驱动装置内，开离心泵，离心泵转速调至 1500 转 / 分以上，松离心泵头出口处管道钳，以 1 L/min 的流量预冲氧合器与管路。

9．当预冲袋内预冲液达到 200 ml 时，将两根预冲管均连接到预冲袋。

10．检查各 LUER 接头和各管路中是否有气泡残存，紧固各接头。

11．松两根预冲管中间管道钳，再次确认管路内预冲情况。

12．预冲结束，管道钳夹闭离心泵头出口管路，停泵，将氧合器上的黄色 LUER 帽盖回原处，一处两根预冲管。

13．台上各插管插好后，打开台上管包装，将台上管递给台上医生。

14．理顺整个循环管路，并固定于适当位置。

3．零点定标：按下管路夹按键，将流量设定为零，按下确认键，消除报警音。

4．遵医嘱调节转速，从 2.5 L/min 开始，观察血流量（图 2-3-3-2）。

5．遵医嘱调节水箱温度。

6．变温水箱自检设定温度：检查水位线是否合适，打开开关，显示 OK，确定转轮运行正常，检查温度调节键功能正常，根据需要调节合适的温度（图 2-3-3-3）。

7．遵医嘱调节氧流量（图 2-3-3-4）。

8．妥善固定

（1）穿刺部位缝合固定。

（2）导管使用专用固定器固定。

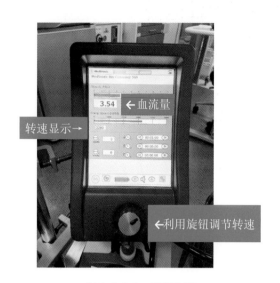

图 2-3-3-2　调节转速

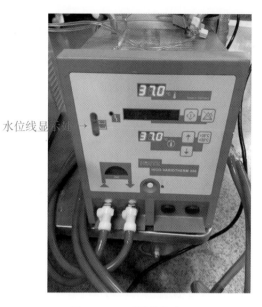

图 2-3-3-3　调节温度

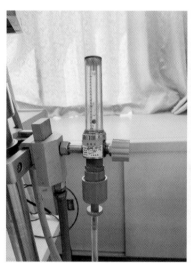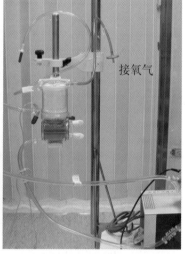

图 2-3-3-4　调节氧流量

（3）各管路接头处连接牢固并且固定稳妥。

（4）延伸管道使用弹力绷带包扎固定于小腿，并加以约束带约束（图 2-3-3-5）。

实践提示

◇ 管路的安全是重中之重。

◇ 更换体位时需多人操作。

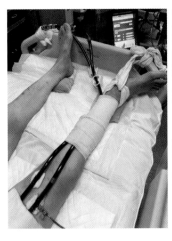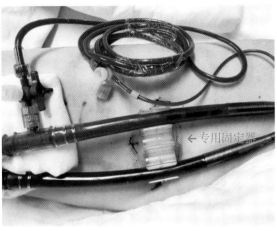

图 2-3-3-5　固定并约束

9．ECMO 置管后

（1）七步洗手法洗手。

（2）记录患者的生命体征（包括心律、血压、呼吸、血氧饱和度、ECMO 参数）及置管时间、置管部位、穿刺点部位的观察、导管固定情况。

血压是 ECMO 过程中一个重要的监测指标，平均动脉压（MAP）维持在 > 60 ~ 70 mmHg，保证脏器灌注压，减小心肺负荷。

控制体温在 36.0 ~ 37.0 ℃，预防低温的同时警惕感染引起的持续低热。

（3）观察插管侧肢体的颜色、温度及足背动脉搏动，注意肢体保温，必要时使用保温毯（图 2-3-3-6）。

（4）整理床单位，做好皮肤保护措施。

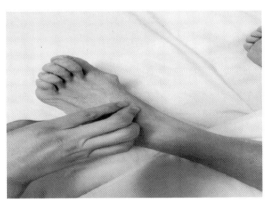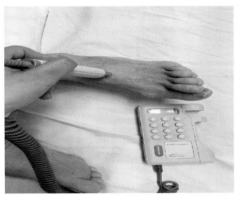

图 2-3-3-6　测量足背动脉搏动

【 **撤机后护理要点** 】

1．穿刺点局部加压包扎 24 ~ 48 h。

2．限制穿刺侧肢体的肢体活动，避免剧烈活动。

3．观察患者足背动脉搏动、血液循环及温度变化。

4．伤口及时换药，促进伤口愈合。

5．观察穿刺侧肢体穿刺点有无渗血、淤血和肿大（测量腿围、药物抗凝），及时超声检查下肢血流情况。

【体外膜肺氧合技术操作流程图】

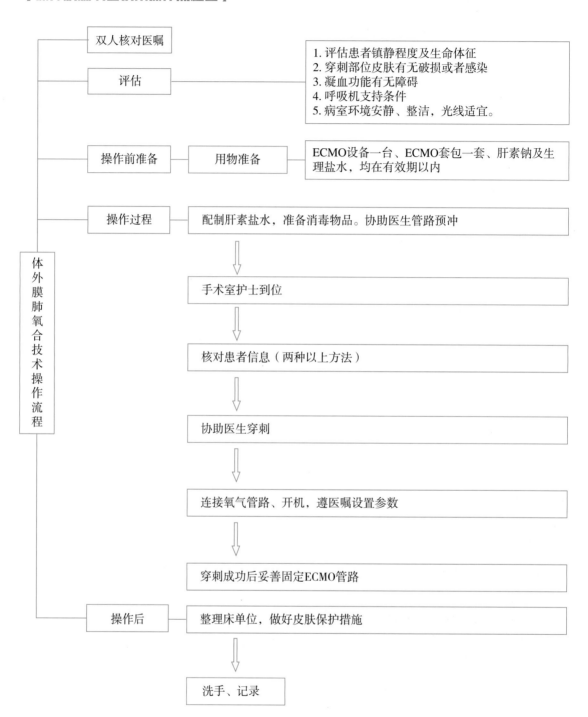

双人核对医嘱

评估
1. 评估患者镇静程度及生命体征
2. 穿刺部位皮肤有无破损或者感染
3. 凝血功能有无障碍
4. 呼吸机支持条件
5. 病室环境安静、整洁，光线适宜。

操作前准备 → 用物准备
ECMO设备一台、ECMO套包一套、肝素钠及生理盐水，均在有效期以内

操作过程
配制肝素盐水，准备消毒物品。协助医生管路预冲

手术室护士到位

核对患者信息（两种以上方法）

协助医生穿刺

连接氧气管路、开机，遵医嘱设置参数

穿刺成功后妥善固定ECMO管路

操作后 → 整理床单位，做好皮肤保护措施

洗手、记录

体外膜肺氧合技术操作流程

【体外膜肺氧合技术评分标准】

项目		技术操作要求	总分	评分等级 A	B	C	D	实际得分
操作前准备（30分）	着装准备	仪表、服装符合要求	2	2	1	0	0	
	核对	核对医嘱及患者（至少两种方法核对）	3	2	1	0	0	
	评估	评估患者生命体征	5	5	3	2	0	
		评估意识、镇静程度	5	5	3	2	0	
		评估呼吸支持条件	5	5	3	2	0	
	物品准备	洗手、戴口罩	5	5	3	2	0	
		用物准备齐全，放置合理，检查有效期	5	5	3	2	0	
操作过程（65分）	核对	再次核对患者信息	5	5	3	2	0	
	操作过程	配制肝素盐水，准备消毒物品	5	5	3	2	0	
		连接氧气，遵医嘱调节氧流量	5	5	3	2	0	
		协助医生预冲管路，注意无菌操作	10	8	5	3	0	
		连通患者后调节转速及水箱温度方法正确	10	8	5	3	0	
		妥善固定管道，摆放下肢，注意保护皮肤	5	5	3	2	0	
		操作过程中严密观察生命体征变化	5	5	3	2	0	
	综合	护士熟练程度	10	10	6	2	0	
	记录	洗手，记录	5	5	3	2	0	
	用物处理	正确处理用物	5	5	3	2	0	
提问（5分）	理论知识	ECMO 的适应证及并发症有哪些？	5	5	3	1	0	

【知识链接】

1．ECMO 适应证

（1）V-A ECMO 心肺辅助

1）无法脱离体外循环

2）主动脉内球囊反搏（IABP）无法有效支持

3）高风险的 PCI 患者

4）低心排血管综合征患者

5）顽固性心律失常

6）感染性休克

7）不明原因的急性心力衰竭

8）传统心肺复苏（CPR）无效时

（2）V-V ECMO 肺辅助

1）呼吸窘迫综合征

2）新生儿肺病

2．ECMO 禁忌证

（1）恶性肿瘤

（2）不可复性脑损伤以及严重的不可逆性多脏器损害

3．ECMO 运行期间护理

实践提示

◇ 密切观察和监测——贯穿始终

◇ 抗凝护理——不可忽视

（1）循环系统监测：密切监测生命体征变化。

（2）呼吸系统监测

1）听诊呼吸音是否对称，观察有无呼吸困难、呼吸窘迫。

2）肺出血患者不要频繁吸痰，遵医嘱增加 PEEP。

3）按需吸痰或必要时应用纤支镜吸痰，尽可能排出气道内分泌物，在全身抗凝状态下，进行吸痰操作时应避免呼吸道出血。减少鼻深部的吸引操作。

4）定时变动患者体位，预防肺部坠积性炎症。

5）根据患者呼吸机氧合的变化趋势，纠正酸碱失衡，逐渐降低呼吸机参数。

（3）神经系统监测：患者由于缺氧、酸中毒和低灌注，可能导致脑损伤，密切监测神经系统，定时检查瞳孔、Glasgow 昏迷评级、疼痛和镇静评分。

（4）消化系统监测：定时进行胃肠道评估，包括检查腹部是否有腹胀、听诊肠鸣音，评估患者对胃肠营养的耐受性；观察胃肠引流物的性状和粪便性状。

（5）皮肤管理

1）维持患者的皮肤完整对于防止并发症和改善患者转归具有重要意义。

2）每天对患者进行全身擦浴和更换床单的同时检查全身皮肤。

3）皮肤检查应包括静脉通路和 ECMO 插管部位。

4）定时翻身，避免局部组织受压灌注不足。

（6）预防感染：ECMO 相关医院感染发生率在小儿为 20%，成人 45%。严格加强院感管控、正确洗手、无菌操作，避免开放输液，避免污染三通，争取早日撤除 ECMO。

（7）抗凝护理

1）治疗过程中严密监测血流动力学变化。

2）密切观察 ECMO 氧合器有无血栓形成。

3）观察动静脉管道血流颜色。

4）适时进行化验（ACT，血小板，HB，HCT，血气及生化等）及检查并做好结果追踪。

4．ECMO 术后并发症

（1）出血：因 ECMO 辅助要使血液与非生理材料接触，易形成血栓，需采取全身肝素化抗凝，所以消耗凝血因子，造成出血。出血部位最常见为插管部位，也可见消化道出血、颅内出血（全身性凝血功能障碍）等。预防措施要严密监测全身有无出血点和出血倾向，减少不必要的穿刺，及时补充血浆及血小板。

（2）栓塞：主要原因为血细胞破坏、凝血因子释放、微血栓形成。预防措施要密切观察患者意识状况，防止脑血栓的产生，观察四肢动脉尤其是足动脉搏动情况、末梢皮肤温度、颜色、有无水肿等情况。控制 ACT（全血活化凝血时间）在 80～120 s，控制 APTT（部分活化凝血酶原时间）在 31～43 s。坚持"高流速，低抗凝；低流速，高抗凝"原则。

（3）感染：主要因为手术创伤大、插管时间长导致感染。要严格无菌操作，如吸痰、输液、伤口换药，定期做细菌培养，合理应用抗生素等。

（4）肢体缺血性损伤：主要因为外周血管插管技术。护理过程中观察插管侧肢体的颜色、温度及足背动脉搏动，注意肢体保温，必要时使用保温毯。

（5）溶血：主因静脉血引流不良，离心泵前负压过大，离心泵轴心产生血栓，泵转动不平衡，破坏红细胞导致。及时观察尿液颜色及血常规、尿常规变化。

（6）肾功能不全：由溶血、儿茶酚胺分泌增加、栓子形成栓塞、全身反应等因素导致。密切观察尿量及肾功能变化，必要时应用连续性血液净化治疗。

5．ECMO 脱机指标

（1）肺：清晰的 X 线表现，肺顺应性改善。

（2）ECMO 循环支持流量为患者正常心输出量的 20%。

（3）在停用或小量血管活性药物的条件下，血流动力学、心脏超声监测及血气分析指标明显好转，血流动力学稳定，平均动脉压＞ 60 mmHg，中心静脉压＜ 10 mmHg，左心室压＜ 12 mmHg，LVEF ＞ 40%，混合静脉血氧饱和度＞ 60%，乳酸＜ 2 mmol/L。

（4）无恶性心律失常。

【参考文献】

[1] 中国医师协会体外生命支持专业委员会．成人体外膜氧合循环辅助专家共识 [J]．中华医学杂志，2018（12）．

[2] 中华医学会急诊医学分会复苏学组，成人体外心肺复苏专家共识组．成人体外心肺复苏专家共识 [J]．中华急诊医学杂志，2018，27（1）：22-29.

【临床思维题】

患者于左股动脉、右股静脉留置 ECMO 管路，给予弹力绷带固定，固定良好，医生为患者调节 ECMO 氧流量 3 L/min，转速 2020 rpm，血流速 1.98 LPM，患者 T 38.1 ℃，心率 105 次 / 分，BP 88/42 mmHg，R 12 次 / 分，患者气管插管接呼吸机辅助呼吸，模式为 SIMV+PS，FiO_2 50%，SpO_2 92%。患者未给予药物镇静，神志全麻未醒，双侧瞳孔等大等圆，直径 2 mm，对光反射灵敏。

1．患者 ECMO 穿刺点渗血，处理方式正确的是

    A．避免不必要的有创操作，减少出血机会

    B．暂停肝素，用鱼精蛋白拮抗

    C．输血小板，补充凝血因子及止血药物

    D．通知医生为患者穿刺处换药，避免感染

2．病例中患者血氧饱和度 90%～ 95%，ECMO 辅助期间血氧饱和度仍难以维持的原因是

    A．患者心输出量下降导致的血循环不足、周围循环衰竭、贫血、肺部疾患等各种原因导致的氧合功能减低

    B．ECMO 氧合器有可能故障

    C．ECMO 低流量灌注

    D．体内氧耗增加：发热、烦躁

【答案解析】

1．ABCD。ECMO 术后易出现出血并发症，应及时给予对症处理，补充血小板，调整肝素用量，并且减少有创操作，穿刺点长时间渗血易造成感染，应及时换药。

2．ABCD。患者血氧饱和度下降，体温高，且 ECMO 流量并不高，都容易导致患者血氧下降，应及时对症处理，可增加流量，控制体温，给予镇静，排除故障。

（许　如　丁迎新　郭　健　郭立军）

═══════ 第四节 血流动力学监测技术 ═══════

一、有创动脉压监测

有创动脉压监测是将动脉导管置入动脉内直接测量动脉内血压的方式。适用于休克、危重症、严重的周围血管收缩、重大手术或存在高循环功能障碍风险的手术患者的血压监测方法。常用于动脉内置入导管的部位包括桡动脉、股动脉、肱动脉、足背动脉，其中首选桡动脉，其次为股动脉。

【案例】

患者李某，男性，60岁。诊断：冠心病。为行冠状动脉旁路移植手术收入我科。患者神志清楚，未吸氧。查体：T 36.2 ℃，P 94次/分，R 16次/分，BP 90/42 mmHg。超声心动图：左心室射血分数（EF）40%。应用血管活性药物：多巴胺泵入5 μg/(kg·min)。需持续监测有创血压，遵医嘱留置动脉导管监测有创动脉压。

【护理评估】

1. 评估患者生命体征。
2. 评估患者穿刺部位或其周围是否存在感染，凝血功能有无障碍。
3. 评估患者的配合程度及意识状态。
4. 向患者和家属做好解释工作。
5. 评估操作环境是否宽敞、明亮、整洁。

【操作前准备】

1. 护士准备：服装鞋帽整洁，符合着装要求，语言柔和恰当，态度和蔼可亲。
2. 双人核对医嘱：床号、姓名、操作内容。
3. 七步洗手法洗手。
4. 核对患者信息：两种以上的方法核对。

> **实践提示**
>
> ◇ 医嘱需双人核对，核对无误后方可执行。
> ◇ 核对患者信息应使用两种以上的方法，如腕带、床头卡、反叫患者姓名。

5. 用物准备：监护仪、插件及导线、压力传感器、压力袋、0.9%氯化钠500 ml、动脉留置针、聚维酮碘、一次性换药盘、透明敷料、治疗巾、无菌纱布、肝素钠注射液，均在有效期以内（图2-4-1-1）。

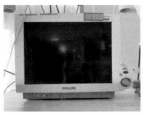
监护仪

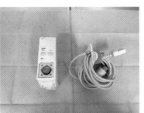
插件及导线

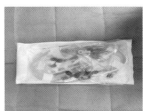
压力传感器

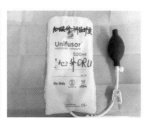
压力袋

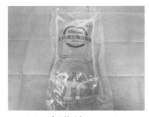
0.9%氯化钠500 ml

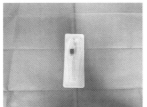
动脉留置针

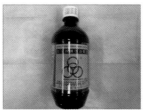
聚维酮碘

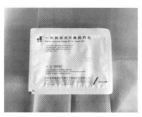
一次性换药盘

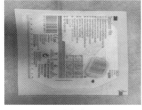
透明敷料

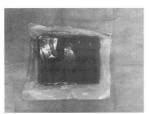
治疗巾

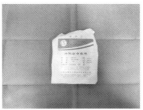
无菌纱布

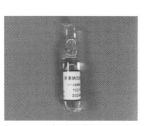
肝素钠注射液

图 2-4-1-1　用物准备

【操作过程】

1．配制肝素盐水

（1）压力套装冲洗用肝素盐水：0.9% 氯化钠 500 ml+ 肝素钠 1250 U。

（2）配制完成后贴标签：写清名称（冲洗用肝素盐水）、肝素钠剂量。

2．压力套装准备

（1）将肝素盐水与压力传感器管路相连接。

（2）将肝素盐水装入压力袋中。

（3）压力袋加压至 300 mmHg。

（4）将压力传感器管路的三通打开并排气（图 2-4-1-2）。

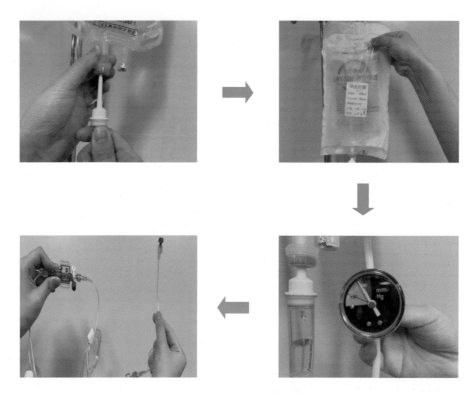

图 2-4-1-2　压力套装准备

3．放置与连接传感器

（1）将压力插件与导线相连接。

（2）将压力插件放入模块槽中。

（3）将传感器上的插头与插件导线相连接。

（4）患者平卧位，将传感器头放置在患者右心房水平线上并固定（图 2-4-1-3）。

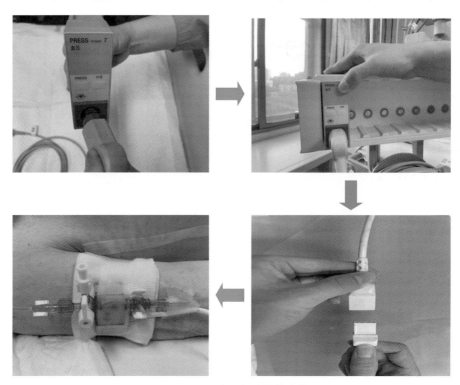

图 2-4-1-3　放置与连接传感器

4．连接压力传感器与动脉留置针

（1）将动脉留置针尾端与压力传感器相连接。

（2）使用透明敷料妥善固定。

（3）注明留置时间（图 2-4-1-4）。

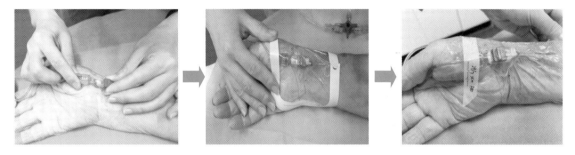

图 2-4-1-4 连接压力传感器与动脉留置针

5．监测步骤（图 2-4-1-5）

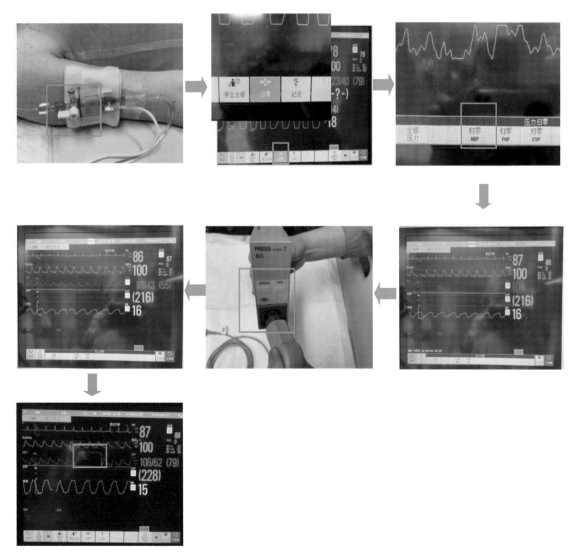

图 2-4-1-5 监测步骤

（1）旋转传感器头下方的三通，关闭患者端，打开三通帽，使传感器头与大气相通。

（2）将监护仪上光标移动至"归零"。

（3）点击"归零"后，选择"ABP"。

（4）等待数秒后，监护仪上显示为"0"。

（5）将传感器下方的三通归位，使传感器与患者连接，监测数值显示在监护仪上。

（6）冲洗管腔，观察方波，确认导管通畅及波形传输的准确性。

知识园地

方波试验

方波试验（square wave test）利用快速冲洗装置冲洗管道 1 s 以上并迅速恢复，压力波形会显示一个快速上升的方波，并快速下降至基线以下，再升至基线以上，压力释放后可见 1 ~ 2 个振荡波（图 2-4-1-6）。

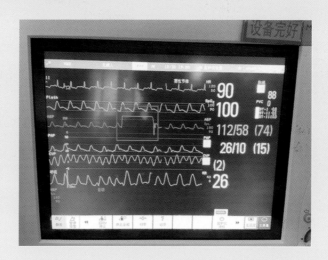

图 2-4-1-6　方波

（7）读取数值

6．设置 ABP 报警线（图 2-4-1-7）

（1）将监护仪上的光标移动到"ABP"上并点击，弹出选择框。

（2）将光标移动到"收缩压报警上限"后点击，根据患者病情调整新的报警线数值。

（3）将光标移动到"收缩压报警下限"后点击，根据患者病情调整新的报警线数值。

（4）关闭对话框，新的报警上限设定完毕。

7．洗手、记录

（1）七步洗手法洗手。

（2）记录患者的生命体征（包括心率、血压、呼吸、血氧饱和度）及置管时间、置管部位、穿刺点部位的观察、导管固定情况。

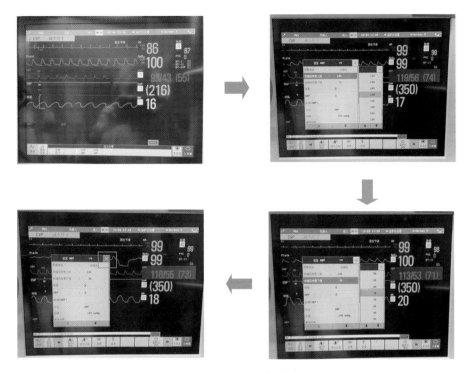

图 2-4-1-7 设置报警线

8．整理用物（分类放置），向患者做健康宣教。

（1）告知患者置管的目的和意义。

（2）指导患者腕部活动轻柔、缓慢。

（3）告知患者置管位置，避免自行拔管。

（4）指导患者床上活动前告知医务人员，由医务人员辅助活动。

【动脉血压监测技术操作流程图】

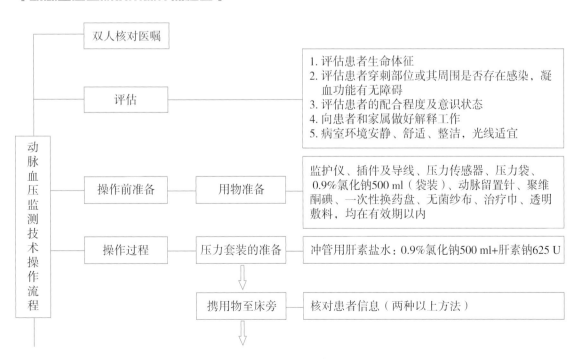

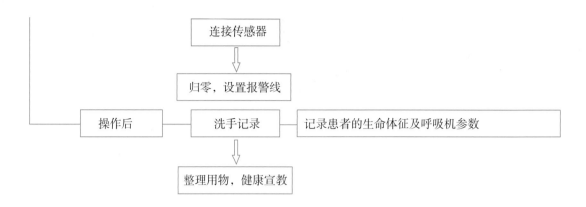

【动脉血压监测技术评分标准】

项目		技术操作要求	总分	评分等级				实际得分
				A	B	C	D	
操作前准备（30分）	着装准备	服装整洁，洗手，戴帽子、口罩	1	1	0	0	0	
	核对	双人核对医嘱	2	2	0	0	0	
	沟通	向患者解释，取得患者的配合	2	2	1	0	0	
	评估	评估患者的神志、配合情况	2	2	1	0	0	
		评估患者的生命体征，穿刺部位或其附近是否存在感染、凝血功能有无障碍	2	2	1	0	0	
		评估操作环境明亮、宽敞、整洁	1	1	0	0	0	
	物品准备	监护仪、插件及导线、压力传感器、压力袋、0.9%氯化钠500 ml（袋装）、动脉留置针、聚维酮碘、一次性换药盘、透明敷料、治疗巾、无菌纱布、肝素钠注射液	10	10	4	2	0	
	配制肝素	正确配制冲管用肝素盐水和置管用肝素盐水，并贴好标签	10	10	6	4	0	
操作过程（60分）	再次核对	再次双人核对患者信息	5	5	3	2	0	
	压力套装准备	正确连接肝素盐水与压力传感器，放入压力袋中加压排气，压力控制在300 mmHg	8	8	6	4	0	
	放置连接传感器	将传感器平右心房水平线放置并与压力插件连接	8	8	6	4	0	
	设置标名	正确在监护仪上设置"ABP"标名	8	8	6	4	0	
	监测步骤	正确将"ABP"归零，压力波形正常显示归零，压力波形正常显示	8	8	6	4	0	
	观察波形	观察压力波形变化	8	8	6	4	0	
	管路固定	固定管路	5	5	3	2	0	
	洗手记录	七步洗手法洗手，再次核对信息	5	5	3	1	0	
		完整正确记录置管部位、深度、穿刺点情况、动脉压力	5	5	3	2	0	
总体（10分）	总体评价	操作熟练，沟通有效，关心患者感受	5	5	3	2	0	
	提问	传感器位置在何处？	5	5	3	2	0	

【知识链接】

1. 适应证和禁忌证

（1）适应证

1）各类危重患者和复杂大手术及有大出血的手术。

2）体外循环直视手术。

3）低温治疗或需控制性降压的手术。

4）严重低血压、休克需反复测量血压的患者。

5）需反复采集动脉血标本作血气分析的患者。

6）需要应用血管活性药物的患者。

7）心肺复苏术后的患者。

（2）禁忌证

1）穿刺部位或其附近存在感染。

2）凝血功能障碍。

3）患有血管疾病的患者。

4）手术操作涉及同一部位。

5）Allen 试验阳性者禁忌行桡动脉穿刺测压。

进行改良 Allen 试验：

对于昏迷者 Castella（1993 年）利用监护仪屏幕上显示出 SPO_2 脉搏波和数字来判断。

举高穿刺手，双手同时按压尺，桡动脉显示平线和数字消失，放低手，松开尺动脉，屏幕出现波形和数字，即为正常，表明尺动脉供血良好，如不显示即为异常，需改右手用同样方法试验。

2. 常见并发症及预防

（1）感染：是最主要的并发症。穿刺污染导致导管性败血症，压力监测系统的污染是另一个主要原因。

预防措施：强化无菌操作，加强局部无菌护理。发现以下情况立即拔管并行导管培养：①局部发红、疼痛、脓液形成；②败血症表现。

（2）血栓：是动脉内导管最常见的并发症。取决于置管时间、导管粗细、材料、是否反复穿刺、导管固定、穿刺部位。

桡动脉和足背动脉发生率较高，股动脉比较少见。

预防措施：Allen 试验、熟练穿刺、排尽空气、固定良好、冲洗良好、发现有凝血块尽早拔出导管。

（3）栓塞：栓子来源于导管尖端的血块、误入的气泡或颗粒；栓塞可出现动脉供血远端坏死，故应引起重视。

预防措施：减少血栓形成、肝素加压冲洗、排尽空气、发现血凝块或导管不通禁止推注。

（4）出血：凝血功能障碍、动脉硬化增加出血概率，严重凝血功能障碍患者禁止穿刺。

预防措施：提高穿刺技巧、固定妥善、拔管后压迫并举高上肢 10 min，凝血功能障碍者延长至 20 min，然后加压包扎 30 min。

3. 压力波形的意义

（1）升支（anacrotic limb）：主要反映了左心室收缩所产生的脉压。

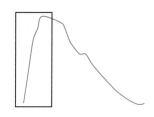

（2）升支肩部（anacrotic shoulder）：波形峰值即为收缩压。

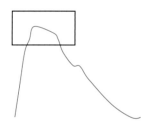

（3）重搏切迹（dicrotic notch）：主动脉瓣关闭及逆向波。重搏切迹位置：主动脉瓣关闭时间。

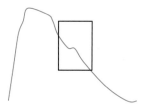

（4）舒张期：在下一收缩周期前测定舒张压

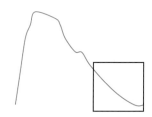

4. 异常波形

（1）圆钝波：波幅中等降低，上升和下降支缓慢，顶峰圆钝，重搏切迹不明显。见于心肌收缩功能低落或血容量不足。

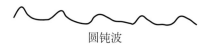

圆钝波

（2）低平波：上升和下降支缓慢，波幅低平，见于低血压休克和低心排血量综合征。

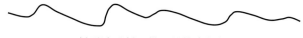

低平波（低心排血量综合征）

（3）不规则波：波幅大小不等，见于心律失常。

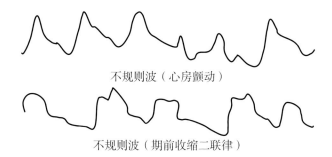

不规则波（心房颤动）

不规则波（期前收缩二联律）

（4）高尖波：波幅高耸，上升支陡，重搏切迹不明显，舒张压低，见于高血压和主动脉瓣关闭不全。

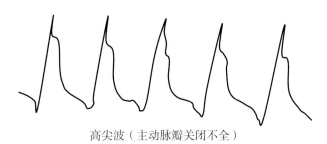

高尖波（主动脉瓣关闭不全）

【参考文献】

[1] 刘大为. 实用重症医学 [M]. 北京：人民卫生出版社，2017：259-262.

[2] 刘大为. 临床血流动力学 [M]. 北京：人民卫生出版社，2013：187-194.

[3] 桡动脉穿刺前手部血液供应的评估方法 [J]. 临床急诊杂志，2020，21（6）：512-516.

[4] 张素兰，王雅琴，刘鑫，等. 两种冲洗液在持续有创动脉血压监测中的临床研究 [J]. 中国实用护理杂志，2017，4.

【临床思维题】

患者持续应用血管活性药物：多巴胺泵入 5 μg/（kg·min），遵医嘱予以有创血流动力学监测，监测显示：中心静脉压（CVP）5 mmHg，有创血压（ABP）（80～90）/（40～45）mmHg，波形低平。HR 102 次/分，R 20 次/分。

1. 患者中心静脉压、有创血压低，有创血压显示低平波，下列处理方式正确的是

　A. 确认传感器使用状态良好，压力值正常

　B. 进行方波试验，排除干扰

　C. 保证传感器正常，排除干扰后，可遵医嘱调整血管活性药物

　D. 患者血压低，应立即增加多巴胺泵入剂量

2. 当压力传感器内有血凝块时，应如何处理？

【答案解析】

1. ABC。首先，引起血压低的因素有很多，如每搏量减少、血容量不足、缺氧、酸中毒、容量负荷过重、血压低，不能单纯增加升压药的用量，应结合 CVP、ABP 一起判断。其次，确定压力传感器使用状态良好，压力值处于绿色区 300 mmHg，进行方波试验，排除干扰，确定波

形准确后，记录数值，告知医生，遵医嘱调整血管活性药物或补液治疗。

2. 压力传感器管道内有凝血而发生部分堵塞时，应抽出凝血块加以疏通，不可用力推注，以免造成血栓栓塞，如果不能疏通，拔除动脉留置针，必要时重新置管。平时要保证压力传感器管路连接紧密，压力袋加压至 300 mmHg，保证以 3 ml/h 的速度持续冲洗，防止血液凝固，保持管道通畅。

（范丹丹　丁迎新　郭　健）

二、中心静脉压监测

中心静脉压（central venous pressure，CVP）是一项血流动力学监测指标，通过导管腔内的盐水柱将血管或心腔内压力信号传递到压力换能器上，将其转变为电信号，在监护仪上同步持续示波，显示压力曲线及测压的数据并记录曲线图形。CVP 是反映右心功能的间接指标，对了解循环功能与右心功能有重要的临床意义，对指导治疗有重要的参考价值。它的正常值为 5 ～ 12 cmH$_2$O。

【案例】

患者女性，63 岁，主因"胸闷气促 20 余天"急诊以"急性心肌梗死"收入院。患者入院后第 2 天，喘息气促明显，呼吸 43 次/分，端坐位呼吸，血氧饱和度下降至 78%，血压 183/111 mmHg，心率 130 次/分，伴烦躁不安、大汗、面色及肢端发绀。查体：心律绝对不齐，心音强弱不等，二尖瓣区闻及 2/6 收缩期吹风样杂音。听诊双肺布满湿啰音。床旁胸片示：肺部弥漫大片阴影，心脏扩大。超声心动图结果显示：左室射血分数（left ventricular ejection fraction，LVEF）25%，B 型钠尿肽 > 35000 pg/ml。复查心电图显示：①快速心房颤动；②室性期前收缩；③ ST 段水平或上斜型压低（V$_{2-6}$ 导联）；医生立即在床旁放置中心静脉导管，遵医嘱予中心静脉压监测。

【护理评估】

1. 核对患者信息，告知患者操作内容，取得合作。
2. 评估中心静脉导管外露刻度，穿刺点有无红肿、渗血（图 2-4-2-1）。
3. 确认导管通畅（图 2-4-2-2）。

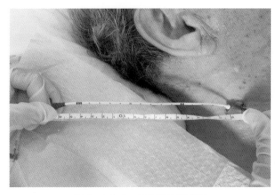

图 2-4-2-1　测量外露长度

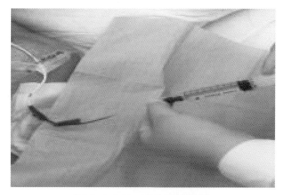

图 2-4-2-2　确认导管通畅

4. 病室环境安静、舒适、整洁，光线适宜。

【操作前准备】

1．护士准备：服装鞋帽整洁，符合着装要求，语言柔和恰当，态度和蔼可亲。

2．双人核对医嘱：床号、姓名、开始时间。

3．七步洗手法洗手。

4．核对患者信息：两种及以上方法核对。

5．用物准备：监护仪、压力换能器套装、压力导线、压力模块、输液加压袋、加有肝素的 0.9% 氯化钠注射液（含肝素 0 ～ 10 U/ml）（图 2-4-2-3）。

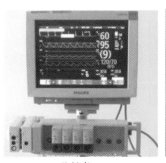
监护仪

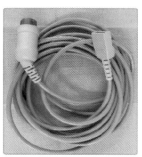
压力换能器套装

压力导线

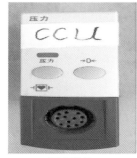
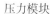
压力模块

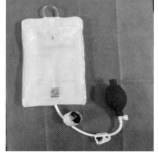
输液加压袋

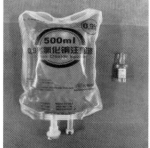
肝素盐水

图 2-4-2-3　用物准备

【操作过程】

1．携用物至床旁。

2．再次核对患者信息（同前）。

3．连接加有肝素的 0.9% 氯化钠注射液（含肝素 0 ～ 10 U/ml）与压力换能器，各接头连接紧密，正确排气，管路内无气泡。

4．加有肝素的 0.9% 氯化钠注射液（含肝素 0 ～ 10 U/ml）装入输液加压袋中，保持压力 300 mmHg。

5．安装压力模块，连接压力导线，将压力监测道设定标名为 CVP（图 2-4-2-4，图 2-4-2-5）。

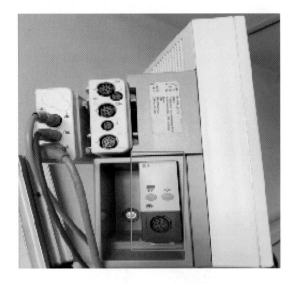

图 2-4-2-4　安装模块

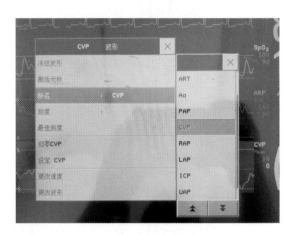

图 2-4-2-5　设定标名为 CVP

6. 按无菌原则连接压力换能器与中心静脉导管主腔（图 2-4-2-6）。

7. 冲洗管腔，观察方波确认导管通畅（图 2-4-2-7）。

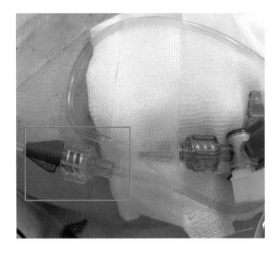

图 2-4-2-6　连接压力换能器

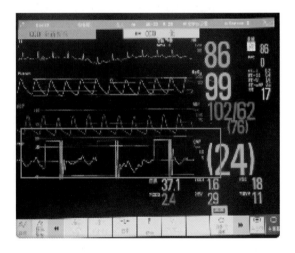

图 2-4-2-7　冲洗管腔，观察方波

8. 压力换能器固定位置为腋中线第 4 肋间隙，与右心房同一水平。

实践提示

◇ 测压时，要考虑影响中心静脉压大小的因素，比如患者的体位、机械通气、腹内压等。测压时，患者最好取平卧位；机械通气患者可以根据患者病情暂时脱开呼吸机进行监测。心血管手术后，CVP 应每小时或每半小时测量一次并及时记录，病情不平稳时，随时测量并记录。当患者体位改变时，应该重新归零。

◇ 采用本文方法测定的 CVP 单位为 mmHg，1 mmHg=1.36 cmH$_2$O。

9. 患者平静呼吸，旋转三通，将压力换能器与空气相通，监护仪 CVP 归零，再次旋转三通，使压力换能器与中心静脉导管相通，设定为最佳刻度，观察波形并读数（图 2-4-2-8）。

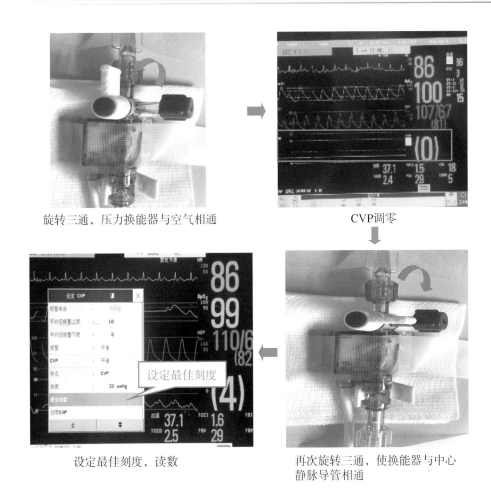

旋转三通，压力换能器与空气相通

CVP调零

设定最佳刻度，读数

再次旋转三通，使换能器与中心
静脉导管相通

图 2-4-2-8 CVP 归零后读数

10．整理床单位，将患者置于舒适体位。

11．整理用物，洗手记录，医嘱签字，将测量数值报告医师。

【操作后用物处理】

1．压力换能器：卸除管路，置入医疗垃圾桶内。

2．非一次性用物：75% 乙醇消毒后备用。

3．机器：主机，屏幕用 75% 乙醇擦拭后备用。

【中心静脉压监测技术操作流程图】

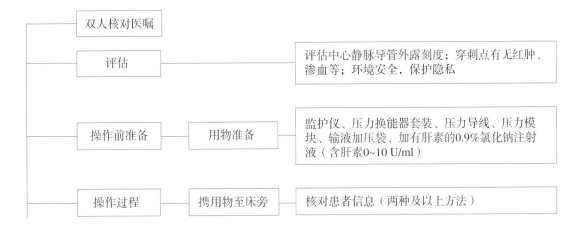

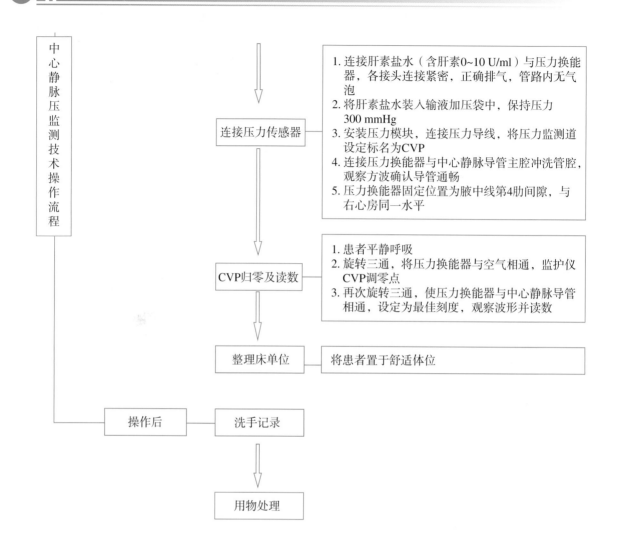

【中心静脉压监测技术评分标准】

项目		技术操作要求	总分	评分等级				实际得分
				A	B	C	D	
操作前准备 (25分)	着装准备	仪表、服装符合要求	2	2	1	0	0	
	核对	核对医嘱及患者（至少两种方法核对）	5	5	3	2	0	
	沟通	沟通，取得患者配合	3	3	2	1	0	
	评估	评估中心静脉导管外露刻度、穿刺点情况，确认导管通畅	5	5	3	1	0	
	护士准备	洗手、戴口罩	5	5	3	2	0	
	物品准备	备齐用物、物品无过期、摆放合理	5	5	3	2	0	
操作过程 (60分)	核对	再次核对患者信息	5	5	3	1	0	
	操作配合	连接 0.9% 氯化钠注射液（或加有肝素的氯化钠注射液）与压力套装，各接头连接紧密	5	5	3	2	0	
		排气：方法正确，管路内无气泡	5	5	3	2	0	
		将 0.9% 氯化钠注射液（或加有肝素的氯化钠注射液）装入压力袋中，压力调至 300 mmHg	5	5	3	2	0	

续表

项目		技术操作要求	总分	评分等级				实际得分
				A	B	C	D	
		再次核对患者	5	5	3	2	0	
		安装压力模块，连接压力导线，设定标名为 CVP，设定最佳刻度	8	8	6	3	0	
		按无菌原则连接压力换能器与中心静脉导管主腔	5	5	3	2	0	
		快速冲洗管腔，观察方波，确认导管通畅	5	5	3	2	0	
		压力换能器位置正确：腋中线第4肋间隙	7	7	4	2	0	
操作后处理（10分）	调零	CVP调零方法正确，读数	10	10	6	4	0	
	记录	洗手，记录	5	5	3	2	0	
	用物处理	正确处理用物	5	5	3	2	0	
提问（5分）	理论知识	1. 压力换能器应该放置于什么位置？ 2. CVP的正常值是多少？	5	5	3	1	0	

【**知识链接**】

1．适应证

（1）各类重症休克、脱水、失血和容量不足

（2）心肺功能不全

（3）各类心血管手术及其他大型复杂手术

（4）大量输血和换血疗法

（5）长期静脉输液、给药及胃肠外营养等

2．测量CVP数值的影响因素

（1）病理性因素

1）张力性气胸、心脏压塞、右心及双心衰竭、房颤、支气管痉挛、缺氧性肺血管收缩、输血输液过量、肺梗死、纵隔压迫、缩窄性心包炎、腹内高压等可使中心静脉压偏高。

2）低血容量、脱水、周围血管张力下降等可使中心静脉压偏低。

3）神经体液因素如交感神经兴奋，儿茶酚胺、抗利尿激素、肾素、醛固酮分泌增多可使中心静脉压高。

（2）药物因素

1）测压时或测压前应用血管收缩药可使中心静脉压升高。

2）应用血管扩张药或强心药可使中心静脉压下降。

3）输入50%的葡萄糖或脂肪乳剂后测压可使中心静脉压升高，故一般用等渗液测压。

（3）其他因素

1）零点位置不正确（高则中心静脉压偏低，低则中心静脉压偏高）。

2）CVP插管过深，CVP读数下降；CVP插管过浅，CVP读数上升。

3）床头抬高，CVP读数下降；床头降低，CVP读数上升。

4）管路漏液，CVP读数下降；管腔阻塞，CVP读数上升。

5）增加三通接头，CVP会被低估。

6）危重患者常常用力呼吸，剧烈的呼气运动增加胸腔内的压力，CVP会在大气压的作用下而波动。

7）机械通气如间歇正压通气（IPPV）和呼气末正压通气（PEEP）可使中心静脉压升高2～5 cmH$_2$O。

【参考文献】

[1] 周红，张晓霞．临床实用护理技术［M］．南京：江苏科学技术出版社，2013：450-454.

[2] 王欣然，杨莘，韩斌如．急危重症护理手册［M］．北京：北京科学技术出版社，2012：125-128.

[3] 中心静脉压急诊临床应用中国专家共识（2020）［J］．中国急救医学，2020，40（5）：369-375.

【临床思维题】

患者入院后第2天，喘息气促明显，呼吸43次/分，端坐位呼吸、血氧饱和度下降至78次/分，血压183/111 mmHg，心率130次/分，伴烦躁不安、大汗、面色及肢端发绀。查体：心律绝对不齐，心音强弱不等，二尖瓣区闻及2/6收缩期吹风样杂音。听诊双肺布满湿啰音。床旁胸片示：肺部弥漫大片阴影，心脏扩大。超声心动图结果显示：左室射血分数25%，B型钠尿肽＞35000 pg/ml。医生立即在床旁放置左锁骨下静脉导管，置入刻度15 cm，予中心静脉压监测，CVP：15 mmHg。

1. 患者置入中心静脉导管后，测量中心静脉压（CVP）15 mmHg，血压183/111 mmHg，说明患者出现什么情况？应该如何处理？

2. 会使CVP升高的情况是
    A．血容量超负荷
    B．机械通气
    C．腹腔压力增加
    D．应用血管扩张药物。

3. 中心静脉压测定的正常值是
    A．5～12 cmH$_2$O
    B．5～14 cmH$_2$O
    C．3～12 cmH$_2$O
    D．2～12 cmH$_2$O

【答案解析】

1. 正常CVP为5～12 cmH$_2$O。患者CVP 15 mmHg（15×1.36=20.4 cmH$_2$O），远高于正常值。结合患者出现端坐呼吸、烦躁不安、心率偏快、血压高、BNP数值很高，提示患者容量血管收缩，肺血管阻力高或循环血量增加，发生了急性心力衰竭发作，应该遵医嘱予血管扩张药物舒张血管、利尿剂利尿减轻血容量，同时监测CVP、血压变化，关注患者心功能变化。

2. ABC。血容量超负荷、机械通气、腹腔压力增加都会影响CVP数值，造成CVP上升。应用血管扩张药可使中心静脉压下降。故本题选ABC。

3. A。CVP的正常值为5～12 cmH$_2$O。故本题选A。

（张　嵩　于桂香）

三、肺动脉压监测

肺动脉压是指血液流经肺循环对肺动脉血管产生的压力，由肺动脉导管直接测得，分为收缩压和舒张压。肺动脉导管也被称为肺动脉漂浮导管，即 Swan-Ganz 导管。肺动脉导管适用于对血流动力学指标、肺和机体组织氧合功能的监测。

【案例】

患者李某，女性，55 岁，因活动后气短 10 年，加重伴双下肢水肿 1 个月入院。超声心动图示肺动脉高压（重度），肺动脉平均压 40 mmHg；胸部 CT 提示：双肺支气管血管束增多，双肺多发网格蜂窝状影，双肺局部磨玻璃影。入院诊断肺动脉高压，间质性肺病。患者既往病史：子宫全切术后 6 年，类固醇糖尿病 3 年，低钾血症 1 个月。患者入院神志清楚，双鼻导管吸氧 3 L/min。查体：T 36.1 ℃，P 88 次 / 分，R 18 次 / 分，BP 120/83 mmHg，SpO_2 96％。遵医嘱置入漂浮导管监测肺动脉压力。

【护理评估】

1. 评估患者生命体征。
2. 评估患者穿刺点部位皮肤是否完好，评估患者血管活性药物应用情况。
3. 评估患者配合程度和意识状态。
4. 向患者及家属做好解释工作。
5. 操作环境宽敞、明亮、整洁。

【操作前准备】

1. 护士准备：服装鞋帽整洁，符合着装要求，语言柔和恰当，态度和蔼可亲。
2. 双人核对医嘱：床号、姓名、有创血流动力学监测、开始时间。
3. 七步洗手法洗手。
4. 核对患者信息：两种以上的方法核对。

> **实践提示**
>
> ◇ 医嘱需双人核对，核对无误后方可执行。
> ◇ 核对患者信息应使用两种以上的方法，如腕带、床头卡、反叫患者姓名。

5. 用物准备：监护仪、心输出量监测仪、压力插件及导线、静脉血鞘管、Swan-Ganz 导管、压力传感器、压力袋、0.9％ 氯化钠 500 ml 袋装、0.9％ 氯化钠 500 ml（瓶装）、肝素钠、聚维酮碘、无菌手套、10 ml 注射器及局麻药、治疗巾、纱布、静脉切开包及缝合线、透明敷料（图 2-4-3-1）。

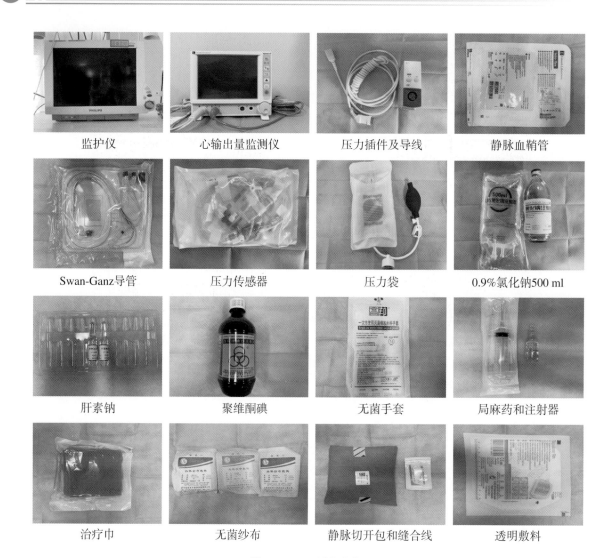

图 2-4-3-1　用物准备

实践提示

◇ 检查用物：包装是否完整、有无潮湿、是否在有效期内。

配制肝素盐水：

配制冲管用肝素盐水 1 袋：0.9% 氯化钠 500 ml+ 肝素钠 625 U。

配制置管用肝素盐水 1 瓶：0.9% 氯化钠 500 ml+ 肝素钠 12500 U。

配制完成后贴标签：写清名称、肝素钠剂量，起止时间，有效期 24 h。

【操作过程】

1. 携用物至床旁。

2. 再次核对患者信息（同前）。

3. 压力套装准备（图 2-4-3-2）

（1）将肝素盐水与压力传感器管路相连接。

（2）将肝素盐水装入压力袋中。

（3）压力袋加压至 300 mmHg。

（4）将压力传感器管路的三通打开，挤压压力阀排气后备用。

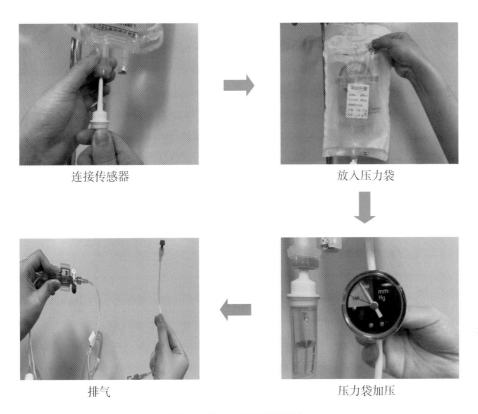

图 2-4-3-2　压力套装准备

实践提示

◇ 排气时三通关闭大气端。

◇ 排气过程中将压力传感器芯片周边气泡排除干净。

4. 放置与连接传感器（图 2-4-3-3）

（1）将压力插件与导线相连接。

（2）将压力插件放入模块槽中。

（3）将传感器上的压力信号输出端连线与导线另一端相连接。

（4）患者取平卧位，将传感器芯片放置在患者右心房水平线上（腋中线第 4 肋间）并固定。

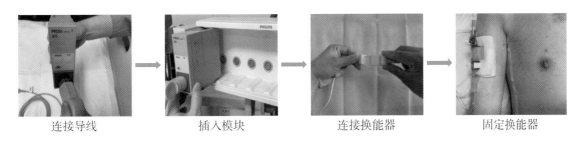

图 2-4-3-3　放置与连接传感器

实践提示

◇ 平卧位时，传感器芯片位置位于右心房水平线，平腋中线。

◇ 若传感器芯片位置过高，高于右心房水平，则监测数值会下降。

◇ 若传感器芯片位置过低，低于右心房水平，则监测数值会升高。

5. 设置"PAP"标名（图 2-4-3-4）

（1）将光标移至监护仪红框处并点击，进入"测量选择"。

（2）点击插件对应位置的显示框并选择"改变标名"。

（3）选择插件的标名"PAP"，关闭对话框回到主界面。

（4）标名设置完毕。

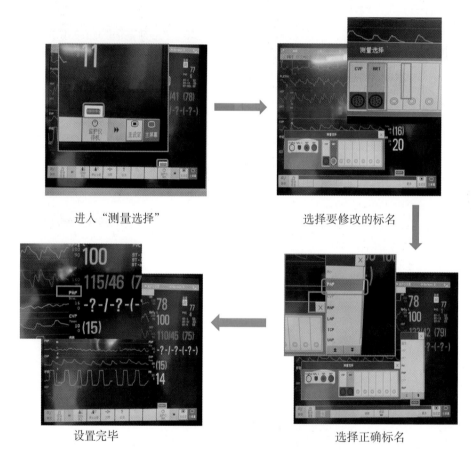

进入"测量选择"　　　　　　　　选择要修改的标名

设置完毕　　　　　　　　选择正确标名

图 2-4-3-4　设置"PAP"标名

实践提示

◇ 旋塞阀原始的红色帽为开放帽，护理过程中遵循无菌原则，应更换为闭合帽。

6. 归零（图 2-4-3-5）

（1）打开三通旋塞阀，关闭患者端，使传感器与大气相连接。

（2）将监护仪上光标移动至"归零"，点击并选择"PAP"。

（3）等待数秒后，监护仪上"PAP"显示为"0"。

（4）关闭三通旋塞阀，延长管终端与 Swan-Ganz 导管末端的肺动脉腔连接。

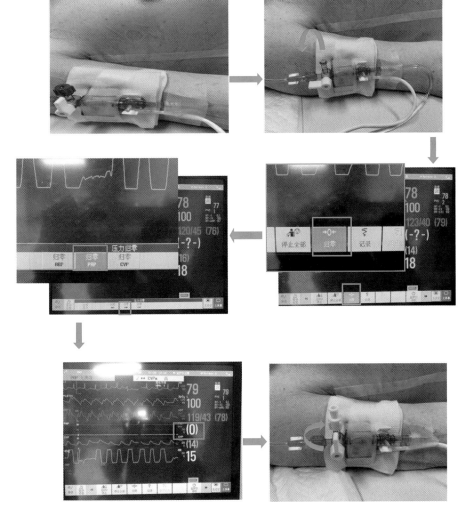

图 2-4-3-5 归零

7. 置管过程波形变化（图 2-4-3-6）

（1）协助医生置入外鞘管后，Swan-Ganz 导管通过外鞘管进入右心房后，协助医生将气囊充气 1.5 ml。

（2）继续送入导管，当导管漂进右心室后，观察波形及心电图变化。

（3）继续送入导管，当导管漂进肺动脉后，观察波形变化。

（4）导管继续向前漂浮，进入肺动脉分支，气囊阻塞肺动脉分支可测到肺动脉楔压。

（5）气囊放气，导管尖端最终放气停留在肺动脉内，持续监测肺动脉压。

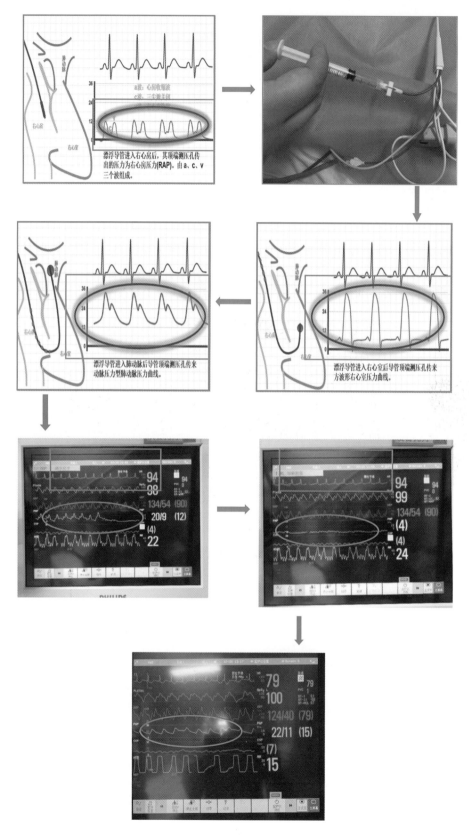

图 2-4-3-6 置管过程波形变化

知识园地

1. 肺动脉压力正常值：（15 ~ 30）/（8 ~ 15）mmHg。
2. 压力增高提示肺血管阻力增加。
3. 压力降低提示右心功能不全。
4. 肺动脉高压（PH）：是指由多种病因和不同发病机制所致肺血管结构或功能改变，引起肺血管阻力和肺动脉压力升高的临床和病理生理综合征，继而发展成右心衰竭甚至死亡。PH 血流动力学诊断标准为：海平面、静息状态下，右心导管测量肺动脉平均压 ≥ 25 mmHg。

8. 管路固定（图 2-4-3-7）
（1）管路置入完毕后，将穿刺点贴膜覆盖，记录时间及置入深度。
（2）整理环境，妥善固定各管路，确保监测正常运行。必要时摄胸部 X 线片确定导管位置。

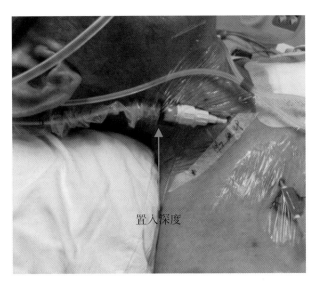

置入深度

图 2-4-3-7　管路固定

9. 洗手、记录
（1）七步洗手法洗手。
（2）记录置管位置、管路置入深度、穿刺处皮肤状况，每小时记录肺动脉压力。

知识园地

健康宣教内容

1. 告知患者置管的目的和意义。
2. 指导患者头颈部活动轻柔、缓慢。
3. 告知患者置管位置，避免自行拔管。
4. 指导患者床上坐起前告知医务人员，由医务人员辅助活动。

【肺动脉压监测操作流程图】

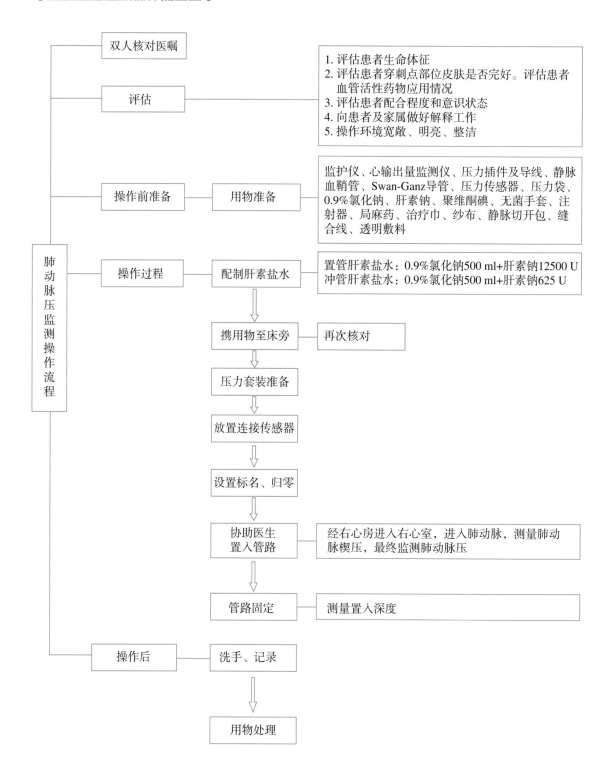

双人核对医嘱

评估
1. 评估患者生命体征
2. 评估患者穿刺点部位皮肤是否完好。评估患者血管活性药物应用情况
3. 评估患者配合程度和意识状态
4. 向患者及家属做好解释工作
5. 操作环境宽敞、明亮、整洁

操作前准备 — **用物准备**
监护仪、心输出量监测仪、压力插件及导线、静脉血鞘管、Swan-Ganz导管、压力传感器、压力袋、0.9%氯化钠、肝素钠、聚维酮碘、无菌手套、注射器、局麻药、治疗巾、纱布、静脉切开包、缝合线、透明敷料

操作过程 — **配制肝素盐水**
置管肝素盐水：0.9%氯化钠500 ml+肝素钠12500 U
冲管肝素盐水：0.9%氯化钠500 ml+肝素钠625 U

携用物至床旁 — **再次核对**

压力套装准备

放置连接传感器

设置标名、归零

协助医生置入管路 — 经右心房进入右心室，进入肺动脉，测量肺动脉楔压，最终监测肺动脉压

管路固定 — 测量置入深度

操作后 — **洗手、记录**

用物处理

（左侧纵向标签）肺动脉压监测操作流程

【肺动脉压监测技术评分标准】

项目		技术操作要求	总分	评分等级				实际得分
				A	B	C	D	
操作前准备（30分）	着装准备	服装整洁，洗手，戴帽子、口罩	1	1	0	0	0	
	核对	双人医嘱核对	2	2	1	0	0	
	沟通	向患者解释，取得患者的配合	2	2	1	0	0	
	评估	评估患者的神志、配合情况	2	2	1	0	0	
		评估患者的生命体征	2	2	1	0	0	
		评估操作环境明亮、宽敞、整洁	1	1	0	0	0	
	物品准备	监护仪、心输出量监测仪、压力插件及导线、静脉血鞘管、Swan-Ganz 导管、压力传感器、0.9% 氯化钠、肝素钠、静脉切开包、聚维酮碘、局麻药、无菌手套、治疗巾、纱布、缝合线、透明敷料、注射器	10	10	6	4	0	
	配制肝素	正确配制冲管用肝素盐水和置管用肝素盐水，并贴好标签	10	10	6	4	0	
操作过程（60分）	再次核对	再次双人核对患者信息	3	3	2	1	0	
	压力套装准备	正确连接肝素盐水与压力传感器，放入压力袋中加压排气，压力控制在 300 mmHg	8	8	6	4	0	
	放置连接传感器	传感器平右心房水平线放置，并与压力插件连接	8	8	6	4	0	
	设置标名	正确在监护仪上设置"PAP"标名	8	8	6	4	0	
	归零	正确将"PAP"归零，压力波形正常显示	8	8	6	4	0	
	管路置入	配合医生置入管路，置管过程中观察波形变化，判断导管位置	10	10	6	4	0	
	管路固定	正确测量置入深度，固定管路	5	5	3	2	0	
	洗手记录	七步洗手法洗手，再次核对信息	5	5	3	2	0	
		完整正确记录置管部位、深度、穿刺点情况、肺动脉压力	5	5	3	2	0	
总体（10分）	总体评价	操作熟练，沟通有效，关心患者感受	5	5	3	2	0	
	提问	肺动脉压力正常值是多少?	5	5	3	2	0	

【知识链接】

1. 适应证

（1）急性心功能不全。

（2）难治性休克。

（3）持续肺动脉高压。

2. 漂浮导管监测参数及正常值

直接监测指标	间接监测指标
右心房压力（RAP）：6 ~ 12 cmH$_2$O	混合静脉氧饱和度（SVO$_2$）：75%
肺动脉压力（PAP）：(15 ~ 30)/(8 ~ 15) mmHg	心脏指数（CI）：2.8 ~ 3.6 L/(min·m^2)
肺动脉楔压（PCWP）：6 ~ 12 cmH$_2$O	肺循环阻力（PVR）：45 ~ 222 dyn/(s·cm^5)
心输出量（CO）：5 ~ 6 L/min	体循环阻力（SVR）：1760 ~ 2600 dyn/(s·cm^5)

3．置管后护理要点

（1）严格无菌操作，预防感染：每日更换敷料，穿刺部位每日用聚维酮碘消毒两遍，观察有无出血及红肿，并用无菌敷料覆盖，有渗出及时更换。

（2）保持管路通畅，妥善固定导管：每班交接导管的刻度，并作记录。通过 X 线片了解导管位置。冲洗用肝素液放置压力袋内持续冲洗漂浮导管各管腔，防止凝血，保证通畅。压力袋应定时补气，压力保持在 300 mmHg，压力换能器内应充满液体，不得有气泡。如果监测的波形出现异常，要及时检查各管腔有无打折，是否堵塞。

（3）患者体位改变时，及时校准零点。

（4）每小时记录通过压力波形所测得的数值。

（5）测量 PCWP 时充气量不要超过 1.5 ml，应间断、缓慢地充气，以免气囊破裂，测完后及时松开气囊，以免人为造成肺栓塞。

（6）及时纠正影响压力测定的因素。患者深吸气、咳嗽、躁动和用力均影响参数的准确性，故应在患者安静的状态下进行。

（7）临床血流动力学随时发生变化，如出现容量、心肺功能及其他并发症难以判断时，及时通知医生。

（8）拔除漂浮导管应在心电监护下进行，拔除鞘管后局部压迫止血。

4．肺动脉压力监测并发症

（1）心律失常：由于导管尖端接触心肌壁或心瓣膜所致。

（2）导管打结：因导管质软、易弯曲、插入血管长度过长发生。

（3）感染：由于置管术中无菌操作不严格，临床中可见患者出现高热、寒战，甚至败血症。

（4）气囊破裂：常见于反复使用的导管，气囊弹性丧失所致。

（5）血栓形成和栓塞：多见于有栓塞史及血液高凝状态的患者。

（6）肺缺血性损伤和肺栓塞：由于导管头端充胀的气囊长时间嵌入肺动脉或插管时导管在肺动脉中多次移动所致。

（7）肺动脉损伤及破裂：见于肺动脉高压、血管壁变性的患者。

（8）心脏破裂及心脏压塞。

【参考文献】

[1] 刘大为．实用重症医学 [M]．北京：人民卫生出版社，2017：70-76.
[2] 刘大为．临床血流动力学 [M]．北京：人民卫生出版社，2013：253-262.
[3] 徐宏耀，吴信．心脏外科监护 [M]．北京：人民军医出版社，2001：222-225.
[4] 王建荣，张黎明，马燕兰．重症监护工作指南 [M]．北京：人民军医出版社，2007：30-32.
[5] 中国肺动脉高压诊断与治疗指南（2021 版）．

【临床思维题】

遵医嘱为患者置入漂浮导管监测肺动脉压。管路置入 52 cm，穿刺点固定完好，肺动脉压在（40 ~ 55）/（20 ~ 30）mmHg。

1．肺动脉高压的血流动力学诊断标准是什么？

2．患者床上翻身后，肺动脉压力波形较前改变，呈方波，心电示波频发室性期前收缩，应当给予什么护理措施？

【答案解析】

1．海平面、静息状态下，右心导管测量肺动脉平均压 ≥ 25 mmHg。

2. 需要首先查看患者漂浮导管置入深度，是否因翻身而改变，管路是否通畅，管路是否被牵拉导致位置改变，及时通知医生调整管路位置。调整完毕后重新归零监测。

（郭　健　丁迎新）

四、脉搏指示连续心排血量监测

脉搏指示连续心排血量（pulse-indicated continuous cardiac output，PiCCO）监测是一种微创血流动力学监测技术，通过动脉穿刺置管和中心静脉穿刺置管，利用经肺热稀释技术与动脉搏动曲线分析技术结合，对患者的血流动力学、心功能和肺水等指标进行全面监测，准确地反映心脏前负荷和肺水肿类型。广泛适用于需要监测心血管功能和循环血容量的患者。

【案例】

患者，男性，58 岁，因发作性心前区闷痛 10 天，加重伴气短、不能平卧 8 h 就诊，急诊以"冠心病、急性广泛前壁高侧壁心肌梗死、心源性休克"收入院。患者入院时情绪烦躁，口唇发绀，四肢皮温凉，呈端坐卧位，血压 70/40 mmHg，心率 136 次 / 分，颈静脉稍充盈，双中下肺中叶水泡音。律齐，心音低钝，心尖部舒张期奔马律。心电图：窦性心动过速，I、aVL、V1～V6 导联 ST 弓背向上抬高，II、III、aVF 导联压低。胸片示：心影增大，双肺对称性阴影，为肺间质水肿和肺泡渗出性病变。辅助检查：查心肌酶示肌酸激酶同工酶 165 U/L，肌酸激酶 921 U/L，乳酸脱氢酶 264 U/L，肌钙蛋白 T 5.4 ng/ml，B型钠尿肽 15000 pg/ml；肝肾功能各指标大致正常。凝血功能检查：凝血酶原时间 12.70 s，国际标准化比值 1.16，D- 二聚体 0.351 μg/ml。由医生予 PiCCO 置管（左侧锁骨下静脉及左股动脉鞘管），遵医嘱予心排血量监测。

【护理评估】

1. 评估患者神志及生命体征，向患者解释 PiCCO 的目的，取得患者配合。
2. 评估中心静脉导管（central venous catheter，CVC）置管的外露刻度，评估穿刺点有无红肿、渗血，确认导管通畅（图 2-4-4-1）。

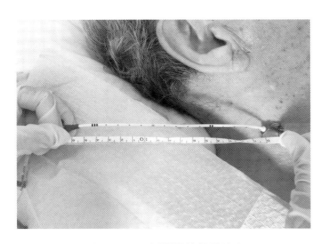

图 2-4-4-1　测量导管外露长度

3. 病室环境安静、舒适、整洁，光线适宜。

【操作前准备】

1. 护士准备：服装鞋帽整洁，符合着装要求，语言柔和恰当，态度和蔼可亲。

2．双人核对医嘱：床号、姓名、频次、开始时间。

3．七步洗手法洗手。

4．核对患者信息：两种及以上的方法核对。

实践提示

◇ 医嘱需双人核对，核对无误后方可执行。

◇ 核对患者信息应使用两种以上的方法，如腕带、床头卡、反叫患者姓名。

5．用物准备：监护仪（以 Philips MP60 监护仪为例）、压力导线 2 根、PiCCO 导线、PiCCO 模块（以 Philips M3012A C60 双有创模块为例）、输液加压袋 2 个、CVC 压力换能器套装、PiCCO 专用压力换能器套装（含注射液温度探头容纳管）、快速手消毒液、冰盐水 100 ml（0～8 ℃为宜）、含肝素 0～10 U/ml 的肝素盐水 500 ml 2 袋、20 ml 注射器、三通若干个、正压接头若干，均在有效期以内（图 2-4-4-2）。

实践提示

◇ 检查用物：包装是否完整、有无潮湿、是否在有效期内。

◇ 冰冻的冰盐水可以在操作前提前 30 min 左右置于室温环境，保证操作时温度处于 0～8 ℃，冰水混合物最佳。

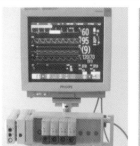
监护仪

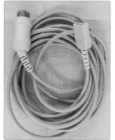
压力导线

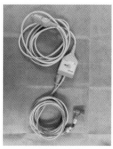
PiCCO导线

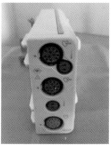
PiCCO模块

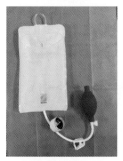
输液加压袋

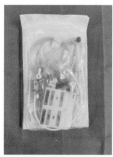
CVC压力换能器套装

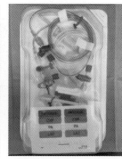
PiCCO压力换能器套装

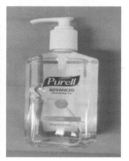
快速手消毒液

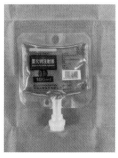
冰盐水

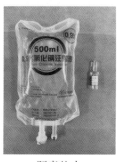
肝素盐水

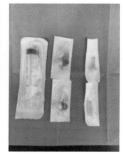
注射器、三通、接头

图 2-4-4-2 用物准备

【操作过程】

1．携用物至床旁。

2．再次核对患者信息（同前），协助患者取平卧位。

3．安装 PiCCO 模块（图 2-4-4-3）。

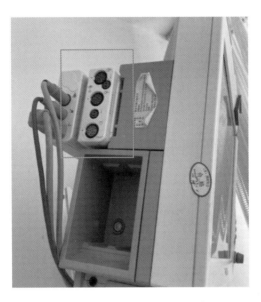

图 2-4-4-3　安装 PiCCO 模块

4．配合医生穿刺左侧锁骨下静脉及左股动脉 PiCCO 导管，过程中注意观察患者生命体征变化。

5．PiCCO 导管端的连接（图 2-4-4-4）

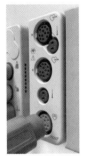
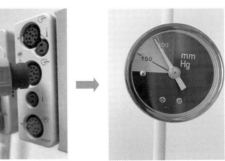
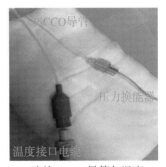

PiCCO导线和压力线接 PiCCO模块　　　　加压袋压力300 mmHg　　　　连接PiCCO导管与温度接口电缆及压力换能器

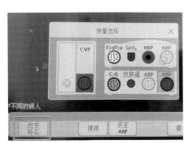
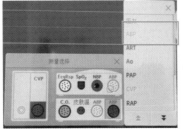
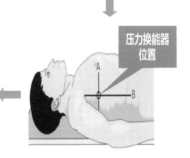

设定压力监测道标名为ABP　　　　压力换能器平右心房

图 2-4-4-4　PiCCO 导管端的连接

（1）将 PiCCO 导线接至 PiCCO 模块的橙色插槽，将压力导线接至 PiCCO 模块的红色压力插槽。

（2）正确连接肝素盐水与 PiCCO 压力换能器，各连接头连接紧密，检查管路内无气泡；将肝素盐水装入输液加压袋中，加压至 300 mmHg（绿区）。

（3）将 PiCCO 导线的温度接口电缆与 PiCCO 导管的红色端相连。

（4）按无菌原则连接 PiCCO 压力换能器与 PiCCO 导管腔。

（5）冲洗管腔，确保管腔通畅，将压力换能器固定于右心房水平（腋中线第 4 肋间隙）。

（6）快速手消毒液洗手。

（7）在监护仪上将 PiCCO 的压力监测道设定标名为 ABP。

6．CVC 导管端的连接（图 2-4-4-5）

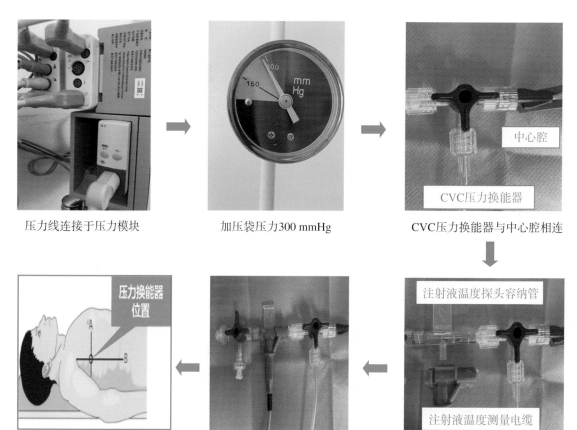

压力线连接于压力模块　　　　加压袋压力300 mmHg　　　　CVC压力换能器与中心腔相连

压力换能器平右心房　　　　　温度测量电缆与温度探头容纳管连接

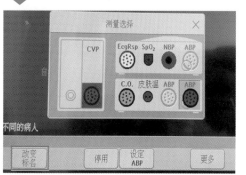
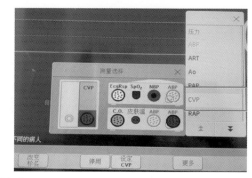

设定压力监测道标名为CVP

图 2-4-4-5　CVC 导管端的连接

（1）将另一根压力导线接至 PiCCO 模块的红色压力插槽。

（2）正确连接肝素盐水与 CVC 压力换能器，各连接头连接紧密，检查管路内无气泡；将肝素盐水装入输液加压袋中，加压至 300 mmHg（绿区）。

（3）先将 CVC 压力换能器与中心静脉中心腔连接。

（4）将 PiCCO 导线中的注射液温度测量电缆与 PiCCO 专用压力换能器套装中的注射液温度探头容纳管连接。

（5）通过三通将 CVC 压力换能器、注射液温度探头容纳管与中心静脉导管主腔（棕色 DISTAL 腔）相连。

（6）冲洗管腔，确保管腔通畅，将压力换能器固定于右心房水平（腋中线第 4 肋间）。

（7）快速手消毒液洗手。

（8）在监护仪上将 CVC 的压力监测道设定标名为 CVP，方法同设定 ABP。

7．压力调零（图 2-4-4-6）

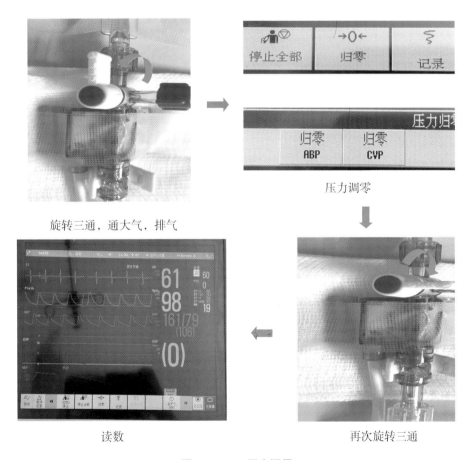

图 2-4-4-6　压力调零

（1）嘱患者平静呼吸，旋转三通，将 CVC 压力换能器、PiCCO 压力换能器与大气相通。

（2）点击监测仪上的"归零"，选择归零 ABP 及归零 CVP。

（3）待 CVP 与 ABP 全部归零后，再次旋转三通，使两个压力换能器与患者端相通，监护仪上出现规律的波形及数字，完成压力调零。

8．监护仪设置（图 2-4-4-7）

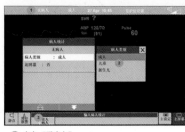 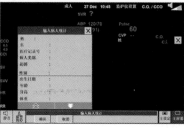 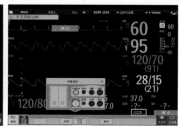

① 点击"无病人"
② 输入"病人类别"
③ 点击"收入病人"

    设置患者类型   设置患者姓名、身高、体重   设定"CO"

图 2-4-4-7 监护仪设置

（1）设置患者的类型。

（2）设置患者的姓名、身高、体重。

（3）设定"CO"。

9．测量心排血量（图 2-4-4-8）

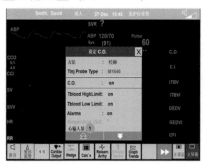 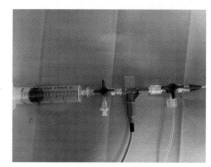

    点击"心排血量"   连接注射器与CVC

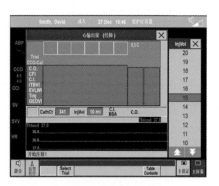 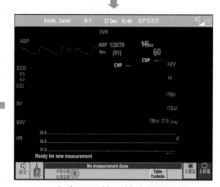

    屏幕显示"开始注射"   点击"开始心输出量监测"

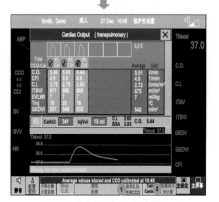

    进行"血流动力学计算"   图 2-4-4-8 测量心排血量

（1）暂停所有输液（包括心血管活性药物）至少 30 s。

（2）点击监护仪上的"心输出量"，准备开始心排血量监测。

（3）使用 20 ml 注射器抽取 10 ~ 15 ml 冰盐水，与中心静脉导管主腔相连。

（4）点击监护仪上的"开始心输出量监测"。

（5）待屏幕上显示"开始注射"的提示时，打开三通，使用鱼际快速将注射器中的冰盐水注射到中心静脉导管中，然后关闭三通，观察监护仪上出现的波形及数据。

（6）重复步骤（3）~（5）至少 3 次，直到屏幕上出现至少 3 次有效数据。

（7）点击监护仪上的"血流动力学计算"，完成心排血量监测。

实践提示

◇ 整个监测过程中，患者应呈平卧位。

◇ 保持导管连接通畅，避免导管弯曲、打折，并予妥善固定，导管内无血液反流。

◇ 冲洗管路时，应防止空气进入，防止动脉栓塞。

◇ 监护仪上设定的患者参数应尽量准确，以保证心排血量计算的准确性。

◇ 进行心排血量测量前，应暂停静脉输液，也应暂停输注心血管活性药物，防止对心排血量数值产生影响。

◇ 冰盐水注射时，应快速且均匀，推注时间应 < 5 s，注射液全部推入后关闭三通。

◇ 测量过程勿触摸中心静脉的温度传感器和导管。

◇ 系统完成血流动力学计算后，可对计算结果进行打印，以便于病历留存。

◇ 严格按照无菌操作，做好穿刺点及患者全身情况的观察，预防感染。

10．整理床单位，将患者置于舒适体位。

11．洗手、记录

（1）七步洗手法洗手。

（2）记录患者的生命体征（包括心率、血压、呼吸、血氧饱和度），将血流动力学计算测量数值报告医师。

【 操作后用物处理 】

1．肝素盐水有效期为 24 h。

2．使用完毕后，输液加压袋、各模块及导线使用 75% 乙醇擦拭。

3．冰盐水、注射器弃于医疗垃圾桶，注射器针头弃于锐器盒。

【 脉搏指示连续心排血量监测技术操作流程图 】

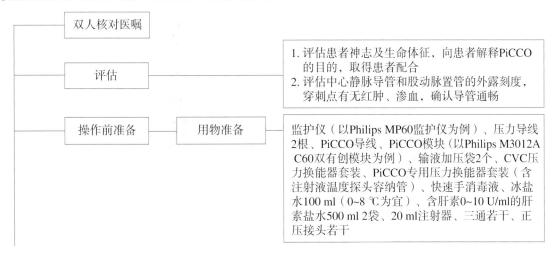

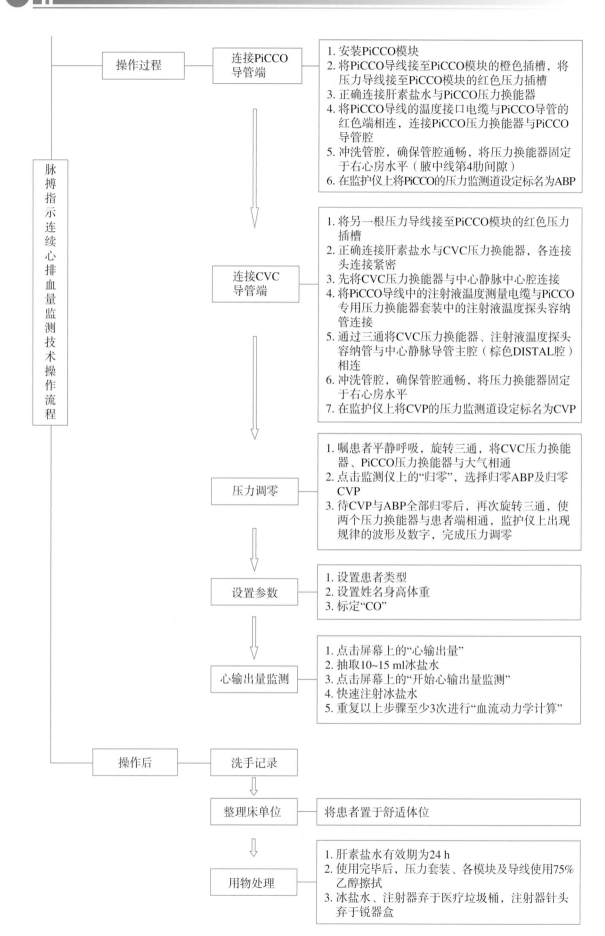

脉搏指示连续心排血量监测技术操作流程

操作过程

连接PiCCO导管端
1. 安装PiCCO模块
2. 将PiCCO导线接至PiCCO模块的橙色插槽，将压力导线接至PiCCO模块的红色压力插槽
3. 正确连接肝素盐水与PiCCO压力换能器
4. 将PiCCO导线的温度接口电缆与PiCCO导管的红色端相连，连接PiCCO压力换能器与PiCCO导管腔
5. 冲洗管腔，确保管腔通畅，将压力换能器固定于右心房水平（腋中线第4肋间隙）
6. 在监护仪上将PiCCO的压力监测道设定标名为ABP

连接CVC导管端
1. 将另一根压力导线接至PiCCO模块的红色压力插槽
2. 正确连接肝素盐水与CVC压力换能器，各连接头连接紧密
3. 先将CVC压力换能器与中心静脉中心腔连接
4. 将PiCCO导线中的注射液温度测量电缆与PiCCO专用压力换能器套装中的注射液温度探头容纳管连接
5. 通过三通将CVC压力换能器、注射液温度探头容纳管与中心静脉导管主腔（棕色DISTAL腔）相连
6. 冲洗管腔，确保管腔通畅，将压力换能器固定于右心房水平
7. 在监护仪上将CVP的压力监测道设定标名为CVP

压力调零
1. 嘱患者平静呼吸，旋转三通，将CVC压力换能器、PiCCO压力换能器与大气相通
2. 点击监测仪上的"归零"，选择归零ABP及归零CVP
3. 待CVP与ABP全部归零后，再次旋转三通，使两个压力换能器与患者端相通，监护仪上出现规律的波形及数字，完成压力调零

设置参数
1. 设置患者类型
2. 设置姓名身高体重
3. 标定"CO"

心输出量监测
1. 点击屏幕上的"心输出量"
2. 抽取10~15 ml冰盐水
3. 点击屏幕上的"开始心输出量监测"
4. 快速注射冰盐水
5. 重复以上步骤至少3次进行"血流动力学计算"

操作后

洗手记录

整理床单位
将患者置于舒适体位

用物处理
1. 肝素盐水有效期为24 h
2. 使用完毕后，压力套装、各模块及导线使用75%乙醇擦拭
3. 冰盐水、注射器弃于医疗垃圾桶，注射器针头弃于锐器盒

【脉搏指示连续心排血量监测技术评分标准】

项目		技术操作要求	总分	评分等级 A	B	C	D	实际得分
操作前准备（30分）	着装准备	服装整洁，洗手，戴帽子、口罩	2	2	1	0	0	
	核对	医嘱核对	2	2	0	0	0	
		患者核对（至少两种方法核对）	2	2	0	0	0	
	沟通	向患者解释，取得患者的配合	4	4	2	0	0	
	评估	评估患者神志、生命体征	4	4	2	0	0	
		评估 CVC 置管外露长度、CVC 与股动脉置管穿刺点、是否通畅	6	6	4	2	0	
		评估病室环境安静、舒适、整洁，光线适宜	2	2	2	0	0	
	物品准备	用物准备齐全，在有效期内	8	8	6	4	0	
操作过程（59分）	再次核对	携用物至患者床旁，核对患者信息正确	2	2	1	0	0	
	连接导线	正确连接 PiCCO 导管端，端口正确，连接紧密	9	9	6	3	0	
		正确连接 CVC 导管端，端口正确，连接紧密	10	10	8	5	0	
	压力调零	压力调零方法正确	6	6	4	2	0	
	设置参数	在监护仪上输入正确的患者类型、姓名、身高、体重，设定"CO"	8	8	6	2	0	
	心排血量监测	测量心排血量操作方法正确，冰盐水温度适宜，推注速度快	8	8	6	2	0	
		重复上一步骤至少 3 次，进行"血流动力学计算"	6	6	4	2	0	
	整理	整理床单位，将患者置于舒适体位	2	2	0	0	0	
	洗手记录	七步洗手法洗手	2	2	0	0	0	
		记录生命体征，病情变化，血流动力学参数等	6	6	4	2	0	
操作后处理（6分）	用物处理	（1）肝素盐水有效期为 24 h （2）使用完毕后输液加压袋、各模块及导线使用 75% 乙醇擦拭 （3）冰盐水、注射器弃于医疗垃圾桶，注射器针头弃于锐器盒	6	6	4	2	0	
提问（5分）	理论知识	1．PiCCO 监测的适应证有哪些？ 2．留置 PiCCO 患者的护理要点有哪些？	5	5	3	1	0	

【知识链接】

1. 适应证和禁忌证

（1）适应证：任何原因引起的血流动力学不稳定，需要监测心血管功能和循环容量状态的患者，均为 PiCCO 监测的适应证。如休克，急性呼吸窘迫综合征，急性心功能不全，肺动脉高压，心脏或腹部、骨科大手术，严重创伤，脏器移植手术等。

（2）禁忌证：如出血性疾病、主动脉瘤、大动脉炎、动脉狭窄肢体有栓塞史、肺叶切除、肺栓塞、胸内巨大占位性病变、体外循环期间、体温或血压短时间内变化过大、严重的心律失常、严重气胸、心肺压缩性疾病、心腔肿瘤、心肺分流。

2. PiCCO 主要测量参数及正常范围

参数	缩写	正常范围
心排血指数	CI	$3.0 \sim 5.0 \, L \cdot min^{-1} \cdot m^{-2}$
每搏输出量指数	SVI	$40 \sim 60 \, ml/m^2$
每搏量变异	SVV	$\leqslant 10\%$
脉压变异	PPV	$\leqslant 10\%$
平均动脉压	MAP	$70 \sim 90 \, mmHg$
系统血管阻力指数	SVRI	$1700 \sim 2400 \, dyn \cdot s \cdot cm^{-5} \cdot m^2$
全心舒张末期容积指数	GEDI	$680 \sim 800 \, ml/m^2$
胸腔内血容积指数	ITBI	$850 \sim 1000 \, ml/m^2$
血管外肺水指数	EVLW	$3.0 \sim 7.0 \, ml/kg$
肺血管通透性指数	PVPI	$1.0 \sim 3.0$
全心射血分数	GEF	$25\% \sim 35\%$
心功能指数	CFI	$4.5 \sim 6.5 \, L/min$
左心室收缩力指数	dPmx	$900 \sim 1200 \, mmHg/s$

3. PiCCO 治疗决策树

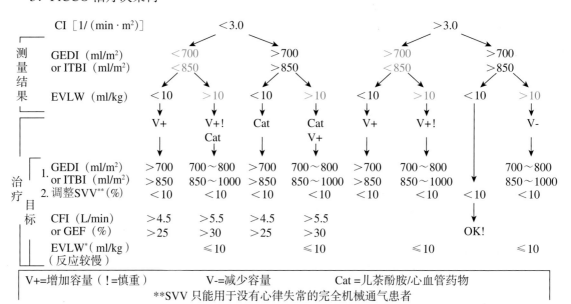

4. PiCCO 结果的解读

含义	治疗策略
CI 低、前负荷低、无肺水肿	扩容治疗，首选晶体扩容
CI 低、前负荷低、有肺水肿	谨慎扩容（胶体扩容较为稳妥），同时应用血管活性药物改善肺血管通透性，减轻肺水肿
CI 低、前负荷合适、无肺水肿	应用正性肌力药物
CI 低、前负荷高、有肺水肿	强心、利尿、扩血管
CI 正常、前负荷低、无肺水肿	扩容治疗，首选晶体扩容
CI 正常、前负荷低、有肺水肿	谨慎扩容（胶体扩容较为稳妥）
CI 正常、前负荷高、有肺水肿	利尿治疗

5．PiCCO 的护理

（1）PiCCO 导管的护理

1）保持导管的通畅

①保持导管连接通畅，避免导管弯曲、打折，并予妥善固定。

②保证加压袋压力维持在 300 mmHg。

③导管内有血凝块时及时抽出疏通。

④冲洗管路应防止空气进入，防止动脉栓塞。

2）防止感染

①严格遵守无菌操作。

②观察穿刺处有无红肿、渗血，遵医嘱使用抗生素。

③当患者出现寒战、高热时应报告医生，及时拔出导管，并留取尖端做细菌培养。

④按要求更换穿刺处敷料。

3）预防并发症

①密切观察术侧足背动脉搏动、皮肤温度及血液供应情况。

②每天测量腿围，观察有无肢体肿胀和静脉回流受阻，尽早发现下肢有无缺血情况。

③一旦发现术侧足背脉搏动减弱、皮温明显低于另一侧者，及时报告医生，并采取保温、肢体被动运动等措施。

（2）血流动力学管理

针对增加容量（扩容）、减少容量（利尿）、应用心血管药物这 3 类不同治疗策略的患者，其对应的主要护理措施及可能的并发症如下：

类型	主要护理措施		可能的并发症
增加容量	1．动态评估患者的血压、心率、尿量等 2．选择合适的液体（根据是否发生肺水肿选择晶体 / 胶体扩容） 3．尽可能快的输注速度		肺水肿
减少容量	1．动态评估患者的体重、腹围、全身水肿情况等 2．做好患者的皮肤管理及出入量管理 3．警惕利尿剂使用的副作用		电解质紊乱
应用心血管药物	1．动态评估血压、心律、意识等 2．警惕洋地黄药物中毒等药物不良反应 3．做好患者的皮肤管理，防止药物外渗		心源性休克

【参考文献】

[1] 张波，桂莉．急危重症护理学 [M]．4 版．北京：人民卫生出版社，2017：79-83.

[2]（瑞士）拉斐尔·吉罗，（瑞士）卡拉姆·本杰里德．ICU 血流动力学监测设备与原理 [M]．李刚，段军，译．天津：天津科技翻译出版公司，2018：13-28.

[3] 刘大为．临床血流动力学 [M]．北京：人民卫生出版社，2013：263-268.

【临床思维题】

患者入院后由医生在局麻下为患者行 PiCCO（左侧锁骨下静脉及左股动脉鞘管）置入术，过程顺利。术后第一次 PiCCO 监测的结果如下：心脏指数（CI）1.31 ml/（min·m²），全心舒张末期容积指数（GEDI）442 ml/m²，血管外肺水指数（EVLW）6ml/kg，全心射血分数（GEF）13%。

1．PiCCO 动力学监测可以得出的参数有

A．心排血量（CO）

  B. 血管外肺水指数（EVLW）

  C. 系统血管阻力指数（SVRI）

  D. 全心舒张末期容积（GEDV）

 2. PiCCO 血流动力学监测换能器的参考点位置在

  A. 与床平行

  B. 与患者胸部平行

  C. 第 4 肋间腋后线水平

  D. 第 4 肋间腋中线水平

 3. 根据患者第一次 PiCCO 监测结果，请判断患者所处状态及下一步的治疗目标。

【答案解析】

 1. ABCD。PiCCO 监测可以对患者的血流动力学、心功能和肺水等指标进行全面监测，可以测得心排血指数、每搏输出量指数、每搏量变异、脉压变异、平均动脉压、系统血管阻力指数、全心舒张末期容积、胸腔内血容积指数、血管外肺水指数、肺血管通透性指数、全心射血分数、心功能指数、左心室收缩力指数等参数。故本题全选。

 2. D。CVP 和动脉压力调零时，压力传感器都需放置于平右心房水平，也就是第 4 肋间腋中线水平。

 3. 患者 CI 为 1.31 mg/$(min \cdot m^2)$，小于 3，说明 CI 低，选择决策树左边；GEDI 442＜700，说明患者心脏前负荷低；ELWI 6 < 10，说明患者无肺水肿。因此选择决策树的最左边，治疗策略是 V+，为增加容量，扩容治疗。

（刘聪颖　张　高　于桂香）

第五节　抗血栓压力泵使用技术

  深静脉血栓形成是指血液在深静脉内不正常地凝结，阻塞管腔，导致静脉血液回流障碍。其预防方法包括基础预防、物理预防及药物预防。

  抗血栓压力泵是一种通过物理治疗来预防静脉血栓的仪器。它通过辅助循环，改善下肢静脉血液循环。将充气压力护套固定于脚踝至大腿（或小腿）处，通过压力泵对充气压力护套反复吹气、放气，将下肢静脉血液自远心端向近心端挤压，模仿骨骼肌运动，以波浪形泵血形式加强腿部深静脉血液流动，促进血液回流，防止凝血因子因血流缓慢而聚集黏附于血管壁，达到预防下肢深静脉血栓形成的目的。

【案例】

  患者李某，男性，84 岁，主因跌倒后致右下肢粗隆间骨折入院，行右下肢粗隆间骨折切开复位内固定术。术后行下肢血管超声检查，提示：管腔内光滑，无异常。凝血检查：凝血酶原时间（PT）15 s，活化部分凝血活酶时间（APTT）35 s，纤维蛋白原（FIB）3.6 g/L。左下肢正常肌力。遵医嘱给予左下肢抗血栓压力泵治疗。

【护理评估】

 1. 评估患者年龄、意识及心理状态、治疗肢体有无感觉及运动障碍，向患者解释抗血栓压力泵的目的，取得患者配合。

 2. 评估患者治疗肢体有无水肿、皮温皮色是否正常、是否有局部压痛的表现（图 2-5-0-1）。

3．评估治疗肢体皮肤是否有出血及尚未治愈的压疮或溃疡。

4．评估抗血栓压力泵情况，设备应处于完好备用状态，压力检查正常（图 2-5-0-2）。

5．评估患者治疗部位，根据治疗部位选择合适型号的压力护套（包括单侧与双侧、下肢与上肢选择）。

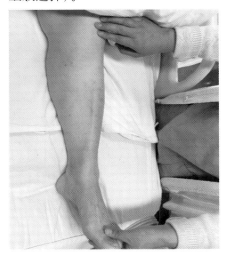

图 2-5-0-1　护士评估

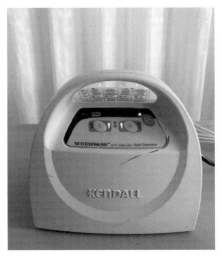

图 2-5-0-2　压力检查

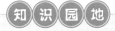

◇ 可以通过 Caprini 风险评估表进行风险评估，对于中高危风险的患者给予 D- 二聚体水平检查、近端加压超声或全腿超声检查。

【操作前准备】

1．护士准备：服装鞋帽整洁，符合着装要求，语言柔和恰当，态度和蔼可亲。

2．双人核对医嘱：床号、姓名、抗血栓压力泵、治疗肢体、治疗频次、治疗时间。

3．七步洗手法洗手。

4．核对患者信息：两种以上的方法核对。

5．用物准备：抗血栓压力泵、连接管、压力护套、快速手消液，均完好备用，在有效期内（图 2-5-0-3）。

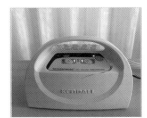

抗血栓压力泵

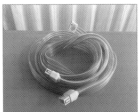

连接管

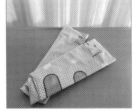

压力护套

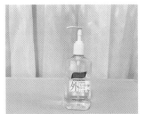

快速手消液

图 2-5-0-3　用物准备

实践提示

◇ 检查用物：包装是否完整、有无潮湿、是否在有效期内。

◇ 根据患者治疗肢体评估结果，准备合适的腿套。

【操作过程】

1. 接通电源，打开开关，检查抗血栓压力泵，绿灯显示工作正常（图 2-5-0-4）。

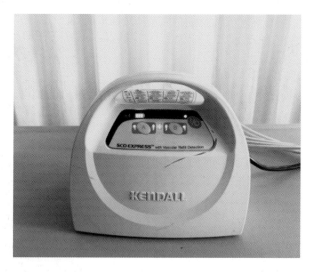

图 2-5-0-4　检测设备正常

2. 佩戴压力护套，将选择好的压力护套按标识置于肢体下方，轻柔包裹肢体，并扣好尼龙搭扣，松紧适宜，再次确认治疗部位（图 2-5-0-5）。

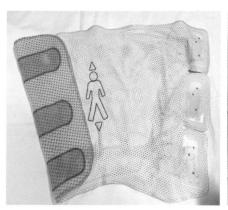

压力护套按标识放置

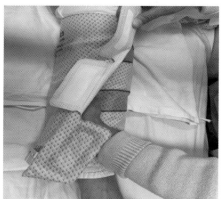

压力护套包裹肢体

图 2-5-0-5　佩戴压力护套

3. 将选择好的压力护套与压力管及抗血栓压力泵相连接（图 2-5-0-6）。

4. 打开抗血栓压力泵，绿色指示灯亮起，开始运行（图 2-5-0-7）。

5. 协助患者取舒适卧位，告知患者注意事项。

6. 停止抗血栓压力泵

（1）核对医嘱，向患者解释后关闭开关。

（2）解开压力护套。

（3）拔下电源线，撤机。

7. 洗手，记录。

（1）七步洗手法洗手。

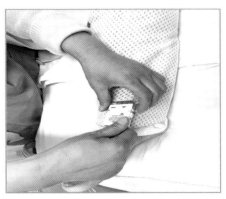
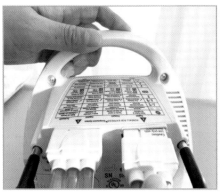

| 压力护套与连接管连接 | 抗血栓压力泵与连接管连接 |

图 2-5-0-6　安装

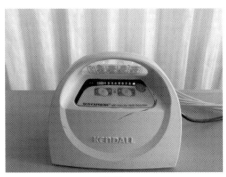
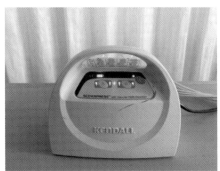

| 开机 | 开机自检 |

图 2-5-0-7　开机自检

（2）记录患者治疗肢体循环、皮温、皮色及皮肤情况。

【操作后用物处理】

1. 抗血栓压力泵、连接管 75% 乙醇擦拭。
2. 压力护套专人专用。
3. 一次性用品丢弃至医用垃圾桶。

【抗血栓压力泵技术操作流程图】

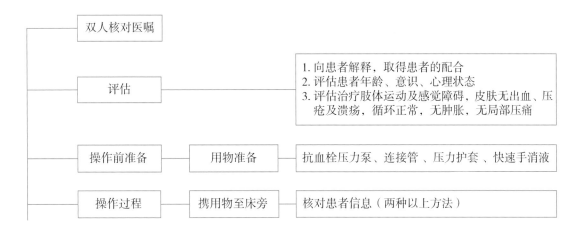

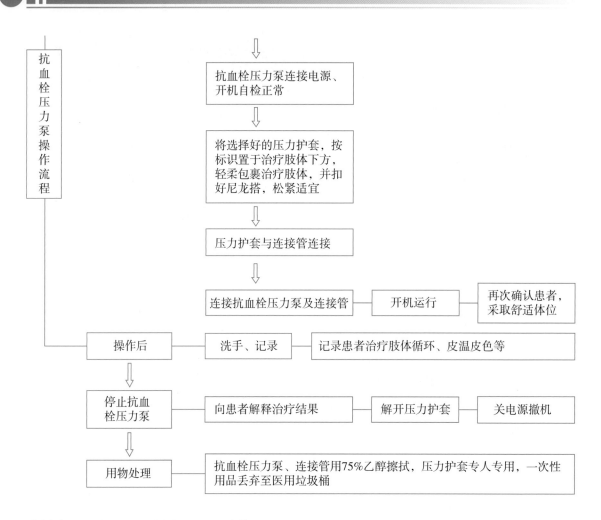

【抗血栓压力泵操作技术评分标准】

项目		技术操作要求	总分	评分等级				实际得分
				A	B	C	D	
操作前准备（35分）	着装准备	仪表、服装符合要求	2	2	1	0	0	
	核对	核对医嘱及患者（至少两种方法核对）	2	2	1	0	0	
	沟通	向患者解释目的，取得患者的配合	2	2	1	0	0	
	评估	评估患者年龄、意识、心理状态	3	3	2	1	0	
		评估治疗肢体有无运动障碍及感觉障碍	3	3	2	1	0	
		评估治疗部位无肿胀，皮温皮色正常，循环正常，无局部压痛	5	5	3	2	0	
		评估治疗肢体皮肤无出血、压疮或溃疡	5	5	3	2	0	
		检查抗血栓压力泵处于完好备用状态	3	3	2	1	0	
		根据治疗肢体选择适合的压力护套	5	5	3	2	0	
		评估病室环境安静、舒适、整洁，适时遮挡	2	2	1	0	0	
	物品准备	抗血栓压力泵、连接管、压力护套、快速手消	3	3	2	1	0	

续表

项目		技术操作要求	总分	评分等级				实际得分
				A	B	C	D	
操作 过程 （55分）	再次核对	携用物至患者床旁，再次核对患者信息	2	2	1	0	0	
	管路连接 及设置	连接电源，再次检查抗血栓压力泵	5	5	3	1	0	
		佩戴压力护套且安置正确，松紧适宜	5	5	3	1	0	
		连接管与压力护套连接正确	5	5	3	1	0	
		连接管与抗血栓压力泵连接正确	5	5	3	1	0	
		打开开关，绿色指示灯亮，开机自检后运行	5	5	3	1	0	
		再次确认治疗肢体正确	5	5	3	1	0	
	健康宣教	整理床单位及用物，协助调整舒服体位	5	5	3	1	0	
		向患者进行健康宣教	3	3	2	1	0	
	记录	七步洗手法洗手	2	2	0	0	0	
		记录生命体征、治疗肢体评估情况等	5	5	3	2	1	
	停机	核对医嘱，关闭抗血栓压力泵	2	2	1	0	0	
		与患者沟通，告知原因	2	2	1	0	0	
		解开压力护套，拔下电源，撤机	2	2	1	0	0	
		协助患者取舒适卧位，整理床单位	2	2	1	0	0	
操作后 处理 （5分）	记录	洗手，记录	2	2	1	0	0	
	用物处理	正确处理用物	3	3	2	1	0	
提问 （5分）	知识理论	1．下肢血栓的症状体征有哪些？ 2．抗血栓压力泵属于哪种类型的预防？	5	5	3	2	1	

【知识链接】

1．抗血栓压力泵的使用禁忌证

（1）腿部局部情况异常（如皮炎、坏疽、近期接受皮肤移植手术）

（2）下肢血管患严重动脉硬化或其他缺血性血管疾病

（3）腿部严重畸形

（4）患肢存在大的开放或引流伤口

（5）心力衰竭

（6）安装心脏起搏器的患者

（7）肺水肿

（8）腿部严重水肿

（9）下肢深静脉血栓症、血栓性静脉炎或肺栓塞

2．抗血栓压力泵使用注意事项

（1）已经形成血栓的患者利用抗血栓压力泵进行治疗会加重病情，导致血栓脱落，引发严重后果，典型的包括肺栓塞、栓塞后综合征。

（2）对腿套严重过敏，下肢存在感染、丹毒、急性淋巴管炎或开放性伤口，下肢畸形、腿部有局部渗出、静脉结扎术后急性期、严重动脉硬化患者等，均不能在治疗与恢复过程中使用抗血栓压力泵。

（3）电解质代谢失衡或下肢水肿的患者，使用抗血栓压力泵进行治疗会引发不同程度的肢

体肿胀或者重度心力衰竭，此种情况下所形成的恶性循环更不利于患者治疗和恢复。

（4）冠心病患者利用抗血栓压力泵进行治疗，应适当调整治疗时间，以 15 min 左右为宜，以免因治疗时间过长给心脏带来过重的负荷，引发心血管意外或增加回心血量。

3．下肢深静脉血栓典型的局部症状和体征

（1）患肢肿胀，皮温升高，沿静脉走行区域可能有局部压痛，浅静脉显露。

（2）股蓝肿：系静脉内淤积的还原型血红蛋白所致。

（3）股白肿：下肢水肿组织内压超过微血管灌注压而导致。

（4）小腿深静脉血栓形成：因侧支循环丰富可无临床症状，偶有腓肠肌疼痛或压痛、发热及肿胀。

（5）膝以上部位深静脉血栓：容易导致肺栓塞，而膝以下部位深静脉血栓较少导致肺栓塞，会导致栓塞后综合征。

【参考文献】

[1] 周玉杰，杨士伟．美国胸科医师学会第九版抗栓治疗及血栓预防指南静脉血栓栓塞性疾病最新进展 [J]．中国医学前沿杂志，2013，5（3）：33-37．

[2] 臧梦婷，顾海燕．抗血栓压力泵预防下肢深静脉血栓形成的研究进展 [J]．护理研究，2018，32（22）：3530-3533．

[3] 中国微循环学会周围血管疾病专业委员会压力学组．血管压力治疗中国专家共识（2021 版）[J]．中华医学杂志，2021，101（17）：1214-1225．

[4] 崔艳玲．抗血栓压力泵预防下肢深静脉血栓形成的研究进展 [J]．中国医疗器械信息，2021，27（8）：26-27．

[5] 国际血管联盟中国分部护理专业委员会．住院患者静脉血栓栓塞症预防护理与管理专家共识 [J]．解放军护理杂志，2021，38（6）：17-21．

[6] 中华医学会外科学分会．中国普通外科围手术期血栓预防与管理指南 [J]．中华外科杂志，2016，54（5）：321-327．

【临床思维题】

患者李某，高龄，在行右下肢粗隆间骨折切开复位内固定术后第 2 日，查看患者伤口无渗出，凝血化验值：PT 11.8 s，APTT 31.8 s，D- 二聚体 < 0.15 mg/L。遵医嘱给予左下肢抗血栓压力泵治疗，左侧单肢。

1．该患者治疗过程中，需加强观察哪些内容？

2．深静脉血栓形成预防措施包括

  A．基本预防：股四头肌舒缩锻炼、踝泵运动练习

  B．物理预防：抗血栓压力泵、梯度压力弹力袜

  C．药物预防：抗凝药物

  D．介入预防

【答案解析】

1．观察内容：关注患者电解质是否失衡，下肢是否出现水肿，以及是否出现肺水肿及心力衰竭表现。因为抗血栓压力泵增加静脉回流，出现以上症状要停止使用。

2．ABC。深静脉血栓形成是指血液在深静脉内不正常地凝结，阻塞管腔，导致静脉血液回流障碍。其预防方法包括基础预防、物理预防及药物预防。

（王晓杰）

第三章

消化系统护理技术实践与思维

第一节 胃肠内营养输注维护技术

一、胃内注气法鼻肠管放置技术——三腔喂养管

鼻肠管是指经过食管和幽门，放置到十二指肠或空肠的营养管道。如果导管头端放置到十二指肠，就称鼻十二指肠管，如果头端放置到空肠，就称鼻空肠管。胃内注气法鼻肠管放置技术是指向胃内注入空气，利用胃潴留将幽门口打开及促进胃蠕动原理，促进鼻肠管顺利通过幽门进入小肠的留置方法。而三腔喂养管可在行胃肠减压的同时进行肠内营养，成为胃动力障碍合并潴留患者重要的肠内营养治疗手段。

【案例】

患者王某，男性，85岁，主因"间断呕吐伴误吸半月余"收入院，初步诊断为吸入性肺炎。入院后患者神志清楚，遵医嘱予鼻导管吸氧 2 L/min，留置胃管鼻饲营养液，鼻饲速度为 50 ml/h，持续泵入。鼻饲期间患者出现呕吐，量约 50 ml，回抽胃内容物量约 200 ml，给予患者吸痰为鼻饲样胃内容物，约 5 ml。查体：T 39 ℃，P 110 次/分，R 24 次/分，BP 110/60 mmHg，SpO$_2$ 95%。遵医嘱立即停止鼻饲，拔除胃管，给予患者留置三腔喂养管。

【护理评估】

1. 评估患者病情、配合程度、生命体征。
2. 确认患者和（或）家属是否签署知情同意书，必要时签署约束同意书。
3. 评估患者有无留置鼻肠管经历、患者心理状态，取得患者配合。
4. 评估患者鼻腔情况、有无鼻部疾病。
5. 评估患者吞咽功能、肠鸣音及凝血状况。

知 识 园 地

肠鸣音

◇ 正常范围：4～5次/分
◇ 肠鸣音活跃：次数超过10次/分，音调不高亢。常见于急性肠炎、胃肠道出血或服用泻药
◇ 肠鸣音亢进：次数超过10次/分，音调高亢。常见于机械性肠梗阻

◇ 肠鸣音减弱：持续 3 ~ 5 min 或以上才听到一次肠鸣音。常见于急性腹膜炎、电解质紊乱

◇ 肠鸣音消失：持续 3 ~ 5 min 或以上仍听不到肠鸣音。常见于肠麻痹

【操作前准备】

1. 护士准备：服装鞋帽整洁，符合着装要求，语言柔和恰当，态度和蔼可亲。

2. 双人核对医嘱：床号、姓名、胃肠管置管术、开始时间。

3. 七步洗手法洗手。

4. 患者准备：向患者解释放置三腔喂养管的目的、注意事项，取得患者配合；再次确认患者和（或）家属是否签署知情同意书；对胃动力不足者可提前给予促胃动力药物后置管；置管前禁食 ≥ 6 h。

知 识 园 地

◇ 有文献指出：促胃肠动力药可明显提高三腔喂养管幽门后置管成功率，包括红霉素、甲氧氯普胺及多潘立酮。

5. 用物准备：三腔喂养管，注射器（20 ml、50 ml 各一个），棉签，皮尺，无菌治疗巾，无菌手套，固定胶布，胃肠管标识，听诊器，手电筒，水杯，快速手消毒液，靠枕，均在有效期以内（图 3-1-1-1）。

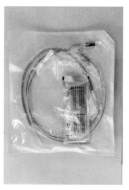
三腔喂养管

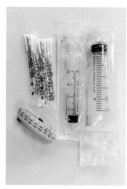
注射器、皮尺、棉签

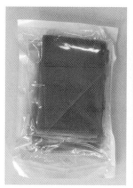
无菌治疗巾

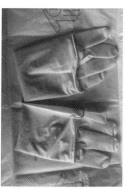
无菌手套

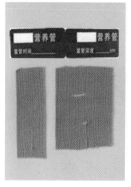
胶布及标识

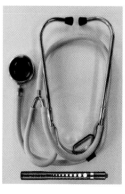
听诊器、手电筒

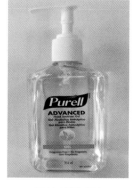
快速手消毒液

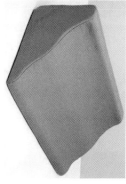
靠枕

图 3-1-1-1　用物准备

【操作过程】

1．携用物推车至床旁。

2．两种及以上方法核对患者信息。

3．患者取平卧位或半卧位。

4．测量第一标记：鼻尖至耳垂再到剑突的距离或额头发际到剑突，为 45 ～ 55 cm，作为第一标记，即三腔喂养管至胃内（图 3-1-1-2）。

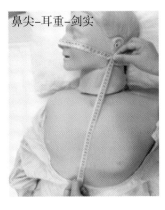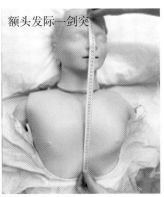

图 3-1-1-2　测量第一标记

5．第二标记：另在第一标记基础上加 50 cm 作为第二标记，为 95 ～ 105 cm，即三腔喂养管至十二指肠或空肠。

6．合理放置物品，戴无菌手套，取出三腔喂养管，避免污染（图 3-1-1-3）。

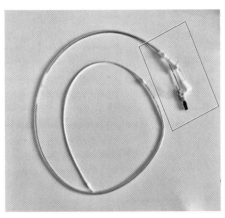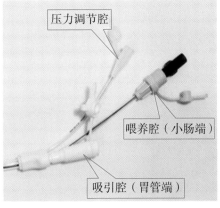

图 3-1-1-3　三腔喂养管

知识园地

三腔喂养管前端共 3 个腔，分别为

◇ 压力调节腔：用于胃部减压时气压控制，长 95 cm，内径 1.2 mm

◇ 喂养腔：用于空肠喂养，长 150 cm，外径 2.9 mm，内径 1.9 mm

◇ 吸引腔：用于胃部减压，共 5 个侧孔，均在胃内，长 95 cm，外径 5.3 mm，内径 4.1 mm

7. 检查三腔喂养管，旋拧抽拉导丝，将导丝完全插入管道头端，旋拧蓝色固定帽，固定导丝（图 3-1-1-4）。

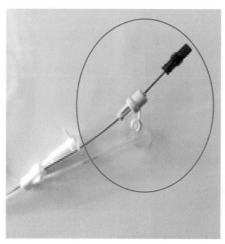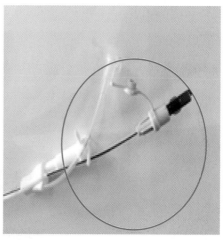

图 3-1-1-4　检查三腔喂养管导丝

8. 检查用物，铺无菌治疗巾，选择鼻孔并清洁。

9. 管道前端用润滑剂或 MCT 油（包装内自带）润滑，经一侧鼻孔置入三腔喂养管，当三腔喂养管进入咽部时（约 15 cm），嘱清醒患者做吞咽动作，昏迷患者将头部抬起，使下颌靠近胸骨柄，同时将三腔喂养管轻轻插入至第一标记处，为 45 ～ 55 cm，即三腔喂养管至胃内（图 3-1-1-5）。

10. 双人确认三腔喂养管在胃内（确认方法同留置胃管方法）（图 3-1-1-6）。

11. 确定三腔喂养管在胃内后，协助患者取右侧卧位 45°，若病情不宜右侧卧位，也可半卧位（图 3-1-1-7）。

实践提示

◇ 当患者取右侧卧位，即幽门下垂时，导管可顺重力作用方向运行，较容易通过幽门。

12. 用 50 ml 注射器向喂养腔内缓慢注入气体，注气量约为 10 ml/kg，总量不超过 500 ml（图 3-1-1-8）。

实践提示

◇ 一般情况下注入 500 ml 气体不会对患者产生不良影响，但在胃内注入气体过程中，仍需注意观察患者反应，如患者出现呃逆、恶心、呕吐，应停止注气。

13. 继续缓慢置管，置入约 75 cm 时，大致为胃幽门水平，轻推三腔喂养管，若出现"空落感"则表示通过幽门，再缓慢置管至第二标记处，为 95 ～ 105 cm，即十二指肠或空肠（图 3-1-1-9）。

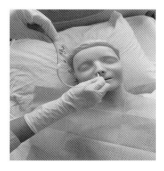

图 3-1-1-5　置入胃内

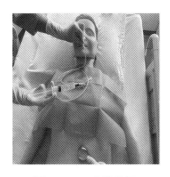

图 3-1-1-6 确认位置

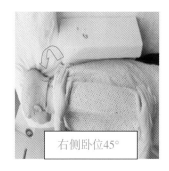

右侧卧位45°

图 3-1-1-7 摆体位

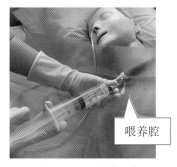

喂养腔

图 3-1-1-8　胃内注气

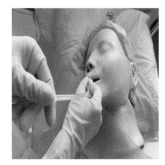

图 3-1-1-9　置管至第二刻度

14．初步判断三腔喂养管位置后，予以妥善固定。

知 识 园 地

盲插三腔喂养管管道位置判断方法

◇ 听诊：经管道快速注气 20 ml，在剑突下、左下腹及右腹作气过水声的听诊，并比较声音的强弱，左下腹、右腹的气过水声强于剑突下为通过幽门，反之则为不通过。

◇ 负压试验：用 20 ml 注射器向管腔内注入 50 ml 空气后回抽，若回抽阻力较大，回抽气体 < 10 ml 则为通过幽门；回抽时无阻力，回抽气体 >20 ml 则为不通过。

◇ pH 测试：用试纸检测回抽液 pH，pH>7 为通过幽门，pH<7 为不通过。

◇ 回抽液性状：回抽液为金黄色、澄清、透明表示通过幽门，反之为不通。

◇ 超声：在十二指肠及空肠段出现"双轨征"表示通过，在胃区出现"多轨征"表示不通过。

◇ 腹部 X 线：确认管道末端位置是否位于十二指肠或空肠（金标准）。

15．再次核对医嘱及患者信息，告知患者已操作完毕。

16．协助患者取舒适体位，整理床单位和用物，告知患者及家属管路维护及防止拔管的相关事宜。

知 识 园 地

健康宣教内容

◇ 三腔喂养管应妥善固定，每日更换胶布及固定位置，检查鼻黏膜有无破溃。

◇ 每班检查三腔喂养管置入深度，防止打折及脱管，对于有拔管倾向患者应予以保护性约束，并在床头放置防拔管标识。

◇ 指南推荐：每 4 h 用 30 ml 温水冲洗管道 1 次，每次喂养前后用 30 ml 温水冲洗管道，可有效避免管路堵塞。

17. 行腹部 X 线检查，调整好导管位置（图 3-1-1-10），将导丝全部取出。

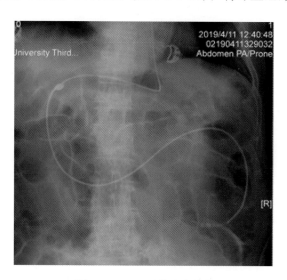

图 3-1-1-10　X 线确定位置

实践提示

◇ 请勿用力抽出导丝，有可能导致三腔喂养管的位置改变，甚至损坏喂养管，如果需要，可使用 MCT 油。

18. 根据三腔喂养管上的数字标记，确定管路置入长度，予以妥善固定并粘贴管路标识，记录置管时间及深度（图 3-1-1-11）。

19. 洗手，记录。

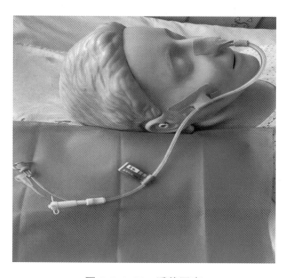

图 3-1-1-11　妥善固定

【操作后用物处理】

1．听诊器、手电筒：使用 75% 乙醇擦拭。

2．导丝按利器处理。

3．其他物品按相关规范处理。

【胃内注气法三腔喂养管放置操作流程图】

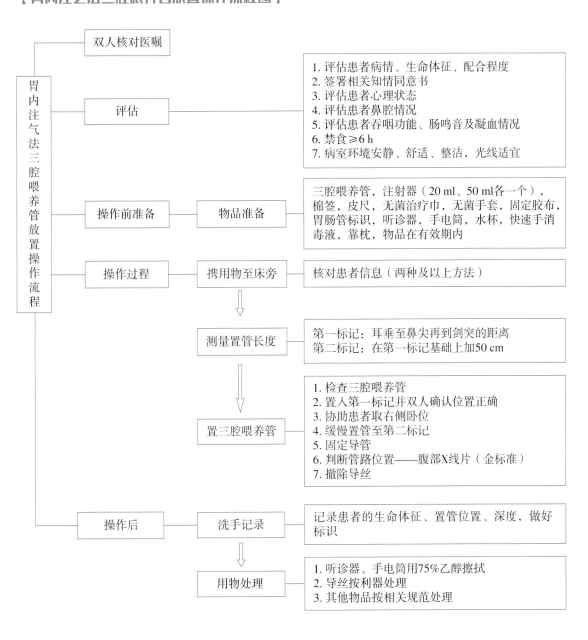

【胃内注气法三腔喂养管放置操作技术评分标准】

项目		技术操作要求	总分	评分等级 A	B	C	D	实际得分
操作前 准备 (20分)	着装准备	仪表、服装符合要求	2	2	1	0	0	
	核对	核对信息（至少两种方法核对）	2	2	1	0	0	
	沟通	沟通，取得患者配合	2	2	1	0	0	
	评估	评估患者情况	4	4	3	2	0	
		确认签署放置三腔喂养管知情同意书 必要时签署约束同意书	2	2	1	0	0	
		评估病室环境	1	1	0	0	0	
	物品准备	三腔喂养管，注射器（20ml、50ml 各一个），棉签，皮尺，无菌治疗巾，手套，固定胶布，胃肠管标识，听诊器，手电筒，水杯，快速手消毒液，靠枕，均在有效期以内	7	7	5	3	0	
操作 过程 (70分)	核对	再次核对患者信息	2	2	1	0	0	
	体位	摆合适体位	2	2	1	0	0	
	放置过程	检查三腔喂养管，固定导丝	3	3	2	1	0	
		正确测量第一标记	5	5	3	1	0	
		三腔喂养管前端润滑	2	2	0	0	0	
		正确置管至第一标记	8	8	5	3	0	
		双人确定三腔喂养管位置（胃内）	4	4	2	1	0	
		更换体位，正确向胃内注气	8	8	5	3	0	
		置管至第二标记，固定导管	8	8	5	3	0	
		初步判断三腔喂养管位置	5	5	3	1	0	
		金标准：腹部 X 线片，会判断导管位置	5	5	3	1	0	
		正确取出导丝	4	4	2	0	0	
	固定	二重固定，做好标识	4	4	2	0	0	
	综合	护士置管熟练程度	10	10	6	2	0	
操作后 处理 (5分)	宣教	向患者进行健康宣教	1	1	0	0	0	
	记录	洗手，记录	2	2	1	0	0	
	用物处理	正确处理用物	2	2	1	0	0	
提问 (5分)	理论知识	1. 确认三腔喂养管位置的金标准是什么？ 2. 三腔喂养管放置有哪些禁忌证？	5	5	3	1	0	

【知识链接】

1. 鼻肠管的适应证

（1）高误吸风险

（2）经胃喂养不耐受

（3）重症胰腺炎

2．三腔喂养管禁忌证

（1）鼻咽狭窄

（2）鼻咽部严重损伤

（3）严重凝血功能异常

3．三腔喂养管并发症

（1）机械并发症：导管堵塞、破损及移位，气胸，食管穿孔，喉痉挛，鼻炎及鼻窦炎等

（2）胃肠道并发症：腹胀，恶心，呕吐，腹泻，消化道溃疡，消化道出血等

（3）代谢并发症：高血糖，低血糖，电解质紊乱等

（4）感染并发症：误吸，食管狭窄形成，脓胸等

【参考文献】

[1] 王小玲，蒋雪妹，戴垚．三腔喂养管的运用及护理研究进展［J］．中华护理杂志，2014，49（12）：1506-1510.

[2] 张洪君，张会芝．实用临床护理查体手册［M］．北京：北京大学医学出版社，2007：68.

[3] 景新华，徐静娟，王德生，等．盲插三腔喂养管管道位置判断方法的比较分析［J］．护理学杂志，2016，31（22）：43-45.

[4] 刘欢，王春燕，丁乾容，等．重症患者超声引导下行三腔胃肠管置入的实践［J］．中华护理杂志，2019，54（4）：568-571.

[5] 王欣然，孙红，李春燕．重症医学科护士规范操作指南［M］．北京：中国医药科技出版社，2016：123-124.

[6] 董慧君，董小方，王敏，等．促胃肠动力药提高三腔喂养管幽门后置管成功率的网状 meta 分析［J］．郑州大学学报（医学版），2017，52（1）：58-63.

[7] 胡浩，李红灵，刘杰民，等．实时监视下右侧卧位在胶囊内镜检查中的作用研究［J］．中华消化内镜杂志，2012，29（3）：130-132.

[8] 沈如婷，李培，王新颖，等．电磁定位导航法在危重病人留置三腔喂养管中的应用［J］．护理研究，2017，31（1）：110-112.

【临床思维题】

患者王某，遵医嘱给予患者留置三腔喂养管，置管前予评估，患者神志清楚，鼻导管吸氧 2 L/min，查体：T 39.5 ℃，HR 120 次 / 分，R 26 次 / 分，BP 120/70 mmHg，SpO_2 93%，吞咽及凝血功能正常，听诊肠鸣音 1 次 /3 ～ 4 分，禁食＞ 6 h。

1．针对该患者，护士评估肠鸣音为 1 次 /3 ～ 4 分，为了提高置管成功率，可采取的措施是

　　A．协助患者床头抬高 30°

　　B．协助患者取左侧卧位

　　C．遵医嘱给予患者应用甲氧氯普胺等促胃肠动力药物

　　D．给患者听音乐放松

2．护士予患者留置三腔喂养管，置管过程顺利，置管后护士确认三腔喂养管位置的金标准是

　　A．听诊法

　　B．负压试验法

　　C．pH 测试

　　D．腹部 X 线检查

3．患者置管成功后，护士将三腔喂养管妥善固定，并做好标识，请向患者及家属进行三腔喂养管的健康宣教。

【答案解析】

1. C。正常患者肠鸣音为1次/3～4分，此患者肠鸣音减弱，在置管前可应用甲氧氯普胺等促胃肠动力药物。

2. D。盲插三腔喂养管管道位置判断方法包括听诊法、负压试验法、pH测试法、回抽液性状判断法、床旁超声诊断及腹部X线检查等，其中腹部X线检查是判断三腔喂养管管道位置的金标准。

3. 护士应向患者及家属做好三腔喂养管的健康宣教，包括：

（1）三腔喂养管应妥善固定，每日更换胶布及固定位置，检查鼻黏膜有无破溃。

（2）每班检查三腔喂养管置入深度，防止打折及脱管，对于有拔管倾向患者应予以保护性约束。

（3）每4 h用30 ml温水冲洗管道1次，每次喂养前后用30 ml温水冲洗管道，可有效避免管路堵塞。

（尚燕春）

二、胃/空肠造瘘维护技术

管饲给入肠内营养液时间6周以上，推荐途径改为胃/空肠造瘘管途径。常见的胃/空肠造瘘管留置方法包括内镜下经皮穿刺胃造瘘术（percutaneous endoscopic gastrostomy，PEG）、内镜下经皮穿刺空肠造瘘术（percutaneous endoscopic jejunostomy，PEJ）、手术留置胃造瘘管、手术留置空肠造瘘管。

【案例】

患者李某，男性，76岁，主因"进行性肌力减退，呼吸困难"来诊。查体：T 36.2 ℃，P 94次/分，R 28次/分，BP 130/60 mmHg，全身肌力进行性减退。气管切开接呼吸机辅助呼吸，不能经口进食，右上腹留置空肠造瘘管，造瘘口纱布覆盖，空肠造瘘管外露口处以双横线标记。腹软，无腹胀，肠鸣音5次/分。诊断：运动神经元病。为患者进行空肠造瘘口换药。

【护理评估】

1. 评估神志及生命体征，解释空肠造瘘口换药的操作意义，取得配合。
2. 评估凝血功能。
3. 评估造瘘口敷料清洁干燥情况，有无渗血、渗液。
4. 评估造瘘管位置、置入深度，查看管路置入长度与记录一致（图3-1-2-1）。

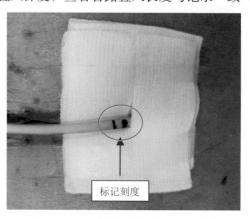

标记刻度

图 3-1-2-1　敷料干燥、管路标记刻度

5．评估患者有无腹胀、腹痛、腹泻等不适。

6．病室环境安静、舒适、整洁、光线适宜。

【操作前准备】

1．护士准备：服装鞋帽整洁，符合着装要求，语言柔和恰当，态度和蔼可亲。

2．双人核对医嘱。

> **实践提示**
>
> ◇ 胃 / 空肠造瘘术 24 h 后开始维护。

3．七步洗手法洗手。

4．核对患者信息：两种及以上方法核对。

> **实践提示**
>
> ◇ 医嘱需双人核对，核对无误后方可执行。
>
> ◇ 核对患者信息应使用两种以上的方法，如腕带、床头卡、反叫患者姓名。

5．用物准备：换药盘、切口纱、消毒碘剂、胶布、20 ml 注射器、快速手消、温开水（图 3-1-2-2）。

> **实践提示**
>
> ◇ 检查用物：物品包装完好、无潮湿破损，均在有效期以内。

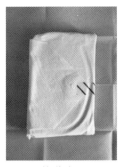
换药盘

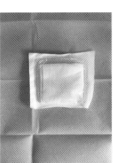
切口纱

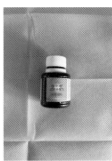
安尔碘

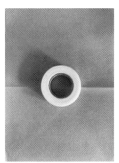
胶布

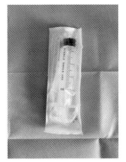
20 ml注射器

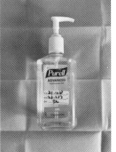
快速手消

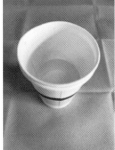
温开水

图 3-1-2-2　用物准备

【操作过程】

1. 携用物至床旁。
2. 再次核对患者信息（同前）（图3-1-2-3）。
3. 鼻饲患者暂停鼻饲，30 ml温开水脉冲式冲封管。

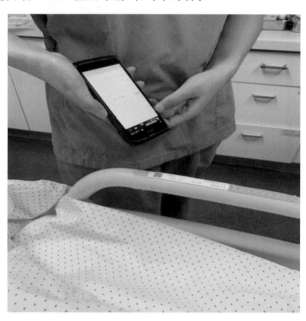

图3-1-2-3　PDA核对患者信息

实践提示

◇ 胃/空肠造瘘管路维护换药中，鼻饲患者应暂停鼻饲，换药后再重启鼻饲。
◇ 管路封管方法强调采用脉冲式冲管手法。

4. 协助患者调整舒适体位，腹部放松。
5. 快速手消，戴一次性手套。
6. 换药区域铺治疗巾，暴露造瘘口，注意保护患者隐私及保暖。
7. 揭开胶布，左手固定造瘘管，右手去除纱布敷料（图3-1-2-4）。
8. 观察造瘘口周围皮肤是否有炎性反应、感染、压力性损伤、瘀伤和肉芽组织增生等情况（图3-1-2-5）。

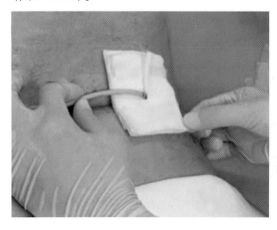

图3-1-2-4　去除纱布敷料

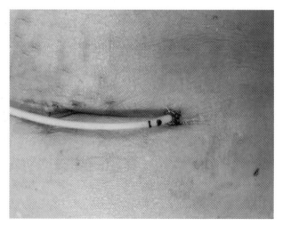

图3-1-2-5　观察造瘘口周围皮肤情况

实践提示

◇ 去除胶布和纱布敷料时固定造瘘管，防止牵拉和脱出。

◇ 造瘘口周围有炎性反应、感染、压疮、瘀伤和肉芽组织增生等迹象，及时与医生联系。

9．脱一次性手套，快速手消。

10．打开换药包、切口纱布（图 3-1-2-6）。使用含碘消毒剂消毒，棉球干湿适宜（图 3-1-2-7），左手持敷料镊夹取棉球，递至右手消毒镊。

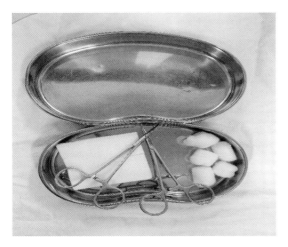

图 3-1-2-6　打开换药包、切口纱布

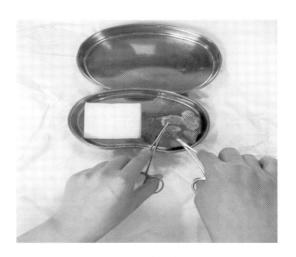

图 3-1-2-7　消毒棉球干湿适宜

第 1 个棉球消毒穿刺点（图 3-1-2-8），第 2～4 个棉球以穿刺点为中心，按顺时针—逆时针—顺时针顺序自内向外螺旋形消毒周围皮肤三遍（图 3-1-2-9）。第 5 个棉球消毒造瘘管。消毒后待干。

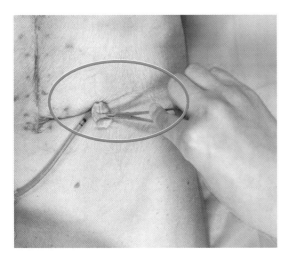

图 3-1-2-8　消毒穿刺点

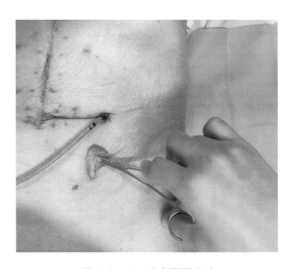

图 3-1-2-9　消毒周围皮肤

实践提示

◇ 换药为无菌操作技术，注意无菌原则。

◇ 消毒消毒面积大于 8 cm。

◇ 消毒时应清除造瘘口周围的分泌物和污渍，视瘘口周围情况，增加消毒棉球用量。

◇ 含碘消毒制剂消毒后充分待干，以使消毒区域形成碘膜。

11．覆盖新纱布敷料：第一块切口纱开口朝下（图 3-1-2-10）、第二块切口纱开口朝上（图 3-1-2-11），造瘘管位于两块纱布中央。

12．快速手消，重启鼻饲泵，观察鼻饲给入顺畅。

13．询问患者有无不适，协助取舒适体位，呼叫器放于床旁。

14．告知患者造瘘口护理注意事项：造瘘管妥善固定，勿牵拉，以防脱出。如造瘘管口疼痛或有渗出，及时与医务人员联系。

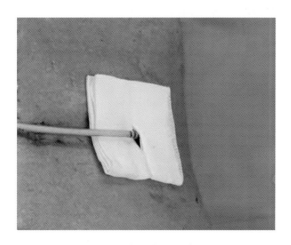

图 3-1-2-10　第一块切开纱开口朝下

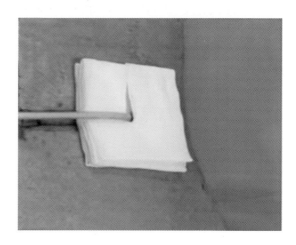

图 3-1-2-11　第二块切口纱开口朝上

【操作后处理】

1．处理用物。

2．洗手，记录管路的位置、刻度、通畅性、皮肤黏膜情况等。

【胃/空肠造瘘维护技术操作流程图】

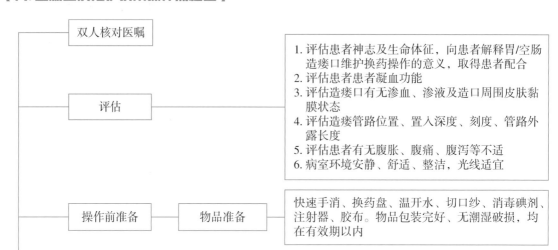

操作过程 → 携用物至床旁 → 再次核对患者信息（两种以上方法）

胃／空肠造瘘维护技术操作流程

鼻饲患者暂停鼻饲，30 ml温开水脉冲式冲管

协助患者调整体位，腹部放松

快速手消，戴一次性手套

换药区域铺治疗巾，暴露造瘘口

脱一次性手套，快速手消

揭开胶布，左手固定造瘘管，右手去除纱布敷料

观察伤口周围皮肤和伤口情况

打开换药包，切口纱布，倒含碘消毒剂适量。左手持敷料镊夹取棉球，递至右手消毒镊

第1个棉球消毒穿刺点

第2~4个棉球以穿刺点为中心，按顺-逆-顺消毒周围皮肤三遍

第5个棉球自内向外螺旋形消毒造瘘管

消毒后待干

覆盖新纱布敷料。第一块切口纱开口朝下，第二块切口纱开口朝上，将造瘘管固定在两块纱布中央。两条胶布固定纱布。标注换药时间

快速手消毒

⇩

重启鼻饲泵，观察鼻饲给入顺畅

⇩

询问患者有无不适主诉，协助患者取舒适体位，呼叫器放于床旁

⇩

告知患者造瘘口护理注意事项：造瘘管应妥善固定，勿牵拉，以防脱出。如造瘘管口疼痛或有渗出，应及时联系医务人员

操作后	处理用物，洗手、记录

【胃/空肠造瘘维护技术评分标准】

项目		技术操作要求	总分	评分等级				实际得分
				A	B	C	D	
操作前准备（25分）	着装准备	仪表、服装符合要求	2	2	1	0	0	
	核对	核对医嘱及患者（至少两种方法核对）	2	2	1	0	0	
	沟通	沟通，取得患者配合	2	2	1	0	0	
	评估	评估患者凝血功能、全身情况、配合程度，取得配合	4	4	3	2	0	
		评估造口有无渗血、渗液；管路位置，置入深度；有无腹痛、腹胀等不适	4	4	3	2	0	
		向患者讲解换药意义	4	4	3	2	0	
		评估病室环境	2	2	1	0	0	
	物品准备	换药盘、切口纱、消毒碘剂、胶布、20 ml 注射器、快速手消、温开水	5	5	3	1	0	
操作过程（65分）	核对	再次核对患者信息	2	2	1	0	0	
	操作过程	暂停鼻饲，冲洗导管方法正确	3	3	2	1	0	
		体位舒适，腹部放松	3	3	2	0	0	
		暴露造口，注意保暖	3	3	2	0	0	
		快速手消毒，戴一次性手套	3	3	2	0	0	
		造口区域垫治疗巾正确	5	5	3	1	0	
		去除原纱布方法正确	2	2	1	0	0	
		脱一次性手套，手消毒	3	3	2	1	0	
		打开换药包、切口纱布，安尔碘适量	5	5	3	2	0	
		换药盘摆放合理，棉球传递无污染	5	5	3	2	0	
		造瘘口消毒方法，消毒面积正确	10	10	8	6	0	
		切口纱布放置方法正确，胶布固定	10	10	8	6	0	
		重启鼻饲，观察鼻饲给入顺畅	2	2	1	0	0	
		询问有无不适，协助取舒适体位，呼叫器放于床旁	4	4	2	0	0	
		护士熟练程度	5	5	3	0	0	
操作后处理（5分）	宣教	向患者进行健康宣教，讲解造瘘管护理注意事项	1	1	0	0	0	
	记录	洗手，记录，书写维护记录，内容全面准确	2	2	0	0	0	
	用物处理	正确处理用物	2	2	1	0	0	
提问（5分）	理论知识	1. 造瘘口周围皮肤观察内容有哪些？	5	5	3	1	0	
		2. 胃/空肠造瘘常见并发症有哪些？						

【知识链接】

1. PEG/PEJ 置管后 72 h 内监测出现以下症状应停止肠内营养输注并报告医生：

（1）生命体征或者临床表现发生突然变化。

（2）患者的意识水平及行为的突然改变。

（3）严重疼痛且常规镇痛药物无效，或冲封营养管时疼痛加剧。

（4）活动性出血或置管处瘘口有胃液 / 营养液流出。

2. PEG/PEJ 常见并发症及预防护理

（1）出血

预防及处理：术前对患者进行出血风险的筛查，渗血时局部压迫止血，出血较多时行外科结扎止血。

（2）造口渗漏

1）发生原因：与腹壁受导管牵拉而引起的瘘口扩张有关，内固定器移位或破裂，腹压增高，胃残余量增加。

2）预防措施：妥善固定，避免过度牵拉导管，定期调整内固定器，及时更换导管，预防便秘，治疗咳嗽和控制胃残余量。更换导管时勿使用更粗的导管，可能会使窦道扩大，导致渗漏加剧。

（3）造口周围皮肤损伤

1）发生原因：导管固定不当、固定器过紧或过松。

2）预防措施：评估造瘘管位置，做好固定与标记。外固定器与皮肤保持 0.5 cm 的距离，定期旋转胃造瘘营养管。

（4）固定器植入综合征（buried bumper syndrome，BBS，又称"包埋综合征"）

1）发生原因：由于造瘘管内外固定器间压力过大，使得内固定器向外移行而嵌入到胃前壁或腹前壁，临床表现为加压时仍不能将液体注入造瘘管，管周存在分泌物和上腹部疼痛不适，结合胃镜、腹部 CT 可确诊。

2）预防措施：PEG 管为防止粘连，手术 24 h 后，至少每周旋转 PEG 管 1 次，每次旋转 1 周，但每天最多旋转 1 次。置入 7 ~ 10 天后，至少每周松开外固定器，将 PEG 管轻插入胃内 2 ~ 3 cm，然后轻拉回来，直至感到有阻力时停止，注意每天最多 1 次。PEJ 管不能旋转，以免穿孔。

【参考文献】

[1] 朱长真，马志强. 经皮内镜胃造瘘术后短期广泛皮下出血、垫片脱出至皮下 1 例 [J]. 中国现代普通外科进展，2021，24（1）：83-84.

[2] 何静婷，喻姣花，杨晓霞，等. 成人患者经皮内镜胃造瘘及空肠造瘘护理管理的临床实践指南解读 [J]. 中国实用护理杂志，2019，35（24）：1841-1845.

[3] 李至秦，徐革，甘丽美，等. 经皮内镜下胃造瘘术的临床观察及护理 [J]. 现代护理，2007，13（17）：1619-1621.

[4] 谭月英. 胃癌患者经皮内镜下胃造瘘术行肠内营养的观察与护理 [C] // 中华医学会. 全国肠内肠外营养学术会议论文集，2011：122-123.

[5] 李硕果，单探幽，孔国强. 经皮内镜下胃造瘘术的适应证、放置条件、操作及护理 [J]. 食管疾病，2019，1（4）：59-61.

【临床思维题】

患者李某，男性，76 岁，因"运动神经元病"收入院，2 年前行冠状动脉支架置入术，术后长期服用阿司匹林。因不能经口进食，需要长期通过肠内营养方式行营养支持治疗，昨日行空肠造瘘术。目前患者神志清楚，T 36.5 ℃，P 112 次 / 分，R 16 次 / 分，BP 80/55 mmHg。气管切开接呼吸机辅助呼吸，模式 SIMV，FiO$_2$ 40%，VT 450 ml。查体见下眼睑苍白，腹软，无腹胀，肠鸣音 4 次 / 分。右上腹留置空肠造瘘管，造瘘口纱布覆盖，纱布表面见血迹，且已湿透纱布。护理记录显示"管路外露口双横线标记"。血红蛋白 86 g/L。经由空肠造瘘管给入肠内营养液，持续泵入 50 ml/h。

1．目前该患者可疑出现了什么问题？

2．该患者相关阳性体征表现有哪些？

3．应如何预防及处理？

【答案解析】

1．造瘘口出血。

2．造瘘口敷料渗血，湿透纱布。血红蛋白 86 g/L，下眼睑苍白。P 112 次 / 分，BP 80/55 mmHg。

3．术前对患者进行出血风险的筛查，遵医嘱停用抗凝药物阿司匹林。发现敷料渗血及时告知医师，同时严密观察生命体征，渗血时局部压迫止血，出血较多时需行探查，外科结扎止血。

（郭笑妍）

第二节　腹内压监测技术

腹内压（intra-abdominal pressure，IAP）是腹腔密闭腔隙内稳定状态的压力，主要由腹腔内脏器的静水压产生，是临床诊断和治疗比较关键的生理学参数。IAP 持续升高，会发生腹腔高压综合征，进而发展成为腹腔间隔室综合征，对患者生命具有不利影响。在 ICU 内常规 IAP 监测，能准确预测患者病情变化，指导后续治疗。目前，临床上膀胱内压（urinary bladder pressure，UBP）的监测是公认的间接测定 IAP 的"金标准"。

> **实践提示**
>
> ◇ IAP 测量分直接测量法和间接测量法。直接测量法测量数值准确，但对患者有一定创伤，因此临床较少采用；间接测量法为经膀胱测压，简单易行，费用低廉，因此多被临床采用。

【案例】

患者汪某，女，32 岁，1 天前油腻饮食后出现上腹持续性疼痛，伴恶心、呕吐 1 次，为胃内容物，伴排气、排便减少，无发热。就诊于我院急诊。T 36.1 ℃，P 87 次 / 分，BP 117/80 mmHg，白细胞 18.35×10^9/L，中性粒细胞百分数 94.5%，快速 C 反应蛋白 8.3 mg/L，急查降钙素原 0.111 ng/ml，快速淀粉酶 1442 U/L，脂肪酶 ＞2000 U/L。腹部彩超示胰腺形态饱满，餐后胆囊、肝内外胆管无扩张。现考虑"急性胰腺炎"收住入院。患者无毒物、药物、放射线接触史，无头晕、头痛、视物不清。自发病以来，饮食睡眠不佳，排便如上述，排尿正常。遵医嘱给予患者进行 IAP 监测。

【护理评估】

1．评估患者神志，向患者解释测量腹内压的目的，取得患者配合。

2．评估患者生命体征，是否有膀胱病史、腹部外伤史，是否有尿管或膀胱造瘘管置管情况。

3．评估有无影响测量腹内压的其他干扰因素，如烦躁不安、机械通气、使用胸腹带、棉被过重等。

4．环境评估：病室安静整洁，光线充足，适宜操作，是否有隐私保护设施等。

【操作前准备】

1．护士准备：服装鞋帽整洁，符合着装要求，语言柔和恰当，态度和蔼可亲。

2．双人核对医嘱：床号、姓名、腹内压监测频次、开始时间。

3．七步洗手法洗手。

4．用物准备：连接装置，压力传感器套装，压力袋，50 ml 注射器，棉签，安尔碘，无菌手套，输液标签，无菌治疗巾，0.9% 氯化钠注射液 250 ml（以下简称生理盐水）（图 3-2-0-1）。

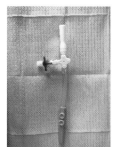
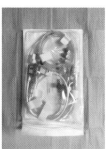
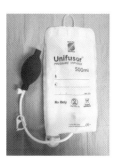
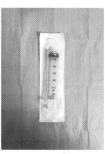
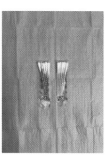

| 连接装置 | 压力传感器套装 | 压力袋 | 50 ml注射器 | 棉签 |

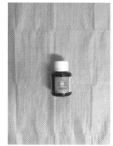
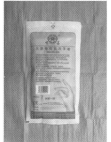
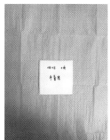
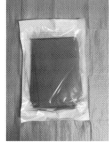
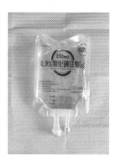

| 安尔碘 | 无菌手套 | 输液标签 | 无菌治疗巾 | 0.9%氯化钠注射液 250 ml |

图 3-2-0-1 用物准备

【操作过程】

1．携用物至床旁。

2．核对患者信息，向患者做好解释，隔帘遮挡，保护隐私。

3．摆放患者体位为平卧位，排空膀胱，暴露尿管，并在尿管与储尿器连接处下垫无菌治疗巾。

4．连接 IAP 测量装置：250 ml 生理盐水贴输液贴标注时间及用法 → 连接压力传感器套装 → 生理盐水悬挂于压力袋内 → 压力袋充气加压至 300 mmHg，排尽传感器内空气 → 固定换能器于上臂侧面（腋中线与髂峰连线水平），传感器连接监护仪测压线及模块→ 旋转监护仪旋钮，调出 UBP 标名（图 3-2-0-2）。

（1）快速手消，戴无菌手套，严格无菌操作，如图 3-2-0-3 将连接装置白色橡胶端连接至储尿器，另一端连接至尿管。

（2）三通一端连接压力传感器。

5．传感器归零（图 3-2-0-4）。

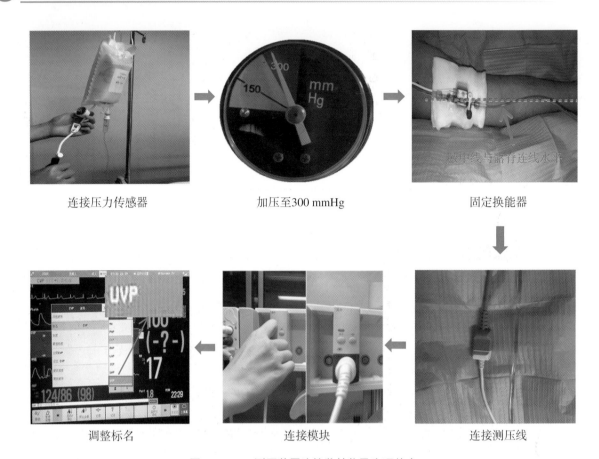

连接压力传感器	加压至300 mmHg	固定换能器
调整标名	连接模块	连接测压线

图 3-2-0-2　测压装置连接监护仪及生理盐水

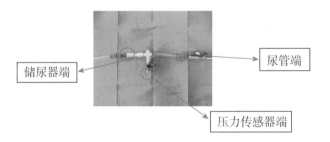

储尿器端

尿管端

压力传感器端

图 3-2-0-3　测压装置与尿管及储尿器连接

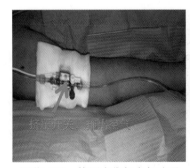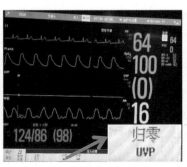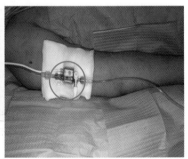

调节三通，使压力袋与大气连通	选中归零	归零成功，三通归位，更换密封螺旋帽

图 3-2-0-4　传感器归零

6．测量

（1）取下三通螺旋帽，安尔碘棉签消毒接口，连接 50 ml 注射器，旋转三通，使注射器与 250 ml 袋装生理盐水连通，抽取 25 ml 盐水，再次核对患者身份信息后，通过三通向膀胱内匀速缓慢注入（图 3-2-0-5）。

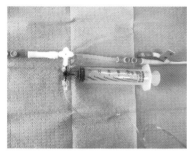 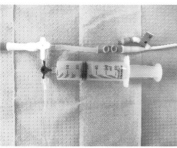 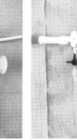

调节三通　　　　　　　　　抽取25 ml 生理盐水　　　　　　　调节三通，缓慢注入

图 3-2-0-5　抽取、注入生理盐水

（2）待注入盐水后 30 ～ 60 s（避免逼尿肌紧张），旋转三通开关，使传感器与膀胱连通，于呼吸末读取显示的腹内压压力值，病情允许时，需脱机或呼气末正压（PEEP）调零后测量（防止机械通气 PEEP 影响）（图 3-2-0-6）。

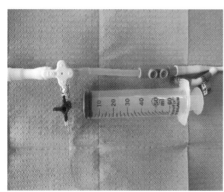 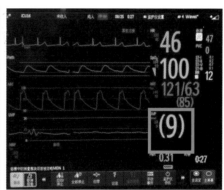

调节三通，使传感器与膀胱连通　　　　　　　　　读取结果

图 3-2-0-6　测量 IAP

（3）旋转三通，排空膀胱，相同方法再次测量 2 次。

7．再次核对，三通归位，整理用物（图 3-2-0-7）。

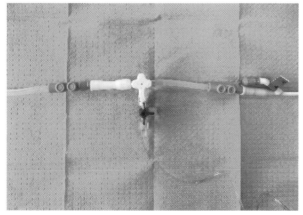

三通归位，保证引尿通畅，拧紧螺旋帽

图 3-2-0-7　整理用物

8. 洗手，计算三次测量数值的平均值并记录。

实践提示

◇ 记录患者尿量时需扣除测量 IAP 时所注入的 0.9% 氯化钠注射液的量。

◇ 传感器三通只用作测压时抽取生理盐水，不测量 IAP 时需关闭三通。

【操作后用物处理】

一次性用物：注射器等弃掉。

【腹内压监测技术操作流程图】

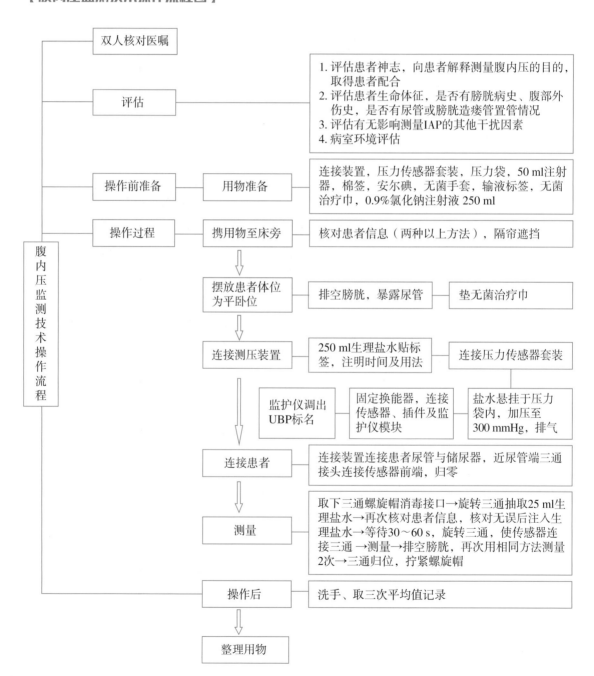

【腹内压监测技术评分标准】

项目		技术操作要求	总分	评分等级 A	评分等级 B	评分等级 C	评分等级 D	实际得分
操作前准备（25分）	着装准备	服装整洁，洗手，戴帽子、口罩	2	2	1	0	0	
	核对	核对医嘱	3	3	2	1	0	
	沟通	向患者解释操作目的，取得患者的配合	2	2	1	0	0	
	评估	评估患者的神志、生命体征	4	4	2	0	0	
		评估患者既往病史，有无影响腹内压的因素	4	4	3	2	0	
		评估是否有隐私保护设施	2	2	0	0	0	
		评估病室环境安静、舒适、整洁，光线适宜	2	2	1	0	0	
	物品准备	连接装置，压力传感器套装，250 ml 0.9% 氯化钠注射液，压力袋，50 ml 注射器，输液标签，棉签，安尔碘，无菌手套，无菌治疗巾	6	6	5	3	0	
操作过程（65分）	再次核对	携用物至患者床旁，再次核对患者信息	2	2	1	0	0	
	压力套装与监护仪连接	隔帘保护患者隐私	2	2	0	0	0	
		体位摆放正确	3	3	2	0	0	
		尿管与储尿器连接处下方铺无菌治疗巾	3	3	2	1	0	
		连接监护仪和压力传感器套装，监护仪调出标名	2	2	1	0	0	
		压力袋加压至300 mmHg	2	2	1	0	0	
		监护仪设定标名正确	3	3	0	0	0	
	连接装置	快速手消，戴无菌手套	2	2	1	0	0	
		无菌操作	5	5	2	0	0	
		正确连接储尿器，连接装置与尿管	4	4	2	1	0	
		连接压力传感器前端	2	2	0	0	0	
	测压	以腋中线与髂棘连线水平归零	4	4	0	0	0	
		核对患者信息，患者取平卧位	6	6	2	1	0	
		消毒三通接口，正确抽取25 ml 盐水，匀速向膀胱内注入25 ml 盐水	4	4	1	0	0	
		30～60 s 后调节传感器三通与膀胱连通	6	6	3	1	0	
		于呼气末测量（病情允许可脱机或PEEP调零测量）	3	3	1	0	0	
		测量3次腹内压	3	3	1	0	0	
		测量完毕后无菌治疗巾包裹测量装置	3	3	1	0	0	
	记录	七步洗手法洗手	2	2	1	0	0	
		记录生命体征、病情变化、所测压力等	4	4	2	1	0	
操作后处理（5分）	用物处理		5	5	2	1	0	
提问（5分）	理论知识	1. 测量腹内压时零点位置在哪里？ 2. 腹内压的正常值是多少？	5	5	3	2	0	

【知识链接】

1. 适应证与禁忌证

（1）适应证：腹内压监测应用于腹部手术或感染、肝硬化、腹水、长期骨盆骨折引起的腹膜后血肿、气腹/腹腔积血、严重腹部或非腹部外伤等。

（2）禁忌证：膀胱外伤、膀胱破裂是膀胱压监测的绝对禁忌证。

2. 腹内压的分级

（1）腹内压正常值：5～7 mmHg

（2）根据腹内压高低，腹内高压可分为四级

Ⅰ级：12～15 mmHg

Ⅱ级：16～20 mmHg

Ⅲ级：21～25 mmHg

Ⅳ级：＞25 mmHg

3. 高 IAP 对机体的影响

（1）损伤胃肠道功能，并成为引发多器官功能障碍综合征的一个诱因。

（2）降低肾血流量、肾小球滤过率，影响肾功能。

（3）降低呼吸时胸廓的容量与顺应性、增加胸腔压力，影响肺功能。

4. 腹内压的影响因素

（1）患者本身的因素

1）腹腔施加任何外力都会使腹内压增高，所以在测 IAP 之前要充分评估有无使 IAP 增高的因素。

2）腹内压升高与患者的体重指数、性别、妊娠、APACHE Ⅱ 评分、SOFA 评分、腹部手术史和并发症等相关；与年龄、IAH 发生时间无关。

3）患者烦躁不安、频繁咳嗽咳痰、呼吸困难、屏气等因素都会不同程度影响 IAP 的监测。

4）膀胱本身因素会影响 IAP 的监测，如既往有膀胱手术史、膀胱肿瘤、膀胱炎、神经性膀胱等。

（2）外界因素

1）患者使用胸腹带、棉被过重压迫腹部、未采取平卧位等都使腹内压增高。

2）应用机械通气及呼气末正压的患者，测膀胱压时应脱离呼吸机片刻，以排除正压通气及呼气末正压对腹腔压力的影响。

3）注入生理盐水温度为 37～40 ℃为宜。过冷、过热及灌注速度过快刺激膀胱，可使膀胱内压增高。

【参考文献】

[1] 蒋合凤. 腹内压监测的临床应用及护理研究进展 [J]. 华夏医学，2020，33（2）：193-196.

[2] 詹奇，陈译，苏磊. 股静脉测压法和膀胱测压法在危重患者腹内压监测中的比较 [J]. 感染·炎症·修复，2013，14（3）：143-145.

[3] 中国腹腔重症协作组. 重症患者腹内高压监测与管理专家共识（2020 版）[J]. 中华消化外科杂志，2020，19（10）：1030-1037.

[4] 虞瑜，陈建时，杨汉喜. "-TT"结构经监护仪腹内压监测法的临床应用效果 [J]. 护士进修杂志，2020，35（14）：1308-1310.

[5] 葛康，宋英南，陈璐杰，等. 腹腔内压监测方法的综合研究 [J]. 智慧健康，2015，1（2）：53-58.

[6] 白琳，史颜梅，周雅婷，等. 腹内压测量的研究进展 [J]. 护理学杂志，2016，31（11）：109-112.

【临床思维题】

患者汪某，以"急性重症胰腺炎"收入我科，目前持续镇静状态，呼吸机辅助呼吸 SPONT 模式，PEEP 8 cmH$_2$O，吸入氧浓度 40%；今晨 T 36.4 ℃，P 89 次 / 分，BP 123/84 mmHg，R17 次 / 分。遵医嘱给予患者进行 IAP 监测。今晨护士 A 测量三次 IAP 分别为 22 mmHg、16 mmHg、23 mmHg，发觉所测 IAP 异常，询问护士 B，护士 B 复测后，测得 IAP 均为 16 mmHg。

1. 腹内压测量方式有哪些？

2. 两护士所测 IAP 不同的原因可能是

　　A. 测量 IAP 时，未排除呼吸机 PEEP 干扰

　　B. 测量 IAP 归零时床未放平

　　C. 患者躁动

　　D. 压力传感器损坏

3. 为什么该患者需要测量腹内压？

【答案解析】

1. 腹内压测量方式分直接测量法和间接测量法。直接测量法测量数值准确，但对患者有一定创伤，因此临床较少采用；间接测量法为经膀胱测压。

2. A。护士 A 所测三次 IAP 相差数值与呼吸机 PEEP 相近，且题干中所提供可影响 IAP 的因素只有呼吸机 PEEP，故选 A。

3. 急性重症胰腺炎是一种自身消化性疾病，病情复杂凶险，发展迅速，短时间内可并发多器官功能损害；急性重症胰腺炎腹内高压直接影响着疾病本身的治疗和预后，并且 IAP 已经作为判定急性重症胰腺炎预后的重要指标之一，所以该患者需要监测腹内压。

（陈　硕）

第四章

神经系统护理技术实践与思维

第一节　神经功能监测

一、瞳孔观察

瞳孔是虹膜中心的小圆孔，为光线进入眼睛的通道。虹膜上平滑肌的伸缩，可以使瞳孔直径缩小或放大，从而控制进入瞳孔的光量，以适应各种不同的环境。瞳孔检查是神经系统查体的重要部分，主要包括以下内容：瞳孔的大小和形态、是否对称及对光反射情况。通过密切观察瞳孔大小、对光反射变化，并对观察特征进行综合分析，有利于了解疾病的发展动向，为临床治疗和护理提供依据，预防并发症发生，为评估疾病严重程度、疗效、转归及存在的问题提供依据。

【案例】

患者张某，女性，49岁，突发头痛、失语、右侧肢体偏瘫，急诊入抢救室。查体：T 36.7 ℃，P 76次/分，R 13次/分，BP 194/112 mmHg，患者嗜睡状态，呼之能睁眼，左侧瞳孔3 mm，对光反射迟钝，右侧瞳孔2 mm，对光反射灵敏，左上肢肌力Ⅴ级，左下肢肌力Ⅴ级，右上肢肌力Ⅲ级，右下肢肌力Ⅲ级。双鼻导管吸氧3 L/min。辅助检查：头颅CT提示左侧基底节区脑出血。入院诊断：高血压脑出血。遵医嘱观察神志及瞳孔。

【护理评估】

1. 评估患者年龄、病情、意识状态、生命体征、合作程度及文化水平，向患者解释检查瞳孔的目的，取得患者配合。
2. 评估患者有无眼部外伤、手术史，当前有无使用药物散瞳。
3. 评估患者有无球结膜水肿。
4. 病室环境安静、舒适、整洁，光线适宜。

> **实践提示**
>
> ◇ 检查瞳孔时，环境光线应柔和，不可过暗或过亮。

【操作前准备】

1. 护士准备：服装鞋帽整洁，符合着装要求，语言柔和恰当，态度和蔼可亲。
2. 双人核对医嘱：床号、姓名、观察瞳孔频率、开始时间。

3．七步洗手法洗手。

4．核对患者信息：两种以上的方法核对。

实践提示

◇ 医嘱需双人核对，核对无误后方可执行。

◇ 核对患者信息应使用两种以上的方法，如腕带、床头卡、反叫患者姓名。

5．用物准备：手电筒、瞳孔评估尺（图 4-1-1-1）。

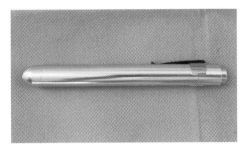 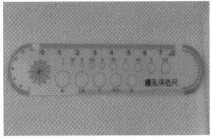

手电筒　　　　　　　　　　　　　　　瞳孔评估尺

图 4-1-1-1　用物准备

【操作过程】

1．携用物至床旁。

2．再次核对患者信息。

3．通过瞳孔形状、大小、是否对称、对光反射、调节反射和辐辏反射 6 个方面评估患者的瞳孔情况。

（1）评估瞳孔形状：评估者一手拇指、示指拨开患者上下眼睑，观察瞳孔的形状是否正圆，边缘是否整齐，位置是否居中。

（2）评估瞳孔大小：持瞳孔评估尺比对瞳孔大小，是否对称，并正确读数。

（3）评估对光反射：持手电筒将光源移向一侧瞳孔中央并迅速移开，瞳孔迅速缩小为直接对光反射灵敏，未被直接照射的一侧瞳孔同时也缩小为间接对光反射灵敏。同法评估另一侧（图 4-1-1-2）。

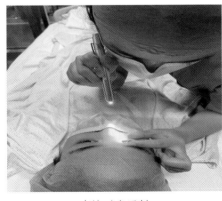 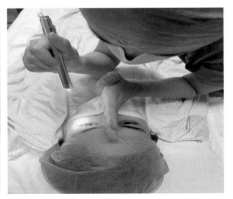

直接对光反射　　　　　　　　　　　　间接对光反射

图 4-1-1-2　评估对光反射

（4）评估调节反射：嘱患者注视远处检查者的示指，然后迅速移动示指至患者鼻根部，正常调节反射可见双瞳缩小。

（5）评估辐辏反射：嘱患者注视远处检查者的示指，然后缓慢移动示指至患者鼻根部，正常辐辏反射可见双眼内聚。

实践提示

检查瞳孔对光反射时应注意以下几点：①要在安静的暗室内进行。检查室越暗，瞳孔越大，越容易发现双侧瞳孔对光反射的细微差别。②患者应注视远处固定目标，若检查时患者直接注视光线，瞳孔收缩包含近反射因素，则无法准确评价瞳孔的对光反射情况。③使用明光源时，光线越亮，双眼传入通路对光线传导的相对差异越明显。

4. 结果判别

（1）正常：瞳孔为等大等圆、边缘整齐、位置居中，直径为 3 ~ 4 mm，直接、间接对光反射应灵敏，调节反射和辐辏反射正常。

（2）异常：① 瞳孔形状不规则或双侧不对称。② 双侧瞳孔散大或缩小。③ 一侧瞳孔散大或缩小。④ 瞳孔直接、间接对光反射迟钝或消失。⑤ 调节反射和辐辏反射消失。

5. 给予患者及家属健康宣教。

【操作后处理】

1. 七步洗手法洗手。

2. 记录：①瞳孔形状。②瞳孔大小。③瞳孔对光反射。④瞳孔调节反射。⑤瞳孔辐辏反射。

3. 瞳孔异常应立即告知医生。

【瞳孔观察技术操作流程图】

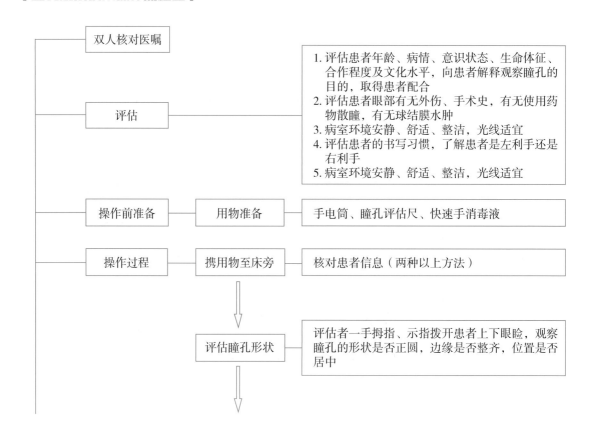

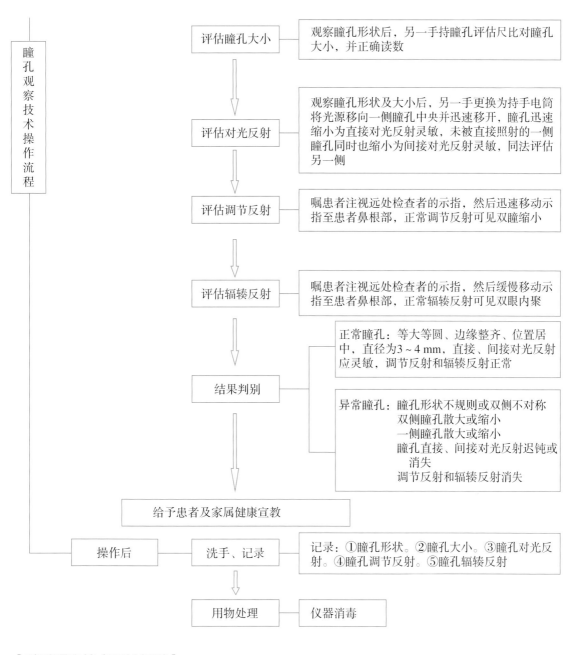

【瞳孔观察技术评分标准】

项目		技术操作要求	总分	评分等级				实际得分
				A	B	C	D	
操作前准备（20分）	着装准备	仪表、服装符合要求	2	2	1	0	0	
	核对	核对医嘱	2	2	1	0	0	
		核对患者	2	2	1	0	0	
	沟通	向患者解释，取得患者的配合	2	2	1	0	0	
	评估	评估患者年龄、病情、意识状态、生命体征、合作程度及文化水平	4	4	2	1	0	
		评估患者眼部有无外伤、手术史，有无散瞳，有无球结膜水肿	4	4	2	1	0	
		评估病室环境安静、舒适、整洁，光线适宜	2	2	1	0	0	
	物品准备	物品准备齐全，检查物品有效期	2	2	1	0	0	

续表

项目		技术操作要求	总分	评分等级				实际得分
				A	B	C	D	
操作过程（65分）	再次核对	携用物至患者床旁，再次核对患者信息	2	2	0	0	0	
	评估过程	评估瞳孔形状方法正确	8	8	6	4	0	
		评估瞳孔大小方法正确	8	8	6	4	0	
		评估对光反射方法正确	8	8	6	4	0	
		评估是否对称方法正确	8	8	6	4	0	
		评估调节反射方法正确	10	10	6	4	0	
		评估辐辏反射方法正确	10	10	6	4	0	
	结果判别	正确判读患者瞳孔形状、大小、对光反射、是否对称、调节反射及辐辏反射	10	10	6	4	0	
操作后处理（10分）	健康宣教	向患者进行健康宣教	1	1	0	0	0	
	记录	七步洗手法洗手	2	2	0	0	0	
		记录瞳孔形状、大小、对光反射、是否对称、调节反射及辐辏反射	3	3	2	1	0	
	用物处理	手电筒、瞳孔评估尺用75%乙醇擦拭消毒	5	5	3	1	0	
提问（5分）	理论知识	1. 正常瞳孔的大小是多少？ 2. 如何评估瞳孔对光反射？	5	5	3	1	0	

【知识链接】

1. 正常瞳孔形态及调节

在普通光线下正常瞳孔的直径为 3～4 mm，呈圆形，边缘整齐，位置居中。瞳孔的大小受交感与副交感神经的支配。在虹膜中有两种细小的肌肉，一种是瞳孔括约肌，它围绕在瞳孔的周围，宽不足 1 mm，主管瞳孔的缩小，受动眼神经中的副交感神经支配；另一种是瞳孔开大肌，它在虹膜中呈放射状排列，主管瞳孔的开大，受交感神经支配。

2. 异常瞳孔及临床意义

瞳孔直径小于 2 mm 称为瞳孔缩小，大于 5 mm 称为瞳孔散大。

（1）单侧瞳孔散大：颅内压增高、脑疝、动眼神经麻痹、艾迪（Adie）综合征。

（2）双侧瞳孔散大：颅内压增高、颅脑损伤、濒死状态、阿托品中毒、疼痛、恐惧。

（3）单侧瞳孔缩小：动眼神经刺激性病变或颈交感神经通路破坏性病变、阿罗综合征。

（4）双侧瞳孔缩小：蛛网膜下腔出血、脑桥病变、先天性瞳孔开大肌缺失、吗啡中毒、镇静过深。

（5）针尖样瞳孔：脑桥病变、有机磷农药中毒。

3. 脑疝

当颅内有占位性病变时，颅内各分腔的压力出现梯度，脑组织、血管、神经等重要结构受压和移位，被挤入脑内的生理性或病理性腔隙中，从而出现明显症状，称为脑疝。脑疝是颅内压增高的致命并发症，任何引起颅内压增高、颅内压力不均的疾病都可能引起脑疝。

脑疝的主要临床表现：剧烈头痛、呕吐、意识改变、瞳孔改变、运动障碍及生命体征不稳定。

【参考文献】

[1] 魏世辉. 神经眼科临床瞳孔检查 [J]. 中华眼科杂志，2016，52（12）：957-960.

[2] 王军. 神经外科护理学与操作技术 [M]. 北京：人民卫生出版社，2020：84.

[3] 李乐之，叶曼．重症护理工作标准操作流程 [M]．北京：人民卫生出版社，2019：186.
[4] 王伟，杨明山．神经急症医学 [M]．北京：人民卫生出版社，2014：11.
[5] 王维治．神经病学 [M]．北京：人民卫生出版社，2013：26-27.

【临床思维题】

患者张某，在入院 5 h 后，突发呕吐、躁动，患者主诉头痛，观察瞳孔为左侧瞳孔 5 mm，对光反射无，右侧瞳孔 4 mm，对光反射迟钝，T 37.4 ℃，P 98 次 / 分，R 13 次 / 分，BP 164/94 mmHg。急查头颅 CT，同时甘露醇 250 ml 快速静脉输注。

1. 根据以上病例信息，判断该患者出现了何种病情变化？

2. 出现问题 1 中的病情变化后，应该采取哪些处理措施？

3. 患者病情继续进展，会出现的最严重并发症是什么？一旦出现此并发症，会有哪些临床表现？

【答案解析】

1. 根据患者临床表现（头痛、呕吐、瞳孔增大、血压升高），判断为高血压脑出血血肿扩大。

2. 该案例中患者的处理措施包括：

（1）紧急复查头颅 CT，判断出血范围。CT 是确诊脑出血，并且判断出血范围敏感安全的首选方法。

（2）严密观察瞳孔变化，密切监测生命体征，应用降压药控制血压，预防血肿扩大。血压急骤升高，会导致脑血管破裂而大量出血，故应严格监测生命体征。

（3）遵医嘱应用甘露醇降低颅内压。如发现颅内压增高，应遵医嘱静脉快速滴入甘露醇等脱水剂以降低颅内压，避免脑疝的形成。

（4）头偏向一侧，防止因呕吐引起误吸。颅内压增高的临床表现为头痛、呕吐、视盘水肿，呕吐患者应头偏向一侧，避免误吸。

（5）做好术前准备。尽早做好术前准备，有利于尽快行开颅血肿清除术。

3. 患者病情继续进展，会出现的最严重并发症是脑疝。主要临床表现：剧烈头痛、呕吐、意识改变、瞳孔改变、感知运动障碍及生命体征不稳定。

（徐　阳）

二、谵妄筛查技术

谵妄是一种由多种因素引起的急性、可逆、广泛性认知障碍的精神紊乱综合征。其特征是急性或波动性意识障碍，注意力不集中，思维混乱或意识水平下降。临床常把 ICU 患者发生的谵妄称为 ICU 谵妄（ICU delirium）。谵妄在 ICU 发病率很高，且与患者的预后不良相关，因此正确的诊断、筛查以及预防谵妄十分重要。谵妄筛查的工具有多种，本文主要介绍 Dimitri Gusmao-Flores 等对 CAM-ICU 的系统评价。

【案例】

患者男性，35 岁，80 kg，175 cm。主因"车祸外伤 3 小时"入院，诊断为"脾破裂失血性休克"，急诊行"脾切除术、腹腔积血清除术"，术后转入 ICU，机械辅助通气，血红蛋白 60 g/L。血气分析：pH 7.35，PaO_2 99 mmHg，$PaCO_2$ 38 mmHg。查体：T 36.2 ℃，P 119 次 / 分，R18 次 / 分，BP 99/50 mmHg，夜间 RASS 评分 –2 分。医嘱术后严格制动，在停用镇静镇痛药物后，患者出现躁动、多语、定向障碍，RASS 评分 + 2 分；ICU 意识模糊评估法评估显示，数字法筛查错误数为 2 个，是非题问答患者回答错误 1 个。

【护理评估】

1．评估患者既往疾病史、药物史。

2．评估患者意识状态、生命体征及血流动力学情况。

3．评估患者的危险因素：高危因素（个体因素，环境因素，心理因素），诱发因素（危险疾病因素，医源性因素）。

4．评估患者全身各管路固定情况，保证安全。

【操作前准备】

1．护士准备：服装鞋帽整洁，符合着装要求，语言柔和恰当，态度和蔼可亲。

2．筛查工具：CAM-ICU 评估量表。

3．核对患者信息：两种以上的方法核对。

4．七步洗手法洗手。

【操作过程】

1．携用物至床旁。

2．再次核对患者信息（同前）。

3．使用 CAM-ICU 方法进行筛查。

实践提示

◇ 用 CAM-ICU 方法进行筛查中，由四个诊断特征界定：特征 1：意识状态急性改变或波动；特征 2：注意力障碍；特征 3：意识水平改变；特征 4：思维混乱。

- 评估特征 1：意识状态急性改变或波动

（1）患者的意识状态是否与其基线状况不同？

（2）在过去的 24 小时内，患者的意识状态是否有任何波动？

（3）表现为镇静量表、GCS 或既往谵妄评估得分的波动。

上面任何一个问题的答案为"是"，特征 1 即为阳性。

实践提示

◇ 基线意识状态：患者入院前的意识状态。从患者家属、朋友或病历中获取该信息，并将此记录在病历中，以促进医务人员间的沟通。

◇ 鼓励应用评判性思维评估本特征。

◇ 应该一直应用已经确定的患者入院前基线，除非患者的基线发生永久性改变。如果基线状态发生永久性改变，这个新的基线即用于随后的评估。

◇ 通过回顾 24 h 内患者的镇静量表评分、GCS 评分等是否存在变化来判断，如 RASS 由 –3 分变为 –1 分。

◇ 当患者使用镇静剂时，给药所致的意识状态改变也被认为是意识状态的波动，因为一般很难完全区分是疾病导致的意识改变还是药物导致的意识改变。

- 评估特征 2：注意力障碍

实践提示

◇ 正确识别目标刺激：首先使用数字法进行筛查；如果不能完成数字法评估，使用图片法。

① 数字法（图 4-1-2-1）

指导语：握着手对患者说："我要给您朗读 10 个数字，任何时候当您听到数字'8'，捏一下我的手。"然后用正常语调、按顺序朗读下列数字。

6 8 5 9 8 3 8 8 4 7

判断：当读到数字"8"时，患者没有捏手，或者读到其他数字时患者做出捏手的动作，均计为错误。

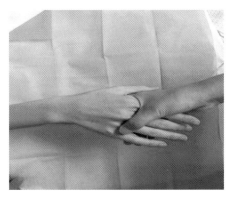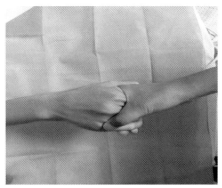

图 4-1-2-1　数字法

② 图片法

第 1 步：5 张图片（从绿色卡片开始）

指导语：对患者说："先生或女生，我要给您看几张常用物品的图片，请仔细看并尽量记住每张图片，因为一会儿我要问您哪些图片您已经看过。"然后，给患者看第一步的图片，同时说出每张图片上物品的名称，反复评估时需每天更换图片册。给患者看前 5 张图片，每张看 3 s。

第 2 步：10 张图片（从红色卡片开始）

指导语：对患者说："现在我要给您多看几张图片，其中有些图片您刚才已经看过，有些您没看过，当您看每一张图片时请告诉我您刚才是否看过这张图片，点头表示看过（示范），摇头表示没看过（示范）。"然后给患者看 10 张图片（5 张看过，5 张没看过），每张看 3 s。

评分：本检查是根据第 2 步错误回答"看过"或"未看过"的图片个数计算。

10 个数字或图片，错误数＞ 2 个，特征 2 即为阳性。

实践提示

◇ 朗读时声音要足够大，使患者在嘈杂的 ICU 能够听到。

◇ 朗读时，按 3 s 一个字的速度，不可过快。

◇ 指导语应表达清楚，使患者理解，可适度重复和确认。

◇ 无法进行捏手动作的患者（如 ICU 获得性虚弱或患有其他神经肌肉疾病等），需要采用约定好的其他方式来回答（如睁闭眼、点头 / 摇头、轻敲手指）。

◇ 当必须重复读指导语两遍以上时也要怀疑存在注意力障碍。

◇ 如果患者不能够保持足以长的清醒时间，对一个以上数字或图片做出捏手或点头摇头动作，或者一直没有捏手或点头摇头，那么很显然这个患者存在注意力障碍。

◇ 如果患者躁动（如 RASS 得分为 +1 ～ +4 分），不能参与评估或不理解您的指导语，应该评判为注意力障碍。

- 评估特征 3：意识水平改变

如果患者当前的意识水平是除清醒（RASS 0 分）以外的任何状态，特征 3 即为阳性。

- 评估特征 4：思维混乱（4 道是非题；1 个指令执行）

是非题：

A 组问题：

① 石头是否能浮在水面上？

② 海里是否有鱼？

③ 1 斤是否比 2 斤重？

④ 锤子是否能来用钉钉子？

B 组问题：

① 树叶会漂在水面上吗？

② 海里有大象吗？

③ 2 斤比 1 斤重吗？

④ 你能用锤子砍木头吗？

执行指令（图 4-1-2-2）

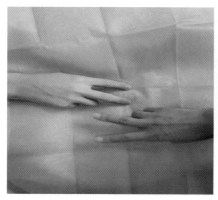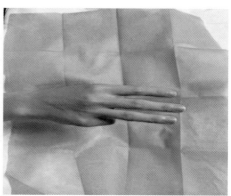

图 4-1-2-2 执行指令

检查者在患者面前伸出 2 根手指，跟患者说"伸出这几根手指"，然后说："现在用另一只手伸出同样的手指"。

- 如果患者只有一只手能动，第二个指令改为要求患者"再增加一根手指"。是非题 + 执行指令（共 5 个）的错误数＞ 1，特征 4 为阳性。

实践提示

◇ 提问时尽量将答案为"是"和"否"的题交替使用。

◇ 反复评估时，可以交替使用另一套是非题。

◇ 即使患者回答是非题的正确率为 100%，还是推荐评估两步指令执行，因为患者有可能是因幸运而将 4 个问题全猜对。

CAM-ICU 总体评估：

特征 1+ 特征 2+ 特征 3 或特征 4 阳性 = CAM-ICU 阳性

【操作后处理】

1. 洗手、记录。
2. 告诉患者或家属筛查结果，介绍预防谵妄的措施。
3. 收拾用物，七步洗手法洗手。
4. 记录患者的结果（阴/阳性）。

【谵妄筛查技术操作流程图】

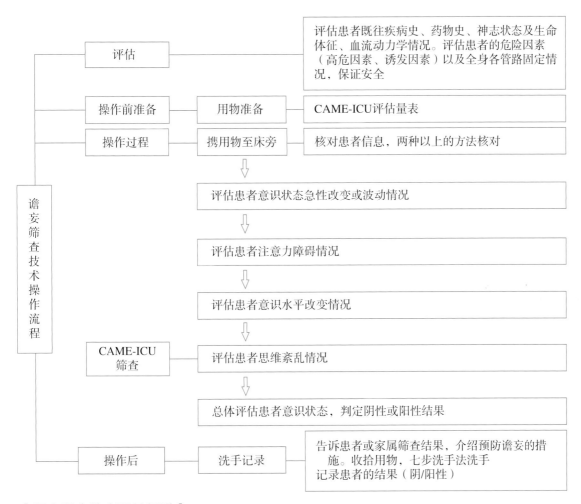

【谵妄筛查技术评分标准】

项目		技术操作要求	总分	评分等级				实际得分
				A	B	C	D	
操作前准备（20分）	着装准备	服装整洁，洗手，戴帽子、口罩	2	2	1	0	0	
	核对	核对医嘱	2	2	0	0	0	
		核对患者	2	2	0	0	0	
	评估患者	评估患者的危险因素（患者因素，疾病因素，促发因素）	6	6	4	2	0	
		评估患者的临床表现	8	8	4	2	0	

续表

项目		技术操作要求	总分	评分等级				实际得分
				A	B	C	D	
操作过程（70分）	再次核对	至患者床旁，再次核对患者信息	2	2	0	0	0	
	筛查过程	评估患者意识状态急性改变或波动情况	15	15	10	6	0	
		评估患者注意力障碍情况	15	15	10	6	0	
		评估患者意识水平改变情况	15	15	10	6	0	
		评估患者思维紊乱情况	15	15	10	6	0	
		总体评估患者意识状态，判定阴性或阳性结果	8	8	6	4	0	
操作后（5分）	记录	洗手、记录 记录患者的谵妄筛查结果（阴/阳性）	5	5	3	1	0	
提问（5分）	理论知识	1. 患者发生谵妄的危险因素有哪些？ 2. 谵妄可分为哪几种类型？	5	5	3	2	0	

【知识链接】

1. 患者谵妄的危险因素

（1）高危因素

1）个体因素：例如性别（男性）、年龄（老年）、性格、精神损伤（如抑郁）、酒精中毒、使用违禁药品、高血压、吸烟、视力听力障碍、载脂蛋白 E4 显性等。

2）环境因素：一般包括患者的疾病情况，无家属陪护，环境封闭陌生，光线无变化等。

3）心理因素：患者面临的此类因素包括生命遭受威胁，对医疗过程的惧怕，全新而可怕的环境，自我控制能力的丧失等。患者的脆弱（器官储备功能减退）对谵妄的发展有很大的影响。在脆弱的患者中，如那些有潜在痴呆症和多种并发症的患者，轻微的"刺激"（如轻度的尿路感染）可能足以引发谵妄。相反，对一个年轻健康的患者，谵妄可能只发生在经历了一系列的打击之后，比如全身麻醉、睡眠剥夺、多种精神药物治疗，以及 ICU 停留等。

（2）诱发因素：谵妄的诱发因素主要可分为两大类，即危险疾病因素和医源性因素。危险疾病因素是指缺氧低灌注、酸中毒、贫血、发热、感染、脓毒症、代谢紊乱（包括 Na^+、Ca^{2+}、BUN 等）、甲亢、甲减、高血糖、低血糖、严重疾病、外科手术、血流动力学不稳定、营养不良（白蛋白 < 30 g/L）等。医源性因素包括各种原因造成的疼痛（例如翻身、物理治疗、测血糖、手术创口、气管插管、血管通路等）、制动（导管、约束）、机械通气、噪声污染、睡眠剥夺、镇静药、镇痛药、抗胆酸药、抗组胺药、利尿药、类固醇等。

2. 谵妄的分型

ICU 谵妄可分为 3 种类型：活动过多型（躁动型），活动过少型（抑制型），混合型。活动过多型谵妄更易受医务人员关注，但临床上，混合型和活动过少型比例更高。

3. 谵妄的临床表现

（1）前驱症状：少数患者可出现倦怠、焦虑、恐惧、烦躁不安、对声光的敏感性增高、失眠、梦魇等前驱症状，常于夜间开始。

（2）意识障碍：可出现意识清晰度下降、嗜睡、意识模糊甚至昏迷。

（3）认知障碍

1）注意力障碍：早期出现注意力不易集中，随之出现逻辑推理能力降低，思维混乱，记忆力减退或记忆错误。

2）定向力障碍：时间、地点定向最易受损，严重者可出现人物定向障碍。

3）说话跑题或语无伦次：安静型患者可表现为语速缓慢。

（4）感知障碍：主要表现为错觉、幻觉（幻视多见），内容常带有恐怖性。

（5）情感障碍：情感变化无常。

1）抑制型：表现为抑郁、表情淡漠。

2）躁动型：表现为焦虑、恐惧、易激惹。

（6）行为障碍

1）抑制型：表现为活动减少、动作迟缓、行动呆滞、反应迟钝，说话语速缓慢，嗜睡，甚至呈现亚木僵状态。

2）躁动型：表现兴奋、躁动不安、过度活动、动作快、说话速度快，对刺激敏感、反应增多，若有恐怖的幻视或错觉，可出现逃避或攻击行为。

（7）睡眠 - 觉醒周期障碍：睡眠 - 觉醒周期紊乱，甚至颠倒。

（8）ICU 谵妄的临床特点：常急性起病，可持续数小时或数天，也可持续数周；谵妄缓解后患者对病中的表现全部或大部分遗忘，若病情未予控制，可发展为昏迷，或残留遗忘、痴呆，甚至死亡。症状昼轻夜重，呈波动性。

4．重症监护谵妄筛查表（ICDSC）

重症监护谵妄筛查量表是另一种被推荐用于谵妄筛查的评估工具，由 Bergeron 等研制，适合于 ICU 护士使用。

项目及评判标准
1．意识变化水平（如果为 A 或者 B，该期间暂时终止评价）
A．无反应　评分：0 分
B．对于加强的和重复的刺激有反应　评分：0 分
C．对于轻度或者中度刺激有反应　评分：1 分
D．正常清醒　评分：0 分
E．对正常刺激产生夸大的反应　评分：1 分
2．注意力不集中　评分：0 或者 1 分
3．定向障碍　评分：0 或者 1 分
4．幻觉 - 幻想性精神病状态　评分：0 或者 1 分
5．精神运动型激越或者阻滞　评分：0 或者 1 分
6．不恰当的言语和情绪　评分：0 或者 1 分
7．睡眠 - 觉醒周期失调　评分：0 或者 1 分
8．症状波动　评分：0 或者 1 分
ICDSC 的总分（1 ~ 8 项相加）＿＿＿＿＿分（ICDSC 总分 ≥ 4，诊断谵妄的敏感度高达 99%）

5．谵妄管理的集束化策略

ESCAPE集束化策略

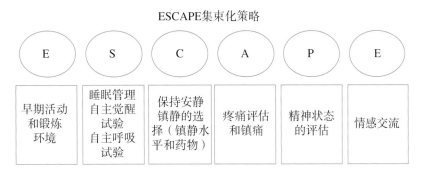

【参考文献】

[1] 中国冷静治疗研究组. 重症患者谵妄管理专家共识. 中华内科杂志, 2019, 58 (2): 108-118.

[2] 安友仲. 重症镇痛镇静规范化诊疗 [M]. 北京: 清华同方光盘电子出版社, 2020: 53-64.

【临床思维题】

患者, 男性, 85岁, 全胃切除术后第2天, 呼吸机辅助呼吸, 停用镇静剂2 h, 现已清醒, 但频繁出现人机对抗。昨日夜间出现阶段性躁动, RASS 评分记录为 -3 ～ +2 分。数字法检查捏手错误4次。

1. 如果使用 CAM-ICU 进行谵妄筛查, 请根据以上病例信息, 判断该患者是否需要进一步的评估, 才能判断筛查结果。

2. 请为患者实施 CAM-ICU 筛查。(提示: 特征1为阴性还是阳性? 下一步如何进行? 特征2为阴性还是阳性? 下一步如何进行? 特征3如何评估? 需要额外信息吗? 整体评估结果如何?)

【答案解析】

1. 患者神志虽然已经清醒, 但24 h内意识水平有波动, 并出现了人机对抗及间断躁动的情况, 需要对患者进行进一步的谵妄评估。

2. 患者特征1为阳性, 因为患者意识状态过去的24 h内有波动, RASS 评分记录为 -3 ～ +2 分, 特征2注意力障碍为阳性, 因为数字法检查捏手错误4次, 特征3意识水平改变为阳性, 因为先出现人机对抗, 此时的 RASS 评分应为 +1 分。此时便可以判断患者 CAM-ICU 筛查为阳性。不需要再进行特征4的评估。

(李 娜)

三、意识觉醒度评估

意识是大脑功能活动的综合表现, 是人对自身及外界环境进行认识和做出适宜反应的基础, 包括觉醒状态和意识内容两个组成部分。意识觉醒度是指与睡眠呈周期性交替的清醒状态, 由脑干网状激活系统和丘脑非特异性核团维持和激活。大脑皮质的广泛损害可导致不同程度的觉醒水平障碍。通过对意识觉醒度的评估, 可以判断患者有无神经功能损害及疾病的严重程度, 也是后续判断疾病变化和治疗效果的重要指标, 是神经系统体格检查的重要内容之一。

【案例】

患者牛某, 男性, 50岁。主因"间断抽搐伴意识障碍1日", 以"蛛网膜下腔出血"收入院。患者入院前1日因排便费力在厕所突然晕倒, 呼唤无应答, 持续约数分钟后, 患者出现恶心、呕吐, 呈喷射状, 呕吐物为胃内容物, 量约100 ml, 120急救送至医院就诊。途中患者曾睁眼清醒一次, 大约30 s后继续处于不能叫醒的状态。入院后查体双侧瞳孔等大等圆, 直径3.0 mm, 对光反射灵敏。四肢肌力查体不配合。生理反射存在, 双侧巴宾斯基征: 阳性。头颅 CT 示: 蛛网膜下腔出血。T 36.0 ℃, P 74次/分, R 21次/分, BP 150/100 mmHg。遵医嘱对患者进行意识觉醒度的评估。

【护理评估】

1. 评估患者年龄、病情、生命体征, 向患者或家属解释意识觉醒度评估的目的, 取得其配合。

2．了解患者病史，询问患者或家属患者意识障碍发生的缓急，意识障碍前是否有其他症状，是否有外伤史、中毒史、药物过量、癫痫、高血压、冠心病、糖尿病等。

3．病室环境安静、舒适、整洁，光线适宜。

【操作前准备】

1．护士准备：服装鞋帽整洁，符合着装要求，语言柔和恰当，态度和蔼可亲。

2．双人核对医嘱：床号、姓名、检查内容。

3．七步洗手法洗手。

4．核对患者信息：两种及以上的方法核对。

实践提示

◇ 医嘱需双人核对，核对无误后方可执行。

◇ 核对患者信息应使用两种及以上的方法，如腕带、床头卡、反叫患者姓名等。

5．用物准备：快速手消液、棉签、手电筒（图 4-1-3-1）。

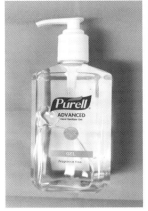 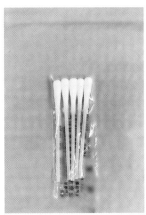 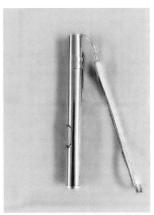

快速手消液　　　　　　　　棉签　　　　　　　　手电筒

图 4-1-3-1　操作用物

实践提示

◇ 检查用物：检查快速手消液开瓶日期，应在有效期内。检查棉签的有效期在使用范围。

【操作过程】

1．携用物至床旁。

2．再次核对患者信息（同前）。通过与患者核对信息的简单对话，判断患者是否意识清楚。

3．如果患者处于睡眠状态，判断患者属于哪种觉醒度改变的意识障碍。

（1）嗜睡的判断：是意识障碍的早期表现。患者表现为睡眠时间过度延长但能被叫醒，醒后可勉强配合检查及回答简单问题，停止刺激后患者又继续入睡。通过询问患者姓名和所在地点两个问题，患者回答正确，后又继续入睡，判断为嗜睡。

（2）昏睡的判断：是一种比嗜睡程度更深的觉醒障碍。通过呼唤患者的姓名或推动患者肢体不能使其觉醒，需要通过高声呼唤或给予较强的疼痛刺激，临床上常用压迫眶上切迹的方法

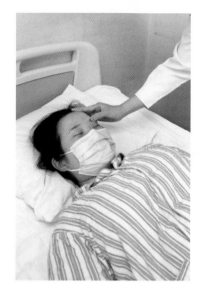

图 4-1-3-2　压迫眶上切迹

（图 4-1-3-2）。患者转为短暂的意识清醒，通过询问患者姓名和所在地点两个问题，判断患者是否回答正确，患者的言语含糊不清、回答不完全，又很快进入睡眠状态，此种情况属于昏睡。

（3）昏迷的判断：需要通过查体确定昏迷的程度。

①浅昏迷的判断：意识完全丧失，仍有较少的无意识自主动作。通过压迫眶上切迹的方法，疼痛刺激时可有回避动作和痛苦表情，但患者不觉醒。此时再查看吞咽反射、咳嗽反射、瞳孔对光反射（图 4-1-3-3）和角膜反射（图 4-1-3-4）仍然存在，判断为浅昏迷。

②中度昏迷的判断：对外界正常刺激均无反应，自发动作很少。通过压迫眶上切迹的方法疼痛刺激时，患者对强刺激有防御反射，此时再查看瞳孔对光反射和角膜反射，反射功能均减弱，判断为中度昏迷。

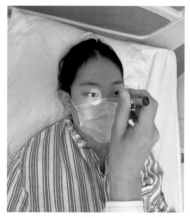
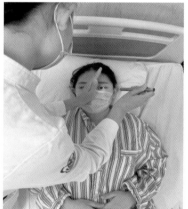

图 4-1-3-3　瞳孔直接和间接对光反射

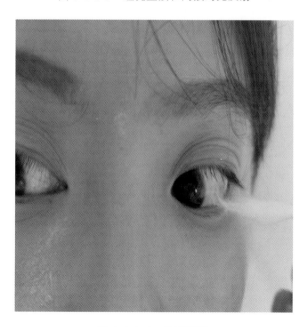

图 4-1-3-4　角膜反射

③深昏迷：对外界任何刺激均无反应，全身松弛，无任何自主活动。眼球固定，通过压迫眶上切迹的方法疼痛刺激时，患者无任何反应。此时再查看瞳孔对光反射和角膜反射，瞳孔散大、角膜反射消失，判断为深昏迷。

实践提示

◇ 疼痛刺激的常用方法为压迫眶上切迹。力度适宜，以保证能够唤醒患者，并使其作出相应反应，同时要避免对患者造成不必要的伤害。

◇ 疼痛刺激必须左右两侧重复进行，排除局灶性神经损害导致的反应迟钝或消失。

4．整理床单位，协助患者取舒适卧位。

5．给予患者及家属健康宣教。

知识园地

◇ 意识清楚患者，可正常交流，鼓励患者表达自己的想法，针对需要给予护理措施。

◇ 嗜睡患者，指导患者和家属保持呼吸道通畅。正确摆放体位，预防压力性损伤、误吸、跌倒、坠床等意外事件。

◇ 昏睡和昏迷并留置各种管路的患者，告知患者家属管路安全、预防拔管注意事项，必要时进行约束，并做好约束宣教。

◇ 将呼叫器置于床旁，嘱患者及患者家属如出现意识加重等病情变化，及时按呼叫器。通知医务人员。

6．洗手、记录

（1）七步洗手法洗手。

（2）记录患者的意识情况：清楚／嗜睡／昏睡／浅昏迷／中度昏迷／深昏迷，有异常及时通知医生，遵医嘱给予相应处理并如实记录。

【操作后用物处理】

1．棉签：弃于黄色垃圾桶内。

2．手电筒：用 75% 乙醇擦拭。

【意识觉醒度评估操作流程图】

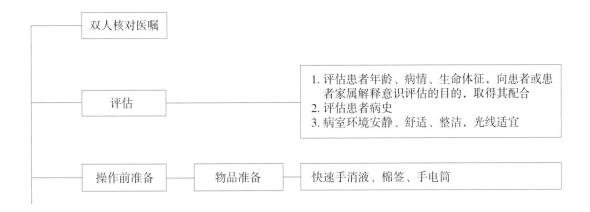

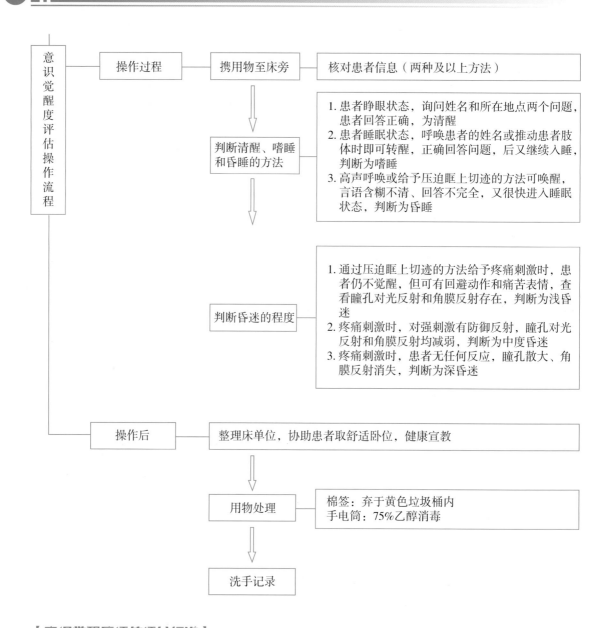

【意识觉醒度评估评分标准】

项目		技术操作要求	总分	评分等级				实际得分
				A	B	C	D	
操作前准备（20分）	着装准备	服装整洁，洗手，戴帽子、口罩	3	3	2	1	0	
	核对	核对医嘱	2	2	1	0	0	
		核对患者	2	2	1	0	0	
	沟通	向患者解释，取得患者的配合	3	3	2	1	0	
	评估	评估患者年龄、病情、生命体征	2	2	1	0	0	
		了解患者病史	2	2	1	0	0	
		评估病室环境安静、舒适、整洁，光线适宜	2	2	1	0	0	
		保持患者舒适	2	2	1	0	0	
	物品准备	护理记录单、手消液	2	2	1	0	0	

续表

项目		技术操作要求	总分	评分等级				实际得分
				A	B	C	D	
操作过程（60分）	再次核对	携用物至患者床旁，向患者进行自我介绍，核对方法正确	5	5	3	2	0	
	意识评估	交流中判断患者是否很快再次入睡，判断患者是否属于清楚状态	5	5	3	2	0	
		判断嗜睡方法正确	10	10	8	5	0	
		判断昏睡方法正确	10	10	8	5	0	
		判断浅昏迷方法正确	10	10	8	5	0	
		判断中度昏迷方法正确	10	10	8	5	0	
		判断深昏迷方法正确	10	10	8	5	0	
操作后处理（15分）	人文关怀	整理床单位，协助患者取舒适卧位	5	5	3	2	0	
		向患者进行健康宣教	5	5	3	2	0	
		七步洗手法洗手并记录患者的意识	5	5	3	2	0	
提问（5分）	理论知识	1．描述嗜睡的定义。 2．描述昏睡的定义。	5	5	3	2	0	

【知识链接】

1．以觉醒度改变为主的意识障碍

（1）嗜睡：意识障碍的早期表现，表现为患者睡眠时间过度延长，但能被叫醒，醒后可勉强配合检查及回答简单的问题，停止刺激后又继续入睡。

（2）昏睡：比嗜睡较重的意识障碍，患者处于沉睡状态，正常的外界刺激不能使其觉醒，须经高声呼唤或其他较强烈的刺激方可唤醒。对语言的反应能力尚未完全丧失，可做含糊、简单而不完全的答话，停止刺激后又很快入睡。

（3）昏迷：是一种最为严重的意识障碍，患者意识完全丧失，各种强烈刺激不能使之觉醒，无有目的的自主活动，不能自发睁眼。昏迷按严重程度可分为浅昏迷、中度昏迷、深昏迷。

1）浅昏迷：意识完全丧失，仍有较少的无意识自发动作。对周围的事物及声、光等刺激无反应，对强烈刺激如疼痛刺激可有回避动作及痛苦表情，但不能觉醒。吞咽反射、咳嗽反射、角膜反射以及瞳孔对光反射仍然存在。生命体征无明显改变。

2）中度昏迷：对外界的正常刺激均无反应，自发动作很少，对强烈刺激的防御反射、角膜反射和瞳孔对光反射减弱，二便潴留或失禁，生命体征已有改变。

3）深昏迷：对外界刺激均无反应，全身肌肉松弛，无任何自主运动，眼球固定，瞳孔散大，各种反射消失，二便失禁，生命体征已有明显改变，呼吸不规则，血压或有下降。

2．角膜反射检查方法

检查左眼的角膜反射时，检查者可以将无菌棉签制作成棉絮状，嘱患者向右看，轻轻划一下左眼的外侧角膜，观察患者的眼睑反应。如果左眼眼睑迅速闭合，称为直接角膜反射。如果检查左眼时，右眼睑也同时闭合，称为间接角膜反射。可以用同样的方法检查右眼。

【参考文献】

[1] 刘芳，杨莘．神经内科重症护理手册［M］．北京：人民卫生出版社，2017：120-121.

[2] 贾建平，陈生弟．神经病学［M］．8版．北京：人民卫生出版社，2020：62-63，101-102.

[3] 张洪君，李葆华．神经科护士规范操作指南 [M]．北京：中国医药科技出版社，2016：306-311.

[4] 何江弘，谢秋幼，徐如祥．《欧洲昏迷和意识障碍诊断指南》（2020 版）解读 [J]．中华神经创伤外科电子杂志，2020，6（3）：135-140.

[5] 赵继芬．急性意识障碍的病种特征及诊断分析 [J]．临床急诊杂志，2016，17（2）：146-148.

[6] 中国医师协会神经修复专业委员会意识障碍与促醒学组．慢性意识障碍诊断与治疗中国专家共识 [J]．中华神经医学杂志，2020，19（10）：977-982.

[7] 冯珍．意识障碍的康复评估及其进展 [J]．中华物理医学与康复杂志，2020，42（10）：940-943.

【临床思维题】

患者入院后检查双侧瞳孔等大等圆，直径 3.0 mm，对光反射灵敏。复查体温 36.2 ℃，脉搏 76 次 / 分，呼吸 20 次 / 分，血压 152/98 mmHg。进行意识觉醒度评估，呼叫患者无应答，压迫眶上切迹后患者睁眼，用自己的手抵挡检查者的手，询问患者姓名和地点，患者言语含糊不清，无法正确回答问题，刺激消除后又很快入睡。

1．根据以上描述，患者意识障碍的程度是

    A．嗜睡   B．昏睡   C．浅昏迷   D．中度昏迷

2．检查者进一步给患者进行肌力查体不配合，根据以上描述，格拉斯哥昏迷评定量表评定此患者的得分是

    A．9 分   B．10 分   C．11 分   D．12 分

3．针对此患者，临床上护士对于意识障碍进行护理，正确的方法有

    A．监测生命体征、意识、瞳孔的变化，有异常及时通知医生，遵医嘱处理

    B．保持呼吸道通畅，尽量采取侧卧位，平卧位时头应偏向一侧，以防止舌后坠和分泌物阻塞呼吸道

    C．皮肤护理，使用防压疮床垫，定时协助患者翻身，防止压力性损伤发生

    D．预防各种并发症，包括肺部感染、泌尿系感染、口腔感染、下肢深静脉血栓等

【答案解析】

1．B。此患者呼唤不能使其觉醒，说明比嗜睡的程度深，疼痛刺激可以唤醒患者，说明此患者未达到昏迷状态，且回答问题言语含混不清，停止刺激后又进入睡眠状态，应判断为昏睡。

2．B。此患者刺痛可睁眼，睁眼反应为 2 分，醒后言语模糊，不能回答问题，只能说话，语言反应为 3 分，刺痛可以抵挡检查者的手，证明可以定位疼痛部位，动作反应为 5 分，因此患者格拉斯哥评分为 10 分，属于中度意识障碍。

3．ABCD。针对意识障碍患者的护理措施主要有：

（1）病情监测：监测生命体征、意识、瞳孔的变化。

（2）预防肺部感染：保持室内适当的温度和湿度，防止患者着凉而并发肺部感染；定时进行通风和紫外线空气消毒，防止病房内交叉感染。

（3）皮肤护理：使用防压疮床垫，定时协助患者翻身，防止压力性损伤的发生。

（4）眼部护理：双眼或单眼闭合受限者用凡士林油纱覆盖，防止异物落入；遵医嘱定时涂以 0.5% 金霉素眼膏，防止角膜溃疡；双侧眼睑结膜水肿者，定时用 0.25% 氯霉素滴眼液滴眼，防止感染。

（5）口腔护理：常规选用生理盐水口腔护理，每日 2 ~ 4 次；口腔感染的患者，遵医嘱选

用特殊的口腔护理溶液。

（6）保持呼吸道通畅：尽量采取侧卧位，平卧位时头应偏向一侧，以防止舌后坠和分泌物阻塞呼吸道；有分泌物和呕吐物时，应立即用吸引器吸引呼吸道分泌物，防止误吸和窒息。

（7）预防泌尿系统感染：尿失禁或尿潴留的患者应尽量避免导尿，采用无尿管护理法，如应用尿垫或外接导尿法；如患者留置导尿，根据患者情况夹闭尿管，建议使用间歇导尿逐渐锻炼膀胱功能；每日会阴部护理 2 次；使用抗反流尿袋，每周更换尿袋 1 次。

（8）保持排便通畅：对于应用缓泻药仍不能排便的患者，给予开塞露或甘油灌肠剂肛塞促进排便，仍不能奏效者可给予小剂量不保留灌肠。

（9）卧床期间注意观察双下肢情况，预防下肢深静脉血栓形成，遵医嘱使用抗血栓压力泵。

（罗永梅　周宝华　王　晖）

四、格拉斯哥昏迷评分技术

格拉斯哥昏迷评分法（Glasgow coma scale，GCS）是医学上评估患者昏迷程度的方法，由英国格拉斯哥大学的两位神经外科教授 Graham Teasdale 与 Bryan J. Jennett 在 1974 年研发。昏迷程度通过睁眼反应、语言反应、运动反应三个方面来评估，总分相加，得分越高，提示意识状态越好。

【案例】

患者张某，男性，37 岁，因意识障碍、昏迷、颅内出血行开颅手术治疗。术后昏迷状态，气管切开，呼吸机辅助呼吸。心电监护示：窦性心律，心率 72 次 / 分，呼吸 14 次 / 分，血压 118/66 mmHg，血氧饱和度 100%。查体：双侧瞳孔不等大，左侧直径 2 mm，右侧直径 3 mm，对光反射均消失，听诊双侧呼吸音粗，腹肌稍韧，肠鸣音 4 次 / 分，四肢肌张力高，双下肢及骶尾部未及明显凹陷性水肿，双侧巴宾斯基征（−）。

【护理评估】

1. 评估患者既往疾病史、用药史。
2. 评估患者意识状态及生命体征，向清醒患者解释评估目的，取得患者配合。
3. 评估患者睁眼活动能力：是否有外伤、有纱布覆盖等。
4. 评估患者言语能力：是否失语，是否有气管内导管。
5. 患者取舒适体位。
6. 病室环境安静、舒适、整洁，光线适宜。

【操作前准备】

1. 护士准备：服装鞋帽整洁，符合着装要求，语言柔和恰当，态度和蔼可亲。
2. 双人核对医嘱：床号、姓名、有创呼吸机、频次、开始时间。
3. 七步洗手法洗手。
4. 核对患者信息：两种以上的方法核对。

【操作过程】

1. 操作者至患者床旁。
2. 再次核对患者信息。
3. 评估流程：格拉斯哥昏迷评分总分为 15 分。包括以下 3 个项目：睁眼反应、语言反应和运动反应。

睁眼反应（E）	计分	语言反应（V）	计分	运动反应（M）	计分
自发睁眼	4	正常交谈	5	按吩咐动作	6
语言呼唤睁眼	3	语言错乱	4	对疼痛刺激定位反应	5
疼痛刺激睁眼	2	只能说出（不适当）单词	3	对疼痛刺激屈曲反应	4
无睁眼	1	只能发音	2	异常屈曲（去皮质状态）	3
		无发音	1	异常伸展（去大脑状态）	2
		气管内导管	T	无反应	1

（1）睁眼反应

①观察患者可自发睁眼，记录 4 分（图 4-1-4-1）。

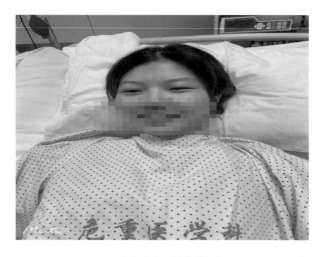

图 4-1-4-1　自发睁眼

②语言呼唤患者可睁眼，记录 3 分（例：张三在呼唤后将眼睛睁开）（图 4-1-4-2）。

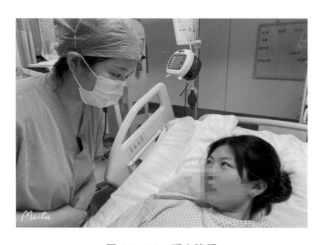

图 4-1-4-2　呼之睁眼

③语言呼唤患者无反应，按压患者眼眶后患者睁眼，记录2分（图4-1-4-3）。

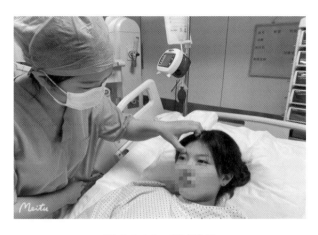

图4-1-4-3　刺痛睁眼

④语言呼唤和疼痛刺激患者均无反应，记录1分（图4-1-4-4）。

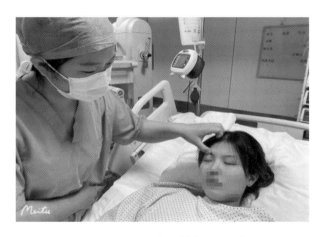

图4-1-4-4　呼唤、刺痛均无反应

知识园地

1. 睁眼反应评分时，注意持续性植物状态的人自发睁眼，评分不能反映其实际病情，但只能按看到的评分。
2. 注意疼痛刺激要由轻到重，避免不必要的痛苦；可以重复刺激，但不可一次刺激持续时间太长。尽量一次完成，避免反复刺激。
3. 眼睑水肿或面部骨折患者的睁眼反应无法评估，用C（closed）表示评分结果，如ECV5M4。

（2）语言反应

①患者正常交流，定向正常，记录5分（以2021年为例，问：今年是哪一年？答：今年是2021年）（图4-1-4-5）。

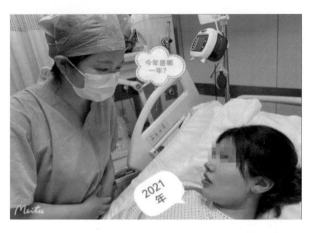

图 2-1-4-5 定向正常

②言语错乱，记录 4 分（以 2021 年为例，问：今年是哪一年啊？答：2020 年）（图 4-1-4-6）。

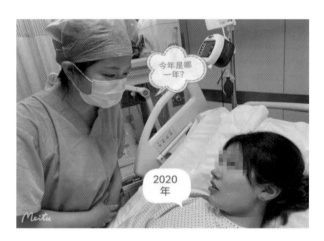

图 4-1-4-6 沟通言语错乱

③只能说出（不适当）单词，记录 3 分（例：问：今天吃饭了吗？答：昨天……妈妈……）（图 4-1-4-7）。

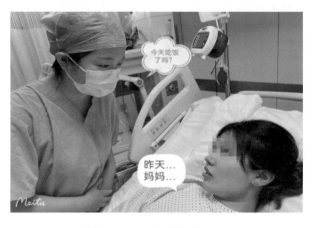

图 4-1-4-7 只能说出单词

④只能发音，言语难辨，记录 2 分（患者咿咿呀呀，不能成词句）（图 4-1-4-8）。

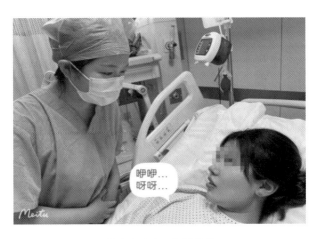

图 4-1-4-8　只能发音

⑤无发音，或气管内导管，记录 1 分（图 4-1-4-9）。

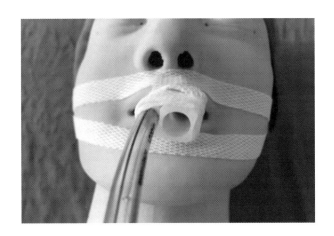

图 4-1-4-9　无发音

知识园地

1. 气管切开或气管插管患者的语言反应无法评估，用 T（tube）表示评分结果，如 E4VTM3。
2. 语言障碍患者的语言反应无法评估，用 D（dysphasia）表示评分结果，如 E4VDM6。

（3）运动反应

①听从吩咐，遵嘱运动，记录 6 分（例：让患者抬左臂，患者能遵嘱抬起左臂）（图 4-1-4-10）。

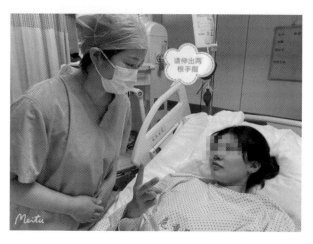

图 4-1-4-10　遵嘱运动

②刺痛能定位，记录 5 分（例：按压患者眼眶，患者能用手去阻挡）（图 4-1-4-11）。

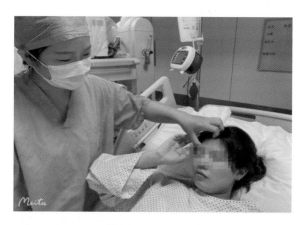

图 4-1-4-11　刺痛能定位

③刺痛患者能屈曲反应，记录 4 分（例：刺痛患者手臂后患者手臂躲闪）（图 4-1-4-12）。

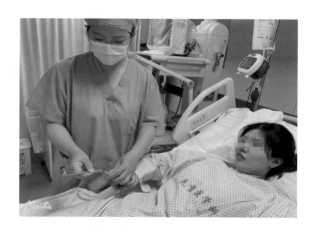

图 4-1-4-12　刺痛患者屈曲

④刺痛患者后患者异常屈曲动作，记录 3 分（例：刺痛患者手臂后患者手臂屈曲，去皮质状态）（图 4-1-4-13）。

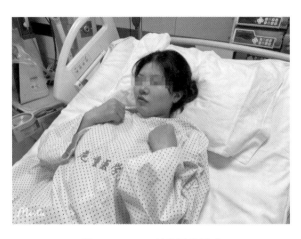

图 4-1-4-13 刺痛异常屈曲

⑤刺痛患者后患者异常伸展状态，记录 2 分（例：为患者翻身、吸痰，患者表现为肢体过伸、强直、去大脑状态）（图 4-1-4-14）。

⑥对声音及躯体刺激均无反应，记录 1 分（无任何运动反应）。

4．七步洗手法洗手。

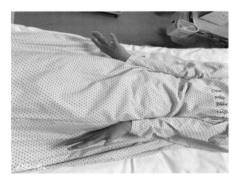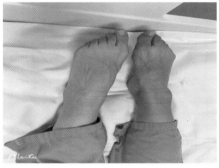

图 4-1-4-14 刺痛异常伸展

【评分记录】

GCS 结果通常记录为：E_____ V_____ M_____，其中 E 表示睁眼反应得分，V 表示语言反应得分，M 表示运动反应得分。

记录示例：同医生一起评估患者格拉斯哥昏迷评分为 E4VTM3，总分 8 分，为昏迷状态。

【操作后处理】

检查用物，进行消毒处理。

【格拉斯哥昏迷评分技术操作流程图】

评估	1. 评估患者既往疾病史、用药史 2. 评估患者意识状态及生命体征，向清醒患者解释评估目的，取得患者配合 3. 评估患者睁眼活动能力、是否有外伤、有纱布覆盖等 4. 评估患者言语能力：是否失语，是否有插管 5. 患者取舒适体位 6. 病室环境安静、舒适、整洁，光线适宜

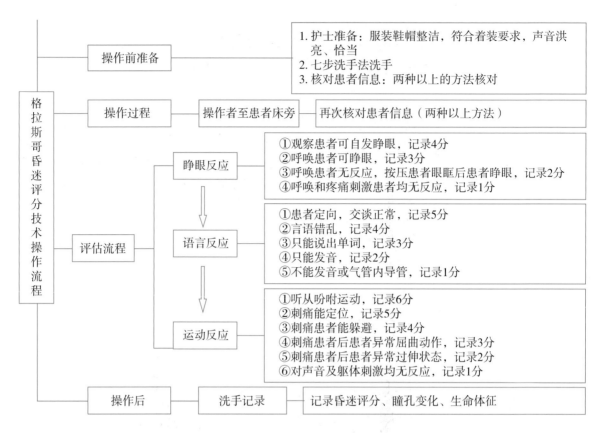

【格拉斯哥昏迷评分技术评分标准】

项目		技术操作要求	总分	评分等级				实际得分
				A	B	C	D	
操作前准备（40分）	着装准备	服装整洁，洗手，戴帽子、口罩	2	2	1	0	0	
	核对	核对医嘱	2	2	0	0	0	
		核对患者	2	2	0	0	0	
	沟通	向清醒患者解释，取得患者的配合	3	3	0	0	0	
	评估	评估患者意识、生命体征	5	5	3	1	0	
		评估患者既往疾病史、用药史	5	5	3	1	0	
		评估患者眼部是否有外伤、纱布覆盖等	4	4	2	0	0	
		评估患者言语，是否有失语、气管内导管	4	4	2	0	0	
		评估患者是否被动体位、肢体活动状态	4	4	2	0	0	
		评估病室环境安静、舒适、整洁，光线适宜	4	4	2	0	0	
	物品准备	快速手消毒液，检查物品有效期	5	5	3	2	0	
操作过程（50分）	再次核对	操作者至患者床旁，再次核对患者信息	2	2	1	0	0	
	睁眼	正确评估患者睁眼反应	10	10	6	3	0	
	语言	正确评估患者语言反应	15	15	10	6	0	
	运动	正确评估患者运动反应	15	15	10	6	0	
	健康宣教	向清醒患者进行健康宣教	8	8	6	3	0	

续表

项目		技术操作要求	总分	评分等级				实际得分
				A	B	C	D	
操作后处理 (5分)	记录	七步洗手法洗手	2	2	1	0	0	
		记录昏迷评分、生命体征、病情变化等	3	3	2	1	0	
提问 (5分)	理论知识	1. 格拉斯哥昏迷评分具体评估哪几项？ 2. 格拉斯哥昏迷评分总分是多少？	5	5	3	2	0	

【知识链接】

1. Glasgow 评分结果判读

分值	结果判读
15 分	意识清楚
12 ~ 14 分	轻度意识障碍
9 ~ 11 分	中度意识障碍
8 分及以下	昏迷

分数越低，表示意识障碍越重

2. 昏迷程度分级

（1）轻度昏迷：意识大部分丧失，无自主运动，对声、光刺激无反应，对疼痛刺激尚可出现痛苦的表情或肢体退缩等防御反应。角膜反射、瞳孔对光反射、眼球运动、吞咽反射等可存在。

（2）中度昏迷：对周围事物及各种刺激均无反应，对剧烈刺激或可出现防御反射。角膜反射减弱，瞳孔对光反射迟钝，眼球无转动。

（3）深度昏迷：全身肌肉松弛，对各种刺激全无反应。深、浅反射均消失。

3. 影响 Glasgow 评分的因素

（1）饮酒：酒精对脑及神经系统有麻醉作用，可使人反应迟钝，对光、声刺激反应时间延长，反射动作的时间也相应延长，感觉器官和运动器官如眼、手、脚之间的配合功能发生障碍等，在进行 GCS 判定时影响其准确性。对一些脑外伤、脑血管病患者要注意询问有无饮酒。

（2）癫痫：颅脑疾患患者往往伴发癫痫发作，特别是癫痫持续状态时，在发作间歇期仍然呈昏迷状态，应注意与原发病所致昏迷相鉴别。

（3）使用镇静剂：烦躁不安、情绪激动、睡眠障碍患者常使用镇静剂如地西泮、苯巴比妥或冬眠合剂，不宜进行 GCS 评定，在没有药物影响时再评分。

【参考文献】

[1] 何江弘，杨艺，夏小雨，等. 《2018 版美国意识障碍临床实践指南》解读 [J]. 临床神经外科杂志，2020，17（1）：4-7.

[2] 王小刚，高丁，李涛，等. 院前应用格拉斯哥昏迷分级评分评估颅脑损伤患者与预后的相关性分析 [J]. 中国临床医学杂志，2015，43（8）：36-39.

[3] 高立威，张文博，于国渊，等. 格拉斯哥昏迷量表和血浆瘦素联合预测脑出血预后的临床研究 [J]. 中华临床医师杂志，2013，1（16）：7603-7604.

[4] 叶世武. 脑卒中患者 GCS 昏迷评分与临床肺部感染评分的相关性研究 [J]. 中国老年学杂志，2012，14（9）：38-41.

[5] 杨树源，张建宁. 神经外科学 ［M］. 2 版. 北京：人民卫生出版社，2015.

【临床思维题】

患者张某，昏迷状态，气管切开，呼吸机辅助呼吸。查体：可自发睁眼，双侧瞳孔不等大，左侧直径 2.5 mm，右侧直径 3 mm，对光反射均消失。为患者吸痰后患者双上肢过伸反应，重新评估昏迷评分。

1. 格拉斯哥昏迷评分总分、最低分值、最高分值分别是多少？

2. 格拉斯哥昏迷评分具体评估哪几项？各单项总分为多少？

3. 案例中患者格拉斯哥昏迷评分是否有波动？具体分值是多少？

4. 影响格拉斯哥昏迷评分的因素有哪些？

【答案解析】

1. 格拉斯哥昏迷评分总分为 15 分，12 ～ 14 分为轻度意识障碍，9 ～ 11 分为中度意识障碍，8 分及以下为昏迷，最低分为 3 分。

2. 格拉斯哥昏迷评分包括以下 3 个项目：睁眼反应（4 分）、语言反应（5 分）和运动反应（6 分）。

3. 案例中患者昏迷评分有波动，GCS 评分为 E4VTM2。根据病例为患者查体：气管切开，呼吸机辅助呼吸，记录 VT；可自发睁眼，记录 E4；为患者吸痰后患者双上肢过伸反应，记录 M2。

4. 影响因素：使用镇静剂，饮酒，癫痫。

（刘建航）

五、失语的评估

失语是指在神志清楚、意识正常、发音和构音没有障碍的情况下，大脑皮质语言功能区病变导致的言语交流障碍，表现为自发谈话、听理解、复述、命名、阅读和书写六个基本方面能力残缺或丧失，是神经系统疾病常见的言语障碍形式之一。失语的评估有助于疾病的定位诊断和定性诊断。

【案例】

患者王某，男性，84 岁。主因"发现言语不清伴右侧肢体无力 1 月余，加重 10 天"，以"脑梗死"收入院。T 36.2 ℃，P 70 次 / 分，R 19 次 / 分，BP 157/90 mmHg。患者神志清楚，言语不清，双侧瞳孔等大等圆，直径 3.0 mm，对光反射灵敏。左侧肢体肌力 Ⅴ 级，右侧肢体肌力 Ⅳ 级。双下肢 Babinski 征阳性。颅脑 MR 平扫示：左侧脑室旁急性脑梗死。遵医嘱对患者进行失语类型的判断。

【护理评估】

1. 评估患者年龄、病情、意识状态、生命体征、合作程度及文化水平，向患者解释言语评估的目的，取得患者配合。

2. 评估患者的书写习惯，了解患者是左利手还是右利手。

3. 评估患者上肢有无运动障碍。

4. 评估患者有无感觉障碍、听觉障碍及视觉障碍。

5. 病室环境安静、舒适、整洁，光线适宜。

【操作前准备】

1. 护士准备：服装鞋帽整洁，符合着装要求，语言柔和恰当，态度和蔼可亲。
2. 双人核对医嘱：床号、姓名。
3. 七步洗手法洗手。
4. 用物准备：铅笔、尺子、橡皮、手表、快速手消毒液（图 4-1-5-1）。

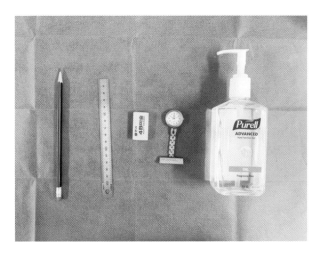

图 4-1-5-1 操作用物

【操作过程】

1. 携用物至床旁。
2. 再次核对患者信息（同前）。
3. 通过口语表达、听理解、复述、命名、阅读和书写能力六个方面评估患者语言功能。

（1）口语表达评估：①让患者从 1 数到 21，判断患者言语的流畅性。②先让患者进行简单的自发表达，如名字、年龄、居住地，再叙述自己的发病经过。判断有无言语含混不清、找词困难、错语、无意义语言、言语错乱等问题。

（2）听理解评估：①嘱患者执行简单指令：如睁眼、闭眼。②执行复杂指令：如用右手摸左耳。

（3）复述评估：检查者要求患者说出完整、正确的词语和句子。先进行词语复述，连续说出三个词语，如"国旗、皮球、树木"，再重复一句话，如"四十四只石狮子"。注意患者是否可以一字不错地复述，有无复述困难，甚至完全不能复述的情况。

（4）命名评估：准备一些物品让患者说出物品的名称，如铅笔、尺子、橡皮、手表等（图 4-1-5-2），还可以进行身体部位、颜色的命名。

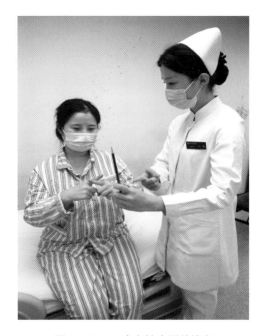

图 4-1-5-2 命名性失语的检查

（5）阅读评估：①让患者朗读书报的文字。②让患者阅读的同时执行书面指令，如指门，再指窗户的提示卡片读出，并做出动作，以判断患者对文字的朗读和理解能力。

（6）书写能力：让患者书写姓名、地址、自己的发病经过或抄写词语或句子，以判断患者的书写能力。

实践提示

◇ 测试者在进行评估时，问题要发音清楚，给患者充足的回答时间，不要催促患者。
◇ 评估过程中以观察记录为主，为避免患者紧张或焦虑，不要干涉或纠正患者的错误回答。
◇ 若患者无法连续完成若干道较简单的测试题，则该部分测试停止。

4．整理床单位，协助患者取舒适卧位。
5．给予患者及家属健康宣教。

知识园地

◇ 语言功能正常患者，鼓励患者表达自己的需求，提供相应的护理措施。
◇ 运动性失语患者，指导患者运用眼神、手势、画板等辅助方法进行交流。
◇ 对于不同类型的失语患者，指导患者和家属按照针对性的言语康复计划进行训练，包括听觉言语刺激法中的发音器官训练、发音训练、词句训练、阅读训练、书写训练和交流能力训练。要坚持由易到难、循序渐进、反复练习、持之以恒的原则。

6．洗手、记录
（1）七步洗手法洗手。
（2）记录失语类型：运动性失语／感觉性失语／传导性失语／混合性失语／命名性失语。

【操作后用物处理】

铅笔、尺子、橡皮、手表用75%乙醇擦拭。

【失语评估操作流程图】

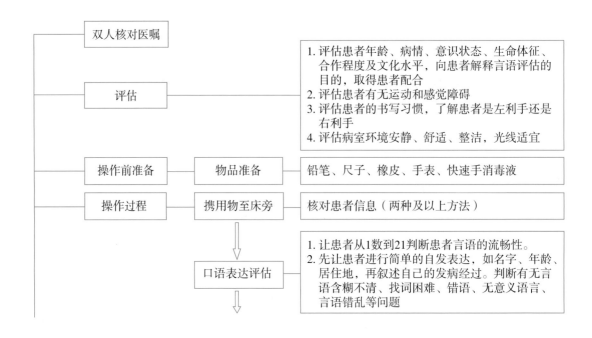

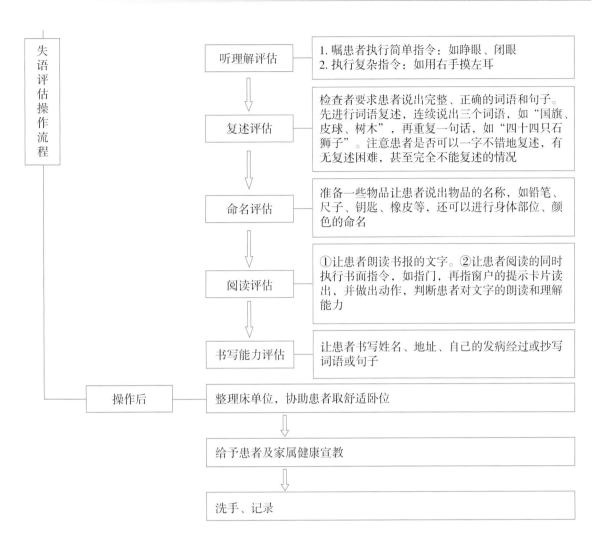

失语评估操作流程

听理解评估 → 1. 嘱患者执行简单指令：如睁眼、闭眼
2. 执行复杂指令：如用右手摸左耳

复述评估 → 检查者要求患者说出完整、正确的词语和句子。先进行词语复述，连续说出三个词语，如"国旗、皮球、树木"，再重复一句话，如"四十四只石狮子"。注意患者是否可以一字不错地复述，有无复述困难，甚至完全不能复述的情况

命名评估 → 准备一些物品让患者说出物品的名称，如铅笔、尺子、钥匙、橡皮等，还可以进行身体部位、颜色的命名

阅读评估 → ①让患者朗读书报的文字。②让患者阅读的同时执行书面指令，如指门，再指窗户的提示卡片读出，并做出动作，判断患者对文字的朗读和理解能力

书写能力评估 → 让患者书写姓名、地址、自己的发病经过或抄写词语或句子

操作后 → 整理床单位，协助患者取舒适卧位

给予患者及家属健康宣教

洗手、记录

【失语评估评分标准】

项目		技术操作要求	总分	评分等级				实际得分
				A	B	C	D	
操作前准备（20分）	着装准备	服装整洁，洗手，戴帽子、口罩	2	2	1	0	0	
	核对	核对医嘱	3	3	2	1	0	
		核对患者	3	3	2	1	0	
	沟通	向患者解释，取得患者的配合	2	2	1	0	0	
	评估	评估患者年龄、病情、意识状态、生命体征、合作程度及文化水平	2	2	1	0	0	
		评估患者书写上肢有无运动障碍和感觉障碍，听觉障碍及视觉障碍	2	2	1	0	0	
		评估患者书写习惯，了解患者是左利手还是右利手	2	2	1	0	0	
		评估病室环境安静、舒适、整洁，光线适宜	2	2	1	0	0	
	物品准备	快速手消毒液，检查物品有效期	2	2	1	0	0	

项目		技术操作要求	总分	评分等级 A	B	C	D	实际得分
操作过程（70分）	再次核对	携用物至患者床旁，再次核对患者信息	5	5	3	1	0	
	评估过程	口语表达评估正确	10	10	8	5	0	
		听理解评估正确	10	10	8	5	0	
		复述评估正确	10	10	8	5	0	
		命名评估正确	10	10	8	5	0	
		阅读评估正确	10	10	8	5	0	
		书写评估正确	10	10	8	5	0	
	健康宣教	向患者进行健康宣教	5	5	3	1	0	
操作后处理（5分）	记录	七步洗手法洗手	2	2	1	0	0	
		记录患者失语的类型	3	3	2	1	0	
提问（5分）	理论知识	1. 描述运动性失语的临床特点。 2. 描述感觉性失语的临床特点。	5	5	3	1	0	

【知识链接】

1. 适应证和禁忌证

（1）适应证：患有神经系统疾病的患者。

（2）禁忌证

1）患有先天性疾病的聋哑患者，根据患者的具体情况进行分析。

2）患者病情危重，无法配合。

2. 失语的类型

（1）外侧裂周围失语综合征：包括运动性失语、感觉性失语和传导性失语，病灶位于外侧裂周围，共同特点是均有复述障碍。

1）运动性失语：又称 Broca 失语或表达性失语，由优势侧半球额下回后部（Broca 区）的运动性语言中枢病变引起。临床特点以口语表达障碍最突出，谈话非流利型、电报式语言、讲话费力、找词困难、只能讲一两个简单的词，且用词不当，或仅能发出个别的语音。口语理解相对保留，对单词和简单的陈述句理解正常。复述、命名、阅读和书写均有不同程度的损害。

2）感觉性失语：又称 Wernicke 失语或听觉性失语，由优势侧半球颞上回后部（Wernicke 区）的病变引起。临床特点为严重的听理解障碍，表现为听觉正常，但不能听懂别人和自己的讲话。口语表达为流利型，语量增多，发音和语调正常，但言语混乱而割裂，缺乏实质词或有意义的词句，难以理解，答非所问。复述障碍与听理解障碍一致，存在不同程度的命名、阅读和书写障碍。

3）传导性失语：病变累及优势侧缘上回、Wernicke 区等部位，一般认为本症是由于外侧裂周围弓状束损害导致 Wernicke 区和 Broca 区之间的联系中断所致。临床表现为流利性口语，患者语言中有大量错词，但自身可以感知到其错误，欲纠正而显得口吃，听起来似非流利性失语，但表达短语或句子完整。听理解障碍较轻，在执行复杂指令时明显。复述障碍较自发谈话和听理解障碍重，二者损害不成比例，是本病最大特点。命名、阅读和书写也有不同程度的损害。

（2）混合性失语：又称完全性失语，是最严重的一种失语类型。临床上以所有语言功能均严重障碍或几乎完全丧失为特点。患者限于刻板言语，听理解严重缺陷，命名、复述、阅读和书写均不能。

（3）命名性失语：又称遗忘性失语，由优势侧半球颞中回后部病变引起。主要特点是命名不能，表现为患者"忘记"词，多数是物体的名称，尤其是那些极少用的东西的名称。如令患者说出指定物体的名称时，仅能叙述该物体的性质和用途。别人告知该物体的名称时，患者能辨别对方讲得对或不对。

【参考文献】

[1] 贾建平，陈生弟．神经病学 [M]．8 版．北京：人民卫生出版社，2020：66-67.

[2] 刘芳，杨莘．神经内科重症护理手册 [M]．北京：人民卫生出版社，2017：120-121.

[3] 汉语失语症康复治疗专家共识组．汉语失语症康复治疗专家共识 [J]．中华物理医学与康复杂志，2019，41（3）：161-169.

[4] 廖敏，Cynthia K. Thompson.《中国失语症语言评估量表》的设计原理 [J]．中国听力语言康复科学杂志，2017，15（5）：336-341.

[5] 吴积宝，吴小琴，刘晓加．卒中后失语患者的认知功能评估工具 [J]．国际脑血管病杂志，2012，20（8）：613-616.

[6] 周瑾，何小俊．脑卒中后失语症康复治疗的研究进展 [J]．医学综述，2021，27（3）：529-533.

[7] 张海平，付婧，肖军，等．自编简易临床失语量表对卒中后失语症的评估、诊断及分类的临床应用研究 [J]．实用医院临床杂志，2021，18（3）：64-67.

[8] 叶明明，翁瑛丽，赵博伦，等．脑卒中后失语症患者筛查和护理的最佳证据总结 [J]．中华护理杂志，2021，56（3）：439-444.

【临床思维题】

对患者王某进行失语的评估，要求患者简单叙述发病经过，患者言语含混不清，断断续续，不能完整叙述。在进行交流中，不能完全通过言语回应，经常使用点头和摇头的方式回答问题。对于提出的睁眼、闭眼的动作指示，患者能够正确执行。要求复述句子和阅读报纸时，言语含糊不清。命名物体正确，书写字词正确。

1. 此患者现在属于的失语类型是

　　A．运动性失语　B．感觉性失语　C．命名性失语　　D．混合性失语

2. 对于此患者，进行有效的沟通，正确的方法有

　　A．沟通者说话时用短而清楚的句子，速度比正常缓慢一点，让患者听清内容

　　B．注意要保持环境安静，避免外界的干扰

　　C．鼓励患者可以用手势、眼神等方法表达自己的想法

　　D．可以为患者准备画板，将想说的话写下来进行交流

3. 对于此患者，进行有效的失语训练，正确的方法有

　　A．失语训练要坚持由易到难、循序渐进、反复练习、持之以恒的原则

　　B．词句训练按单词—词组—短句的顺序，优先训练患者日常生活用语

　　C．患者出现烦躁发脾气时，不要停止训练，加快训练速度，尽快恢复言语功能

　　D．指导患者进行发音器官的训练，如张口、龇牙、鼓腮、伸舌等动作

【答案解析】

1. A。此患者在叙述自己的发病经过时言语含混不清，回答问题时不能完全通过言语回应，复述和阅读字词时含混不清，可以理解并按指令动作，应为运动性失语。

2．ABCD。选项 E 错误，当听不清患者的语言时，不要勉强患者，否则易引起患者的烦躁、焦虑情绪，不利于沟通。沟通中在发问时尽量使用简单直接的问题，使患者通过"是"或"不是"即可简单作答。

3．ABD。选项 C 错误，当患者因烦躁而发脾气时，要停止训练，先让其发泄后再加以劝导和解释。同时，鼓励患者，当患者认真锻炼并取得一些成绩时，及时给予表扬，使患者看到成绩，以便在行动上更好地配合治疗和护理。选项 E 错误，阅读训练的顺序是正确的，但内容的选择也很关键，不能由训练者随意安排，内容以患者感兴趣的题材为宜，提高患者的参与度。

（罗永梅　周宝华　王　晖）

六、吞咽评估

吞咽障碍是由于食管括约肌、舌、咽喉、双唇下颚、软腭或括约肌的功能受到损伤，从而造成吞咽困难的问题，导致食物不能安全从口吞咽到胃的过程，是脑卒中患者常见的并发症之一。目前，临床常用的吞咽障碍评估方法是洼田饮水试验，它是由日本学者洼田俊夫提出的一种试验方法，由于它分级明确，操作简单，在临床中得到广泛的应用。

【案例】

患者李某，男性，65 岁。主因"言语不清伴左上肢活动不利 2 天"，急诊以"急性脑梗死"收入院。头颅核磁示：右侧急性额叶脑梗死。颈部血管彩超显示：双侧颈动脉多发粥样硬化斑块形成。查体：患者神志清楚，言语不清，双侧瞳孔等大等圆，直径 3.0 mm，对光反射灵敏。左上肢肌力 IV 级，其余肢体肌力 V 级。T 36.2 ℃，P 94 次 / 分，R 20 次 / 分，BP 130/60 mmHg。吸烟 40 年，10 支 / 天，偶尔饮酒。遵医嘱治疗给予抗血小板聚集、稳定斑块、改善循环药物。自诉饮水偶有呛咳。遵医嘱给予洼田饮水试验。

【护理评估】

1．评估患者病情、意识状态、呼吸状况。
2．评估患者口腔状况、进食方式、饮食情况。
3．评估患者心理状态及合作程度。
4．评估患者吞咽动作。

> **实践提示**
> ◇ 试验需要患者意识清楚，并能够按照指令完成。

【操作前准备】

1．护士准备：服装鞋帽整洁，符合着装要求，语言柔和恰当，态度和蔼可亲。
2．患者准备：向患者解释操作的目的、方法、注意事项及配合要点，患者知情同意。
3．环境准备：病室干净整洁、安静舒适、光线适宜。
4．七步洗手法洗手。
5．核对医嘱：双人正确核对医嘱。

> **实践提示**
> ◇ 医嘱需双人核对，核对无误后方可执行。
> ◇ 核对患者信息应使用两种及以上的方法，如腕带、床头卡、反叫患者姓名等。

6. 用物准备：治疗车、带刻度的量杯、秒表、温开水、治疗巾、快速手消毒液（图 4-1-6-1）。

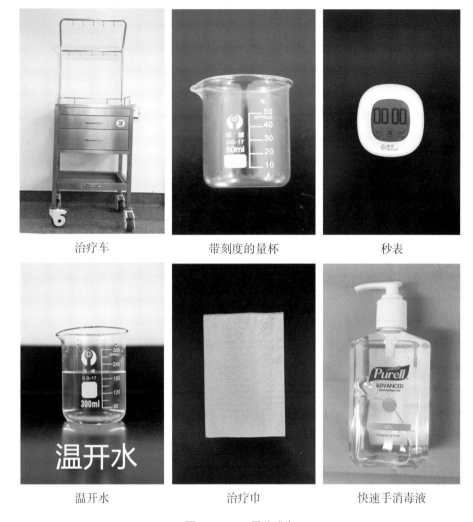

治疗车　　　　　　　　带刻度的量杯　　　　　　　秒表

温开水　　　　　　　　治疗巾　　　　　　　快速手消毒液

图 4-1-6-1　用物准备

【操作过程】

1. 携用物至床旁。
2. 再次核对患者信息（同前），向患者解释操作的目的，取得配合。
3. 将温水倒入量杯中，测量刻度为 30 ml。
4. 试验过程（图 4-1-6-2）。

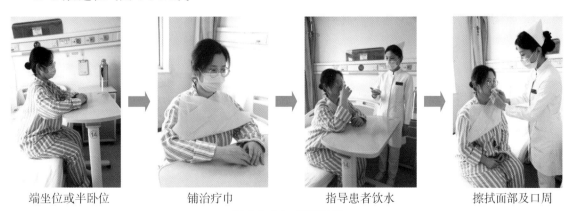

端坐位或半卧位　　　　　铺治疗巾　　　　　指导患者饮水　　　　擦拭面部及口周

图 4-1-6-2　试验过程

（1）患者取端坐位或半卧位。

（2）铺治疗巾于患者颌下。

（3）指导患者在检查者提示开始后，按平常饮水习惯，一次喝下 30 ml 温开水。看到患者饮水的同时使用秒表计时。

（4）观察患者 30 ml 水下咽的次数、时间及饮水后呛咳情况。

（5）用纸巾擦拭患者面部、口周。

5．根据患者饮水情况正确判断试验结果的分级。

（1）1 级（优）：能顺利 1 次将水咽下。

（2）2 级（良）：分 2 次及以上咽下，但无呛咳。

（3）3 级（中）：能 1 次咽下，但有呛咳。

（4）4 级（可）：分 2 次及以上咽下，但有呛咳。

（5）5 级（差）：频繁呛咳，不能全部咽下。

6．吞咽功能判定

（1）正常：1 级，5 s 之内咽下。

（2）可疑：1 级，5 s 以上或 2 级。

（3）异常：3 ～ 5 级。

实践提示

◇ 洼田饮水试验 3 ～ 5 级，即吞咽功能异常时，应通知医生并考虑给予留置鼻胃管。

7．再次核对患者信息并向患者解释洼田饮水试验结果。

8．协助患者取舒适体位，给予健康宣教，整理床单位。

知识园地

◇ 1 级 5 s 之内咽下，为正常。指导患者正常进食即可。

◇ 1 级 5 s 以上或 2 级，为可疑。指导患者正确饮食的方案，包括饮食体位、餐具选择、食物选择、进食方法、协助喂食者方法几方面内容。

◇ 3 ～ 5 级，为异常。需要立即通知医生，指导患者暂时不能经口进食，以免发生误吸的风险。等待医生进一步检查，确定进食方案后，再根据进食途径的不同进行个性化健康宣教。

9．洗手，记录

（1）七步洗手法洗手。

（2）记录患者的试验过程及结果。

（3）书写护理记录。

【操作后用物处理】

1．治疗巾：弃于黄色垃圾桶内。

2．带刻度的量杯：250 ～ 500 mg 健之素放置于 1000 ml 水中，消毒液浸泡 30 min，清水冲洗后再擦净晾干备用。

3．秒表：用 75% 乙醇擦拭。

【洼田饮水试验操作流程图】

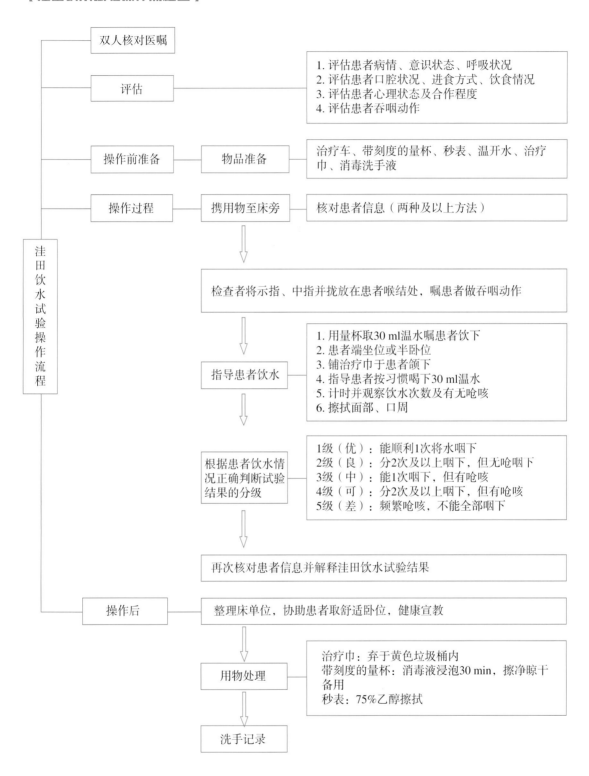

双人核对医嘱

评估
1. 评估患者病情、意识状态、呼吸状况
2. 评估患者口腔状况、进食方式、饮食情况
3. 评估患者心理状态及合作程度
4. 评估患者吞咽动作

操作前准备 —— 物品准备 —— 治疗车、带刻度的量杯、秒表、温开水、治疗巾、消毒洗手液

操作过程 —— 携用物至床旁 —— 核对患者信息（两种及以上方法）

检查者将示指、中指并拢放在患者喉结处，嘱患者做吞咽动作

指导患者饮水
1. 用量杯取30 ml温水嘱患者饮下
2. 患者端坐位或半卧位
3. 铺治疗巾于患者颌下
4. 指导患者按习惯喝下30 ml温水
5. 计时并观察饮水次数及有无呛咳
6. 擦拭面部、口周

根据患者饮水情况正确判断试验结果的分级
1级（优）：能顺利1次将水咽下
2级（良）：分2次及以上咽下，但无呛咽下
3级（中）：能1次咽下，但有呛咳
4级（可）：分2次及以上咽下，但有呛咳
5级（差）：频繁呛咳，不能全部咽下

再次核对患者信息并解释洼田饮水试验结果

操作后 —— 整理床单位，协助患者取舒适卧位，健康宣教

用物处理
治疗巾：弃于黄色垃圾桶内
带刻度的量杯：消毒液浸泡30 min，擦净晾干备用
秒表：75%乙醇擦拭

洗手记录

洼田饮水试验操作流程

【洼田饮水试验评分标准】

项目		技术操作要求	总分	评分等级				实际得分
				A	B	C	D	
操作前准备（40分）	护士准备	仪表端庄、着装整洁规范	5	5	3	2	0	
		七步洗手，戴口罩	5	5	3	2	0	
	核对	核对医嘱，两种及以上方法核对患者信息	3	3	2	1	0	
	沟通	解释耐心，指导并告知配合方法，尊重患者知情同意权	5	5	3	2	0	
	评估	评估患者病情、意识状态、呼吸状况，听取患者的主诉和需要	5	5	3	2	0	
		评估患者口腔状况、进食方式、饮食情况	5	5	3	2	0	
		评估患者吞咽动作	5	5	3	2	0	
	物品准备	用物备齐（治疗车、带刻度的量杯、秒表、温开水、治疗巾、消毒洗手液），放置合理，检查用物	5	5	3	2	0	
	环境准备	干净整洁，光线适宜，放置合理	2	2	1	0	0	
操作过程（45分）	再次核对	携用物至患者床旁，再次核对患者信息	2	2	1	0	0	
	准备	患者体位舒适，颈部放松	5	5	3	2	0	
		铺治疗巾于患者颌下	5	5	3	2	0	
		将30 ml温开水倒入量杯中，剂量准确	5	5	3	2	0	
		指导患者正确饮水方法、饮水量、注意事项	5	5	3	2	0	
		计时并观察30 ml水下咽的次数、时间及饮水后呛咳情况	10	10	8	5	0	
		擦拭患者口周	3	3	2	1	0	
		再次核对，准确判断洼田饮水试验结果	10	10	8	5	0	
操作后（10分）	用物处理	合理安置患者，整理床单位	2	2	1	0	0	
		用物处理正确，洗手，记录，签字	4	4	3	2	0	
		健康宣教：饮食指导	4	4	3	2	0	
提问（5分）	理论知识	1. 洼田饮水试验的分级标准是什么？ 2. 如何通过洼田饮水试验的分级标准进行吞咽功能的判定？	5	5	3	2	0	

【知识链接】

1. 吞咽动作触诊方法和判断方法

检查者将示指、中指并拢放在患者喉结处，嘱患者做吞咽动作。此种方法可以确认患者是否存在吞咽动作，通过患者吞咽反射产生喉上举所用的时间（指令到产生运动的时间）和喉头上移距离（正常情况为1个椎体）来判断患者是否存在吞咽动作，并确认有无异常运动方式。如果患者不能完成吞咽动作，就无法进行洼田饮水试验。

2. 吞咽的生理分期

吞咽这一复杂动作的完成，可以人为地按照食团的位置分为5期，即认知期、准备期、口腔期、咽期和食管期。各期之间密不可分，在中枢神经系统的调控下，各期协同运动完成一次有效吞咽。

（1）认知期：是指将食物放入口中之前的这一阶段，又称先行期。在此阶段，人们对眼前的食物通过视觉、嗅觉等搜集到的情报，同时通过手指触摸等触压觉获得有关食物的物理性质的信息，并将这些信息传递至中枢神经系统。

（2）准备期：是指摄入食物至完成咀嚼，为吞咽食物做准备的阶段，又称咀嚼期。口腔内的食物同时刺激不同的感受器，如触觉、味觉和温度觉。这些感知的信息同时传递至脑干的孤束核和皮质更高级的吞咽中枢，在高级神经中枢的调控下，完成咀嚼动作。

（3）口腔期：是指舌推进食团开始向后运动到进入咽部之前的过程。这一过程与众多的肌肉及神经系统配合工作，将食团运送进入咽部。食团在口腔内传递的时间为 1～1.25 s。

（4）咽期：是指食团从进入口咽部开始到通过食管上括约肌进入食管的阶段。这一阶段的运动均为反射性运动，是由舌将食团向后移送和咽部收缩肌的蠕动相辅相成共同完成的。在鼻咽腔与喉腔共同关闭的情况下，上、下咽缩肌先后收缩，食团向下移送至食管。

（5）食管期：是指食团由食管入口处移送至胃部入口处的这一阶段。这一阶段是在食管平滑肌与横纹肌收缩的共同作用下实现的，由于平滑肌的协作是重要的，因此该期不受吞咽中枢控制。该期时间为 8～20 s。

3．洼田饮水试验的临床应用

（1）评定吞咽障碍的试验方法。

（2）可用作治疗效果判定标准。

1）治愈：吞咽障碍消失，饮水试验评定 1 级。

2）有效：吞咽障碍明显改善，饮水试验评定 2 级。

3）无效：吞咽障碍改善不明显，饮水试验评定 3 级及以上。

（3）临床应用过程中的注意事项

1）当鼻饲患者 GCS ≥ 12 分，可给予洼田饮水试验；当复评结果达到 1～2 级时可作为鼻胃管拔除的时机。

2）患者在进食或饮水前必须由经过专业训练的医务人员进行评估。

3）筛查发现有误吸风险的患者不应经口进食、进水，需进一步临床系统评价。

4）失语且吞咽功能正常的患者，可根据患者的意识水平，给予洼田饮水试验的评估。

【参考文献】

[1] 贾建平，陈生弟．神经病学 [M]．8 版．北京：人民卫生出版社，2020：204.

[2] 宁蒙蒙．精细化护理在老年脑梗死伴吞咽障碍患者中的应用效果观察 [J]．临床研究，2021，4：175-177.

[3] 张洪君，李葆华．神经科护士规范操作指南 [M]．北京：中国医药科技出版社，2016：319-323.

[4] 陈凤侠，李红玲，庞亚涛，等．脑卒中后吞咽障碍治疗方法研究进展 [J]．中国康复，2021，（3）：189-192.

[5] 马珂珂，郭园丽，董小方，等．河南省护士对脑卒中患者吞咽障碍筛查与评估的现状调查 [J]．中华护理杂志，2020，55（8）：1196-1200.

[6] 熊明燕，孙宏芝，徐琳，等．洼田饮水试验饮食指导在颈椎术后应用 [J]．中国矫形外科杂志，2020，28（23）：2202-2204.

【临床思维题】

患者李某，入院后遵医嘱给予洼田饮水试验，首先进行空吞咽试验评估，为患者准备 30 ml

温水，指导患者按平时饮水习惯尽量一次性喝完，在开始喝水时给予计时，患者饮水用时 10 s，分 2 次饮完，饮水过程中未见呛咳。

1. 根据以上病例，分析该患者洼田饮水试验结果是

　　A．1 级　　　　　　B．2 级　　　　　　C．3 级　　　　　　D．4 级

2. 根据以上描述，对患者吞咽评估描述正确的有

　　A．患者饮水无呛咳，为正常

　　B．患者饮水时间延长，为可疑

　　C．患者饮水时间延长，为异常

　　D．患者饮水次数为 2 次，为可疑

3. 如何对此患者进行饮食指导？

【答案解析】

1. B。此患者喝 30 ml 水分 2 次及以上饮完，但无呛咽下，洼田饮水试验应为 2 级。

2. BD。患者洼田饮水为 2 级，从饮水时间和饮水次数两方面判断结果，均为可疑。

3. 根据试验结果，可以指导患者经口进食，具体指导的方面有以下几点：

（1）饮食体位：此患者神志清楚，病情平稳，指导患者取坐位进食，不要平卧进食。

（2）餐具选择：指导患者及家属选择匙面小（容量 3 ～ 4 ml）、难以粘上食物的汤匙。选择杯口不接触鼻部的杯子，以免颈部伸展过多导致误咽；禁止使用吸管饮水，因为不能控制一口量，容易引起呛咳。

（3）食物选择：嘱患者避免进食干、黏食物，食用柔软、密度及形状均一、不易松散、通过口腔和咽喉部容易变形且不易粘在黏膜上的食物，如烂面条、馒头蘸菜汤等。

（4）进食方法：嘱患者进餐前安静休息 15 ～ 30 min。在进食过程中集中注意力，细嚼慢咽，在进食时不与患者交谈，避免患者情绪激动，并给予充足的进食时间，不催促患者，以免引起呛咳。先从小量（2 ～ 4 ml）开始逐渐增加，尽量将食物放在舌根以利于吞咽；为防止食物残留造成误咽，每次完全咽下后再进食下一口。

（5）餐后口腔清洁：在患者进餐结束后观察口腔内残余食物量，予清水漱口。

（罗永梅　周宝华　王　晖）

七、肌力检查技术

肌力是指肌肉的收缩力，一般以关节为中心检查肌群的伸、屈、外展、内收、旋前和旋后等功能，适用于上运动神经元病变及周围神经损害引起的瘫痪。肌力检查是肌肉功能的重要评定依据，有助于识别早期肌肉的受损情况，也是康复训练疗效的重要参考指标。目前临床上常采用 LOVETT 六级肌力检查法，检查时让患者依次做有关肌肉收缩运动，检查者施予阻力，或嘱患者用力维持某一姿势时，检查者用力改变其姿势，以判断肌力。

【案例】

患者王某，女性，66 岁。主因"左侧肢体无力 5 天"，以"脑出血"收入神经内科病房。患者自诉 5 天前于家中活动时，突感左侧下肢无力，歪坐于沙发上，左侧上肢也无法正常抬举。急诊头颅 CT 示：右侧基底节区脑出血。患者神志清楚，言语流利，双侧瞳孔等大等圆，直径 3.0 mm，对光反射灵敏。伸舌居中，左侧鼻唇沟稍浅。T 36.5 ℃，P 74 次 / 分，R 14 次 / 分，BP 154/86 mmHg。遵医嘱对患者进行肌力检查。

【护理评估】

1．评估患者神志及生命体征，向患者解释肌力评估的目的，取得患者配合，嘱患者检查前勿饱餐或运动。

2．评估患者理解能力、合作程度及心理状态。

3．评估患者是否存在疼痛、疲劳、衣服过紧等，提前排除干扰因素。

4．病室环境安静、舒适、整洁，光线适宜。

【操作前准备】

1．护士准备：服装鞋帽整洁，符合着装要求，语言柔和恰当，态度和蔼可亲，掌握肌力的检查方法。

实践提示

◇ 检查时检查者针对每一块肌肉的测定都需患者的肢体处于特定的姿势，以测定每块肌肉的独立功能，要求检查者熟悉待测肌肉的生物力学功能。

2．双人核对医嘱：核对患者的床号、姓名。

3．七步洗手法洗手。

4．核对患者信息：两种及以上的方法核对。

实践提示

◇ 医嘱需双人核对，核对无误后方可执行。

◇ 核对患者信息应使用两种及以上的方法，如腕带、床头卡或反叫患者姓名等。

5．用物准备：快速手消毒液。

6．患者准备：向患者解释肌力检查的目的，正确摆放患者体位，嘱患者放松肢体，平卧或坐于床上。

实践提示

◇ 患者可能因理解偏差，不能根据检查者的指令正确地进行肢体运动，因此检查者应耐心解释，同时进行动作示范，保证检查顺利进行，获得有效的肌肉评估结果。

◇ 充分暴露被检查部位，注意保护患者隐私。

【操作过程】

1．携用物至床旁。

2．再次核对患者信息（同前）。

3．发出口令嘱患者做出规定动作，观察患者的动作。一般肌力检查先从Ⅲ级肌力抗重力开始，让患者分别抬起双上肢和双下肢，如果肢体能够抬离床面，则确定肌力为Ⅲ级或Ⅲ级以上（图 4-1-7-1）。

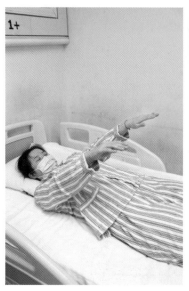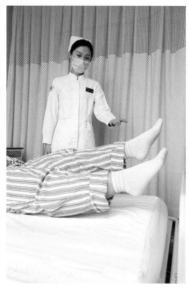

双上肢抬起　　　　　　　　　　　双下肢抬起

图 4-1-7-1　四肢抬起

实践提示

◇ 接合理顺序，从上肢至下肢，由近端至远端，先健侧后患侧进行肌力检查。

◇ 肌力评估时，应根据检查肌肉群的不同和做出的不同活动动作，采取正确的姿势及体位，将肢体置于坐位或平卧位，保持舒适、稳定体位，防止代偿运动。

◇ 避免做长时间的等长收缩，致患者血压升高。

4．肢体轻瘫的检查：对轻度瘫痪的患者采用一般方法不能确定肌力分级时，可进行轻瘫试验（图 4-1-7-2）。

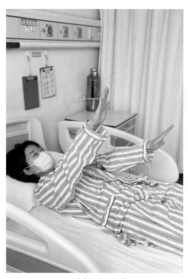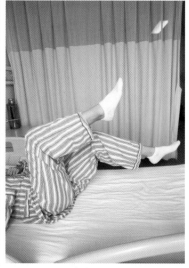

上肢轻瘫试验　　　　　　　　　　下肢轻瘫试验

图 4-1-7-2　四肢轻瘫试验（左侧肢体轻瘫试验阳性）

（1）上肢轻瘫试验：嘱患者双上肢向前平伸，掌心向下，持续数十秒钟后可见轻瘫上肢逐渐下垂、旋前（掌心向内）。

（2）下肢轻瘫试验：患者取仰卧位，双下肢髋关节和膝关节屈曲90°呈直角，数十秒钟后轻瘫侧下肢逐渐下落。

5．患者能完成以上动作，即对抗重力运动正常，再进行抗阻运动，予上肢和下肢分别施加相应的阻力，嘱患者用最大力量完成抗阻动作，通过与健侧对照，判断患者肌力的分级。

一般上肢近端检查肱二头肌和肱三头肌，远端检查腕伸肌和腕屈肌；下肢近端检查股四头肌和股二头肌，远端检查胫前肌和腓肠肌（图 4-1-7-3 ～图 4-1-7-10，注：箭头指示方向为患者肢体运动方向）。

（1）上肢肌肉检查

①肱二头肌：嘱患者维持肘部屈曲、前臂外旋位，检查者对抗使其伸直。

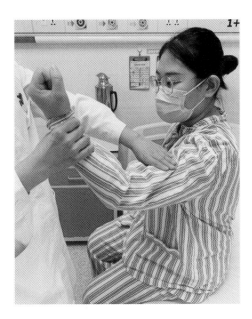

图 4-1-7-3　肱二头肌肌力检查

②肱三头肌：嘱患者维持肘部伸直位，检查者对抗使其屈曲。

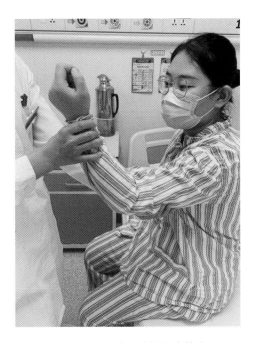

图 4-1-7-4　肱三头肌肌力检查

③腕伸肌：嘱患者维持腕部背屈位（手背向上），检查者对抗自手背下压。

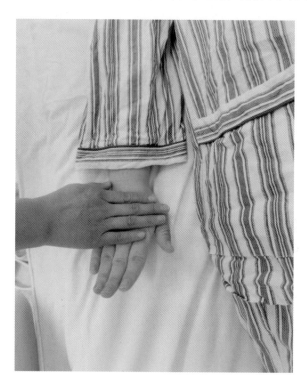

图 4-1-7-5　腕伸肌肌力检查

④腕屈肌：嘱患者维持腕部掌曲位（手心向上），检查者对抗自手掌上抬。

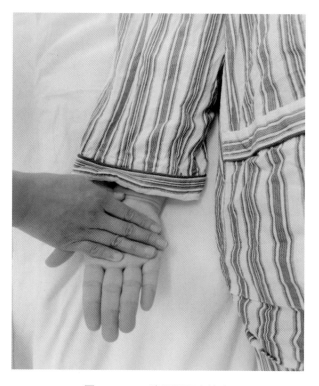

图 4-1-7-6　腕屈肌肌力检查

（2）下肢肌肉检查

①股四头肌：嘱患者仰卧，抬腿伸膝，检查者对抗使其屈曲。

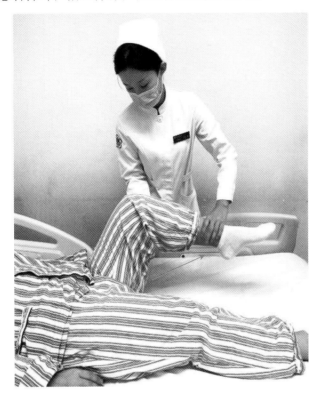

图 4-1-7-7　股四头肌肌力检查

②股二头肌：嘱患者维持膝部屈曲，检查者向足侧部方向推小腿。

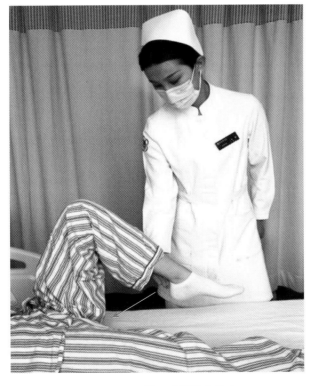

图 4-1-7-8　股二头肌肌力检查

③胫前肌：嘱患者膝部伸直，维持足部背屈，检查者对抗下压足背。

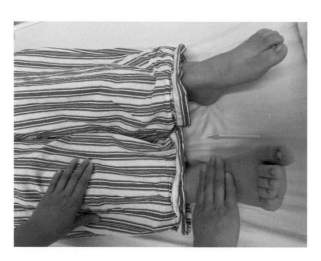

图 4-1-7-9　胫前肌肌力检查

④腓肠肌：嘱患者膝部伸直，维持足部跖曲，即足背伸展向下用力踩住，检查者对抗足底向上推动。

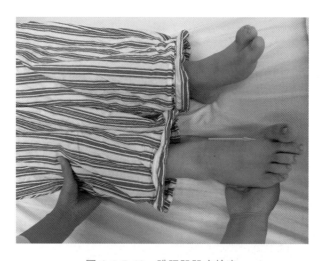

图 4-1-7-10　腓肠肌肌力检查

实践提示

◇ 施加阻力时，要注意阻力的方向尽可能与肌肉或肌群牵拉力的方向相反；施加阻力的点，应在肌肉附着处的远端部位上。

6. 如无法抗重力，嘱患者进行水平移动（图 4-1-7-11）。

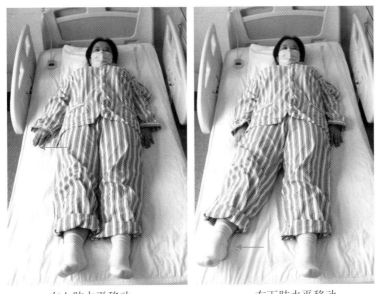

右上肢水平移动   右下肢水平移动

图 4-1-7-11 床上水平移动

7. 如患者无法完成水平移动，则需将患者置于平卧位，嘱患者用最大力量收缩肌肉并完成规定动作（图 4-1-7-12），如肌肉收缩不引起关节活动时，依靠目测或触诊肌肉有无收缩进行判断。

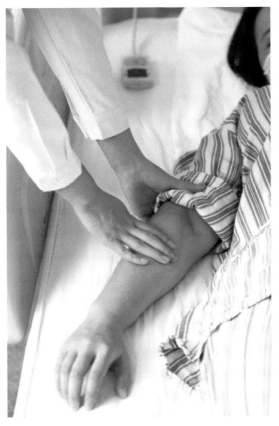

图 4-1-7-12 触诊肌肉收缩

实践提示

◇ 检测中如有疼痛、肿胀或痉挛情况严重者，停止肌力检查，并在护理记录中详细描述。

8. 整理床单位，协助患者采取舒适卧位。

9. 给予患者及家属健康宣教。

知识园地

◆ 0～Ⅰ级肌力，指导患者保持良好的肢体功能位，进行被动训练。预防压力性损伤、下肢深静脉血栓、肺部感染等并发症。

◆ Ⅱ～Ⅳ级肌力，指导患者按照康复计划按时进行训练，以主动训练为主，配合被动训练，促进肌力恢复。

◆ Ⅴ级肌力，正常。鼓励患者每日进行活动锻炼，活动中预防跌倒。

10. 检查后：洗手、记录。

（1）七步洗手法洗手。

（2）用六级肌力记录法记录患者的肌力等级、检查日期。

【肌力检查操作流程图】

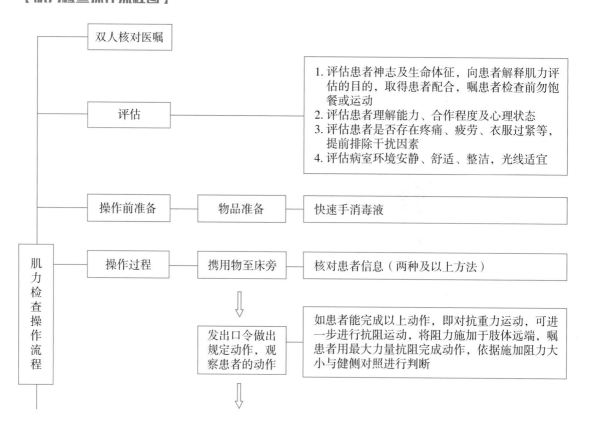

对轻度瘫痪的患者采用一般方法不能确定肌力分级时，可进行轻瘫试验 → 进行上肢轻瘫试验、下肢轻瘫试验

肌力检查部位

1. 上肢近端检查肱二头肌和肱三头肌，远端检查腕伸肌和腕屈肌；下肢近端检查股四头肌和股二头肌，远端检查胫前肌和腓肠肌
2. 如无法对抗运动，进行抗重力测试
3. 如无法抗重力，进行水平移动
4. 如患者无法完成水平移动，则需将患者置于平卧位，嘱患者用最大力量收缩肌肉并完成规定动作，如肌肉收缩不引起关节活动时，依靠目测或触诊肌肉有无收缩进行判断

操作后 → 整理床单位，协助患者采取舒适卧位，健康宣教

↓

洗手记录

【肌力检查评分标准】

项目		技术操作要求	总分	评分等级				实际得分
				A	B	C	D	
操作前准备（25分）	着装准备	服装整洁，洗手，戴帽子、口罩	2	2	1	0	0	
	核对	核对医嘱	2	2	1	0	0	
		核对患者	2	2	1	0	0	
	沟通	向患者解释，告知患者配合方法及检查注意事项，取得患者的配合，尊重患者知情同意权	4	4	2	1	0	
	评估	评估患者自理程度、意识状态、合作程度	4	4	2	1	0	
		评估患者病情、理解能力、心理状态	4	4	2	1	0	
	患者准备	正确摆放患者体位	4	4	2	1	0	
	物品准备	快速手消毒液	3	3	2	1	0	
	再次核对	携用物至患者床旁，再次核对患者信息	2	2	1	0	0	
操作过程（65分）	肌力评估	解释检查中配合进行的动作，并做示范	5	5	3	2	0	
		Ⅲ级抗重力检查正确（上下肢各3分）	6	6	4	2	0	
		进行轻瘫试验正确（上下肢各3分）	6	6	4	2	0	
		Ⅳ级抗阻力检查正确，包括：上肢近端检查肱二头肌和肱三头肌，远端检查腕伸肌和腕屈肌；下肢近端检查股四头肌和股二头肌，远端检查胫前肌和腓肠肌（每个部位3分）	24	24	12	6	0	
		Ⅱ级肌力检查正确（上下肢各3分）	6	6	4	2	0	
		Ⅰ级肌力检查正确（上下肢各3分）	6	6	4	2	0	
		正确记录肌力的评估级别	5	5	3	2	0	
	健康宣教	整理床单位，向患者进行健康宣教	5	5	3	2	0	

续表

项目		技术操作要求	总分	评分等级				实际得分
				A	B	C	D	
操作后 处理 （5分）	记录	七步洗手法洗手	1	1	0	0	0	
		记录患者的肌力等级、检查日期	4	4	2	0	0	
提问 （5分）	理论知识	1. LOVETT 肌力的等级标准是什么？ 2. 上肢轻瘫试验阳性的表现是什么？	5	5	3	2	0	

【知识链接】

1. 适应证和禁忌证

（1）适应证

1) 患有神经系统及骨关节疾病。

2) 上运动神经元病变及周围神经损害。

（2）禁忌证

1) 对骨折错位或未愈合，骨关节不稳定、脱位、骨科术后关节活动受限者禁止肌力检查。

2) 严重关节积液和滑膜炎者禁止肌力检查。

3) 疼痛、严重骨质疏松、心血管疾病及骨化性肌炎不适宜进行肌力检查。

2. LOVETT 肌力的等级标准

等级	标准
0 级	完全瘫痪，肌肉无收缩
Ⅰ 级	肌肉可收缩，但不能产生动作
Ⅱ 级	肢体能在床上移动，但不能抵抗自身重力，即不能抬起
Ⅲ 级	肢体能抵抗重力离开床面，但不能抵抗阻力
Ⅳ 级	肢体能做抗阻力动作，但不完全
Ⅴ 级	正常肌力

【参考文献】

[1] 贾建平，陈生弟. 神经病学 [M]. 8 版. 北京：人民卫生出版社，2020：111-112.

[2] 刘芳，杨莘. 神经内科重症护理手册 [M]. 北京：人民卫生出版社，2017：120-121.

[3] 张洪君，李葆华. 神经科护士规范操作指南 [M]. 北京：中国医药科技出版社，2016：306-311.

[4] 王盛，姜文君. 徒手肌力检查发展史及分级进展 [J]. 中国康复理论与实践，2015，21（6）：666-669.

[5] 潘世琴，王丽，王玉宇. 危重症患者肌力评定方法的研究进展 [J]. 中国康复理论与实践，2019，25（9）：1052-1056.

[6] 刘文丽，吴玉玲，吕丽琼，等. 脑卒中肢体康复延伸护理路径的运用效果分析 [J]. 护理实践与研究，2017，14（5）：147-150.

【临床思维题】

对患者王某进行肌力检查，指导患者同时抬高双上肢，右上肢体可以抬高，左上肢无法抬起。进一步检查，右上肢能正常对抗阻力，左上肢能在床上移动。指导患者同时抬高双下肢，双下肢均可抬起，进一步检查，右下肢能正常对抗阻力，左下肢不能对抗阻力。

1. 根据上述查体，对患者的肌力描述正确的有
　　A. 左上肢肌力为Ⅱ级
　　B. 左上肢肌力为Ⅲ级
　　C. 左下肢肌力为Ⅱ级
　　D. 左下肢肌力为Ⅴ级
2. 肌力检查中若患者发生疼痛、肿胀或痉挛，处理正确的方法有
　　A. 患者症状明显时，加快查体速度，尽快完成检查
　　B. 患者症状明显时，停止肌力检查
　　C. 及时通知医生，汇报患者情况
　　D. 遵医嘱对症处理并在护理记录中详细描述

【答案解析】

1. ACD。此患者左上肢能在床上移动，但不能抬起，左上肢肌力为Ⅱ级，左下肢能抬起但不能对抗阻力，左下肢肌力为Ⅲ级。右下肢能正常对抗阻力，肌力为Ⅴ级。
2. BCD。检测中如有疼痛、肿胀或痉挛症状严重者，应停止肌力检查，通知医生，安抚患者，必要时遵医嘱用药，并在护理记录中详细描述。

（罗永梅　周宝华　王　晖）

八、颅内压监测

颅内压（intracranial pressure，ICP）监测是将导管或微型压力传感器探头置于颅内，导管和传感器的另一端与颅内压监测仪连接，将 ICP 压力动态变化转为电信号，显示于示波仪或数字仪上，并用记录器连续描记出压力曲线，以便随时了解 ICP 的一种技术。颅脑创伤后常伴有 ICP 增高，根据 ICP 高低及压力波形，可及时准确地分析患者 ICP 的变化，对判断颅内伤情及脑水肿情况、指导治疗和评估预后都有参考价值。

【案例】

患者张某，男性，56 岁，主因 7 h 前无明显诱因出现头晕、恶心、意识模糊，急诊 CT 提示脑干出血收治入院。全麻下行显微镜下脑干血肿清除术，术后患者昏迷状态，气管切开，呼吸机辅助呼吸。生命体征：T 37.5 ℃，P 107 次 / 分，BP 158/85 mmHg，查体：双侧瞳孔不等大，左侧直径 2 mm，右侧直径 3 mm，对光反射均消失，听诊双侧呼吸音粗，腹肌稍韧，肠鸣音 4 次 / 分，四肢肌张力高，双侧巴宾斯基征（−）。遵医嘱予颅内压监测。

【护理评估】

1. 评估患者病情、生命体征、体位及合作程度，向患者及家属解释颅内压监测目的，取得患者及家属配合。
2. 评估患者脑室引流是否通畅。
3. 病室环境安静、舒适、整洁，光线适宜。

【操作前准备】

1. 护士准备：服装鞋帽整洁，符合着装要求，语言柔和恰当，态度和蔼可亲。
2. 双人核对医嘱：床号、姓名、颅内压监测开始时间、频率。
3. 七步洗手法洗手。
4. 核对患者信息：两种以上的方法核对。
5. 用物准备：颅内压监测仪、脑脊液引流装置、快速手消毒液各一个（图 4-1-8-1）。

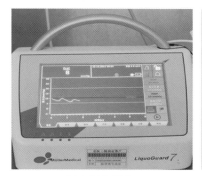 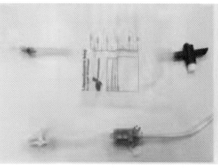 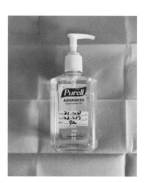

颅内压监测仪　　　　　　　　　监测管路　　　　　　　　快速手消液

图 4-1-8-1　用物准备

实践提示

◇ 检查用物：包装是否完整、有无潮湿、是否在有效期内。

【操作过程】

1. 携用物至床旁。
2. 再次核对患者信息（同前）（图 4-1-8-2）。

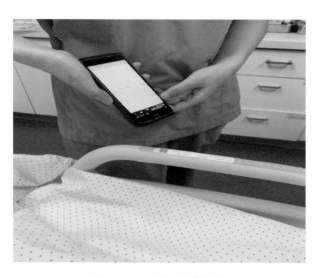

图 4-1-8-2　核对患者信息

3. 置颅内压监测仪于床旁桌，接通电源（图 4-1-8-3），开机并自检（图 4-1-8-4）。
4. 打开管路包装，将电极贴接至压力传感器上，蓝色三通连接引流袋（图 4-1-8-5）。
5. 将导管连接至主机，选择 Start Application，启动系统（图 4-1-8-6）。

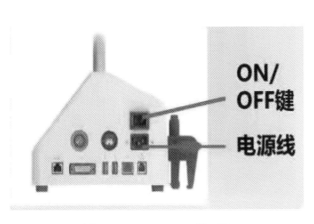

图 4-1-8-3 ON/OFF 键开机

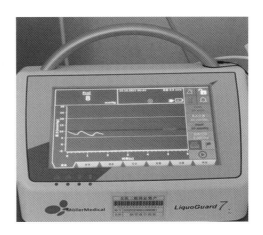

图 4-1-8-4 开机

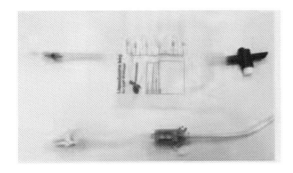

图 4-1-8-5 管路

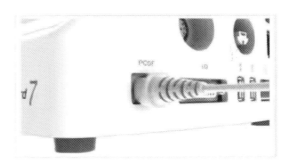

图 4-1-8-6 导管连接至主机

6．打开三通开关，白色三通连接颅内 / 腰椎导管，固定传感器且位置与脑室底部等高（图 4-1-8-7）。

7．打开盖板，将适配器 1 插入卡槽 1，长按屏幕上的"转动转子"，导管放入半圆缺口，将适配器 2 插入卡槽 2（图 4-1-8-8）。

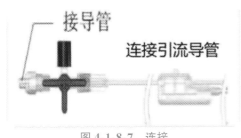

图 4-1-8-7 连接

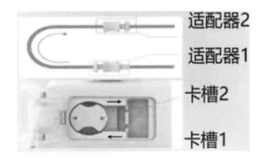

图 4-1-8-8 插入卡槽

8．在监测与引流页面设置相关参数：压力 Pset、速度 Vset、上限报警 High Alarm、下限报警 Low Alarm 值（图 4-1-8-9）。

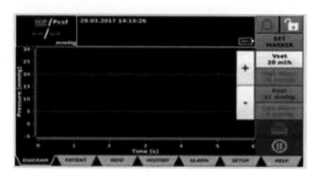

图 4-1-8-9   监测与引流设置

9. 洗手、记录
（1）七步洗手法洗手。
（2）记录患者的生命体征及颅内压数值。

【操作后用物处理】

1. 卸除管路，锐器部分置入锐器盒内，其余部分置入医疗垃圾桶内。
2. 颅内压监测仪擦拭消毒后备用。

知识园地

　　压力传感器在使用前应排气，旋转三通开关，通大气，调节零点；旋回三通开关，使脑室和引流袋相通，即可开始引流和测压。引流速度可根据颅内压增高程度，遵医嘱调整引流装置最高点与脑室额角间的高度来控制。引流袋口水平越低，流速越快，相反则越慢。

【颅内压监测技术操作流程图】

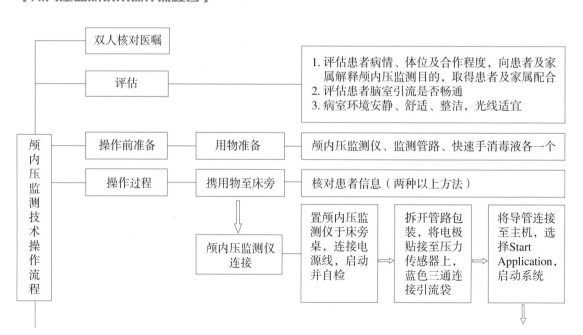

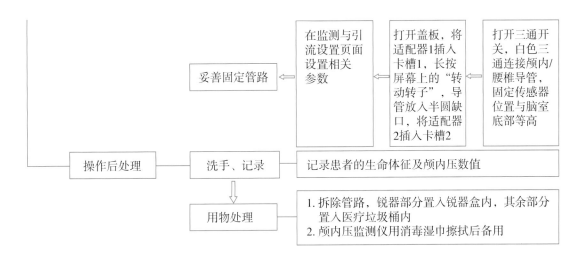

【颅内压监测技术评分标准】

项目		技术操作要求	总分	评分等级 A	评分等级 B	评分等级 C	评分等级 D	实际得分
操作前准备（30分）	着装准备	仪表、服装符合要求	2	2	1	0	0	
	核对	核对医嘱	2	2	0	0	0	
		核对患者	2	2	0	0	0	
	沟通	向患者解释，取得患者的配合	2	2	0	0	0	
	评估	评估患者病情、生命体征	4	4	2	0	0	
		评估患者体位	4	4	2	0	0	
		评估患者脑室引流是否通畅	4	4	2	0	0	
		评估病室环境安静、舒适、整洁，光线适宜	2	2	1	0	0	
	物品准备	颅内压监测仪、监测管路、快速手消毒液、检查物品有效期	8	8	5	3	0	
操作过程（55分）	再次核对	携用物至患者床旁，再次核对患者信息	2	2	1	0	0	
	颅内压监测仪连接	置颅内压监测仪于床旁桌，连接电源线，按侧面的ON/OFF键开机，启动并自检。合理摆放监测仪位置，启动方法正确	10	10	6	4	0	
		拆开管路包装，将电极贴接至压力传感器上，蓝色三通连接引流袋。连接测压装置，方法正确	10	10	6	4	0	
		将导管连接至主机，选择 Start Application，启动系统。安装测压装置方法正确	10	10	6	4	0	
		传感器位置固定正确	5	5	2	0	0	
		管路安装正确	10	10	6	2	0	
	监测与引流设置	页面相关参数设置正确	4	4	2	0	0	
操作后处理（10分）	健康宣教	向患者进行健康宣教	4	4	2	1	0	
	记录	七步洗手法洗手	2	2	0	0	0	
		记录生命体征及颅内压数值	3	3	1	0	0	
	用物处理	拆除管路，锐器部分置入锐器盒内，其余部分置入医疗垃圾桶内 颅内压监测仪用消毒湿巾擦拭后备用	5	5	3	1	0	
提问（5分）	理论知识	1. 颅内压监测仪的传感器放置在什么位置？ 2. 颅内压数值如何分类？	5	5	3	2	0	

【知识链接】

1．颅内压数值分类

（1）正常成人平卧时颅内压为 10 ～ 15 mmHg（1.33 ～ 2 kPa）

（2）颅内压轻度增高：15 ～ 20 mmHg（2 ～ 2.7 kPa）

（3）颅内压中度增高：20 ～ 40 mmHg（2.7 ～ 5.3 kPa）

（4）颅内压重度增高：> 40 mmHg（> 5.3 kPa）

2．颅内压监测的适应证

（1）头部外伤，特别是广泛脑挫裂伤、弥漫性轴锁损伤、颅内血肿清除术后病情尚不稳定。

（2）蛛网膜下腔出血，有助于观察再出血。

（3）脑瘤术后。

（4）脑室出血。

（5）高血压脑出血术后。

（6）隐源性脑积水。

（7）巴比妥昏迷治疗。

（8）瑞夷（Reye）综合征及其他中毒性脑病。

（9）其他原因的颅内高压，病情不稳定者。

3．影响颅内压的因素

（1）$PaCO_2$：脑血管反应不受 CO_2 直接影响，而是由于脑血管周围细胞外液 pH 的变化而产生作用。$PaCO_2$ 下降时，pH 升高，脑血流量减少，颅内压下降；$PaCO_2$ 增高时，pH 下降，脑血流和脑容量增加，颅内压增高。脑外科手术时，如过度通气以降低 $PaCO_2$，使脑血管收缩，脑血流量减少，颅内压降低。但若 $PaCO_2$ 过低，致使脑血流量太少，则可引起脑缺血、缺氧，导致脑水肿，其损害加重。

（2）其他方面影响：气管内插管、咳嗽、喷嚏均可使颅内压升高，颈静脉受压，也能使颅内压升高。颅内压与体温高低有关，体温每降低 1 ℃，颅内压下降 5.5% ～ 6.7%。其他因素还有血压，颅内压随着血压的升高而升高。

【参考文献】

[1] 徐亚玲．持续颅内压监测的护理与进展 [J]．天津护理，2009，17（6）：366-367.

[2] 周英娜，杨惠芹，赵云兰．临床重症监护学 [M]．北京：中医古籍出版社，2017：186-188.

[3] 王亚丽，郭晓萍．ICU 监护一本通 [M]．北京：中国医药科技出版社，2017：120.

【临床思维题】

患者张某，在行显微镜下脑干血肿清除术后视盘水肿伴呼吸减慢，心率减慢，血压升高。

1．该患者最可能的诊断是

　　A．颅内压增高

　　B．脑血栓形成

　　C．脑栓塞

　　D．高血压危象

2．如患者突发脑疝，最有效的治疗措施是

　　A．脑室穿刺引流

　　B．使用脱水剂

　　C．腰穿放脑脊液

　　D．给予镇痛镇静药

【答案解析】

1．A。颅内压增高最常见的症状是头痛、呕吐和视盘水肿。

2．A。脑疝是神经外科最严重的疾病之一，必须紧急处理，需行急诊脑室引流手术，将脑脊液放出，降低颅内压。

（席　晔　韩立云）

第二节　镇静镇痛技术

一、镇静评估技术

镇静治疗是目前危重患者临床治疗的重要组成部分，旨在满足全身各组织器官代谢最低需求的循环灌注与氧合的基础上，最大限度地减轻器官应激负荷；消除或减轻患者疼痛及躯体不适感，减少不良刺激及交感神经系统过度兴奋；帮助患者改善睡眠，诱导遗忘，减少或消除患者对其在 ICU 治疗期间病痛的记忆，使得危重患者康复后保持较好的生活质量，是重症医学可持续发展的重要基础。

目前临床上对镇静程度的评估主要通过专业量表来进行，如 Ramsay 镇静评分（Ramsay sedation scores）、Richmond 躁动 - 镇静评分量表（Richmond agitation-sedation scale，RASS），通过观察患者状态以及声音行为刺激，对患者清醒状态以及睡眠状态进行评估。本节介绍运用 RASS 进行临床镇静深度评估的方法。

【案例】

患者李某，男性，35 岁，80 kg，175 cm。主因"车祸外伤 3 小时"入院，诊断为脾破裂、失血性休克，急诊行脾切除术、腹腔积血清除术，术后转入 ICU，全麻未醒状态。查体：T 36.2 ℃，P 119 次 / 分，R 18 次 / 分，BP 99/50 mmHg。机械辅助通气，血红蛋白 60 g/L。血气分析：pH 7.35，PaO_2 99 mmHg，$PaCO_2$ 38 mmHg。遵医嘱术后严格制动，予以患者镇静镇痛治疗。以 RASS 作为评估工具，目标镇静深度为 RASS –3 ～ –4 分，其余对症治疗。

【护理评估】

1．了解患者病情，评估患者既往病史、意识状态及合作程度。

2．评估患者生命体征、血流动力学。

3．评估患者镇静药物使用情况（种类、剂量、用法等）。

4．评估患者是否存在视觉、听觉异常以及语言不通等沟通障碍。

5．病室环境安静、舒适、整洁，光线适宜。

【操作前准备】

1．护士准备：服装鞋帽整洁，符合着装要求。

2．患者核对，两种以上方法核对。

3．洗手、戴口罩。

【操作过程】

1．至患者床旁，再次核对患者信息（同前）。

2．运用 RASS 定时进行评估操作。

（1）行为观察：不刺激患者，观察患者行为表现

①观察患者，警觉（主动注意照顾者）但安静（评分 0）

②焦虑或紧张但无攻击性，或表现为精力过剩（评分 +1）

③频繁地无目的动作或人机对抗（评分 +2）

④拔、拽各种插管，或对人员有过激行为（评分 +3）

⑤有明显攻击性或暴力行为（评分 +4）

（2）声音刺激，呼唤睁眼

①患者有睁眼和目光交流，可持续超过 10 s（评分 –1）

具体操作：呼唤患者名字或者采取其他声音刺激方法，患者睁眼，有眼神交流，且时间大于 10 s

结果判断：RASS 评分：–1 分

②患者有睁眼和目光交流，持续不超过 10 s（评分 –2）

具体操作：呼唤患者名字或者采取其他声音刺激方法，患者睁眼，有眼神交流，且时间小于 10 s

结果判断：RASS 评分：–2 分

③患者对呼唤有一些活动或睁眼，但没有目光交流（评分 -3）

具体操作：呼唤患者名字或者采取其他声音刺激方法，患者能点头或睁眼，且对视无眼神交流

结果判断：RASS 评分：–3 分

（3）躯体刺激：如果患者对呼唤无反应，先采取摇肩膀等躯体刺激，仍无反应则按压胸骨。

①患者对躯体刺激有一些活动或睁眼（评分 –4）

具体操作：呼唤患者名字或者采取其他声音刺激方法，患者无反应；轻拍患者双肩（仍无反应可按压胸骨），患者出现睁眼或有其他反应。

结果判断：RASS 评分：–4 分

②患者对躯体刺激无反应（评分 –5）

具体操作：呼唤患者名字或者采取其他声音刺激方法，患者无反应；轻拍患者双肩 / 按压胸骨，患者均无任何反应。

结果判断：RASS 评分：–5 分

3．洗手、记录

（1）七步洗手法洗手。

（2）护理文书记录：准确记录患者应用的镇静药物的名称、剂量、起始时间、镇静效果、患者生命体征，以及患者应用镇静治疗后的瞳孔变化；及时记录药物调整时间、剂量。记录镇静撤离时间。

【操作后处理】

处理用物，一次性物品弃掉。

【镇静评估技术操作流程图】

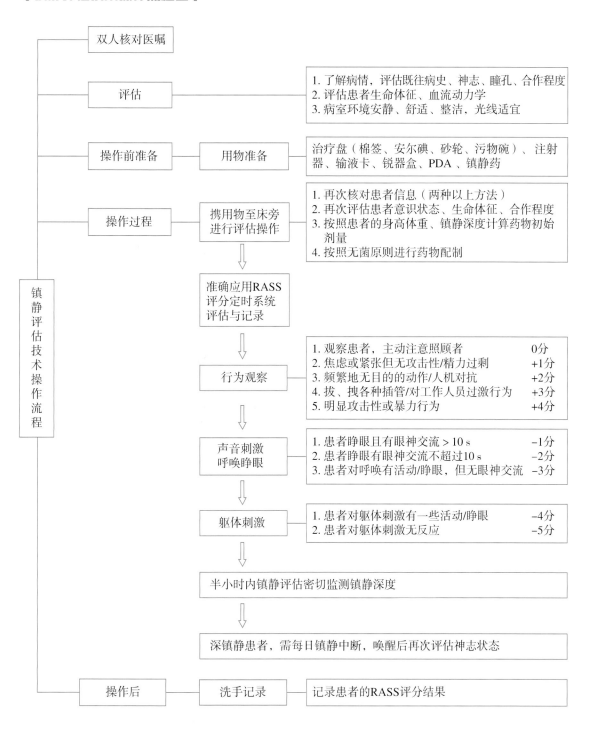

镇静评估技术操作流程

双人核对医嘱

评估
1. 了解病情，评估既往病史、神志、瞳孔、合作程度
2. 评估患者生命体征、血流动力学
3. 病室环境安静、舒适、整洁，光线适宜

操作前准备 —— 用物准备
治疗盘（棉签、安尔碘、砂轮、污物碗）、注射器、输液卡、锐器盒、PDA、镇静药

操作过程 —— 携用物至床旁进行评估操作
1. 再次核对患者信息（两种以上方法）
2. 再次评估患者意识状态、生命体征、合作程度
3. 按照患者的身高体重、镇静深度计算药物初始剂量
4. 按照无菌原则进行药物配制

准确应用RASS评分定时系统评估与记录

行为观察
1. 观察患者，主动注意照顾者　　　　　　　　　0分
2. 焦虑或紧张但无攻击性/精力过剩　　　　　　+1分
3. 频繁地无目的的动作/人机对抗　　　　　　　+2分
4. 拔、拽各种插管/对工作人员过激行为　　　　+3分
5. 明显攻击性或暴力行为　　　　　　　　　　　+4分

声音刺激呼唤睁眼
1. 患者睁眼且有眼神交流 > 10 s　　　　　　　　−1分
2. 患者睁眼有眼神交流不超过10 s　　　　　　　−2分
3. 患者对呼唤有活动/睁眼，但无眼神交流　　　−3分

躯体刺激
1. 患者对躯体刺激有一些活动/睁眼　　　　　　−4分
2. 患者对躯体刺激无反应　　　　　　　　　　　−5分

半小时内镇静评估密切监测镇静深度

深镇静患者，需每日镇静中断，唤醒后再次评估神志状态

操作后 —— 洗手记录 —— 记录患者的RASS评分结果

【镇静评估技术评分标准】

项目		技术操作要求	总分	评分等级				实际得分
				A	B	C	D	
操作前准备（25分）	着装准备	仪表、服装符合要求	2	2	1	0	0	
	核对	核对医嘱及患者（至少两种方法核对）	2	2	1	0	0	
	沟通	沟通，取得患者配合	2	2	1	0	0	
	评估	评估患者既往病史、意识状态及合作程度、有无沟通障碍	4	4	3	2	0	
		评估患者生命体征、血流动力学	4	4	3	2	0	
		评估患者镇静药物、种类、剂量、用法	4	4	3	2	0	
		评估病室环境	2	2	1	0	0	
	物品准备	RASS评分量表，快速手消毒液，检查物品有效期	5	5	3	1	0	
操作过程（65分）	核对	再次核对患者信息	2	2	1	0	0	
	操作过程	准确应用RASS评分，定时、系统地进行镇静程度评估	13	13	8	3	0	
		动态监测患者的生命体征、血流动力学	10	10	6	3	0	
		行为观察正确	10	10	6	3	0	
		声音刺激观察正确	10	10	6	3	0	
		躯体刺激观察正确	10	10	6	3	0	
	综合	护士熟练程度	10	10	6	3	0	
操作后处理（5分）	宣教	向患者进行健康宣教	1	1	0	0	0	
	记录	洗手，记录	2	2	1	0	0	
	用物处理	正确处理用物	2	2	1	0	0	
提问（5分）	理论知识	1. 镇静评分的分值区间范围是多少？ 2. 呼唤患者名字或者采取其他声音刺激方法，患者能点头或睁眼，且对视无眼神交流是多少分？	5	5	3	1	0	

【知识链接】

1. 程序化镇静的概念

程序化镇静是以镇痛为基础、目标指导的镇静策略，有镇静计划和目标，根据镇静深度评分调节镇静剂用量的系统镇静。

程序化镇静包括以下四个环节：①镇静方案的设计；②镇痛镇静监测和评估；③每日唤醒；④镇静镇痛的撤离

2. 镇静方案设计

镇静方案的设计是以为镇痛为前提基础，基于个性化评估。评估患者的循环状态、呼吸支持水平、中枢神经系统状态、肝肾功能等，根据患者的实际情况制定系统的镇静方案，其镇静目标在开始实施镇静时就已确定，并且根据患者临床情况变化进行调整。

其镇静深度依托工具量表RASS评分，建议实施镇静后，宜连续评估镇静深度，调整治疗，趋近目标。浅镇静时，镇静深度的目标值为RASS −2 ~ +1分；较深镇静时，镇静深度的目标值为RASS −3 ~ −4分；当合并应用神经肌肉阻滞剂时，镇静深度的目标值应为RASS −5分。

3．镇静中断的实施

遵医嘱或依据病情变化，评估是否每日唤醒。

（1）具体标准：满足以下 4 项中的 3 项：①遵嘱睁眼；②眼神追踪；③遵嘱握拳；④遵嘱动脚趾。

（2）具体操作

1）每日（宜在白天进行）暂时减少或中断镇静药物输注，直至患者清醒并能正确回答几个简单问题，或者患者逐渐表现不适或躁动。

2）如需继续镇静，重新以原来剂量的一半开始给药并滴定至需要镇静的水平。

4．常用镇静药物的选择及临床应用

目前常用的镇静药物主要包括：苯二氮䓬类，丙泊酚，右美托咪定。

	咪达唑仑	丙泊酚	右美托咪定
起效时间	2 ～ 5 分钟	1 ～ 2 min	5 ～ 10 min
清除半衰期	3 ～ 11 小时	快速清除：34 ～ 64 min 缓慢清除：184 ～ 382 min	1.8 ～ 3.1 h
主要代谢部位及途径	肝脏	肝	肝
负荷剂量	0.01 ～ 0.05 mg/kg		
维持剂量	0.02 ～ 0.1 mg/(kg·h)	1 ～ 4 mg/(kg·h)	0.2 ～ 0.7 μg/(kg·h)，如可耐受，最大剂量可达 1.5 μg/(kg·h)

【参考文献】

[1] 中华医学会重症医学分会．中国成人 ICU 镇痛和镇静治疗指南．中华重症医学电子杂志，2018，4（2）：90-113.

[2] 安友仲．重症镇痛镇静规范化诊疗［M］．北京：清华同方光盘电子出版社，2020：53-64.

[3] 崔巍．ICU 患者如何进行精细化的镇痛镇静治疗［J］．现代实用医学，2018，30（4）：424-426.

[4] 许峰．国内外镇痛镇静指南理念的进展．中国小儿急救医学［J］，2020，27（2）：84-85.

[5] 范梦竹．评价镇静镇痛集束化管理应用于 ICU 患者临床护理中的使用价值［J］．健康大视野，2021，14：283.

[6] 韩姝，丁晖，宋全红，等．ICU 镇静镇痛研究现状［J］．中国保健营养，2020，30（6）：388.

[7] 中华医学会重症医学分会．中国重症加强治疗病房患者镇痛和镇静治疗指导意见（2006）［J］．中华外科杂志，2006，44（17）：1158-1166.

【临床思维题】

结合本部分开始的案例题，请作答

1．为患者实施镇静镇痛治疗后，患者出现声音刺激有睁眼，但无眼神交流。运用 RASS 评分量表判断患者镇静程度处于多少分值？其对应的护理记录如何书写？

2．为了临床治疗安全，可否常规将患者镇静程度调整为 –4 分 /–5 分？

【答案解析】

1．根据 RASS 评分，患者对呼唤有一些活动或睁眼，但没有目光交流，故 RASS 评分 –3 分。护理记录规范书写一样例：评估患者神志，四肢活动情况，遵医嘱为患者进行镇静治疗，镇静深度为 RASS 评分 –3 分，患者对呼唤有活动或睁眼，但无眼神交流。严密监测患者生命体征，关注神志变化。

2. 将患者镇静程度调整为 –4/–5 分，患者对躯体刺激无睁眼，相对而言减少了患者拔管等不良事件的发生，但临床上患者存在个体化差异，对镇静药物的耐受和代谢时间也不尽相同，为保证患者停镇静药后及时苏醒，不建议常规将患者镇静为 RASS –4/–5 分。

（张佳男）

二、疼痛评估技术

国际疼痛学会将疼痛定义为一种与组织损伤、潜在损伤相关的，或用损伤来描述的不愉快的主观感受和情感体验。疼痛在 ICU 中普遍存在，其原因包括原发疾病、手术、创伤、烧伤、癌性疼痛、炎症反应等疾病因素以及翻身、吸痰、气管插管、伤口护理、长时间制动、引流管拔出和导管插入等。

疼痛评估应包括疼痛的部位、特点、加重及减轻因素。疼痛评估的金标准是患者的主诉。常用的评分方法有数字评分表（numeric rating scale，NRS）、面部表情评分表（faces pain scale，FPS）、行为疼痛量表（behavioral pain scale，BPS）及重症监护疼痛观察量表（critical-care pain observation tool，CPOT）等。对于能自主表达的患者应用 NRS 评分，对于不能表达但具有躯体运动功能、行为可以观察的患者应用 CPOT 或 BPS 评分量表。普通病房中的患者常应用 NRS 评分、FPS 评分，住 ICU 的患者应用 CPOT 或 BPS 评分量表。

本文主要介绍 CPOT 评分量表。重症监护疼痛观察工具（CPOT）包括面部表情、肢体活动、肌肉紧张度和通气依从性 4 个条目。CPOT 在临床广泛应用，与患者的自述评估结果具有高度的一致性。

【案例】

患者男性，43 岁，75 kg，170 cm。主因"车祸外伤 3 小时"入院，诊断为"脾破裂、失血性休克"。急诊行脾切除术、腹腔积血清除术，术后转入 ICU，全麻未醒状态，皱眉、眼睑紧闭。查体：T 36.5 ℃，P 109 次 / 分，R 20 次 / 分，BP 101/55 mmHg。机械辅助通气，出现呼吸机对抗，牙关紧闭，肌肉紧张，血红蛋白 65 g/L。血气分析：pH 7.35，PaO_2 97 mmHg，$PaCO_2$ 39 mmHg。遵医嘱术后严格制动，予以患者镇痛镇静治疗，目标疼痛评分为重症监护疼痛观察工具法（CPOT）< 3 分，其余对症治疗。

【护理评估】

1. 评估患者既往病史、意识状态及合作程度。
2. 评估患者生命体征、血流动力学情况，评估四肢肌力。
3. 病室环境安静、舒适、整洁，光线适宜。

【操作前准备】

1. 护士准备：服装鞋帽整洁，符合着装要求，语言柔和恰当，态度和蔼可亲。
2. 双人核对医嘱。
3. 七步洗手法洗手。

【操作过程】

1. 至患者床旁，再次核对患者信息。
2. 再次评估患者意识状态、合作程度、四肢肌力及血流动力学情况。

3．准确应用重症监护疼痛观察工具法（CPOT）进行疼痛程度评估与记录。

（1）观察面部表情

①没有观察到肌肉紧张（0分）

②存在皱眉、眉毛下垂、眼窝紧缩、轻微的面肌收缩或其他改变（如在伤害性操作时出现睁眼和流泪）（1分）

③出现上述所有面部运动并有眼睑紧闭（可以表现出张口或紧咬气管插管）（2分）

（2）观察身体活动

①不动或正常体位（0分）

②缓慢小心地运动，触摸或抚摸疼痛部位，通过运动寻求他人关注（1分）

③拉拽管道，试图坐起，运动肢体／猛烈摆动，不遵指令，攻击工作人员，试图爬离病床（2分）

（3）观察肌肉紧张度

①被动运动时无抵抗（0分）

②被动运动时有抵抗（1分）

③强烈抵抗，导致不能完成被动运动（2分）

（4）气管插管患者观察呼吸机顺应性

①无报警，通气顺畅（0分）

②咳嗽可触发报警但能自动停止（1分）

③不同步：机械通气阻断，频繁报警（2分）

拔除气管插管患者观察发声

①正常音调交谈或不出声（0分）

②叹息、呻吟（1分）

③叫喊、哭泣（2分）

（5）将4个条目的得分相加，得出总分。

4．告知医生评估结果，遵医嘱予镇痛治疗。

5．镇痛治疗过程中，随时评估患者疼痛程度，及时调整药物用量，关注药物不良反应。

6．同时应用非药物措施：减少声光刺激、改善睡眠、早起活动。

7．洗手，记录CPOT分值。

【操作后处理】

一次性用物弃掉。

【疼痛评估操作流程图】

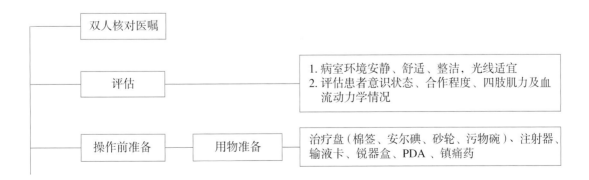

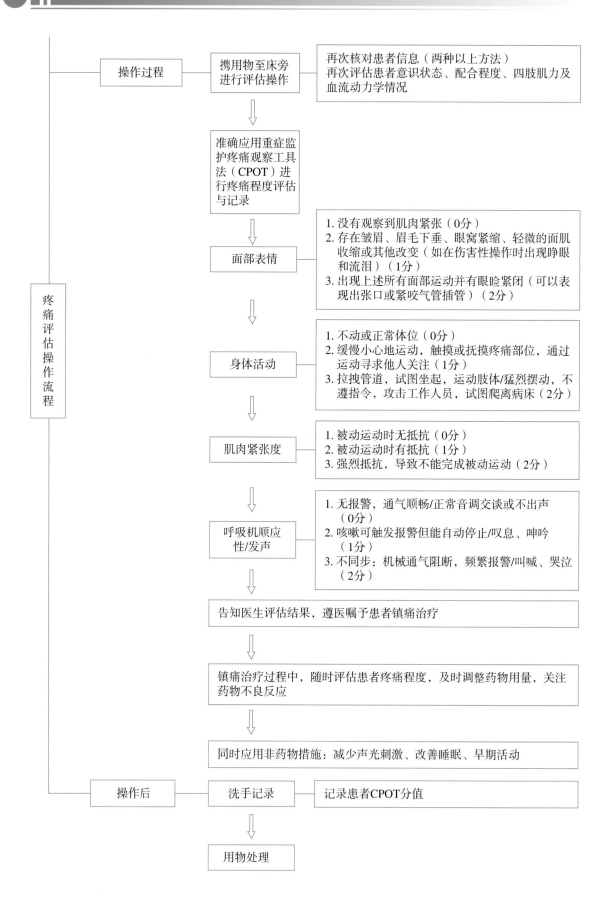

操作过程 —— 携用物至床旁进行评估操作 —— 再次核对患者信息（两种以上方法）再次评估患者意识状态、配合程度、四肢肌力及血流动力学情况

准确应用重症监护疼痛观察工具法（CPOT）进行疼痛程度评估与记录

面部表情
1. 没有观察到肌肉紧张（0分）
2. 存在皱眉、眉毛下垂、眼窝紧缩、轻微的面肌收缩或其他改变（如在伤害性操作时出现睁眼和流泪）（1分）
3. 出现上述所有面部运动并有眼睑紧闭（可以表现出张口或紧咬气管插管）（2分）

身体活动
1. 不动或正常体位（0分）
2. 缓慢小心地运动，触摸或抚摸疼痛部位，通过运动寻求他人关注（1分）
3. 拉拽管道，试图坐起，运动肢体/猛烈摆动，不遵指令，攻击工作人员，试图爬离病床（2分）

肌肉紧张度
1. 被动运动时无抵抗（0分）
2. 被动运动时有抵抗（1分）
3. 强烈抵抗，导致不能完成被动运动（2分）

呼吸机顺应性/发声
1. 无报警，通气顺畅/正常音调交谈或不出声（0分）
2. 咳嗽可触发报警但能自动停止/叹息、呻吟（1分）
3. 不同步：机械通气阻断，频繁报警/叫喊、哭泣（2分）

告知医生评估结果，遵医嘱予患者镇痛治疗

镇痛治疗过程中，随时评估患者疼痛程度，及时调整药物用量，关注药物不良反应

同时应用非药物措施：减少声光刺激、改善睡眠、早期活动

操作后 —— 洗手记录 —— 记录患者CPOT分值

用物处理

疼痛评估操作流程

【疼痛评估技术评分标准】

项目		技术操作要求	总分	评分等级				实际得分
				A	B	C	D	
操作前准备（25分）	着装准备	仪表、服装符合要求	2	2	1	0	0	
	核对	核对医嘱及患者（至少两种方法核对）	2	2	1	0	0	
	沟通	沟通，取得患者配合	2	2	1	0	0	
	评估	评估患者意识状态、合作程度	4	4	3	2	0	
		评估患者四肢肌力	4	4	3	2	0	
		评估患者血流动力学情况	4	4	3	2	0	
		评估病室环境	2	2	1	0	0	
	物品准备	重症监护疼痛观察工具法（CPOT），快速手消毒液，检查物品有效期	5	5	3	1	0	
操作过程（65分）	核对	再次核对患者信息	2	2	1	0	0	
	操作过程	评估面部表情正确	10	10	6	4	0	
		评估身体活动正确	10	10	6	4	0	
		评估肌肉紧张度正确	10	10	6	4	0	
		评估呼吸机顺应性/发声正确	10	10	6	4	0	
		告知医生评估结果，遵医嘱予镇痛治疗	7	7	3	2	0	
		整理床单位，取舒适体位	6	6	3	2	0	
	综合	护士熟练程度	10	10	6	2	0	
操作后处理（5分）	宣教	向患者进行健康宣教	1	1	0	0	0	
	记录	洗手，记录	2	2	1	0	0	
	用物处理	正确处理用物	2	2	1	0	0	
提问（5分）	理论知识	1. CPOT 评分为多少时需要及时处理？ 2. 实施镇痛治疗后，是否还需要对镇痛效果进行评估？	5	5	3	1	0	

【知识链接】

1. 重症监护疼痛观察工具（CPOT）简介

CPOT 是加拿大 Gelinas 等 2006 年设计的，该量表包括 4 个条目：面部表情、肢体活动、肌肉紧张度和通气依从性，每个条目根据患者的反应情况分别赋予 0 ～ 2 分。评估患者的疼痛程度时，将 4 个条目的得分相加，总分为 0 ～ 8 分，总分越高说明患者的疼痛程度越高。适用于不能表达，但具有肢体功能，行为可以观察的患者。CPOT 界值为＞ 2 分，即超过基线水平以上 2 分，考虑患者正经历中度以上的疼痛，应及时处理。

2. 疼痛数字评分法（NRS）简介

疼痛数字评分是临床最常用的自述式评分，适用于清醒且表达能力正常的患者，以 0 ～ 10 的数字代表不同程度的疼痛，数字越小代表疼痛越轻，数字越大代表疼痛越剧烈。

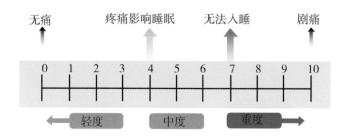

3．疼痛评估的内容

疼痛评估应包括疼痛的部位、特点、加重及减轻因素和使用镇痛药物后是否出现不良反应。

4．疼痛评估的时机

（1）常规评估

1）入院时

2）由他科转入时

3）手术患者返回病房后

4）接受可能引起中度及以上疼痛的诊疗操作后

5）患者主诉疼痛时

（2）动态评估：镇痛治疗前、镇痛治疗中、镇痛治疗后。

5．镇痛药物的选择

（1）阿片类药物：阿片类药物作为强效中枢镇痛剂之一，具有起效快、效果强、价格低廉等优点。但不同阿片类药物作用的阿片类受体及药理特点不同，应根据患者具体情况选择合适的药物。阿片类药物的不良反应主要是引起呼吸抑制、血压下降和胃肠蠕动减弱，老年人尤其明显。

1）芬太尼：1～2 min 起效，半衰期 2～4 h。镇痛效价是吗啡的 100～180 倍，能明显降低疼痛评分和疼痛发生率，但反复多次给药易蓄积，不宜作为长期镇痛治疗药物。

2）瑞芬太尼：为芬太尼类 μ 型阿片类受体激动剂，主要与 α_1- 酸性糖蛋白结合，在组织和血液中被迅速水解，故起效快，维持时间短。研究发现芬太尼能明显缩短机械通气时间及 ICU 住院时间。

3）舒芬太尼：镇痛效果为芬太尼的 5～10 倍，镇痛效果明显，起效快，蓄积小，对呼吸抑制作用小。

（2）非阿片类镇痛药物：研究显示非阿片类镇痛药物能有效减轻重症患者的非神经性疼痛。对于神经性疼痛，加巴喷丁和卡马西平有较好的镇痛作用。非阿片类药物可以用来减少阿片类药物的用量和不良反应。

6．实施镇痛后，要对镇痛效果进行密切评估，根据评估结果调整治疗方案。镇痛治疗的目的还在于减轻甚至消除机体器官因为疼痛而导致的过度代偿做功，保护器官储备功能。因此，实施镇痛后，必须密切监测镇痛效果和循环、呼吸等器官功能，根据镇痛的效果随时调整药物的剂量，避免镇静不足或过量。镇痛不足达不到预期的镇静效果，镇痛过度则可能引起呼吸抑制、抑制胃肠道运动等不良反应，最终延长机械通气时间、ICU 住院时间，甚至增加病死率。

7．ICU 患者处于强烈的应激环境中，无论躯体或精神上都常常经历很多导致疼痛、焦虑、躁动的诱因，在镇痛镇静治疗中，首先尽量设法去除诱因，并积极采用非药物治疗。改善患者舒适性的非药物措施：改善患者环境、减少声光刺激、集中进行护理及医疗干预、改善睡眠、早期活动。

【参考文献】

[1] 中华医学会重症医学分会．中国成人 ICU 镇痛和镇静治疗指南 [J]．中华危重病急救医学，2018，30（6）：497-514.

[2] 陈杰，路潜，张海燕．ICU 患者疼痛评估工具研究进展 [J]．中国护理管理，2014，11：1131-1134.

[3] 周林，何亚伦，曹梅利．ICU 患者疼痛、躁动、谵妄护理管理评估与策略及实施现状 [J]．中国护理管理，2019，19（3）：444-448.

[4] 张敏，路潜，张海燕．客观疼痛评估工具在 ICU 成人机械通气病人中的应用研究与特点分析 [J] 护理研究，2018，32（11）：1675-1679.

【临床思维题】

患者男性，术后转入 ICU，全麻未醒，皱眉、眼睑紧闭，机械辅助通气，出现呼吸机对抗，牙关紧闭，肌肉紧张，遵医嘱术后严格制动，予以患者镇痛镇静治疗。拟镇痛目标为 CPOT < 3 分，其余对症治疗。

1. 根据病例描述，患者此时 CPOT 评分是多少？是否应该应用镇痛治疗？

2. 医生下达给予患者镇静镇痛治疗时，镇静镇痛的先后顺序如何选择？

【答案解析】

1. CPOT 评分为 5 分。观察患者面部表情：皱眉、眼睑紧闭计 2 分；观察身体活动：全麻未醒，严格制动，计为 0 分；观察肌肉紧张度：牙关紧闭，肌肉紧张，计为 1 分；观察呼吸机顺应性：呼吸机对抗，计为 2 分。应遵医嘱给予镇痛治疗。

2. 指南推荐在镇静治疗的同时或之前给予镇痛治疗。研究显示，联合镇痛治疗的镇静方案能减小疼痛发生率，降低患者镇痛评分，缩短机械通气时间。

（张雨嫣）

第三节 温度控制技术

一、血管内热交换低温技术

血管内热交换低温技术是由股静脉置入热交换导管并通过注入和流出冷却盐水进行热交换的方式达到调节体温的目的，维持目标温度一定时间后缓慢恢复至正常体温，以减弱初始损伤带来的继发性器官损害。它是一种新型的低温治疗技术，与传统体表亚低温相比，在控温上更加稳定、精确，可操作性和安全性均有显著改进，是目前作为心脏骤停后昏迷患者神经功能保护措施的一种重要降温方式，已经成为复苏后持续昏迷心脏骤停患者的标准治疗手段。

【案例】

患者周某，男性，36 岁。主因"突发意识丧失、呼吸心搏骤停 35 分钟"来诊。入院后患者颈动脉搏动未触及，持续胸外按压，同时行气管插管接呼吸机辅助通气，肾上腺素 1 mg 静推，5 分钟后患者自主循环恢复。查体：神志呈深昏迷状，双侧瞳孔等大等圆，直径 4 mm，对光反射灵敏，角膜反射消失，双侧巴宾斯基征阴性，腱反射未引出，肌力、肌张力检查不合作，四肢间断强直痉挛。T 37.8 ℃，P 92 次 / 分，R 16 次 / 分，BP 150/92 mmHg，SpO_2 100%。血小板 233×10^9/L，凝血酶原时间 10.3 s，活化部分凝血活酶时间 33.0 s。遵医嘱实施血管内热交换低温治疗，降温目标 34 ℃。

【护理评估】

1．评估患者神志、生命体征及血流动力学稳定性（无论有无外界支持因素，如血管活性药物或主动脉内球囊反搏等）。

2．评估患者体温（＞ 36 ℃）。

3．评估患者凝血功能及有无出血倾向：如各穿刺点有无渗血、血肿，胃管内回抽有无鲜红色或咖啡色胃内容物。

4．评估患者有无血管内热交换低温治疗禁忌证。

5．评估病室环境安静、光线适宜，病室温度适宜。

【操作前准备】

1．护士准备：服装鞋帽整洁，符合着装要求，动作迅速。

2．双人核对医嘱：核对患者床号、姓名，低温治疗的降温方式、目标温度、目标温度维持时间。

3．七步洗手法洗手。

4．核对患者信息：两种及以上的方法核对。

实践提示

◇ 医嘱需双人核对，核对无误后方可执行。

◇ 核对患者信息应使用两种及以上的方法，如腕带、床头卡、反叫患者姓名。

5．用物准备：低温治疗仪（CoolGard3000）、一次性低温管路套件、热交换导管、带温度传感器导尿管、膀胱温测温线、精确计量尿袋、管路固定贴膜或 3M 胶布、无菌棉垫、无菌治疗巾、0.9% 氯化钠 500 ml、快速手消毒液、一次性清洁手套，均功能完好并在有效期内（图 4-3-1-1）。

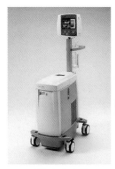

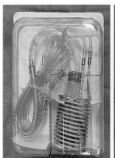
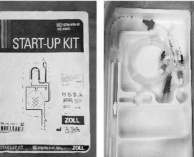
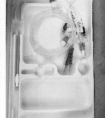
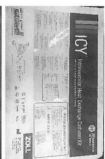

低温治疗仪　　一次性低温管路套件（正反面）　　热交换导管（正反面）

图 4-3-1-1　用物准备

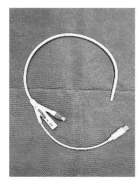
带温度传感器导尿管

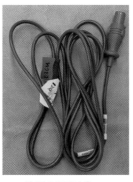
膀胱温测温线

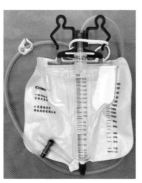
精确计量尿袋

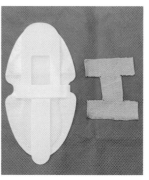
管路固定贴膜、3M胶布

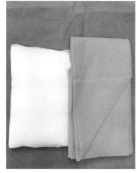
无菌棉垫、无菌治疗巾

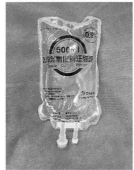
0.9%氯化钠500 ml

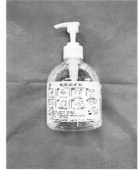
快速手消毒液

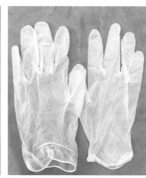
一次性清洁手套

图 4-3-1-1（续）　用物准备

实践提示

◇ 检查用物：包装是否完整，有无潮湿、破损，是否在有效期内。
◇ 检查仪器：功能是否完好，线路有无丢失。

知识园地

低温治疗仪（CoolGard3000）组件介绍（图 4-3-1-2）

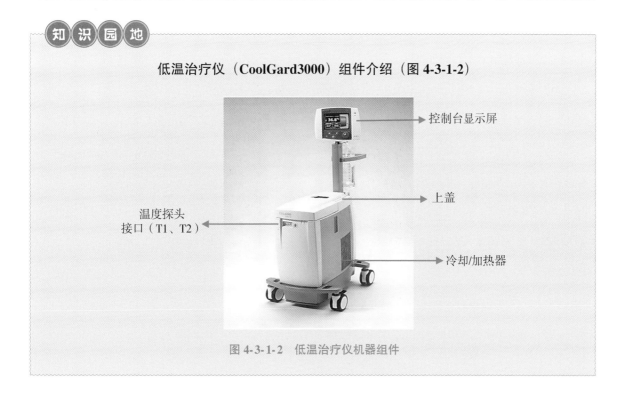

图 4-3-1-2　低温治疗仪机器组件

【**操作过程**】

1．携用物至床旁。
2．再次核对患者信息（同前）。
3．戴清洁手套。
4．安装低温管路（图 4-3-1-3）。

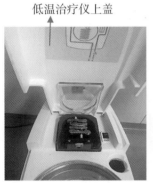
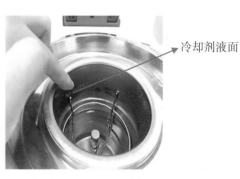

（1）打开低温治疗仪上盖　　（2）取下冷却剂槽盖　　（3）检查冷却剂液面高度

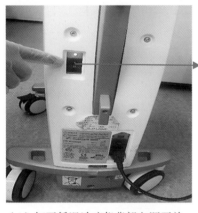
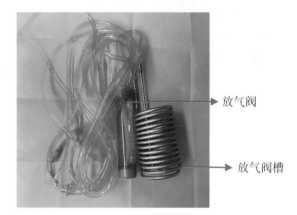

（4）打开低温治疗仪背部电源开关　　　　（5）打开并取出一次性低温管路套件

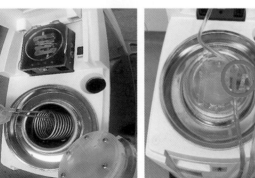
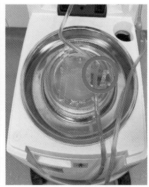
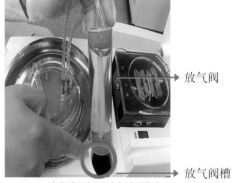

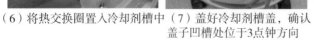

（6）将热交换圈置入冷却剂槽中（7）盖好冷却剂槽盖，确认　（8）放气阀放于放气阀槽内
　　　　　　　　　　　　　盖子凹槽处位于3点钟方向

图 4-3-1-3　安装低温管路

蠕动泵顶盖

蠕动泵开关

蠕动泵

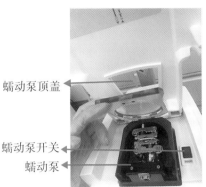 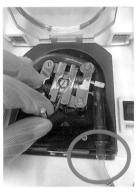 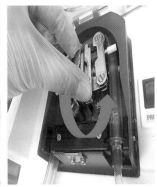

（9）打开蠕动泵顶盖　　（10）将低温管路突出的翼　　（11）手动旋转蠕动泵（逆时
　　　　　　　　　　　　　　端卡入蠕动泵的右侧卡槽　　　　针），使管路完全嵌入管槽

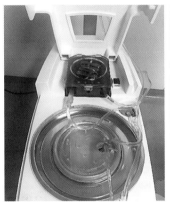 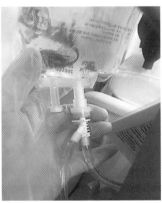 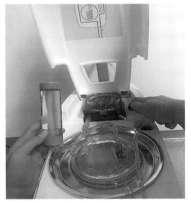

（12）关闭蠕动泵盖　　（13）低温管路液体接头端连　　（14）取出放气阀并将其倒置，按住
　　　　　　　　　　　　接0.9%氯化钠500 ml　　　　蠕动泵开关，直至放气阀内气体排空
　　　　　　　　　　　　　　　　　　　　　　　　　　并且管路内充满氯化钠溶液

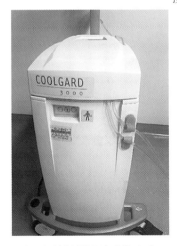

（15）关闭低温治疗仪上盖

图 4-3-1-3（续）　安装低温管路

实践提示

　　◇ 冷却剂槽容积为 2 L，槽内有 MAX 及 MIN 刻度线，冷却剂水位保持在 MAX 与 MIN 之间即可，如水位低于 MIN，则机器无法运行。

　　◇ 冷却剂为丙二醇和蒸馏水的 1∶1 混合液。

　　◇ 使用后查看冷却液面，如冷却液不达到 MIN 线，及时补充。

　　5. 妥善固定低温管路，无受压、打折，防止管路牵拉、移位。

　　6. 留置带有温度传感器导尿管：置管方法同普通尿管留置方法。妥善固定：① 3M 胶布剪裁为"工"字形，采用高举平台法固定（图 4-3-1-4）；②导管固定贴膜撕下背面胶纸，黏在皮肤上，再撕下正面胶纸，将导管固定于黏胶上（图 4-3-1-5）。连接精确计量尿袋（图 4-3-1-6）。将膀胱温测温线一端与低温治疗仪温度探头接口连接，另一端与导尿管测温传感器连接（图 4-3-1-7）。

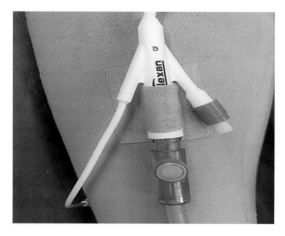

图 4-3-1-4　3M 胶布固定法

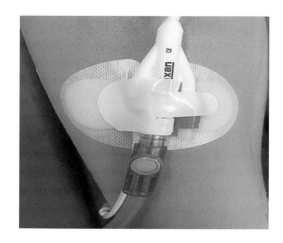

图 4-3-1-5　导管固定贴膜固定法

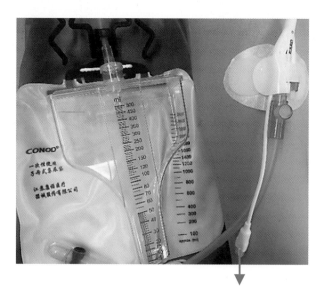

导尿管测温传感器

图 4-3-1-6　带温度传感器导尿管连接精确计量尿袋

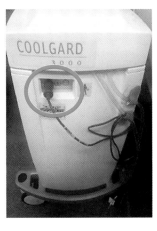
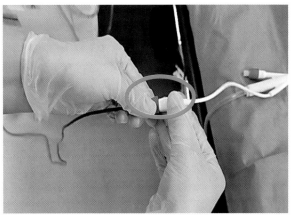

图 4-3-1-7　膀胱温测温线与低温治疗仪温度探头接口和导尿管测温传感器相连接

知识园地

◇ 低温治疗时，由于体温降低引起"冷利尿"，导致尿量增多和电解质紊乱，因此需要精确测量每小时的尿量。

◇ 经尿道置入带有温度传感器的导尿管，可连接膀胱温测温线及低温治疗仪温度探头接口以测量膀胱温度，即核心温度。

---

7. 协助医生超声辅助下穿刺股静脉，放置热交换导管。

8. 将一次性低温管路与置入的热交换导管相连接（图 4-3-1-8）。

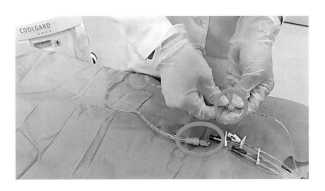

图 4-3-1-8　连接低温管路与热交换导管

知识园地

热交换导管

热交换导管（Icy 导管）是三腔血管内导管，外径 8.5 F，长度 38 cm，其为深静脉置管，具有侵入性。前端有水囊，根部有 5 个分支，2 个用于注入和流出冷却盐水进行热交换，另 3 个是标准导丝管，可用于静脉输注液体（图 4-3-1-9）。

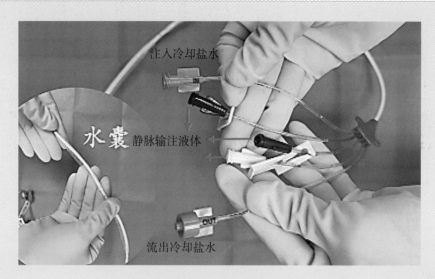

注入冷却盐水

水囊 静脉输注液体

流出冷却盐水

图 4-3-1-9 热交换导管的组成

实践提示

◇ Icy 导管置管后 24 h 内换药 1 次，以后隔日换药 1 次，有渗液、渗血及时更换。

◇ Icy 导管如输注 20% 甘露醇等对温度敏感性药物时，易结晶引起堵管，因此低温治疗时该类药物不可通过 Icy 导管输注。禁止使用 Icy 导管输注刺激性强的药物及高渗溶液。

9. 使用敷料或棉垫将 Icy 导管与皮肤隔开，以防皮肤冻伤（图 4-3-1-10），使用无菌治疗巾包裹导管接头处，防止发生感染（图 4-3-1-11）。

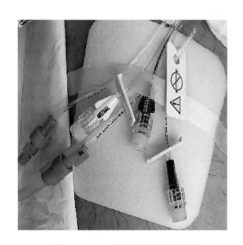

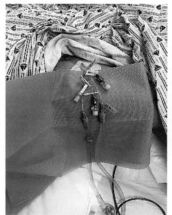

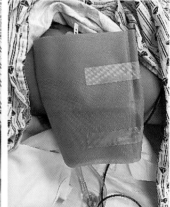

图 4-3-1-10 置管处皮肤保护　　　　　　图 4-3-1-11 无菌治疗巾包裹以预防感染

10. 关闭呼吸机加温湿化装置，使患者核心温度尽快下降至目标温度。

11. 操作低温治疗仪界面（图 4-3-1-12），开始进行血管内热交换低温治疗。

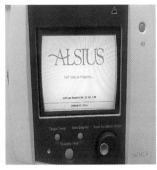 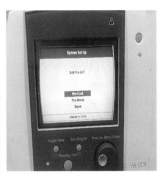 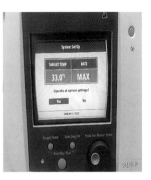

（1）设备已启动，等待自检　（2）选择"Pre-Cool"进行　（3）是否在当前设置下运行?
预冷　选择Yes，按"控制旋钮"确认

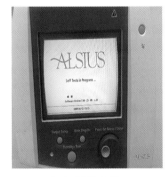 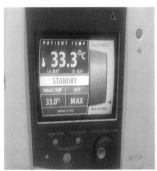

（4）等待自检　（5）自检后显示"STANDBY"待机

图 4-3-1-12　低温治疗仪界面操作步骤

知 识 园 地

低温治疗仪显示屏按钮介绍（图 4-3-1-13）

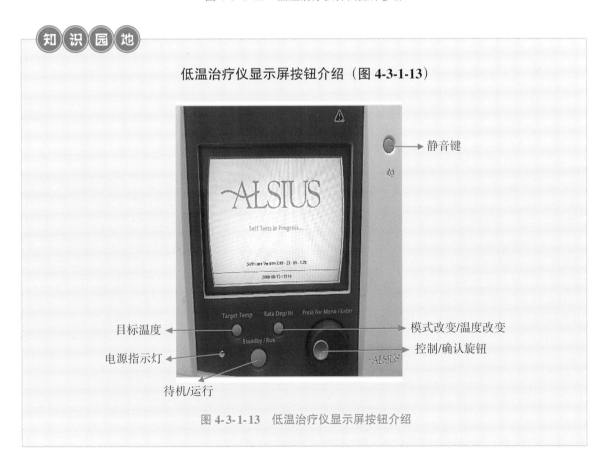

图 4-3-1-13　低温治疗仪显示屏按钮介绍

12．洗手、记录。

【操作后用物处理】

1．一次性物品：外包装置入生活垃圾桶内，无菌棉垫、无菌治疗巾置入医疗垃圾桶内。

2．针头、导丝等利器置于锐器盒中。

【血管内热交换低温技术操作流程图】

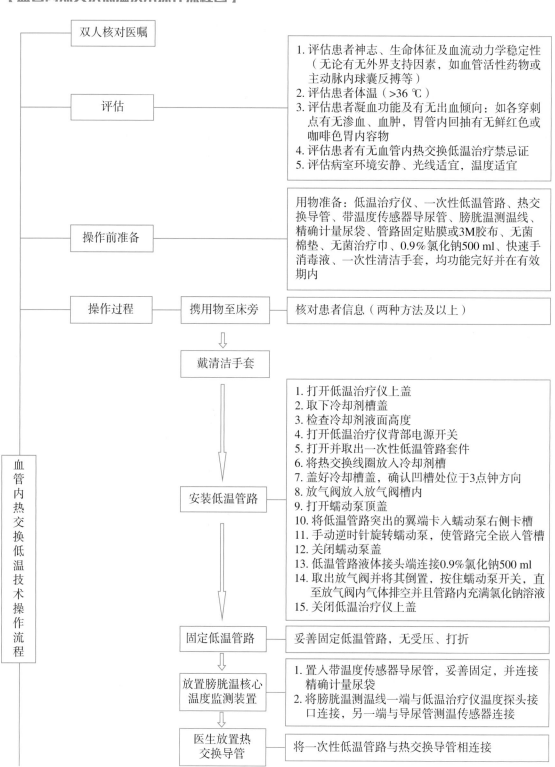

双人核对医嘱	
评估	1. 评估患者神志、生命体征及血流动力学稳定性（无论有无外界支持因素，如血管活性药物或主动脉内球囊反搏等） 2. 评估患者体温（>36 ℃） 3. 评估患者凝血功能及有无出血倾向：如各穿刺点有无渗血、血肿，胃管内回抽有无鲜红色或咖啡色胃内容物 4. 评估患者有无血管内热交换低温治疗禁忌证 5. 评估病室环境安静、光线适宜，温度适宜
操作前准备	用物准备：低温治疗仪、一次性低温管路、热交换导管、带温度传感器导尿管、膀胱温测温线、精确计量尿袋、管路固定贴膜或3M胶布、无菌棉垫、无菌治疗巾、0.9%氯化钠500 ml、快速手消毒液、一次性清洁手套，均功能完好并在有效期内
操作过程 → 携用物至床旁	核对患者信息（两种方法及以上）
戴清洁手套	
安装低温管路	1. 打开低温治疗仪上盖 2. 取下冷却剂槽盖 3. 检查冷却剂液面高度 4. 打开低温治疗仪背部电源开关 5. 打开并取出一次性低温管路套件 6. 将热交换线圈放入冷却剂槽 7. 盖好冷却槽盖，确认凹槽处位于3点钟方向 8. 放气阀放入放气阀槽内 9. 打开蠕动泵顶盖 10. 将低温管路突出的翼端卡入蠕动泵右侧卡槽 11. 手动逆时针旋转蠕动泵，使管路完全嵌入管槽 12. 关闭蠕动泵盖 13. 低温管路液体接头端连接0.9%氯化钠500 ml 14. 取出放气阀并将其倒置，按住蠕动泵开关，直至放气阀内气体排空并且管路内充满氯化钠溶液 15. 关闭低温治疗仪上盖
固定低温管路	妥善固定低温管路，无受压、打折
放置膀胱温核心温度监测装置	1. 置入带温度传感器导尿管，妥善固定，并连接精确计量尿袋 2. 将膀胱温测温线一端与低温治疗仪温度探头接口连接，另一端与导尿管测温传感器连接
医生放置热交换导管	将一次性低温管路与热交换导管相连接

（左侧竖排）血管内热交换低温技术操作流程

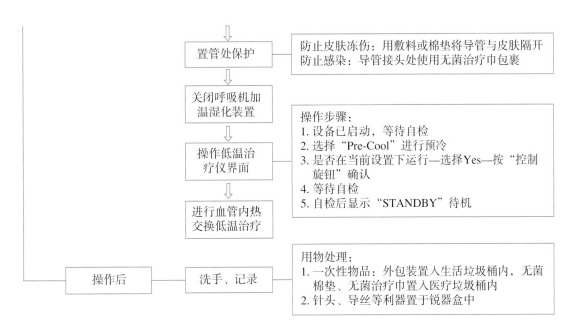

【血管内热交换低温治疗操作技术评分标准】

项目		技术操作要求	总分	评分等级 A	B	C	D	实际得分
操作前准备（25分）	着装准备	仪表端庄、着装符合要求	2	2	1	0	0	
	素质	操作熟练、准确、及时，体现人文关怀	4	4	2	1	0	
	核对	医嘱核对、患者核对方法正确	4	4	2	1	0	
	评估	评估神志、生命体征及血流动力学稳定性，体温＞36℃	6	6	4	2	0	
		评估有无低温治疗禁忌证及出血倾向	5	5	3	1	0	
	物品准备	物品准备齐全，并在有效期内	4	4	2	1	0	
操作过程（60分）	核对	洗手、戴口罩、手套，再次核对患者信息	4	4	2	1	0	
	安装低温管路	低温管路安装方法正确，冷却剂液面高度位于MAX与MIN之间，冷却槽盖凹槽处位于3点钟方向	8	8	5	2	0	
	排气	低温管路排气方法正确，管路内无气泡	6	6	3	1	0	
	放置核心温度监测装置	正确置入带温度传感器导尿管，连接精确计量尿袋	6	6	3	1	0	
		正确连接膀胱温测温线与低温治疗仪温度探头接口及导尿管测温传感器	6	6	3	1	0	
	连接低温管路与热交换导管	正确连接低温管路与热交换导管，关闭呼吸机加温湿化装置	8	8	5	2	0	
	操作低温治疗仪	正确操作低温治疗仪，设置目标温度	8	8	5	2	0	
	妥善固定	妥善固定各类管路，无受压、打折、牵拉	6	6	3	1	0	
		采取正确措施保护置管处皮肤及导管，防止冻伤和感染	6	6	3	1	0	
	安置患者	协助患者取舒适体位，整理衣物及床单位	2	2	1	0	0	
操作后处理（10分）	记录	洗手、记录	5	5	3	1	0	
	用物处理	按垃圾分类原则正确处理用物	5	5	3	1	0	
提问（5分）	理论知识	1. 冷却槽内冷却剂液面高度应保持什么位置？ 2. 热交换导管使用过程中的注意事项有哪些？	5	5	3	1	0	

【知识链接】

1．血管内热交换低温治疗的适应证和禁忌证

（1）适应证：①心脏骤停；②颅脑损伤、颅内动脉瘤；③卒中；④心脏术后认知功能障碍；⑤新生儿脑病；⑥急性心肌梗死；⑦烧伤；⑧脊髓损伤；⑨急性癫痫持续状态；⑩热射病。

（2）禁忌证：

①明确的不复苏意愿、疾病终末期或基础状态差；②意识障碍的原因与呼吸心搏骤停无关；③出血倾向：活动性出血、国际标准化比值（international normalized ratio，INR）＞1.7、活化部分凝血活酶时间＞1.5 倍参考值、血小板计数＜50×10^9/L；④平均动脉压＜60 mmHg，持续超过 30 min 或需要 1 种以上血管活性药物；⑤持续低氧血症，SpO_2＜85% 持续超过 15 min；⑥难以控制的心律失常；⑦妊娠。

2．血管内热交换低温治疗的分期

（1）降温期：也称为诱导期，指从当前体温开始降温到达到目标温度的阶段。此阶段持续时间通常为 1 ~ 2 h。

（2）低温维持期：指使用带有温度反馈体系的体表或血管内降温装置维持目标温度稳定的阶段。最佳持续时间至少 24 h。

（3）复温期：指按照设定的复温速率逐渐将体温从目标温度有控制地恢复到正常体温范围的阶段。2015 欧洲复苏委员会指南推荐缓慢复温，速率为 0.25 ~ 0.5 ℃/h。

（4）控温期（正常体温维持期）：指复温期结束后，继续控制体温在安全范围，避免出现复温后反跳发热的阶段。

在低温治疗过程中，护理人员需密切观察患者的生命体征（心率、血压、呼吸、SpO_2）、脑电双频指数（bispectral index，BIS）、中心静脉压、动脉血气、血常规、血生化、凝血、血糖及出入量等指标并进行动态监测与记录。

低温治疗过程中的重要数据监测方案

监测指标	降温期	低温维持期	复温期	控温期
生命体征	持续	持续	持续	持续
BIS	持续	持续	持续	持续
尿量	每小时	每小时	每小时	每小时
中心静脉压	每 2 h	每 4 h	每 2 h	每 4 h
血气分析	每 2 h	每 4 h	每 2 h	每 4 h
心电图	每 2 h	每 4 h	每 2 h	每 4 h
快速血糖	每 2 h	每 2 h	每 2 h	每 2 h
血常规，血生化（肝功能、肾功能、心肌酶、电解质），凝血功能	每 4 h	每 4 h	每 4 h	每 4 h

3．血管内热交换低温治疗并发症的观察及护理

（1）循环系统波动：低温会带来低血压、低血容量、心动过缓、心律失常等并发症，其发生率为 36% ~ 58%。因此低温治疗过程中需给予患者生命体征和中心静脉压的监测，观察患者心率、心律的改变，尤其在进行翻身、叩背以及气道吸引时，动作应轻柔，防止出现一过性心率下降，导致心律失常。严格控制输注药液的速度和量，监测每小时尿量，同时注意汗液、唾液等隐性分泌物。

（2）电解质紊乱：低温治疗时，会诱发低钾血症、高钾血症、高钠血症、低镁血症等电解质紊乱。因此护理人员应在不同时间点分别进行不同数值的监测与评估，动态描绘曲线，从而

利于观察患者各项指标，有效减少异常情况的发生。

（3）凝血功能障碍：低温治疗会影响凝血功能。低温全程中，由于血液流动缓慢，血黏度增加，血小板黏附血管壁增多，使血小板数量减少。研究表明血小板计数在低于 35 ℃时会出现异常，凝血因子在低于 33 ℃时开始受到影响，因此应定期进行凝血功能及血小板测定，防止发生凝血功能障碍。在患者采血后，需延长按压时间，避免因凝血异常导致穿刺部位出血。

（4）寒战及肌束颤动：当机体温度低于正常时，体温调节中枢为保持体温，通过骨骼肌收缩以增加热量而发生寒战，影响低温的实施。根据实际情况采用药物或非药物类抗寒措施。药物主要包括镇静药、镇痛药、神经肌肉阻滞剂等，应用时须持续给予微量静脉泵入，注意保证药物浓度、速度的稳定，同时应监测血药浓度，防止药物蓄积。非药物抗寒战主要通过体表保温，目前推荐充气循环毯或 36.5 ℃恒温保温毯，可用大单包裹毯面铺至患者身下，患者表面覆盖棉被，双手、双脚用棉套包裹，让患者全身体表感受到温暖并传到下丘脑，既不会引发寒战和肌束颤动，也不影响核心体温，从而减少镇静药物的应用，提高患者舒适度。建议体表保温与抗寒战药物联合应用，效果优于单一抗寒战方法。

（5）胃肠功能紊乱：低温治疗期间患者易发生胃潴留（胃残留量＞ 200 ml），发生率为95.5%，因此低温治疗前放置空肠管，既能缓解低温患者胃潴留的发生，又能实现早期肠内营养支持。建议应用肠内营养泵连续泵入营养液，起始速度设为 10 ml/h，滴注 6 h 后，观察患者耐受情况，按每小时增加 20 ml 的速度，缓慢增至目标速度。定时检测胃残余量，若＞ 60 ml，应适当降低鼻饲速度或停止肠内营养，注意营养液温度，以免造成腹泻、腹胀、反流等不良反应。

（6）深静脉血栓形成：低温过程中患者肢体活动减少，长时间卧床易导致下肢静脉血栓形成，低温前后须应用抗血栓弹力袜，并抬高下肢 20°～ 30°，促进静脉回流。低温过程中，每天2 次应用下肢压力抗栓泵，每次 15 min，以促进下肢血液循环，预防下肢静脉血栓形成。每 6 h测量双下肢距髌骨上缘 15 cm 处、距髌骨下缘 10 cm 处周长，如出现周长增加或双侧肢体同一平面的周长相差＞ 0.5 cm 等异常变化时，及时通知医生。

【参考文献】

[1] Panchal AR，Bartos JA，Caba as JG，et al. Part 3：Adult Basic and Advanced Life Support：2020 American Heart Association Guidelines for Cardiopulmonary Resuscitation and Emergency Cardiovascular Care [J]. Circulation，2020，142（16_suppl_2）：S366-S468.

[2] Hadziselimovic E，Thomsen JH，Kjaergaard J，et al. Osborn waves following out-of-hospital cardiac arrest-Effect of level of temperature management and risk of arrhythmia and death [J]. Resuscitation，2018，128：119-125.

[3] Nielsen AK，Jeppesen AN，Kirkegaard H，et al. Changes in coagulation during therapeutic hypothermia in cardiac arrest patients [J]. Resuscitation，2016，98：85-90.

[4] 李春盛. 低温治疗学 [M]. 北京：人民卫生出版社，2016：13-48.

[5] 马莉，沈晓菲，谢蕊. 血管内热交换技术的临床应用研究进展 [J]. 护理研究，2016，30（12B）：4360-4364.

[6] Hideyuki H，Toru H，Kenya K，et al. Successful management of heat stroke associated with multiple-organ dysfunction by active intravascular cooling [J]. The American Journal of Emergency Medicine，2015，33（1）：124.e5-124.e7.

[7] 罗冬华，王静新，廖黎，等. 血管内亚低温治疗在神经重症患者脑保护中的应用与护理 [J]. 齐鲁护理杂志，2015，21（5）：86-88.

[8] Michael W，Donnino，Lars W，et al. Temperature Management After Cardiac Arrest：An Advisory Statement by the Advanced Life Support Task Force of the International Liaison

Committee on Resuscitation and the American Heart Association Emergency Cardiovascular Care Committee and the Council on Cardiopulmonary，Critical Care，Perioperative and Resuscitation [J]．Circulation，2015，132：2448-2456.

[9] 刘芳，杨倩倩，杨莘，等．重症脑缺血患者行血管内热交换低温治疗护理实践与依据 [J]．中国护理管理，2014，14（9）：974-978.

[10] 邬闻文，金奕，徐旭东．8例重型颅脑损伤行血管内降温治疗病人并发高钠血症的原因及护理 [J]．护理研究，2014，28（3）：1005-1006.

【临床思维题】

患者已实施血管内低温治疗 2 h，现处于降温期，目标温度 34 ℃，实时核心温度为 36.3 ℃。患者神志仍呈深昏迷，双侧瞳孔等大等圆，直径 4 mm，对光反射灵敏，压眶无反应。生命体征 P 63 次 / 分，R 16 次 / 分，BP 117/62 mmHg，SpO_2 100%。患者降温效果不理想并出现寒战，电解质结果回报：血钠 160 mmol/L。

1．关于血管内热交换低温治疗的分期，以下说法正确的是

    A．降温期

    B．低温维持期

    C．复温期

    D．控温期（正常体温维持期）

2．在为患者实施血管内低温治疗前，为保证降温效果，护士需

    A．调节并保持病室环境温度适宜

    B．将冷却液提前放入冰箱中进行快速冷却

    C．关闭呼吸机加温湿化装置

    D．脱去患者衣物并禁止用棉被覆盖患者身体表面，增加散热

3．在血管内低温治疗过程中，患者一旦出现寒战应采取的护理措施有

    A．遵医嘱应用抗寒战药物，如镇静药、镇痛药、神经肌肉阻滞剂等

    B．采用体表保温的方式控制寒战发生，如充气循环毯或 36.5 ℃恒温保温毯

    C．患者表面覆盖棉被，双手、双脚用棉套包裹

    D．体表保温可与抗寒战药物联合应用

【答案解析】

1．ABCD。血管内低温治疗分为：低温（诱导）期、低温维持期、复温期、控温期（正常体温维持期）。

2．AC。患者实施血管内低温治疗前，应保持病室温度适宜，关闭呼吸机加温湿化装置，以减少环境温度对低温治疗的影响。冷却剂为丙二醇和蒸馏水的 1∶1 混合液，无需冰箱冷却。同时为防止低温过程中患者出现寒战而影响低温的实施，可用大单包裹毯面铺至患者身下，患者表面覆盖棉被，双手、双脚用棉套包裹，让患者全身体表感受到温暖并传到下丘脑，既不会引发寒战和肌束颤动，也不影响核心体温。

3．ABCD。血管内低温治疗过程中，控制寒战措施可分为药物和非药物方法。非药物方法为：采取体表保温方式，将体表覆盖棉被、恒温保温毯、充气循环毯、手脚用棉套包裹。药物方法为：应用镇静催眠药、镇痛药、神经肌肉阻滞剂等。体表保温与抗寒战药物联合应用效果更好，且实施过程中无需停止低温治疗。

（朱洪玮　马　莉　崔　曼）

二、控温毯技术

控温毯技术是通过控温毯内部的循环水流调整适当的温度后，与人体皮肤接触、传导，以达到降温或升温效果的仪器。医用控温毯在临床上得到了广泛的应用，其可通过亚低温治疗缺血性和外伤性脑损伤、颅内高压及高热、昏迷、中毒等患者，且其可防治脑水肿，降低颅内压，减少脑的代谢活动，减轻缺氧性脑损伤，改善手术麻醉和外科常见的低体温引起的凝血机制障碍、药物代谢速度降低、机体免疫力减弱、伤口愈合时间延长、感染增加、患者术后苏醒延迟情况。

【案例】

患者孙某，男性，78 岁，主因"发热、咳嗽 1 周"入院，初步诊断：肺部感染。患者 7 天前受凉后出现体温升高，最高达 39.5 ℃，无盗汗、乏力，无呼吸困难，就诊于急诊。查体：T 39 ℃，P 114 次 / 分，R 26 次 / 分，BP 139/89 mmHg，双肺呼吸粗，右下肺可闻及吸气相湿啰音，未闻及干啰音及胸膜摩擦音。血常规：白细胞 17.94×10^9/L，中性粒细胞百分数 86%。血气分析：pH 7.44，PaO_2 80 mmHg，$PaCO_2$ 40 mmHg，SaO_2 97%。胸部 CT：双肺纹理增多、模糊，见散在斑片影。遵医嘱予患者抗感染治疗，控温毯物理降温。

【护理评估】

1．评估患者病情、年龄、体温、自理及合作能力。
2．评估控温毯区域皮肤情况，尤其是骶尾部皮肤有无红肿、充血、出血及破溃。
3．评估控温毯性能（图 4-3-2-1）。

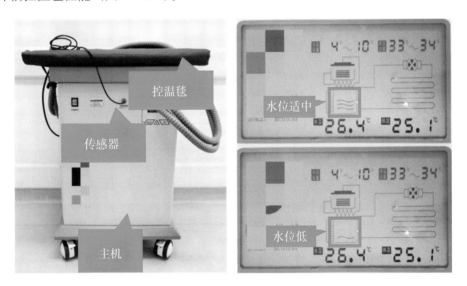

图 4-3-2-1　评估控温毯性能

4．病室环境安静、舒适、整洁，光线适宜。

实践提示

◇ 缺水报警，当水箱的水位线过低时，仪器发出间歇的报警声，液晶显示屏的水位线指示只显示一条，表示水箱缺水。注水流程详见知识链接。
◇ 各管路连接紧密，水位线适中，毯面及管路完好无破损，防水罩清洁干燥，传感器及电源线完好无破损。

【**操作前准备**】

1. 护士准备：服装鞋帽整洁，符合着装要求，语言柔和恰当，态度和蔼可亲。
2. 双人核对医嘱：床号，姓名，控温毯降温，频次、开始时间。
3. 七步洗手法洗手。
4. 核对患者信息：两种及以上的方法核对。
5. 用物准备：控温毯主机及控温毯，床单（图 4-3-2-2）。

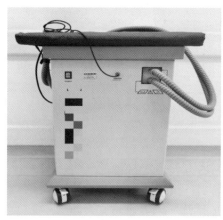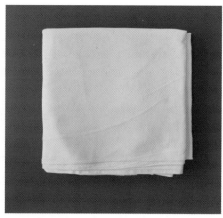

图 4-3-2-2　用物准备

【**操作过程**】

1. 携用物至床旁。
2. 两种及以上方法核对患者身份。
3. 机器的安放：将机器安放在床边或其他方便的地方，四个侧面应与墙壁或其他物体至少保持 10 cm，保持通风良好（图 4-3-2-3）。

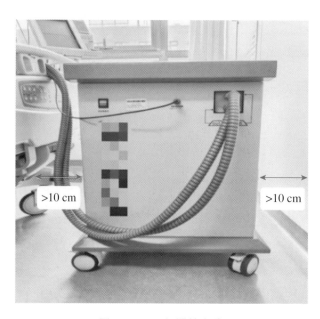

图 4-3-2-3　机器的安放

4. 电源的连接，开机后进行机器自检（图4-3-2-4）。

5. 放置控温毯：将患者身上多余衣物脱去，穿上单衣，并给予皮肤清洁，将控温毯平铺于患者身下（肩部到臀部），毯面用单层床单包裹（图4-3-2-5）。

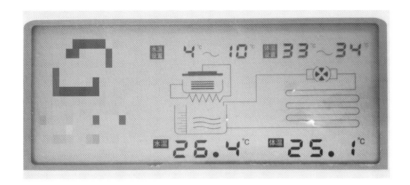

图4-3-2-4 自检完成，功能良好

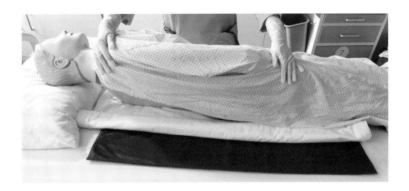

图4-3-2-5 放置控温毯

实践提示

◇ 使用时控温毯铺于患者肩部到臀部，不要触及颈部，以免因副交感神经兴奋而引起心搏过缓。

◇ 毯上不铺任何隔热用物，以免影响效果，可用吸水性强的单层床单，及时吸除因温差产生的水分，床单一旦浸湿，要及时更换，以免引起患者不适。及时擦干控温毯周围凝聚的水珠，以免影响机器正常运转，防止漏电发生。

6. 放置传感器：将传感器置于患者腋下，液晶显示板显示患者体温（图4-3-2-6）。

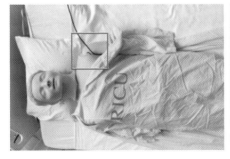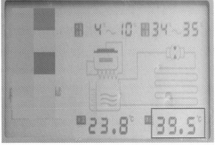

图4-3-2-6 放置传感器

7．校对：将体温计测得的体温与传感器测得的体温进行校对（图4-3-2-7）。

实践提示

◇ 传感器脱落报警：体温监测区显示"开"时，表明仪器进入工作状态，报警功能启动。如果显示体温＜32℃，仪器发出急促的报警声，表明传感器从人体脱落。

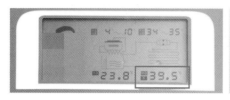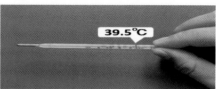

图 4-3-2-7　校对传感器

8．水温设置：遵医嘱调节水温区间，按水温设置按钮，设定后按"OFF/ON"，液晶显示板显示"开"，压缩机启动（图4-3-2-8）。

9．体温设置：遵医嘱调节目标体温区间，按体温设置按钮，设定后按"OFF/ON"，液晶显示板显示"开"，水循环启动。待主机循环稳定后，观察控温毯的制冷情况（图4-3-2-8）。

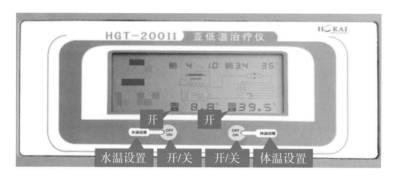

图 4-3-2-8　水温、体温设置

知 识 园 地

◇ 水温设置有四档，分别为4～10℃、10～15℃、15～20℃、35～40℃，当水温设置范围在35～40℃时表示使用升温功能。

◇ 体温设置：按体温设置按钮设定目标体温区间，设定目标体温区间后按"OFF/ON"，体温监测区显示"开"，当患者体温达到目标体温区间，控温毯停止工作。体温设置有四档，分别为33～34℃、34～35℃、35～36℃、36～37℃。

10．再次核对，告知患者操作已完毕，整理床单位，收拾用物。

11．每30～60分钟观察患者体温情况。

12．洗手记录。

13．撤机：患者体温降至正常，遵医嘱停止控温毯降温，给予患者撤除控温毯。

【**操作后用物处理**】

1．主机、管道表面、传感器和其他附件用75%乙醇擦拭消毒。

2．控温毯用 500 mg/L 含氯消毒剂擦拭。

【控温毯技术操作流程图】

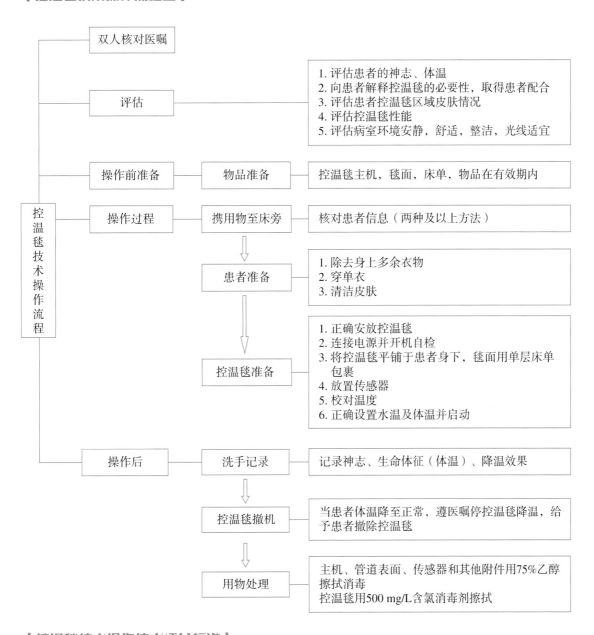

【控温毯技术操作技术评分标准】

项目		技术操作要求	总分	评分等级				实际得分
				A	B	C	D	
操作前准备 (35分)	着装准备	仪表端庄、服装整洁、洗手、戴帽子、口罩	2	2	1	0	0	
	核对	核对信息（至少两种方法核对）	4	4	2	0	0	
	沟通	向患者解释，取得患者的配合	3	3	2	0	0	
	评估	评估患者神志、体温	4	4	2	0	0	
		评估患者控温毯区域皮肤情况	5	5	3	1	0	
		评估控温毯性能、水箱内水位情况	5	5	3	1	0	

续表

项目		技术操作要求	总分	评分等级				实际得分
				A	B	C	D	
		评估病室环境	4	4	2	0	0	
	物品准备	控温毯主机，控温毯，床单	8	8	5	3	0	
操作过程（55分）	再次核对	携用物至患者床旁，再次核对患者信息	2	2	1	0	0	
	控温毯放置及设置	机器安放于床旁，连接电源	4	4	2	0	0	
		开机自检	8	8	4	2	0	
		放置控温毯	4	4	2	0	0	
		放置传感器，微调校对	8	8	4	2	0	
		设定水温、体温	8	8	4	2	0	
		再次核对医嘱及患者信息	2	2	0	0	0	
	健康宣教	健康宣教	5	5	3	1	0	
	记录	洗手	2	2	0	0	0	
		记录	6	6	4	2	0	
	停机顺序	关闭控温毯主机电源，取出传感器，撤除控温毯	6	6	4	2	0	
操作后处理（5分）	用物处理	主机、管道表面、传感器用75%乙醇擦拭消毒	3	3	2	1	0	
		控温毯用500 mg/L含氯消毒剂擦拭	2	2	0	0	0	
提问（5分）	理论知识	1. 给予降温毯水箱注水，95%乙醇与灭菌注射用水比例是多少？ 2. 控温毯应用有哪些禁忌证？	5	5	3	1	0	

【知识链接】

1. 禁忌证

（1）严重心肺疾患

（2）失血性休克

（3）精神病

（4）妊娠期妇女

（5）3岁以下儿童或70岁以上老人

（6）机体感觉障碍者

（7）携带心脏起搏器、外科植入物患者

2. 使用控温毯时对患者进行的皮肤护理

（1）背部尤其骶尾部皮肤因用控温毯而发红，当皮肤发生青紫时，显示局部血液循环受阻，应暂停控温毯降温。

（2）由于温差大，大量冷凝水产生，引起床单、衣物潮湿时，应及时更换，每小时检查局部皮肤情况并翻身，翻身时枕头应置于控温毯下，以减小控温毯接触皮肤面积而影响降温效果。极度消瘦、头部制动患者极易发生压疮，应及时处理。

（3）当患者不需持续降温时，应尽早撤去控温毯，防止患者皮肤受损。

3. 水箱注水

（1）开机检查水位线，当水箱的水位过低时，液晶屏的水位线指示只显示一条（图4-3-

2-9)，仪器发出间歇的报警声，表示水箱缺水，此时应给予水箱内加水。

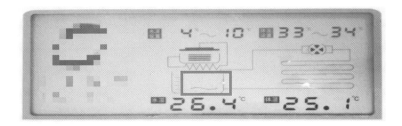

图 4-3-2-9 水位线观察

（2）水箱加水操作流程

1）开启机箱门：检查水箱排水管出水端是否稳固地挂在水箱盖处，确保水箱加水后不溢水（图 4-3-2-10）。

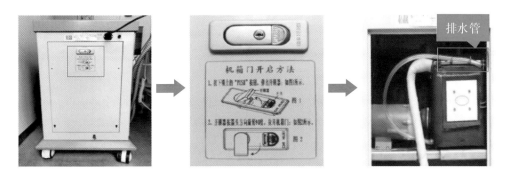

图 4-3-2-10 开启机箱门，检查排水管

2）打开水箱注水口：先加入 95% 乙醇（500 ml），再加入灭菌注射用水（4000 ml）（也可以用蒸馏水 / 纯净水代替），乙醇：灭菌注射用水 =1 : 8（图 4-3-2-11）。

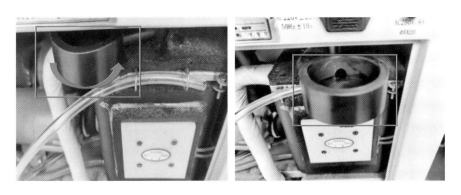

图 4-3-2-11 打开水箱注水口

实践提示

◇ 为防止水箱内产生水垢影响治疗效果，应定期（1 个月）更换水箱内的水。

【参考文献】

[1] 王欣然，孙红，李春燕．重症医学科护士规范操作指南 [M]．北京：中国医药科技出版社，2016：132-134.

[2] 任婷婷，徐阳，张雯，等．医用控温毯温度校准方法研究 [J]．计量技术，2019，4：51-53.

【临床思维题】

患者应用控温毯后 2 h，现处于降温期，控温毯水温设置为 4 ~ 10 ℃，体温设置为 36 ~ 37 ℃，患者神志清楚。监测生命体征：T 38.5 ℃，P 114 次 / 分，R 26 次 / 分，BP 139/89 mmHg。遵医嘱继续给予患者控温毯物理降温。

1. 护士协助患者翻身后，检查患者皮肤未出现发红发紫等情况，此时控温毯发出急促的报警声，护士考虑发生了什么情况？应如何处理？

2. 患者应用控温毯，护士巡视病房时，发现控温毯屏幕上显示只有一条曲线，表明什么？应如何处理？

【答案解析】

1. 护士应考虑传感器从人体脱落；护士将传感器重新置于患者腋下即可解除报警。

2. 表明控温毯水箱缺水；应加入 95% 乙醇溶液和灭菌注射用水（可用蒸馏水或纯净水代替），95% 乙醇：灭菌注射用水 =1∶8。

（王鹤扬　尚燕春）

第五章

CRRT应用技术实践与思维

连续性肾替代治疗（continuous renal replacement therapy，CRRT）是指每天连续 24 h 或接近 24 h，通过体外循环方式连续、缓慢清除水及溶质的一种血液净化治疗技术，是所有连续、缓慢清除水分和溶质治疗方式的总称。CRRT 清除溶质的方法有：弥散、对流及吸附。临床常用的治疗模式包括：缓慢连续超滤（slow continuous ultrafiltration，SCUF），连续静 - 静脉血液滤过（continuous veno-venous hemofiltration，CVVH），连续静 - 静脉血液透析（continuous veno-venous hemodialysis，CVVHD），连续静 - 静脉血液透析滤过（continuous veno-venous hemodiafiltration，CVVHDF）等。

CRRT 治疗指征包括传统肾替代治疗指征，如急性肾损伤（AKI）、高钾血症、代谢性酸中毒、容量高负荷、尿毒症症状、可清除的药物或毒素等；非肾性指征，如炎性反应或脓毒症、急性 ARDS、急性坏死性胰腺炎、急慢性心力衰竭、挤压综合征、恶性高热等。

【案例】

患者徐某，女，62 岁，主因宫颈癌术后 1 月余，排尿困难 2 天，以急性肾功能不全收入院，转入 ICU 进一步治疗。血常规：白细胞 10.76×10⁹/L，中性粒细胞百分数 87.4%，PCT 0.568 ng/ml，血钾浓度 5.14 mmol/L，血钠浓度 146.5 mmol/L，血氯浓度 93.7 mmol/L，血钙浓度 1.91 mmol/L，尿肌酐 620 μmol/L，尿酸 738 μmol/L，盆腹腔 CT 扫描提示：双肾实质水肿增大。遵医嘱给予床旁连续性血液滤过治疗，模式：CVVH，血流速 180 ml/min，前、后置换各 1000 ml/h，枸橼酸钠抗凝，净脱水量 100 ml/h。

【护理评估】

1．治疗时机：合理安排治疗时机与护理操作，尽量避免治疗过程中外出检查、更换床单、灌肠等。

2．评估患者生命体征（心率、心律、血压、呼吸、体温）、患者的意识状态及合作程度。

3．评估患者心功能、有效循环血量（如超声心动图、X 线胸片、床旁超声、心肺循环变量监测等）、电解质及血气分析结果、穿刺侧肢体腿围及血运情况。

4．体位摆放适宜

（1）采用股静脉置管时，尽量保持置管侧肢体外展位，若病情允许，在保证治疗所需血流速前提下，床头抬高尽量接近 30°。

（2）采用颈内静脉置管时，若管路位置不佳，可保持患者头部略偏向置管对侧。

5．临时导管的评估

（1）检查临时导管通路固定良好，穿刺点无红肿、渗血及分泌物，敷料粘贴紧密、无潮湿。

（2）评估有无血栓

导管下铺无菌治疗巾，取下肝素帽弃去，螺旋式用力消毒动脉端接口，用 5 ml 注射器抽取导管内封管液 2 ml，注射在准备好的无菌纱布上，观察有无血栓（图 5-0-0-1），若无，则判断导管血流速；若出现血栓，则再抽 2 ml 血液注射在纱布上，若无，则判断导管血流速。

重复三次，若第四次仍有血栓，则通知医生协助处理。

（3）评估导管血流速

应用 20 ml 注射器抽吸管路，5～6 s 内可抽取 20 ml 血液，则说明管路通畅，可满足治疗所需血流速，以确定治疗连接方式，然后将血液注回管路（注意不可注入空气）（图 5-0-0-2）。

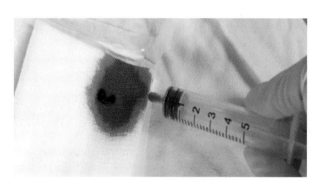

图 5-0-0-1　评估管路有无血栓

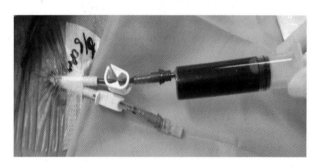

图 5-0-0-2　评估导管血流速

6．冲管（图 5-0-0-3）

用生理盐水 20 ml 正压脉冲式冲洗导管内血液，约 10 ml，冲洗后夹闭动脉夹。同样方法判断静脉端管路。

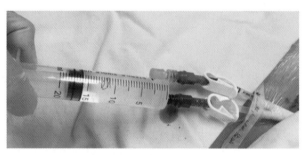

图 5-0-0-3　冲管

【操作前准备】

1．护士准备：服装鞋帽整洁，符合着装要求，语言柔和恰当，态度和蔼可亲。

2．双人核对医嘱：床号、姓名、治疗方案、治疗参数、置换液配方、血液滤过药物及耗材。

3．七步洗手法洗手。

4．核对患者信息：两种以上的方法核对。

5．准备用物（图 5-0-0-4）

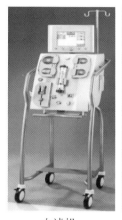
血滤机

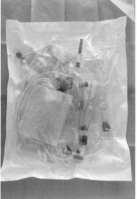
血滤管路

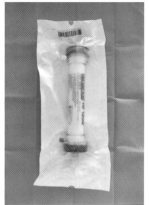
滤器

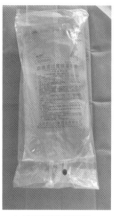
血滤基础置换液

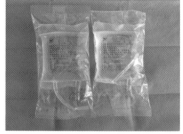
4%枸橼酸钠

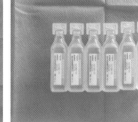
葡萄糖酸钙

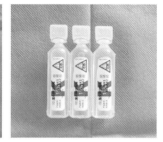
15%氯化钾

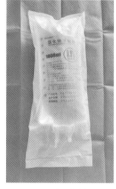
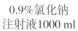
0.9%氯化钠
注射液1000 ml

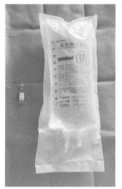
肝素钠

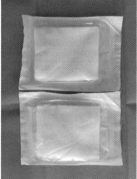
无菌纱布

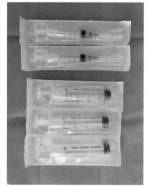
注射器

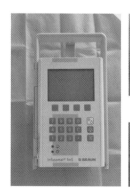
输液泵

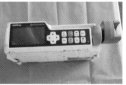
注射泵

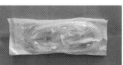
输液器

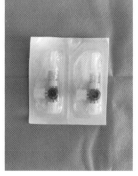
三通

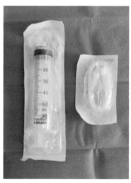
50 ml泵用注射器、微量
泵管路

图 5-0-0-4 准备用物

　　血滤机一台（本文以日机装血滤机操作过程为例）、血滤管路、滤器、血滤基础置换液、枸橼酸钠抗凝剂数袋、葡萄糖酸钙注射液数支、15% 氯化钾注射液数支、0.9% 氯化钠注射液 1000 ml 2 袋、肝素钠注射液 80mg 1 支、无菌治疗巾 1 块、无菌纱布 2 包、20 ml 注射器数个、5 ml 注射器 2 个、输液泵 1 台、注射泵 1 台、输液器 1 个、输液三通 2 个、50 ml 泵用注射器及微量泵管路 1 个。

【操作过程】（若条件允许，应在治疗室完成管路安装）

　　1．携用物至床旁 / 治疗室。

　　2．再次核对患者信息（同前）。

　　3．安装管路

　　（1）开机自检

　　1）将血滤机推至患者床旁适宜位置并踩下脚轮锁锁住，电源线连接墙壁电源。

　　2）打开电源总开关（主机左下侧）（图 5-0-0-5），确保机器上没有连接管路，天平上未悬挂任何物品。

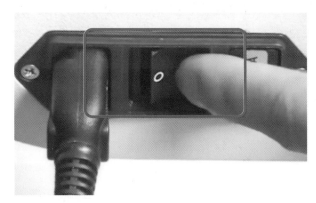

图 5-0-0-5　打开主机开关

　　3）打开屏幕开关（显示屏右侧）（图 5-0-0-6）开机自检，时间约 4 min。

　　4）屏幕显示 "System test running"（图 5-0-0-7），左下角显示正在自检的项目，观察显示屏上绿、黄、红灯依次闪烁。

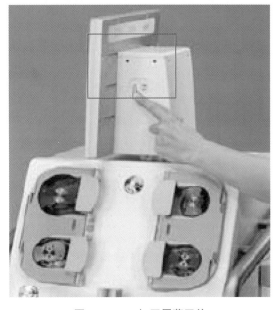

图 5-0-0-6　打开屏幕开关

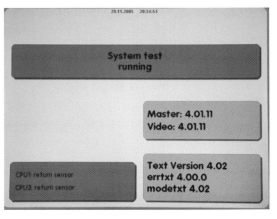

图 5-0-0-7　开机自检

实践提示

◇ 在自检过程中,如果有一些参数不能满足治疗的需要,在屏幕的左下角显示自检失败的项目(图5-0-0-8)。出现此种情况可选择Restart重新自检一次,如果失败,准确记录报警信息后,联系工程师。

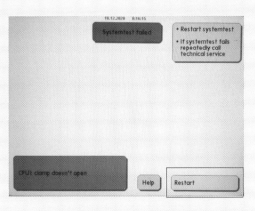

图5-0-0-8 自检失败

(2)选择治疗模式

1)绿灯和黄灯常亮状态后,选择治疗模式(图5-0-0-9)。

2)选择并点击"Aqualine for adult treatment"(成人治疗模式)(图5-0-0-10)。

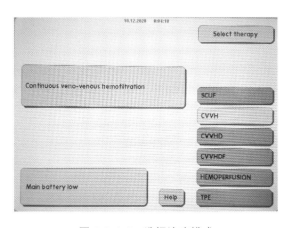

图5-0-0-9 选择治疗模式

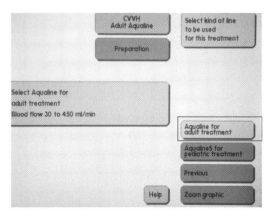

图5-0-0-10 选择管路

3)进入确认界面选择并点击"Yes"(图5-0-0-11),确认成人治疗,进入安装管路界面,按照屏幕显示安装管路(图5-0-0-12)。

4)选择"No"可返回上一界面重新选择(图5-0-0-11)。

实践提示

◇ 儿童模式是指体重5 kg以上的儿童,儿童的管路名称是AQUALINES,管路的容积是64 ml;成人的管路名称是AQUALINE,管路容积是105 ml。两种管路血泵泵管处的直径不同,但不用更换血泵泵头。

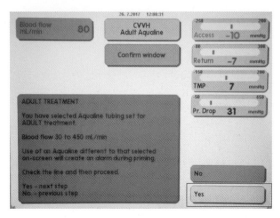

图 5-0-0-11　确认管路

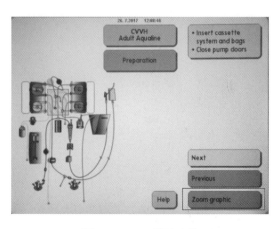

图 5-0-0-12　管路安装

（3）安装管路及滤器

1）安装管路

① 屏幕显示管路安装图示，根据图示安装管路，可选择并点击"Zoom graphic"，进入安装分解步骤（图 5-0-0-12）。

② 打开两个泵门，将管路中心对准滤器夹上部，悬挂于滤器夹上，安装血泵及滤出液泵时，先将泵管下部装进泵槽（肝素连接管安装在血泵后）（图 5-0-0-13）；安装前、后置换液泵时，先将泵管上部装进泵槽；将泵管稍向后推，装入对应泵槽内，按泵上指示方向手动旋转泵体安装好管路，防止卡管，安装泵管后关好泵门。

③ 对齐卡槽，安装 4 个压力传感器探头，关闭压力罩夹，可见压力罩夹上方圆形钮处于接近传感器探头一侧，关闭后轻拉压力罩夹确认已关闭（图 5-0-0-14）。

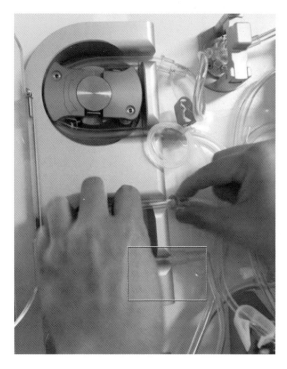

图 5-0-0-13　安装管路

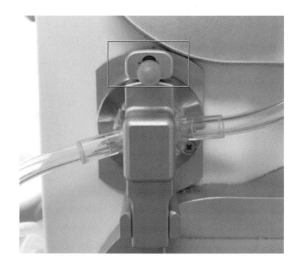

图 5-0-0-14　安装压力传感器

④ 漏血壶放入机器左侧的漏血检测器座内（图5-0-0-15）。

⑤ 黄灯常亮状态，打开加热室门，安装加热旋管（平面贴机器）（图5-0-0-16）。

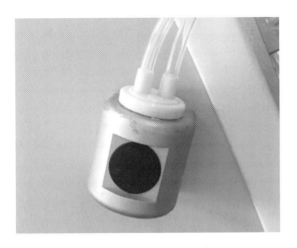

图5-0-0-15 安装漏血壶

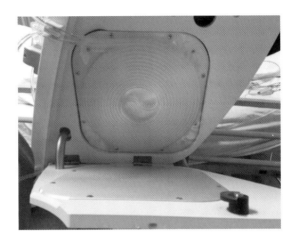

图5-0-0-16 安装加热旋管

⑥ 安装置换液自动除气壶：将置换液自动除气壶最短管路朝内，并稍用力装入除气壶座内，压住红色监测点（图5-0-0-17）。

⑦ 连接空气探测器：将静脉壶置于空气探测器上方，将静脉管路嵌入空气探测器内，然后夹紧空气探测器并稍用力推入到机器中，轻拉静脉管路，完全放入静脉夹的凹槽中（图5-0-0-18）。

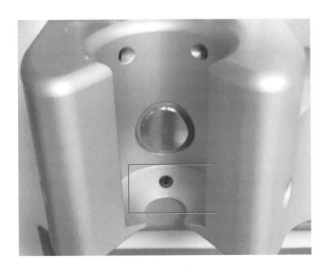

图5-0-0-17 安装除气壶

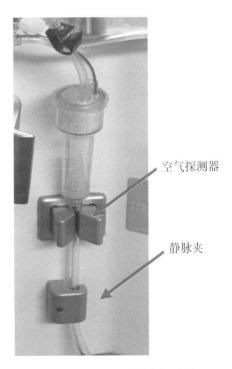

空气探测器

静脉夹

图5-0-0-18 连接空气探测器

2）安装滤器

明确滤器血流方向，将滤器放于滤器支架上，连接管路与滤器，红对红，蓝对蓝；将前置换管路连接至前稀释端口（A）；将滤出液管路连接至滤器柱体的动脉端接口（B）（图5-0-0-19）。

3）液体

① 将空的预冲液收集袋悬挂至输液杆上并连接动脉管路。将 1000 ml 肝素盐水悬挂于输液架，利用 Y 型针与静脉管路连接（图 5-0-0-20）。

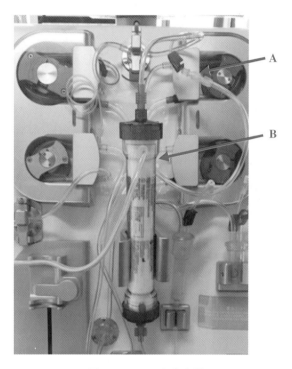

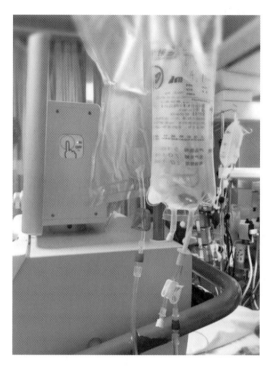

图 5-0-0-19　安装滤器

图 5-0-0-20　连接预冲液

② 滤出液袋贴标签，注明床号、姓名、日期，将空的滤出液收集袋连接滤出液管路，并悬挂于滤出液天平上（图 5-0-0-21）。

③ 将置换管路接自带针头连接置换液袋，悬挂于置换液天平（图 5-0-0-22）。

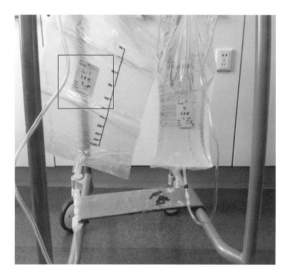

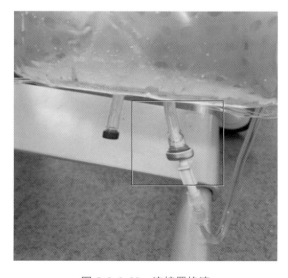

图 5-0-0-21　连接滤出液袋

图 5-0-0-22　连接置换液

4）抗凝：该患者应用枸橼酸钠抗凝，选择"No anticoagulant"（图 5-0-0-23），将肝素连接管夹子推至根部夹毕。

4．管路的预冲

再次检查整套管路连接是否正确，保证连接紧密。检查管路夹子，确保需要使用的夹子处于打开状态，无需使用的夹子推至管路根部夹闭。

（1）点击"go to priming"，进入预冲程序。

（2）选择并点击"Start priming"开始预冲（图 5-0-0-24），预冲时血泵逆时针转动，预冲的肝素盐水由管路静脉端向动脉端流动。

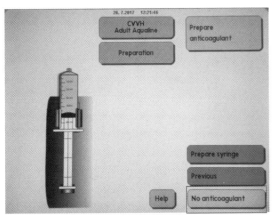
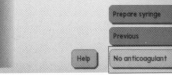

图 5-0-0-23　无抗凝

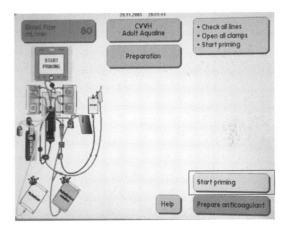

图 5-0-0-24　开始预冲

（3）机器自动预冲后置换管路、血路、前置换管路、滤出液管路，屏幕正中显示剩余预冲时间，屏幕左侧正在预冲的管路为绿色（图 5-0-0-25）。

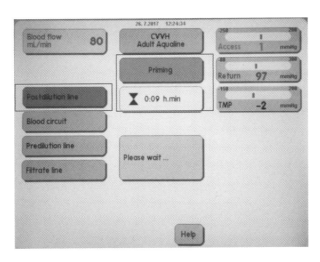

图 5-0-0-25　管路预冲

（4）静脉壶预冲完成后稍用力敲击滤网，清除附壁气泡，应用 20 ml 无菌注射器抽吸调整静脉壶液面，排除气液平面。

（5）预冲盐水经滤器静脉端流入，由动脉端流出，若充分排气后动脉端有微小气泡，可用手或叩诊锤轻拍滤器动脉端，将气泡完全排出。

（6）预冲结束后，界面自动转换，听到提示音后各泵自动停止转动，显示屏正中显示"Priming completed"。

5．再预冲

（1）将Y型针连接0.9%氯化钠注射液1000 ml，点击"Reprime"，进入再预冲界面（图5-0-0-26）。

（2）冲洗膜外时，按气体向上原理，可将滤器取下，将滤出液口向上，充分排尽膜外气体，安放好滤器后再次检查滤前压力传感器及动脉压力传感器，保证连接紧密。

（3）旋转主旋钮选择并点击屏幕右侧"Blood circuit"，重新冲洗血路，冲净血路内肝素盐水（图5-0-0-27）。

（4）当达到理想预冲效果时，可点击"Reprime completed"。

（5）若达到设定预冲量，预冲自动停止，再预冲结束。

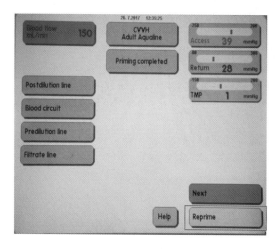

图 5-0-0-26　再预冲

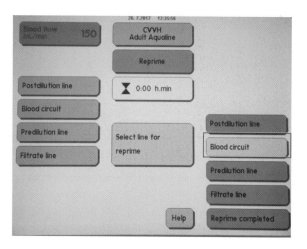

图 5-0-0-27　再预冲血路

实践提示

◇ 预冲膜外时不可离人，观察滤器外液面应为缓慢上升，若液面不升或上下浮动则提升滤器有可能破膜，需及时更换滤器。

◇ 再预冲时可提高血泵速200～300 ml/min，冲净血路内肝素盐水。

6．压力测试

（1）旋转主旋钮，选择并点击"Next"进入压力测试界面。

（2）夹闭动脉管路及预冲液收集袋夹子，将动脉管路取下，与静脉管路通过Y型针同时连接至0.9%氯化钠注射液，打开动静脉管路上的夹子（图5-0-0-28）（连接前可半打开Y型针另一夹子，将液体排至接口处，以不滴出为宜）。

（3）点击"Yes"选项，压力测试时静脉夹夹闭，血泵转动。可看到静脉压逐渐上升，等待测试通过（图5-0-0-29）。

7．参数设置

（1）在进入连接模式之前必须设定治疗参数，旋转主旋钮选择并点击"Go To Programming"，进入参数设置界面（图5-0-0-30）。

（2）遵医嘱设置治疗参数（治疗时间、超滤率、总脱水量、后稀释量、前稀释量、置换液袋数、置换液温度等）。

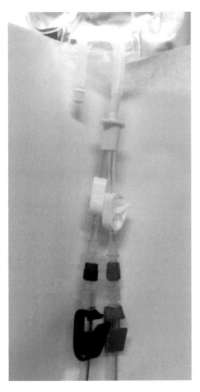

图 5-0-0-28　打开动静脉管夹

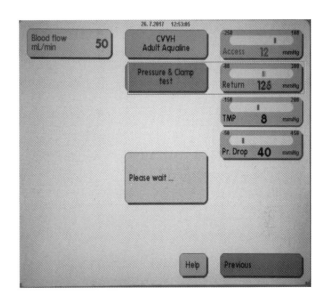

图 5-0-0-29　压力测试

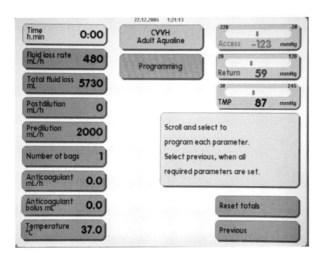

图 5-0-0-30　参数设置

实践提示

◇ 压力测试的目的：① 测试空气探测器的功能；② 测试静脉夹的功能；③ 测试管路的密闭性。

◇ 本品牌血滤机安装及预冲完成后进入再循环模式（图 5-0-0-31），断电后再启动可直接返回再循环模式，可连接患者进行治疗。

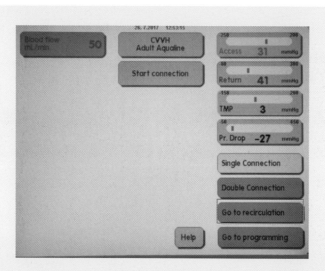

图 5-0-0-31 再循环

◇ 若压力测试失败，排除其他因素后，可返回至上一界面后再次重新测试。

8．连接患者、开始治疗（根据患者病情选择单接或双接）

（1）单接

1）选择"Single Connection"，点击主旋钮确认（图 5-0-0-32）。

2）螺旋式消毒导管动脉端接口，夹闭 Y 型针和动脉管路上的夹子，将动脉端管路与临时导管动脉端紧密连接（图 5-0-0-33）。

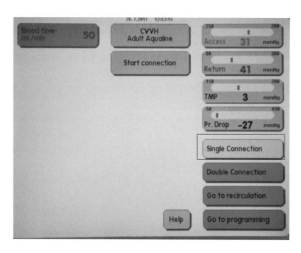

图 5-0-0-32 连接病人——单接

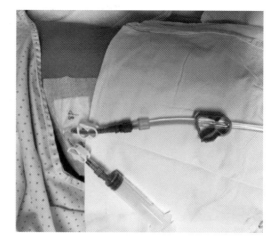

图 5-0-0-33 连接动脉端

3）打开管路动脉端和患者导管动脉夹，旋转主旋钮，选择并点击"Start blood pump"启动血泵，引出血液（图 5-0-0-34）。

4）血液由管路动脉端缓慢引出，逐渐流向管路静脉端，当空气探测器检测到血液时，血泵停止转动且有报警音，选择并确认"Next"键（图 5-0-0-35）。

5）屏幕显示连接静脉端至患者，夹闭 Y 型针和静脉管路夹子，断开静脉管路与 Y 型针，同连接动脉端管路方法，将静脉端管路与导管静脉端连接，打开静脉端和患者导管静脉夹。

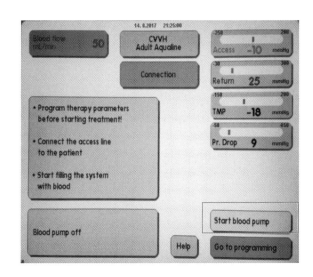

图 5-0-0-34 启动血泵

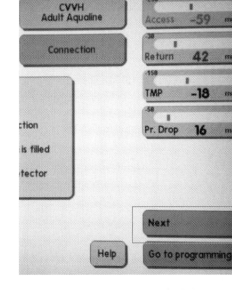

图 5-0-0-35 准备治疗

6）连接完成后，检查所需夹子处于打开状态，选择"Start Treatment"，启动血泵键，选择合适的血流量（如 120 ml/min），观察有无压力报警，如一切正常，再启动平衡键，治疗正式开始（图 5-0-0-36）。

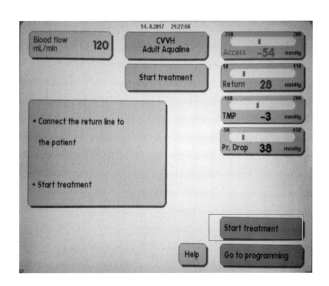

图 5-0-0-36 开始治疗

（2）双接

1）选择"Double connection"（图 5-0-0-37），点击主旋钮确认，螺旋式消毒导管接口。

2）夹闭 Y 型针的两个夹子和静脉管路上的夹子、动脉管路夹子，将动脉、静脉管路同时连接至患者导管动脉、静脉端，打开 4 个夹子（图 5-0-0-38）。

3）连接完成后，检查所需夹子处于打开状态，启动血泵。

4）血液由管路动脉端缓慢引出，静脉端检测到血液后系统自动切换至治疗模式，观察有无压力报警，此时平衡键闪烁，如一切正常，再启动平衡键，治疗正式开始。

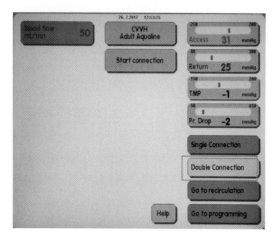

图 5-0-0-37　连接患者——双接

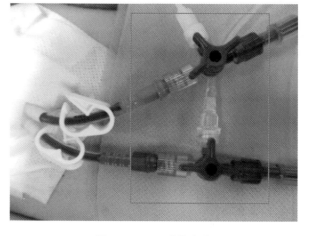

图 5-0-0-38　连接患者

实践提示

◇ 根据患者病情选择单接或双接，单接模式需先将患者血液引出至管路，同时排出管路内预冲氯化钠注射液，故患者短时内有容量丢失（约 200 ml），在患者血流动力学稳定状态时适用。

◇ 初始治疗引血时血流速度要缓慢，观察患者生命体征，若生命体征平稳，缓慢提高血流速至理想值，再次确认滤器及各接口连接紧密。

◇ 再次核对患者信息、医嘱及各项参数设置值，并观察各压力数值有无异常。

9．固定管路

用无菌治疗巾包裹动脉、静脉管路，确保管路无打折及扭曲，将动脉、静脉管路固定在床单位或床档上，防止牵拉管路。

10．洗手、记录

（1）七步洗手法洗手。

（2）记录患者的生命体征（包括心律、心率、血压、呼吸、血氧饱和度）及治疗参数（模式、前置换量、后置换量、超滤率、压力监测数值等）。

【操作后用物处理】

1．各包装袋弃于生活垃圾桶。

2．污染物、注射器、棉签、纱布、肝素帽弃于医疗垃圾桶。

3．针头弃于锐气盒。

4．静脉回输袋及预冲后盐水排出液体后弃去。

【CRRT技术操作流程图】

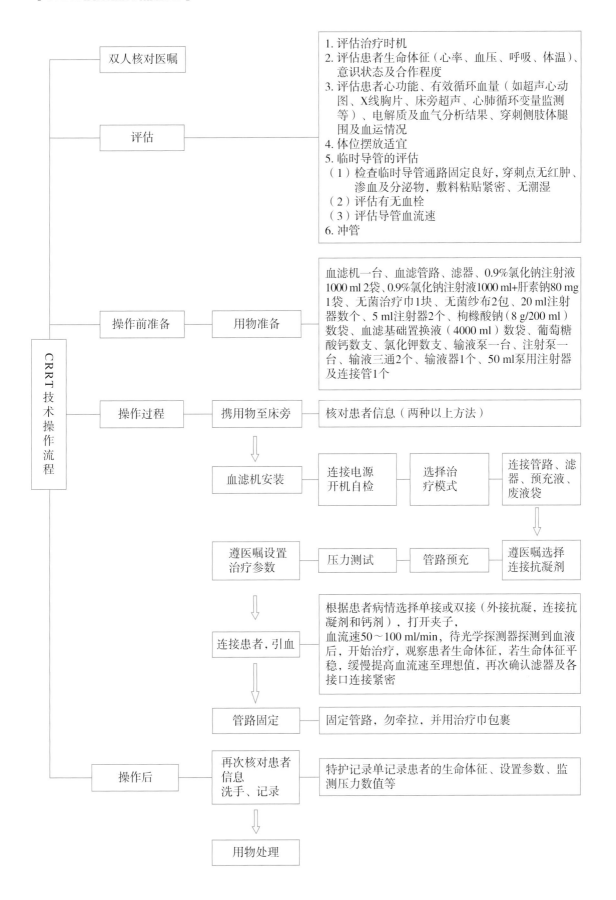

【CRRT技术评分标准】

项目		技术操作要求	总分	评分等级				实际得分
				A	B	C	D	
操作前准备（25分）	着装准备	仪表、服装符合要求	2	2	1	0	0	
	核对	核对医嘱及患者（至少两种方法核对）	2	2	1	0	0	
	沟通	沟通，取得患者配合	2	2	1	0	0	
	评估	评估患者生命体征、心功能、血流动力学	3	3	2	1	0	
		评估患者电解质及血气结果、凝血功能	3	3	2	1	0	
		评估患者意识状态及合作程度、穿刺侧肢体腿围及血运	3	3	2	1	0	
		临时导管血流速评估正确，冲管方法正确	3	3	2	1	0	
		评估病室环境	2	2	1	0	0	
	物品准备	血滤机1台（本文以日机装血滤机操作过程为例）、血滤管路、滤器、血滤基础置换液、枸橼酸钠抗凝剂数袋、葡萄糖酸钙注射液数支、15%氯化钾注射液数支、0.9%氯化钠注射液1000 ml 2袋、肝素钠注射液80 mg 1支、无菌治疗巾1块、无菌纱布2包、20 ml注射器数个、5 ml注射器2个、输液泵1台、注射泵1台、输液器1个、输液三通2个、50 ml泵用注射器及微量泵管路1个	5	5	3	1	0	
操作过程（65分）	核对	再次核对患者信息	2	2	1	0	0	
	操作过程	开机自检正确	3	3	2	1	0	
		正确选择治疗模式	5	5	3	1	0	
		正确安装泵管	5	5	3	1	0	
		正确安装传感器	5	5	3	1	0	
		正确安装漏血壶	5	5	3	1	0	
		正确安装加热旋管	5	5	3	1	0	
		正确安装除气壶	5	5	3	1	0	
		正确安装静脉壶	5	5	3	1	0	
		正确安装滤器	5	5	3	1	0	
		正确预冲，再预冲	5	5	3	1	0	
		压力测试正确	5	5	3	1	0	
		上机流程正确，参数设置正确	5	5	3	1	0	
	综合	护士熟练程度，操作时间小于40 min	5	5	3	1	0	
操作后处理（5分）	宣教	向患者进行健康宣教	1	1	0	0	0	
	记录	洗手，记录	2	2	1	0	0	
	用物处理	正确处理用物	2	2	1	0	0	
提问（5分）	理论知识	1. 临时导管如何评估血流速？ 2. 压力测试的目的是什么？	5	5	3	1	0	

【知识链接】

枸橼酸钠的化学名为 2- 羟基丙烷 -1,2,3- 三羧酸钠二水合物。分子式：$C_6H_5Na_3O_7 \cdot 2H_2O$。分子量：294.10 Da。

2012 KDIGO 指南建议对于出血风险增加、没有枸橼酸使用禁忌的患者，使用局部枸橼酸抗凝。枸橼酸钠对 Ca^{2+}、Mg^{2+} 等金属离子具有良好的络合能力，对其他金属离子，如 Fe^{2+} 等离子也有很好的络合能力。现已被推荐为重症患者血液净化治疗的首选抗凝剂，可显著降低持续性血液透析患者血清 CRP、IL-6 水平，减少炎症反应发生，改善慢性肾衰竭患者脂质代谢紊乱，缓解内皮损伤作用，降低近端小管中因缺氧诱导的线粒体能量缺陷，限制线粒体缺乏，达到对心血管和肾的保护作用。枸橼酸通过降低滤器中钙离子，进而降低补体激活的发生，减少了透析膜表面纤维蛋白的沉积，有助于溶质的弥散和清除。

【参考文献】

[1] Kidney Disease：Improving Global Outcomes（KDIGO）Acute Kidney Injury Work Group. KDIGO Clinical Practice Guideline for Acute Kidney Injury [J]．Kidney Int Suppl，2012，2：1-138.

[2] 左显明．枸橼酸钠对持续性血液透析患者血清 C 反应蛋白、白细胞介素 6、血脂及血压的影响 [J]．医学综述，2016，22（20）：4126-4129.

[3] Bienholz A，Reis J，Sanli P，et al.Citrate shows protective effects on cardiovascular and renal function in ischemia-induced acute kidney injury [J]．BMC Nephrol，2017，18（1）：130.

[4] 舒琴，曹膑双．连续性肾脏替代治疗应用于局部枸橼酸钠抗凝的护理研究进展 [J]．现代医药卫生，2017，33（增刊）：41-43.

[5] 宁琪琪，孟庆华，朱跃科．局部枸橼酸抗凝在肝衰竭患者进行持续肾脏替代治疗中的应用进展 [J]．中华肝脏病杂志，2018，26（7）：549-552.

[6] 郁丽霞，叶建明，陈文君，等．不同浓度的枸橼酸盐在常规血液透析中的局部抗凝应用 [J]．国际泌尿系统杂志，2017，37（6）：904-907.

[7] Weiss R，Fischer MB，Weber V. The impact of citrate concentration on adhesion of platelets and leukocytes to adsorbents in whole blood lipoprotein apheresis [J]．J Clin Apher，2017，32（6）：375-383.

【临床思维题】

本文中患者徐某，经中心静脉泵入去甲肾上腺素控制血压，维持血压在 90 ～ 100/50 ～ 50 mmHg，同时在上机引血过程中出现 "High Filtration Ratio" 报警。经护士正确处理后，顺利进行治疗。模式 CVVH，血流速 180 ml/min，前、后置换各 1000 ml/h。

1. 根据上述患者病情，在上机引血时应采用哪种连接方式？

2. 在上机引血过程中出现 "High Filtration Ratio" 报警时应如何处理？

3. 根据医嘱，枸橼酸钠及葡萄糖酸钙的初始剂量设定为多少？

【答案解析】

1. 应采取双接的连接方式上机引血。上机引血应该根据患者病情选择单接或双接，单接模式需先将患者血液引出至管路，同时排出管路内预冲氯化钠注射液，故患者短时内有容量丢失（约 200 ml），在患者血流动力学稳定状态时适用。该病例患者血流动力学不稳定，静脉泵入升压药物控制血压，因此选择双接方式引血。

2. 在上机引血过程中出现 "High Filtration Ratio" 报警，应为当前血液流速过慢，致使滤过分数过高，解除报警后将血流速逐渐调节至 180 ml/min，启动血泵即可恢复治疗。

3．枸橼酸钠初始剂量应设定为 216 ml/h，葡萄糖酸钙剂量应设定为 13 ml/h。枸橼酸钠初始剂量设定为血流速的 1.2 ~ 1.5 倍，葡萄糖酸钙初始剂量应为枸橼酸钠速度的 6.1%，为避免枸橼酸蓄积，初始枸橼酸剂量设定为血流速的 1.2 倍。

（马　征　王　芳）

第六章

安全管理护理技术实践与思维

第一节 约束带（约束手套）的使用

约束包括物理约束和化学约束，通常所称的约束是指物理约束，又称身体约束或保护性约束。身体约束是指使用相关用具或设备附加在或邻近于患者的身体，限制其身体或身体某部位自由活动和（或）触及自己身体的某部位。身体约束作为一种保护性措施，可以预防跌倒与非计划性拔管的发生，保证患者安全。最常用的约束器具是腕踝部约束带，其次是约束手套；最常用的约束部位是上肢。

【案例】

患者王某，男性，33 岁，主因"发热 7 天，呼吸困难 2 天"入院，初步诊断：重症肺炎。患者神志清楚，躁动明显。血常规：白细胞 15.2×10^9/L，中性粒细胞百分数 93.7%。血气分析：pH 7.41，PaO_2 50 mmHg，$PaCO_2$ 45 mmHg，SaO_2 85%。查体：T 39 ℃，P 120 次 / 分，R 32 次 / 分，BP 150/80 mmHg。遵医嘱给予无创通气，模式：S/T，氧浓度 45%，IPAP 16 cmH$_2$O，EPAP 6 cmH$_2$O。无创通气后，患者仍躁动明显，自行摘除无创面罩，并欲下床活动，经医护人员劝说无效，遵医嘱给予患者身体约束。

【护理评估】

1. 评估患者神志、病情及生命体征。

2. 评估患者约束部位皮肤情况及肢体活动度：是否存在意外损伤的可能，检查约束部位有无皮肤摩擦破损（发红、水疱或破溃、器械相关性压力性损伤）、血液循环障碍、肢端水肿、瘀斑和关节功能障碍。

3. 与医生共同协商、评价患者需保护性约束的必要性。

4. 向患者及家属解释约束目的、意义、使用方法和注意事项，取得患者和家属配合，签署相关知情同意书，医生开具医嘱。

5. 约束工具的选择：根据患者病情及肢体活动度选择合适的约束工具，如约束带、约束手套等。

6. 病室环境安静、舒适、整洁，光线适宜。

实践提示

◇ 应每 2 h 对患者进行评估，当患者已无约束必要时，及时停止约束，避免约束过度。

【操作前准备】

1. 护士准备：服装鞋帽整洁，符合着装要求，语言柔和恰当，态度和蔼可亲。
2. 双人核对医嘱：床号、姓名、保护性约束、频次、开始时间。
3. 七步洗手法洗手。
4. 核对患者信息：两种及以上的方法核对。
5. 用物准备：根据病情准备合适的约束工具，如约束带、约束手套（图6-1-0-1）。

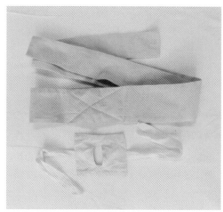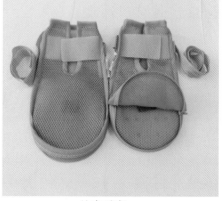

约束带　　　　　　　　　　　　　约束手套

图6-1-0-1　用物准备

【操作过程】

1. 携用物至床旁。
2. 两种及以上的方法核对患者信息。
3. 约束过程

（1）约束带约束（图6-1-0-2）：适用于躁动患者，防止管路脱出。

1）将肢体约束带轻柔环绕于患者手腕部。

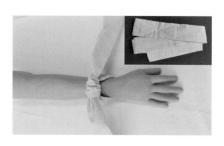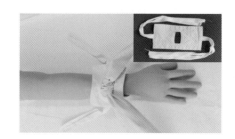

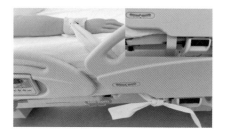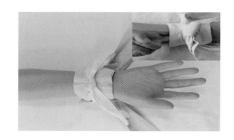

图6-1-0-2　约束带约束

2）将约束带上的固定绳带在环绕手腕部分的外围交叉系一活扣。

3）约束带与腕部松紧以容纳 1 ~ 2 指为宜。

4）约束带于两侧靠床尾固定位置，使患者不能自行触摸到绳结并解开，床档系结之间的长度以可预留出上肢安全活动范围为宜。

（2）约束手套约束（图 6-1-0-3）：适用于防止患者抓伤皮肤。

1）用手套戴于患者手部，中指固定于中间指环处。

2）拉好约束手套指端拉链。

3）再将腕部系带系成松紧可容纳 1 指的活扣。

4）分别固定于两侧床档下方固定位置。

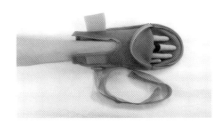 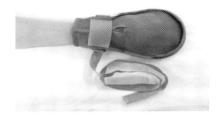
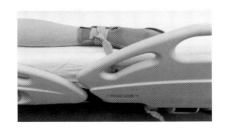 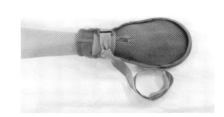

图 6-1-0-3 约束手套约束

实践提示

◇ 将患者的肢体摆放于良肢位，并经常更换体位，必要时双侧上肢可放托垫物品。

◇ 应动态观察患者约束松紧度、局部皮肤颜色、温度、感觉、局部血运等情况。一旦出现并发症，及时通知医生。

◇ 告知患者不要用力撕扯或松解约束带。

4．再次核对医嘱及患者信息。

5．整理床单位和用物。

6．洗手，记录。

【操作后用物处理】

1．使用后的约束带及约束手套予以 500 mg/L 含氯消毒液浸泡。

2．清水清洗后晾干备用。

【约束带使用操作流程图】

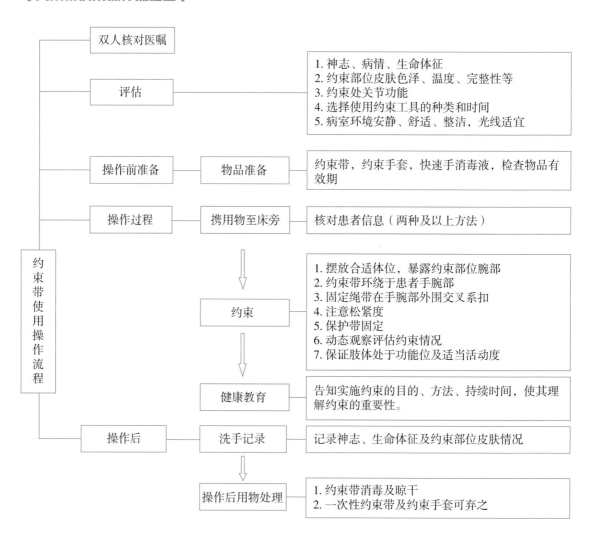

【约束带操作评分标准】

项目		技术操作要求	总分	评分等级				实际得分
				A	B	C	D	
操作前准备（30分）	着装准备	仪表端庄，服装整洁，洗手，戴帽子、口罩	2	2	1	0	0	
	核对	核对信息（至少两种方法核对）	4	4	2	0	0	
	沟通	解释并取得患者的配合	2	2	1	0	0	
	评估	评估患者神志、生命体征	4	4	2	0	0	
		评估患者约束部位皮肤	4	4	2	1	0	
		评估约束处关节情况	4	4	2	1	0	
		选择约束工具的种类和时间	2	2	0	0	0	
		评估病室环境	4	4	2	0	0	
	物品准备	约束带、约束手套、快速手消毒液	4	4	2	0	0	

续表

项目	技术操作要求		总分	评分等级				实际得分
				A	B	C	D	
操作过程（60分）	再次核对	再次核对患者信息	2	2	1	0	0	
	约束过程	取合适体位	4	4	2	0	0	
		将肢体约束带环绕于手腕部	8	8	4	2	0	
		约束带上的固定绳带在环绕手腕部分的外围交叉系扣	8	8	4	2	0	
		约束带与腕部松紧度	6	6	4		0	
		保护带固定	8	8	4	2	0	
		约束期间护士观察评估内容	8	8	4	2	0	
		再次核对医嘱及患者信息	4	4	2		0	
	健康宣教	进行健康宣教	5	5	3	1	0	
	记录	七步洗手法洗手	2	2	0	0	0	
		记录	5	5	3	0	0	
操作后处理（5分）	用物处理	约束带及约束手套消毒及晾干	5	5	2	1	0	
提问（5分）	理论知识	1．约束的目的是什么？ 2．约束有哪些并发症？	5	5	3	1	0	

【知识链接】

1．约束的目的

（1）对自伤、可能伤及他人的患者限制其身体或肢体活动，确保患者安全，保证治疗、护理顺利进行。

（2）防止意识障碍、谵妄、躁动患者坠床。

2．身体约束指征

（1）即将伤害他人。

（2）即将伤害自己。

（3）严重干扰重要的治疗或者对环境造成破坏，需继续有效持续进行行为治疗方案。

3．约束相关并发症及护理

（1）皮肤损伤，皮下瘀斑：约束松紧适宜，约束装置应为透气材质，并与皮肤接触面的摩擦力小。每2h评估约束部位皮肤，必要时间断停止约束。

（2）关节损伤：保持约束肢体关节的功能位，每2h评估功能情况，必要时间断暂停约束，给予功能锻炼。

（3）肢体末梢水肿：约束松紧适宜，必要时抬高约束肢体末端。每2h评估肢体末梢血运情况，必要时给予间断暂停约束。

（4）患者心理及情绪障碍：护理人员应了解患者心理需求，细致耐心地向患者解释病情等。

4．约束的方法和用具的选择

患者情况	约束方式	约束用具
患者有抓伤、自行拔管等行为	上肢约束	约束带、约束手套
患者躁动、有攻击性行为	四肢约束	约束带
患者使用支持生命的治疗/设备，且有躁动和攻击性行为	同时行四肢和躯体约束，禁止约束头、颈部	约束带、约束衣、约束背心

5．约束解除指征

（1）患者意识清楚，情绪稳定，精神或定向力恢复正常，可配合治疗及护理，无攻击、拔管行为或倾向。

（2）患者深度镇静状态、昏迷、肌无力。

（3）支持生命的治疗/设备已终止。

（4）可使用约束替代措施。

【参考文献】

[1] 潘燕彬，江智霞，张晶晶，等．身体约束护患体验的研究进展 [J]．护理学杂志，2017，32（20）：104-106.

[2] Gallinach R，Slevin E，Mccormack B. Side rails as physical restraints in the care of older people：a management issue [J]．Journal of Nursing Management，2002，10（5）：299-306.

[3] 王欣然，孙红，李春燕．重症医学科护士规范操作指南 [M]．北京：中国医药科技出版社，2016：190-192.

[4] 张念娜，李黎明．ICU 住院病人身体约束实施的现况调查 [J]．循证护理，2020，6（4）：338-344.

【临床思维题】

患者应用约束带约束双上肢，继续予无创通气治疗，约束期间，患者神志清楚，仍躁动明显，拒绝沟通，不配合治疗。监测生命体征：T 38.5 ℃，HR 130 次/分，R 35 次/分，BP 160/90 mmHg。血气分析：pH 7.38，PaO_2 60 mmHg，$PaCO_2$ 50 mmHg，SaO_2 88%。医生间断调节呼吸机参数，模式：S/T，氧浓度45%，IPAP 18 cmH_2O，EPAP 8 cmH_2O。

1．护士在巡视患者过程中应警惕哪些并发症的发生？如何预防？

2．经过医护人员解释与疏导，患者在约束4 h后，情绪逐渐稳定，能够配合治疗及护理，无攻击、拔管行为及倾向，此时是否可以解除患者约束？

【答案解析】

1．（1）皮肤损伤，皮下瘀斑：约束松紧适宜，约束装置应为透气材质，并与皮肤接触面的摩擦力小。每2 h评估约束部位皮肤，必要时间断停止约束。

（2）关节损伤：保持约束肢体关节的功能位，每2 h评估功能情况，必要时间断暂停约束，给予功能锻炼。

（3）肢体末梢水肿：约束松紧适宜，必要时抬高约束肢体末端。每2 h评估肢体末梢血运情况，必要时给予间断暂停约束。

（4）患者心理及情绪障碍：护理人员应了解患者心理需求，细致耐心地向患者解释病情等。

2．可以解除。约束解除的指征包括：患者意识清楚，情绪稳定，精神或定向力恢复正常，可配合治疗及护理，无攻击、拔管行为或倾向；患者深度镇静状态、昏迷、肌无力；支持生命的治疗设备已终止；可使用约束替代措施。此患者情绪稳定，能够配合治疗，且无拔管倾向，故可以解除约束。

（马　静　尚燕春）

第二节　俯卧位通气技术

俯卧位通气（prone position ventilation）是利用翻身床翻身器、或者人工徒手操作，将患者置于俯卧位进行机械通气，以改善患者氧合状态的治疗性体位措施。俯卧位通气已逐步成为临床中治疗顽固性低氧血症的重要手段，广泛应用于急性呼吸窘迫综合征（acute respiration distress syndrome，ARDS）患者。有研究表明在早期和足够的时间内执行俯卧位通气，可以提高 ARDS 患者的生存率。

【案例】

患者李某，男性，66 岁。主因"突发意识障碍"于外院行颅脑 CT 检查，提示蛛网膜下腔出血、右侧小脑上动脉瘤，行动脉瘤栓塞术后，意识障碍无明显改善，伴发热 3 个月收入院。患者昏迷状态，查体：T 38.9 ℃，P 101 次 / 分，R 34 次 / 分，BP 130/60 mmHg。气管插管接呼吸机辅助呼吸，参数设置：A/C 模式，吸入氧浓度（FiO_2）50%，SaO_2 89%，经气管插管吸痰为黄白痰。血气分析：pH 7.28，PaO_2 61 mmHg，$PaCO_2$ 39 mmHg，SaO_2 88%，氧合指数 < 200 mmHg。胸片结果回报双肺渗出性病变，右肺为著。两肺可闻及湿啰音，甲床、口唇发绀。目前诊断考虑：重症肺炎，急性呼吸窘迫综合征（ARDS）。遵医嘱给予患者实施俯卧位通气技术。

【护理评估】

1. 评估患者生命体征、氧疗方式、氧合指数、心脏功能、用药、管路情况等。
2. 评估患者的合作程度：给予患者充分的镇静（RASS 评分 –4 ～ –5 分）。
3. 评估患者进食情况：改变体位前 0.5 ～ 1 h 暂停鼻饲或进食。
4. 评估患者全身管路及皮肤情况，检查患者俯卧位后易受压部位皮肤有无异常，提前给予干预措施。
5. 病室环境安静、舒适、整洁，光线适宜。

【操作前准备】

1. 护士准备：服装鞋帽整洁，符合着装要求，语言柔和恰当，态度和蔼可亲。
2. 病室准备：病室环境整洁、明亮、宽敞，适合操作，备齐用物，物品完好无破损，均在有效期内（图 6-2-0-1）。

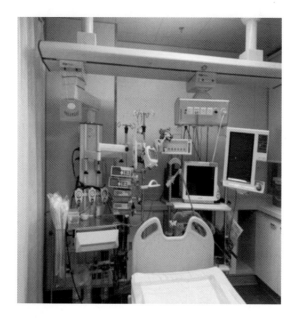

图 6-2-0-1　病室准备

3．双人核对医嘱：床号、姓名、俯卧位通气技术、频次、开始时间，结束时间。

4．七步洗手法洗手。

5．核对患者信息：两种及以上的方法核对。

实践提示

◇ 医嘱需双人核对，核对无误后方可执行。

◇ 核对患者信息应使用两种以上的方法，如腕带、床头卡、反叫患者姓名。

6．用物准备：软枕，电极片 5 个，皮肤减压贴，急救药物（图 6-2-0-2）。

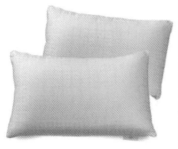　　　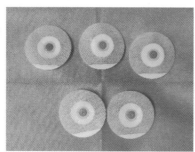　　　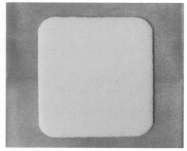

软枕　　　　　　　　　　电极片　　　　　　　　　皮肤减压贴

图 6-2-0-2　用物准备

实践提示

◇ 检查用物：包装是否完整、有无潮湿、是否在有效期内。

【操作过程】

1．携用物至床旁。

2．再次核对患者信息（同前）。

3．翻身前准备

（1）气道准备：充分吸净痰液，清除口鼻腔内分泌物（图6-2-0-3）。

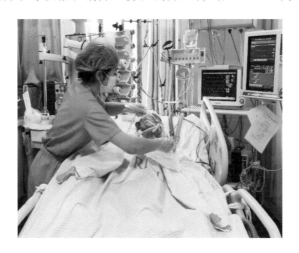

图 6-2-0-3　气道准备

（2）管路的准备：将患者的管路（如气管插管、中心静脉、胃管、尿管及引流管等）重新加固，避免俯卧位后管路滑脱或受压。尿管、引流管等可能出现反流的管路应先夹闭（图6-2-0-4）。

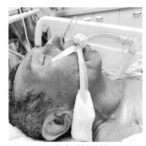
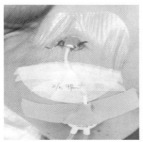
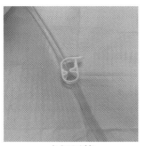
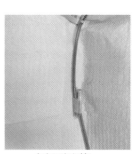

固定气管插管　　　　　　固定中心静脉　　　　　　夹闭尿管　　　　　　夹闭引流管

图 6-2-0-4　管路准备

（3）皮肤准备：评估患者好发压力性损伤部位，予皮肤减压贴保护（面颊、双肩等）（图6-2-0-5）。

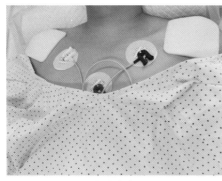
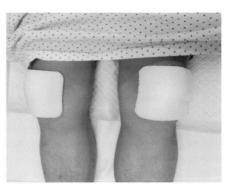

双肩贴膜保护　　　　　　　　　　　双膝贴膜保护

图 6-2-0-5　皮肤准备

4．人员准备及分工（图6-2-0-6）

（1）第一人（指挥者）位于呼吸机床头，负责人工气道及呼吸机管路的妥善固定、头部安置，并发出口令。

（2）第二人位于左侧床头，负责该侧上半身导管（胃管、中心静脉等）、监护仪导联线的妥善安置。

（3）第三人位于左侧床尾，负责中下半身导管（尿管、引流管等）的妥善安置。

（4）第四人位于右侧床头，负责该侧上半身导管（胃管、中心静脉等）、监测仪导联线的妥善安置。

（5）第五人位于右侧床尾，负责下半身导管（尿管、引流管等）的妥善安置。

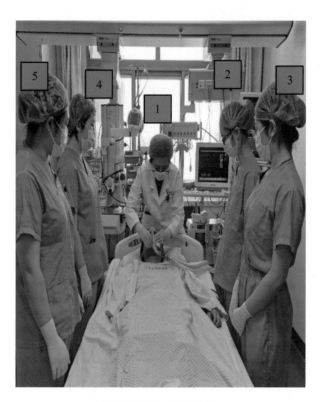

图 6-2-0-6　人员准备

5．转换体位

（1）平移：第一人发出指令，其余四人同时将患者托起，先移向床的一侧（图6-2-0-7）。

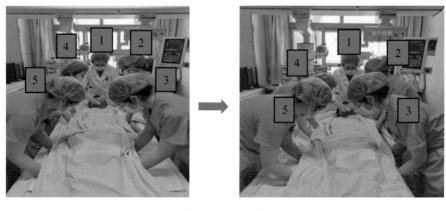

图 6-2-0-7　平移

（2）侧卧：第一人发出指令，其余四人沿患者身体纵轴翻转 90°，呈侧卧位（图6-2-0-8），将胸前电极片更换置于背部，放置位置与仰卧位时一致（图6-2-0-9）。

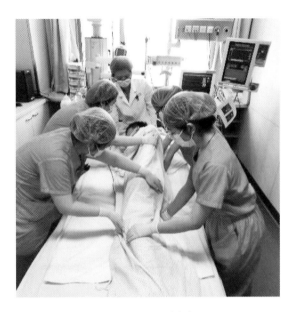

图 6-2-0-8　侧卧

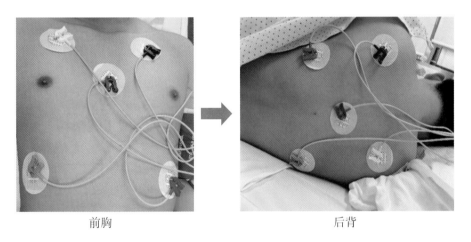

前胸　　　　　　　　　　　　　　　后背

图 6-2-0-9　更换电极片

（3）俯卧：第四人将与床面接触的上肢收起至贴近前胸部位（图6-2-0-10）；第二、三人将双手嵌入患者肩部及髋部，将其后移，第四、五人协助使患者前倾，慢慢转为俯卧（图6-2-0-11）。

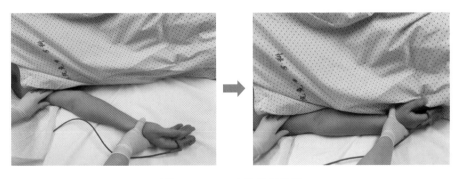

图 6-2-0-10　上肢收起位置

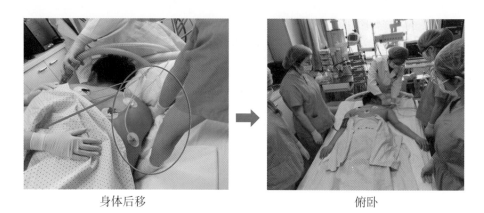

身体后移　　　　　　　　　　　俯卧

图 6-2-0-11　俯卧

（4）将患者肩部、胸部、髂骨、膝部、小腿部及骨隆突处垫上软垫（图 6-2-0-12）。

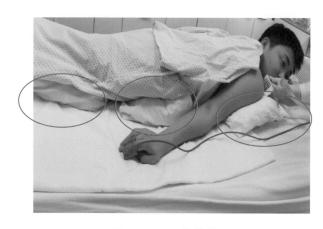

图 6-2-0-12　垫软垫

6. 翻身后整理（图 6-2-0-13）

（1）把头部垫高 20°，头下垫软枕，使颜面部悬空。

（2）清理呼吸道分泌物。

（3）开放夹闭的管路。

（4）整理床单位，整理患者身上的监护导线及其各管路，避免导线置于患者身体下方，并将管路预留足够长度，避免牵拉脱管。

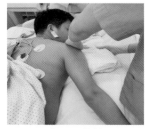 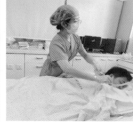 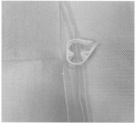 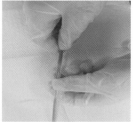

头下垫软枕　　　　清理呼吸道分泌物　　　　打开尿管　　　　打开引流管

图 6-2-0-13　翻身后整理

7. 洗手，记录俯卧位开始及结束时间，俯卧位过程中应密切观察患者的生命体征变化等。

8. 俯卧位期间的护理

（1）气道护理：翻身后患者的分泌物较翻身前会增加，及时清理痰液（多重耐药患者可以选用密闭式吸痰装置），并加强口腔护理。

（2）管路护理：翻身后查看气管插管及其他各管路有无堵塞、折叠、松脱，测量长度。

（3）皮肤的护理：头部及身体每 1 ~ 2 h 更换一次体位，避免气管插管处受压。观察皮肤血运情况，适时更换受压部位。

（4）营养护理：进行肠内营养患者，检测胃残余量，控制肠内营养速度。

【操作后用物处理】

软枕、减压贴、生活垃圾、医疗垃圾等正确处理，如不需要可弃掉。

【俯卧位通气技术操作流程图】

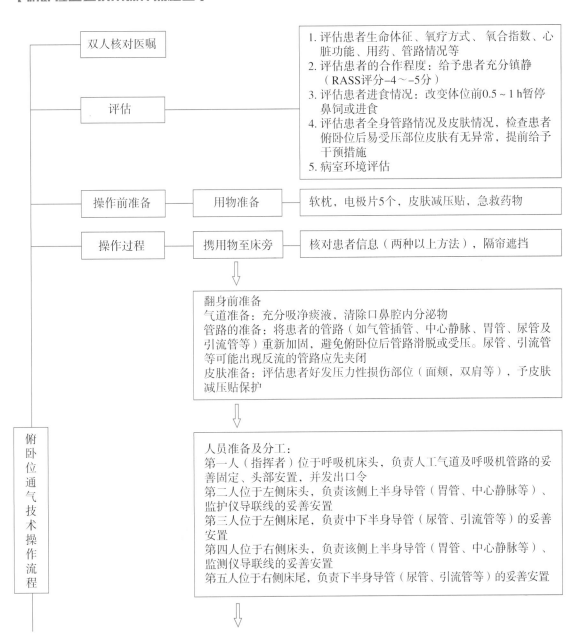

转换体位：
（1）平移：第一人发出指令，其余四人同时将患者托起，先移向床的一侧
（2）侧卧：第一人发出指令，其余四人沿患者身体纵轴翻转90°呈侧卧位，将胸前电极片更换置于背部，放置位置与仰卧位时一致
（3）俯卧：第四人将与床面接触的上肢收起至贴近前胸部位；第二、三人将双手嵌入患者肩部及髋部，将其后移，第四、五人协助使患者前倾，慢慢转为俯卧
（4）将患者肩部、胸部、髋骨、膝部、小腿部及骨隆突处垫上软垫

翻身后整理：
（1）把头部垫高20°，头下垫软枕，使颜面部悬空
（2）清理呼吸道分泌物
（3）开放夹闭的管路
（4）整理床单位，整理患者身上监护导线及其各管路，避免导线置于患者身体下方，并将管路预留足够长度，避免牵拉脱管

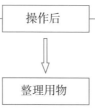

| 操作后 | 洗手，记录俯卧位开始及结束时间，俯卧位过程中应密切观察患者的生命体征变化等 |

整理用物

【俯卧位通气技术评分标准】

项目		技术操作要求	总分	评分等级				实际得分
				A	B	C	D	
操作前准备（25分）	着装准备	仪表、服装符合要求	2	2	1	0	0	
	核对	核对医嘱及患者（至少两种方法核对）	2	2	1	0	0	
	沟通	沟通，取得患者配合	2	2	1	0	0	
	评估	评估患者生命体征、氧疗方式、氧合指数、心脏功能、用药等	4	4	3	2	0	
		评估患者的合作程度	4	4	3	2	0	
		评估患者进食情况、全身管路及皮肤情况	4	4	3	2	0	
		评估病室环境	2	2	1	0	0	
	物品准备	软枕，电极片，皮肤减压贴，急救药品，快速手消毒液，检查物品有效期	5	5	3	1	0	
操作过程（65分）	核对	再次核对患者信息	2	2	1	0	0	
	操作过程	翻身前准备： （1）气道准备正确 （2）管路准备正确 （3）皮肤准备正确	15	15	10	5	0	
		人员准备：俯卧位通气实施人员站位正确，分工明确	5	5	3	1	0	

续表

项目		技术操作要求	总分	评分等级				实际得分
				A	B	C	D	
		转换卧位： （1）平移方法正确 （2）侧卧方法正确 （3）俯卧方法正确 （4）俯卧位后垫软枕的部位及方法正确	20	20	10	5	0	
		俯卧位后护理： （1）气道护理正确 （2）管路护理正确 （3）皮肤护理正确 （4）营养支持护理正确	20	20	10	5	0	
操作后处理（5分）	综合	护士协调熟练程度	3	3	2	1	0	
	宣教	向患者进行健康宣教	1	1	0	0	0	
	记录	洗手，记录	2	2	1	0	0	
	用物处理	正确处理用物	2	2	1	0	0	
提问（5分）	理论知识	1. 实施俯卧位通气时人员如何站位？ 2. 实施俯卧位通气后皮肤易受压的部位有哪些？	5	5	3	1	0	

【知识链接】

1. 适应证和禁忌证

（1）适应证

1）急性呼吸窘迫综合征（ARDS）

2）严重低氧血症

3）常规机械通气不能纠正氧合的患者

4）气道引流困难者

5）无论任何原因的肺水肿，合理使用呼气末正压，仍需要较高的吸入氧浓度

（2）禁忌证

1）腹腔高压

2）严重血流动力学不稳定

3）孕妇

4）腹部手术后

5）头面部损伤

6）急性出血

7）颅内出血

8）腹部烧伤或开放性外伤

9）近期腹部手术

10）尚未稳定的脊髓损伤或骨折

2. 俯卧位通气时间

有研究表明，俯卧位通气 2 h 后患者氧合指数和氧分压均较治疗前显著增高，早期 ARDS 患者持续俯卧位通气 4 h 后氧合指数明显改善，每天 12 ～ 16 h 俯卧位通气可显著改善中重度

ARDS 病死率和预后，因此需根据患者实际情况遵医嘱进行。

3．俯卧位通气停止指征

（1）恢复仰卧位后：PaO$_2$/FiO$_2$ > 150 mmHg（PEEP < 10 cmH$_2$O，FiO$_2$ < 0.6）

（2）心脏骤停

（3）严重的血流动力学不稳定

（4）恶性心律失常

（5）可疑的气管导管移位

（6）俯卧位通气 4 h 后指脉氧未改善

4．俯卧位通气并发症

（1）血流动力学不稳定，如一过性氧合下降或一过性血压下降

（2）气管插管堵塞或意外脱管；静脉管路、各种引流管受压、扭曲、脱出

（3）压力性损伤，颜面部水肿

（4）误吸或窒息

（5）镇静过度

（6）少数患者出现神经压迫、臂丛神经损伤、肌肉压伤

5．俯卧位通气护理要点

（1）病情观察：翻身容易引起患者生命体征及血氧饱和度的变化，在翻转前遵医嘱给予充足的体液复苏、血管升压药或强心药物，并且随时观察患者的生命体征、意识状态、血流动力学和氧合指数的变化。定期行动脉血气分析，发现异常及时报告医生处理。

（2）加强导管护理

1）翻身前评估患者导管的种类，并查看各导管的固定情况，防止改变体位时导管滑脱。

2）气管插管妥善固定，防止因口腔唾液或分泌物影响和意外牵拉脱管。翻转体位后，头部处于较低的位置，痰液及分泌物易于流出，需增加清理气道分泌物次数，避免导管堵塞。

3）检查动、静脉置管、静脉留置针的贴膜是否牢固、清洁干燥，必要时更换，分离不重要的输液管路。

4）妥善固定身上其他引流管，对引流管翻身前先给予倾倒并夹闭。根据翻身的方向，将所有的管道置于床的对侧（翻转一侧）。

（3）皮肤护理

1）常见的受压部位为前额、眼部、面颊、鼻及下颌、耳郭、肩部、肋弓、肘关节、膝关节髌骨面及足趾，以及男性生殖器、女性双侧乳房。适当变动头部位置，预防眼、鼻部受压。

2）定期评估及改变卧位，注意小范围挪动患者，避免同一部位长时间受压，还可在受压及骨突部位贴上泡沫敷料等减压敷料，减少压疮的发生。

（4）镇静护理

1）为保证患者在翻转过程中的安全，翻转前镇静程度应加深，根据《中国成人 ICU 镇痛和镇静治疗指南》（2018 版）的推荐，谨慎选择评估工具，对俯卧位通气患者镇痛评估采用 CPOT，深度镇痛目标为 1 ~ 0 分；镇静评估工具为 RASS，深度镇静目标设为 RASS −5 分。必要时可在翻转前使用肌肉松弛剂，翻转后根据治疗需要重新调整镇静深度。

2）俯卧位期间需要反复评估患者镇静深度，根据需要调整镇静药剂量，镇静程度较浅阶段需要密切观察病情变化，防止意外发生。

（5）营养支持

1）肠内营养途径的选择：建议对于俯卧位通气患者在最初行机械通气后，尽早为患者行肠内营养，且不应因行俯卧位而暂停或延迟肠内营养。可以对俯卧位患者常规留置鼻胃管，通过回抽胃液或超声密切观察胃残留量（GRV），对反复发生 GRV 过高（GRV > 500 ml）、食物

反流及经鼻胃管营养不达标的患者可考虑经鼻肠管喂养。对于肠内营养的患者，胃残余量的大小与体位变换无关，因此体位变换不会影响患者肠内营养的实施。但患者常应用镇静剂、血管活性药等，由于机体发生酸中毒和电解质紊乱等原因，引起胃排空延迟，导致胃排空能力降低，不能提供足够营养并增加胃食管反流、误吸甚至窒息等风险。需增加监测的频率，及时调整肠内营养的速度。

2）在体位翻转前 0.5～1 h 暂时停止使用肠内营养，翻转前需要检测胃残余量，对于有气管插管的患者注意监测气囊，避免在翻动过程中因反流、呕吐等导致误吸、窒息等并发症的发生。

（6）预防神经损伤

1）俯卧位通气可能发生损伤的神经包括眶上神经、面神经、腭神经，发生率非常低，与牵拉、挤压所致的缺血有关。

2）有文献报道，在俯卧位通气后发生臂丛神经损伤，表现为肩胛区疼痛、上臂活动受限等。在进行俯卧位通气时，要注意患者手臂位置，对于俯卧位时间较长的患者，需要定时变换手臂位置，可以将手臂与身体平行放置，也可以略外展，将手臂与头部平行放置。

【参考文献】

[1] 陈国英，谢兴．俯卧位通气的研究进展及护理要点 [J]．微创医学，2019，14（6）：790-792.

[2] 陈曦，李丽华，王淑杰，等．ARDS 患者俯卧位通气的国内外护理进展 [J]．护理实践与研究，2016，13（19）：19-20.

[3] 刘远金．俯卧位通气在急性呼吸窘迫综合征（ARDS）患者治疗中的研究进展 [J]．吉林医学，2018，39（11）：2151-2154.

[4] 刘兆润，董丽，吴国刚．俯卧位通气在中重度急性呼吸窘迫综合征的临床应用进展 [J]．中国呼吸与危重监护杂志，2016，15（5）：517-519.

[5] 张晓春．俯卧位通气病人护理新进展 [J]．护理研究，2014，28（11）：1281-1282.

[6] 赵艳．俯卧位通气在低氧血症中的临床应用及护理现状 [J]．继续医学教育，2018，32（7）：92-94.

[7] 蒋秋媛，钟文，欧凤录，等．俯卧位机械通气治疗中重度 ARDS 患者的应用及护理 [J]．当代护士（上旬刊），2020，27（4）：138-140.

【临床思维题】

患者李某，重症肺炎，急性呼吸窘迫综合征（ARDS）。气管插管接呼吸机辅助呼吸，参数设置：A/C 模式，吸入氧浓度（FiO_2）70%，SaO_2 91%，氧合指数 < 100 mmHg。生命体征：P 111 次 / 分，R 30 次 / 分，BP 130/60 mmHg。遵医嘱给予患者实施俯卧位通气技术及肠内营养。

1．如何开始给予肠内营养液？

2．俯卧位通气时间 12 h，为预防颜面部发生水肿，应该给予怎样的护理措施？

【答案解析】

1．体位变换不会影响患者肠内营养实施，但从临床安全性及患者舒适度方面，应对肠内营养进行相应调整。可在实施俯卧位前 1 h 暂停肠内营养，检测胃残余量，俯卧位 1 h 后，可恢复原先管饲速度。同时，保持气囊压力在正常范围之内。如果有食物反流及经鼻胃管营养不达标的患者，可考虑经鼻肠管喂养。

2．头部用软枕或者 U 形圈垫起，每 1 ～ 2 h 更换一次体位，适当变动头部位置，预防眼、鼻部受压。

（韩立云）

第三节　转运技术

一、安全转运技术

转运技术是指急危重症患者为了寻求或完成更好的治疗措施，而进行医院院前、院内、院外的转运，从而改善患者的预后。目前广泛应用于检验检查、手术治疗及转院治疗过程中。安全转运是对急危重患者实施有效救治的重要环节，对降低病死率具有积极意义。因此，亟需规范并优化转运技术，以保证急危重症患者的临床安全。

【案例】

患者杜某，男性，91 岁。主因"突发意识障碍、双眼向上凝视"，由急救车送至我院抢救室。查体：神志呈昏迷状，双侧瞳孔等大等圆，直径 3mm，对光反射迟钝。T 36.7 ℃，P 80 次 / 分，R 30 次 / 分，BP 90/68 mmHg，SpO_2 80%。双肺呼吸音粗，可闻及明显痰鸣音。血气分析：pH 7.34，PaO_2 35 mmHg，$PaCO_2$ 59 mmHg，SaO_2 60%。医生床旁予患者气管插管，有创呼吸机辅助通气，模式 A/C，呼吸频率 14 次 / 分，潮气量 480 ml，氧浓度 100%，呼气末正压 4 cmH_2O。开放静脉，0.9% 生理盐水 40 ml+ 间羟胺 100 mg 静脉泵入，2 ml/h。生命体征稳定，医生开具外出颅脑 CT 检查医嘱。

【护理评估】

1．评估患者病情、神志、生命体征及合作程度，昏迷患者需评估格拉斯哥评分。向患者及家属解释转运目的，取得配合。

2．评估患者目前通气支持的方式及气道安全性、通畅性。

3．评估患者目前留置管路的种类、数量、部位、深度及通畅性。

4．评估现患者目前输注药液的种类及药液剩余情况。

5．评估患者目前使用仪器、设备的种类及参数设置。

6．评估转运时间和转运地点。

7．评估转运风险级别。

> 知 识 园 地
>
> ◇ 根据患者目前的病情特征及临床实践情况，从主要临床问题、生命体征、意识状态、呼吸支持、循环支持及转运时间 6 个方面进行风险分级，分级等级为 Ⅰ、Ⅱ、Ⅲ级。根据分级配备相应级别的医护人员、药品和仪器设备。

【操作前准备】

1．护士准备：服装鞋帽整洁，符合着装要求，语言柔和恰当，态度和蔼可亲。

2．双人核对医嘱：患者床号、姓名、转运时间、转运地点、检查项目。

3．核对患者信息：两种及以上的方法核对。

实践提示

✧ 医嘱需双人核对，核对无误后方可执行。

✧ 核对患者信息应使用两种及以上的方法，如腕带、床头卡、反叫患者姓名。

4．沟通协调

（1）确认患者或家属已签署转运知情同意书。

（2）确认接收部门已做好接收准备。

（3）确认转运电梯已准备好（必要时）。

5．患者准备

（1）对清楚患者需解释转运目的，取得患者的配合。对躁动、抽搐患者需给予镇静药和保护性约束，并确保镇静及约束有效性。

（2）经气管插管充分吸痰并保持头偏向一侧，以免误吸、窒息。

（3）拉起转运床所有床档，且患者的头、手、脚位于转运床内。

6．管路准备

（1）确保各管路通畅、连接紧密并妥善固定，穿刺部位皮肤无肿胀、无渗血渗液，管路之间无缠绕、未受压。

（2）暂停肠内营养。

（3）倾倒尿袋中的残余尿量并记录，临时夹闭尿管、引流管。

（4）测量气管插管的气囊压力，介于 $25 \sim 30 \, \mathrm{cmH_2O}$。

7．药液准备

（1）与医生确认需要携带的药液种类、数量，备齐抢救药品。

（2）遵医嘱调节所携带药液的滴速，撤除非必需输注的药液。

8．仪器 / 设备准备

（1）与医生沟通，确认所需携带的仪器、设备种类。

（2）合理放置于安全位置，并确保仪器、设备能够通过转运途中的电梯、门廊等通道。

（3）确保仪器、设备工作正常，电量充足，妥善固定且连接完好，已正确设置好相关参数。

（4）确保氧气容量充足，吸氧管道无脱落、打折。

实践提示

✧ 吸氧 ≥ 5 L/min：携带 1 个 10 MPa 以上的氧气瓶。

✧ 有创呼吸机：携带 1 个 15 MPa 氧气瓶。

✧ 无创呼吸机氧浓度 < 60%：携带 1 个 15 MPa 氧气瓶。

✧ 无创呼吸机氧浓度 ≥ 60%：携带 2 个 15 MPa 氧气瓶。

9．转运路径：选择最安全、最有效、距离最短的转运路径。

10．转运人员：根据转运分级配备相应的转运人员。

实践提示

◇ 急危重症孕产妇：是一类高危、特殊的群体，人力配置需包括高年资产科医师、重症监护医师及助产士，对于临产患者，需注意对胎儿的监测。

◇ 儿科急危重症患者：研究表明，一个专门为儿科危重患儿服务的团队有助于减少院内转运期间不良事件的发生率，转运团队成员必须有重症监护经验。

【操作过程】

1. 标准化人员站立（图 6-3-1-1）

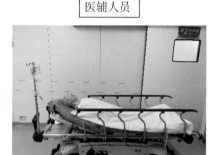

图 6-3-1-1　标准化人员站立方位

（1）医生：患者头侧，负责患者气道、呼吸机推运及病情观察、搬运患者。

（2）护士：患者输液侧，负责监护仪及各类管路的观察，协助推床、安抚和搬运患者。

（3）医辅人员：护士对侧，负责推床、协助搬运患者。

（4）家属：患者床尾，负责推床及看管患者物品。

2. 确保患者安全

（1）密切关注患者各项生命体征、意识变化等情况。

（2）确保各管路连接的有效性，避免牵拉松脱。

（3）保证仪器正常运行且规范放置，防止砸伤。

（4）力求在最短时间内完成转运工作。

实践提示

◇ 如患者突发病情变化，应根据标准化风险分级，配合医生予以相应抢救措施。

（1）Ⅰ级：就地抢救，遵医嘱使用急救药物，同时呼叫附近的医务人员协助，并与邻近科室取得联系。

（2）Ⅱ级：先进行初步处理，而后继续转运或返回病室。

（3）Ⅲ级：尽快返回病室处理。

◇ 如遇特殊情况，目的地科室暂无法接收患者，应根据标准化风险分级采取相应处理。

（1）Ⅰ级：允许等待时间 ≤ 5 min。

（2）Ⅱ级：允许等待时间 ≤ 10 min。

（3）Ⅲ级：允许等待时间 ≤ 20 min。

【操作后处理】

1. 评估患者生命体征及意识状态，观察气道通畅情况，必要时先吸痰，而后再连接床旁心电监护仪、呼吸机。

2. 检查各类管路是否通畅并给予妥善固定，确保气囊压力在正常范围。

3. 检查患者携带及输注的药液情况，及时更换静滴。遵医嘱继续予以肠内营养。

4. 检查并重新固定患者的保护性约束。

5. 检查携带的各类仪器设备是否完好无损，给予清洁消毒，充电备用。

6. 洗手、记录。

【安全转运技术操作流程图】

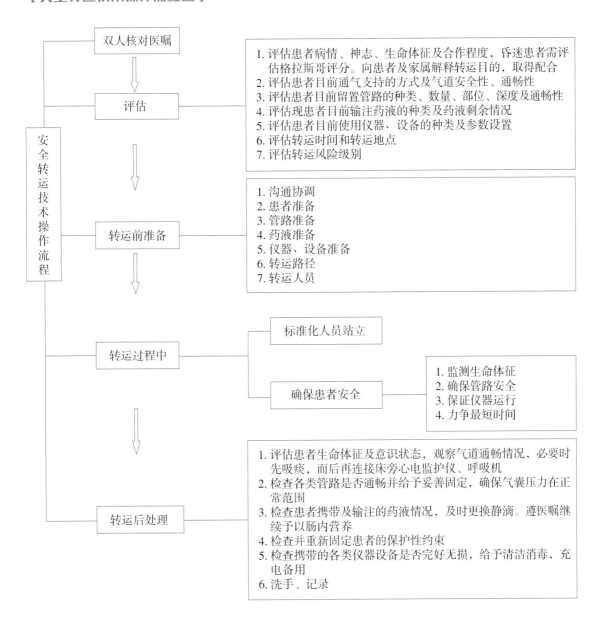

【安全转运技术评分标准】

项目		技术操作要求	总分	评分等级				得分
				A	B	C	D	
转运前准备（55分）	着装准备	仪表端庄、着装符合要求	2	2	1	0	0	
	素质	操作熟练、准确，体现人文关怀	4	4	2	1	0	
	核对	医嘱核对、患者核对方法正确	4	4	2	1	0	
	评估	评估患者病情、神志、生命体征及合作程度	4	4	2	1	0	
		评估留置管路、输注药液、使用仪器/设备情况	6	6	4	2	0	
		评估转运时间、转运地点及风险分级	6	6	4	2	0	
	沟通协调	解释转运目的，取得患者及家属配合，确认已签署转运知情同意书	4	4	2	1	0	
		与团队内部、接收部门有效沟通，确认做好接收准备	4	4	2	1	0	
	安置患者	患者安置妥当，充分吸痰并保持头偏向一侧	5	5	3	1	0	
	全面核查	管路、药液、仪器、设备准备充分且全面核查，氧气充足	8	8	5	3	0	
	人员准备	准确配备转运人员，明确职责	4	4	2	1	0	
	路线准备	选择最安全、最有效、距离最短的转运路径，可使用转运专梯	4	4	2	1	0	
转运过程中（25分）	站位	正确实施标准化人员站位	4	4	2	1	0	
	确保患者安全	密切关注患者生命体征、意识变化，保持呼吸道通畅	5	5	3	1	0	
		各管路有效连接，静滴通畅，药液余量充足	4	4	2	1	0	
		仪器、设备正常运行且规范放置	4	4	2	1	0	
		患者突发病情变化时的处理方法妥当	6	6	4	2	0	
		未延误转运时间	2	2	1	0	0	
转运后处理（15分）	患者处理	病情评估（生命体征、意识、呼吸、循环），优先于床旁仪器设备的连接	5	5	3	1	0	
		检查管路通畅性并妥善固定，继续实施转运前治疗措施	2	2	1	0	0	
		重新固定患者保护性约束	2	2	1	0	0	
		协助患者取舒适体位，整理床单位	2	2	1	0	0	
	记录	洗手、记录	2	2	1	0	0	
	用物处理	仪器设备给予清洁消毒、充电备用	2	2	1	0	0	
提问（5分）	理论知识	1. 转运前风险分级应从哪几方面进行评估？ 2. 转运前患者准备主要包括哪些方面？	5	5	3	1	0	

【知识链接】

1. 标准化分级转运方案

转运前风险评估是转运过程中的重要举措，充分评估有利于了解转运风险，确定可行的转运方案，合理选择风险应对措施。按照风险程度，转运前风险分级由高到低分为Ⅰ级、

Ⅱ级、Ⅲ级。

转运前风险分级标准

项目	Ⅰ级	Ⅱ级	Ⅲ级
临床问题	严重呼吸困难、严重心律失常、反复抽搐、致命性创伤	心电图怀疑心梗、非COPD患者 $SaO_2 < 90\%$、外科急腹症、剧烈头痛、严重骨折、持续高热	慢性病
生命体征	在生命支持条件下，生命体征不稳定	在生命支持条件下，生命体征相对稳定	无需生命支持条件，生命体征尚稳定
意识状态	昏迷，格拉斯哥昏迷评分（GCS）< 9 分	轻度昏迷，格拉斯哥昏迷评分（GCS）9 ~ 12 分	格拉斯哥昏迷评分（GCS）> 12 分
呼吸支持	人工气道，呼吸支持条件高，$PEEP \geq 8\ cmH_2O$，$FiO_2 \geq 60\%$	人工气道，呼吸支持条件不高，$PEEP < 8\ cmH_2O$，$FiO_2 < 60\%$	无人工气道，可自主咳痰
循环支持	血管活性药≥ 2 种	血管活性药 1 种	无血管活性药
转运时间	≥ 20 min	10 min ≤转运时间< 20 min	< 10 min

注：分级项目中前五项为主要评估项目，依据项目中最高级别进行分级；转运时间为次要指标，可依据实际情况进行相应调整。

风险分级后转运配备方案

配备	Ⅰ级	Ⅱ级	Ⅲ级
医生	工作≥ 2 年；熟练掌握基本急救技能，气管插管、除颤、电复律	工作≥ 2 年；掌握基本急救技能	工作≥ 1 年；掌握基本急救技能
护士	主管层；熟练使用抢救仪器	执行层；熟练使用抢救仪器	培训层；基本使用抢救仪器
药品	肾上腺素、多巴胺、胺碘酮、咪达唑仑、利多卡因、阿托品、生理盐水	肾上腺素、咪达唑仑、生理盐水	生理盐水（必要时）
仪器及用物	氧气 2 瓶 / 袋、转运监护仪、转运呼吸机、简易呼吸器、口咽气道、微量泵 2 个、AED 除颤仪、便携式吸痰器、插管用物、穿刺用物	氧气 1 瓶 / 袋、转运监护仪、转运呼吸机、简易呼吸器、口咽气道、微量泵 1 个、AED 除颤仪（必要时）、便携式吸痰器、穿刺用物	氧气 1 瓶 / 袋、指氧仪、简易呼吸器（必要时）、穿刺用物

注：以上分级标准为推荐配备标准，各医院可根据自身实际情况按照推荐原则进行调整。

2．转运禁忌证

（1）心搏、呼吸停止的患者。

（2）有紧急气管插管指征，但未插管的患者。

（3）血流动力学极不稳定，但未使用药物的患者。

【参考文献】

[1] 马莉，王志稳，葛宝兰，等．急诊科危重患者院内转运前核查单的编制及应用 [J]．中华急危重症护理杂志，2020，1 (1)：37-44.

[2] 史冬雷，刘晓颖，高健．急诊危重症患者院内转运共识的实施要点 [J]．中华急危重症护理杂志，2020，1 (1)：11-16.

[3] 马莉，王志稳，葛宝兰，等．急诊科危重病人院内转运过程中不良事件及风险因素分析

[J] . 护理研究，2019，33（21）：3676-3680.

[4] Bergman L，Pettersson M，Chaboyer W，et al. Improving quality and safety during intrahospital transport of critically ill patients：A critical incident study [J] . Aust Crit Care, 2019, 1 (21)：1-8.

[5] Shirley. 急诊医学精要（第 2 版）[M] . 马青变，译. 北京：科学出版社，2018：10-15.

[6] 刘静，秦玉红，王鹏，等. PDCA 循环在提高急诊抢救室病人院内转运安全率中的应用 [J] . 全科护理，2018，16（31）：3933-3935.

[7] 急诊危重症患者院内转运共识专家组. 急诊危重症患者院内转运共识—标准化分级转运方案 [J] . 中国急救医学，2017，37（6）：481-485.

[8] Harish MM，Janarthanan S，Siddiqui SS，et al. Complications and benefits of intrahospital transport of adult Intensive Care Unit patients [J] . Indian J Crit Care Med，2016，20（8）：448-452.

[9] 万林，施素华，孔悦，等. 危重患者院内转运的研究进展 [J] . 中华护理杂志，2016，51（8）：975-978.

[10] 中华医学会重症医学分会. 《中国重症患者转运指南（2010）》（草案）. 中华危重病急救医学 [J]，2010，22（6）：328-330.

【临床思维题】

外出 CT 检查预计时间为 12 min，转运前再次评估患者。患者呈浅昏迷，格拉斯哥昏迷评分 10 分，外周血氧上升至 100%，医生调节呼吸机参数为模式 A/C，呼吸频率 14 次／分，潮气量 480 ml，氧浓度 55%，呼气末正压 4 cmH$_2$O。患者外周循环差，测量上肢血压为 69/34 mmHg，医生立即予以右颈内留置中心静脉导管，置入深度 14 cm，给予补液治疗并上调间羟胺组液泵入速度至 6 ml/h。遵医嘱留置尿管，引流出淡黄色尿液 100 ml。10 min 后复测生命体征：T 36.5 ℃，P 85 次／分，R 20 次／分，BP 92/65 mmHg，SpO$_2$ 100%。复查动脉血气：pH 7.36，PaO$_2$ 90 mmHg，PaCO$_2$ 50 mmHg，SaO$_2$ 96%。拔除外周静脉留置针。

1. 该患者需要外出完成颅脑 CT 检查，转运前需做好哪些评估和准备

   A. 转运前评估该患者风险级别，为Ⅰ级

   B. 根据风险分级，携带相应的仪器、用物有：简易呼吸器、监护仪、15 MPa 氧气瓶 1 瓶、转运呼吸机、微量泵 1 个、便携式吸痰器、吸痰管

   C. 转运前需经气管插管进行吸痰，并使气囊压力介于 30 ～ 35 cmH$_2$O

   D. 转运前倾倒尿袋中尿液并夹闭尿管

2. 为实施安全转运技术，如何做好患者的气道管理

   A. 转运前需充分清除患者呼吸道分泌物，保持气道通畅

   B. 转运前需标记患者气管插管的深度，并妥善固定，气囊压力介于 30 ～ 35 cmH$_2$O

   C. 转运前应换用转运呼吸机，确保患者能耐受并维持适宜的通气参数和血氧饱和度

   D. 转运后返回病室，连接好床旁呼吸机后充分吸引气道分泌物

【答案解析】

1. BD。依据转运前风险分级标准：该患者格拉斯哥昏迷评分为 10 分，意识状态分级Ⅱ级；有人工气道，呼气末正压 4 cmH$_2$O，氧浓度 55%，呼吸支持分级Ⅱ级；使用血管活性药物 1 种，循环支持分级Ⅱ级；在生命支持的条件下，生命体征相对稳定，生命体征分级Ⅱ级；转运时间 12 min，转运时间分级Ⅱ级。因此该患者转运分级为Ⅱ级。根据风险分级及患者情况准备仪器及用物。转运前需经气管插管进行吸痰，并使气囊压力介于 25 ～ 30 cmH$_2$O。转运前倾倒尿袋中尿液并夹闭尿管。

2．AC。转运前需标记患者气管插管的深度，并妥善固定，气囊压力介于 25 ~ 30 cmH$_2$O，并充分清除患者呼吸道分泌物，保持气道通畅。更换并连接转运呼吸机，确保患者能耐受并维持适宜的通气参数和血氧饱和度方可进行转运。转运后对患者生命体征及意识状态的评估优先于床旁仪器设备的连接，即应先观察患者气道通畅及血氧饱和度情况，必要时予以先吸痰。

(李 婧 马 莉 崔 曼)

二、脊髓损伤患者的搬运

脊髓损伤是脊柱骨折的严重并发症，移位的椎骨或突入椎管内的骨折片可压迫或损伤脊髓或马尾神经，引起瘫痪，致残率很高。若损伤平面以下的感觉、运动、反射及括约肌功能部分丧失，为不完全瘫痪；若功能完全丧失，为完全瘫痪。胸腰椎骨折引起脊髓损伤，出现下肢瘫痪，称为截瘫；如颈髓损伤引起高位瘫痪，称为四肢瘫痪。正确的脊髓损伤患者搬运方法很重要，在搬运的过程中，勿对伤者任意翻身、扭曲身体，如若搬运不恰当，造成损伤加重，甚至可发生截瘫或死亡。

【案例】

患者南某，男性，52 岁，主因高处坠落伤枕颈部着地，于我院就诊。急诊行颈椎 CT 片示：C4 椎体前滑脱，局部椎管狭窄，颈椎退行性变。查体：患者神志清楚，T 36.2 ℃，HR 56 次 / 分，R 33 次 / 分，BP 98/43 mmHg，颈部剧烈疼痛，伴头颈部前屈、后仰、侧伸活动受限，四肢麻木及活动无力，轻度胸闷，气促，胸部乳头平面以下感觉完全消失，四肢肌力 0 级。遵医嘱给予颈托外固定制动。

【护理评估】

1．评估患者病情、意识状态及配合能力。向患者解释搬运移动目的以及注意事项，做好解释工作，并取得患者配合。
2．评估患者损伤部位。
3．评估患者呼吸情况。
4．评估患者活动肌力，判断患者截瘫指数，选择合适搬运患者的方法。
5．评估患者是否出现便失禁情况。

知识园地

脊髓损伤后出现瘫痪，但由于损伤的程度不同，用截瘫指数将瘫痪程度量化。截瘫指数分别用"0""1""2"表示，"0"代表没有或基本没有瘫痪；"1"代表功能部分丧失；"2"代表完全或接近完全瘫痪。一般记录肢体的自主运动、感觉及二便三项功能，最后数字相加即是该患者的截瘫指数，指数越高，瘫痪越严重。

【操作前准备】

1．护士准备：服装鞋帽整洁，仪表端庄，语言温柔恰当，态度和蔼可亲。
2．双人核对医嘱：床号、姓名。
3．七步洗手法洗手。
4．用物准备：平车、枕头、病服、被套或棉被、颈托、快速手消液。必要时备好屏风（图 6-3-2-1）。

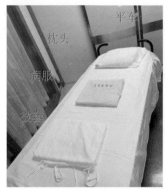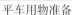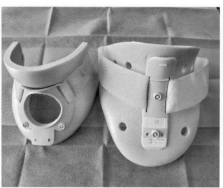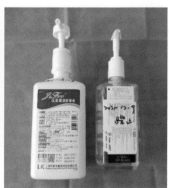

平车用物准备　　　　　　　　颈托　　　　　　　　快速手消液

图 6-3-2-1　用物准备

【操作过程】

1. 携用物至床旁。
2. 再次核对患者及搬运方法。
3. 协助患者仰卧位，佩戴支具（颈托）。

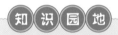

颈托的佩戴方法

（1）测量伤者颈部长度：拇指与掌面垂直，其余四指并拢并与患者额面垂直，测量下颌角至斜方肌前缘的距离。

（2）调整颈托，塑形。

（3）放置颈托时，颈托中间弧度卡于患者右肩处并略向前下倾斜，先放置颈后，再放置颈前，保证位置居中，扣上搭扣，松紧适宜。

4. 将患者各种管路及输液装置固定妥当，保证安全。

5. 3～4人一起搬运患者。以3人为例：检查床与平车的制动系统放在锁定位置，放下两侧床档，将被子叠至对侧。3人站在床的同一侧，帮助患者双上肢放于胸前，1人位于患者上半身头侧托住颈部，保持中立位，防止颈部过仰，沿身体纵轴略加牵力并固定，保持头部与躯干成一直线。其余2人位于患者同一侧，平托躯干及下肢。3人同时抬起患者，保证在同一水平线上，手臂将患者尽量环住，平直搬运，缓慢平稳地把患者放在硬质担架上。搬运过程中注意观察患者生命体征的变化。

实践提示

◇ 对上肢活动正常者，可嘱患者双手抱住头部制动，颈部扭转屈曲会加重损伤，甚至造成死亡。

6. 盖好被子，注意保暖。
7. 观察患者情况，询问患者感觉，整理床单位。
8. 整理好患者床单位注意保暖，并固定好管路。
9. 放开制动系统，推动平车。

10．物品放置归位。

11．洗手，记录患者搬运方法及生命体征。

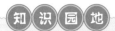

颈托的性能

1．颈托四周设置了气孔，透气性好。

2．优质轻量泡沫塑料，优柔舒适。

3．接触人体材料为优质轻量泡沫塑料，对皮肤无细胞毒性、无致敏性、极轻微的皮肤刺激作用，使用更安全。

4．以魔术粘扣扣合，可调节大小，使用更方便。

【操作后用物处理】

1．病室内所有仪器、物体表面用乙醇或 500 mg/L 含氯消毒剂擦拭。

2．其他物品按照相关要求处理。

3．紫外线消毒病室。

【脊髓损伤患者搬运操作流程图】

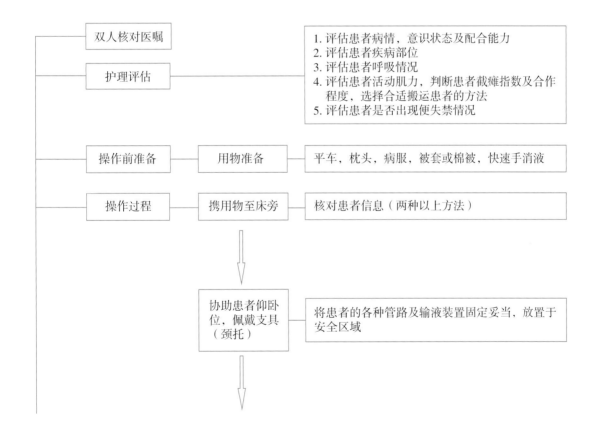

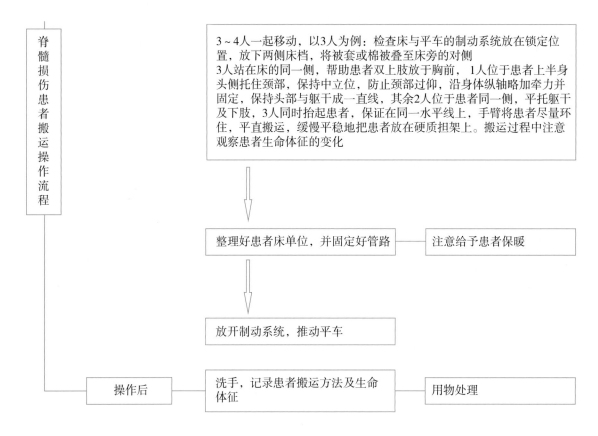

脊髓损伤患者搬运操作流程

3～4人一起移动，以3人为例：检查床与平车的制动系统放在锁定位置，放下两侧床档，将被套或棉被叠至床旁的对侧
3人站在床的同一侧，帮助患者双上肢放于胸前，1人位于患者上半身头侧托住颈部，保持中立位，防止颈部过仰，沿身体纵轴略加牵力并固定，保持头部与躯干成一直线，其余2人位于患者同一侧，平托躯干及下肢，3人同时抬起患者，保证在同一水平线上，手臂将患者尽量环住，平直搬运，缓慢平稳地把患者放在硬质担架上。搬运过程中注意观察患者生命体征的变化

整理好患者床单位，并固定好管路 —— 注意给予患者保暖

放开制动系统，推动平车

操作后 —— 洗手，记录患者搬运方法及生命体征 —— 用物处理

【脊髓损伤患者搬运技术评分标准】

项目		技术操作要求	总分	评分等级				实际得分
				A	B	C	D	
操作前准备（25分）	着装准备	仪表、服装符合要求	2	2	1	0	0	
	核对	核对医嘱及患者（至少两种方法核对）	2	2	1	0	0	
	沟通	沟通，向患者解释搬运移动目的，取得患者配合	2	2	1	0	0	
	评估	评估患者病情、意识状态及配合能力，适宜搬运	4	4	3	2	0	
		评估患者损伤部位及呼吸情况	4	4	3	2	0	
		评估患者活动肌力，判断患者截瘫指数，选择合适搬运患者的方法	4	4	3	2	0	
		评估病室宽敞，环境安静、舒适、整洁，光线适宜（必要时备好屏风）	2	2	1	0	0	
	物品准备	平车，枕头，大单，被套或棉被，快速手消毒液，检查物品有效期	5	5	3	1	0	
操作过程（65分）	核对	再次核对患者信息	2	2	1	0	0	
	操作过程	注意安全、保暖	3	3	2	1	0	
		体位选择舒适，环境布置合理	10	10	6	3	0	
		佩戴支具方法正确	10	10	6	3	0	
		搬运过程注意观察患者	10	10	6	3	0	
		操作过程注意患者安全	10	10	6	3	0	
		操作过程注意与患者沟通	10	10	6	3	0	
	综合	护士熟练程度	10	10	6	3	0	

续表

项目		技术操作要求	总分	评分等级				实际得分
				A	B	C	D	
操作后处理(5分)	宣教	向患者进行健康宣教	1	1	0	0	0	
	记录	洗手，记录	2	2	1	0	0	
	用物处理	正确处理用物，使用过后的脏被服放置回收妥当	2	2	1	0	0	
提问(5分)	理论知识	1. 搬运前如何为患者佩戴颈托？	5	5	3	1	0	
		2. 搬运过程中有哪些注意事项？						

【知识链接】

1. 三人搬运法：将伤者的双下肢伸直，双上肢也伸直放在身旁，转运床放在伤者的脚下方（搬运脊柱损伤的伤者必须用硬木板且不能覆盖棉被、海绵等柔软物品）。搬运时，至少要有三人同时将伤者水平托起，轻轻放在转运床上，整个过程动作要协调统一、轻柔稳妥，保证伤者躯体平起平落，防止躯干扭转。对颈椎损伤的伤者，应以颈围领固定其颈部，搬运时，要有专人扶住伤者的头部，使其与躯干轴线呈直线，防止摆动和扭转，搬运中严禁随意强行搬动头部。

2. 四人搬运法：患者双下肢伸直，双手放在躯干前方；一人在患者的头部，双手掌抱于头部两侧轴向牵引颈部；另三人在患者的同一侧（肩背部、腰臀部、膝踝部），双手伸至患者对侧；四人同时用力，保持脊柱中立位，平稳地将患者抬起，放于转运床上。

【参考文献】

[1] 王辰. 呼吸治疗教程 [M]. 北京：人民卫生出版社，2010：116-136.

[2] 杨雪梅，刘春芳，王秀玲，等. 脊柱创伤患者专用搬运器的制作与应用 [J]. 中国实用护理杂志，2014，30（1）：74.

[3] 周世平. 脊柱损伤患者的搬运方法 [J]. 健康向导，2015，21（4）：29-30.

【临床思维题】

上述病例，患者南某，给予颈托外固定制动，遵医嘱外出完善其他检查。三人站在同侧，同时用力平缓搬运患者，在搬运过程中，心电监护示患者心率65次/分，呼吸18次/分，血压135/69 mmHg，指间血氧饱和度95%。

1. 搬运该患者时为什么要三人平托并同时用力？

2. 搬运患者时，为什么要专人托头部？

3. 搬运此类患者，有哪些注意事项？

4. 对于脊髓损伤患者的搬运，可用的方法是

    A. 硬质担架   B. 双人坐椅式

    C. 拖行   D. 单人背抱式

5. 搬运该名患者时，需要多人平托法缓慢移动，主要是为了

    A. 维持患者呼吸，循环功能

    B. 保持患者舒适及情绪稳定

    C. 预防高位脊髓损伤的发生

    D. 最大限度恢复其运动功能和感觉功能

【答案解析】

1. 在搬运过程中不能使脊柱弯曲和扭动。

2．为了避免患者再次发生脊髓损伤，减轻疼痛。

3．（1）在搬运过程中，时刻密切观察患者的生命体征、呼吸情况以及意识是否有变化。

（2）在搬运过程中，一定要尽可能避免颠簸，至少需要三人，以保持脊柱轴线稳定，时刻保持在同一水平线上，使患者一直保持在稳定的体位。

4．A。将脊髓损伤的患者仰卧固定在一块坚硬长背板上，并放置在中心直线位置，即头部、颈部、躯干、骨盆应以中心直线位置逐一固定，保持脊柱伸直位，严禁弯曲或扭转，避免加重脊髓损伤。

5．C。该方法主要是为了维持患者脊柱稳定性，尤其头颈部活动性较大，若搬运中患者头颈扭动过大，则有颈髓受损的危险。

（王则慈）

三、颈脊髓损伤术前颈围规范化使用技术

颈脊髓损伤（cervical spinal cord injury，CSCI）指外界直接或间接暴力造成的脊髓损伤，常引起严重的运动和感觉异常。外伤所致的颈脊髓损伤是目前急诊常见急症之一，严重者可导致患者瘫痪或死亡，对其生命安全和生存质量有重要的影响。

颈围俗称颈托，是颈椎外伤的辅助治疗器具，属于医用外固定支具的一种，主要用于颈椎骨折固定、脱位复位等。能起到制动和保护颈椎、减少神经磨损、减轻椎间关节创伤性反应，并有利于组织水肿消退和巩固疗效、防止复发的作用。

【案例】

患者王某，男性，52 岁。主因"高处坠落后颈部疼痛，颈部活动受限 24 h"急诊入院。查体：患者四肢肌力 0 级，自感胸部乳头平面以下感觉完全消失。轻度胸闷，气促，无明显呼吸困难。查体：T 36.4 ℃，P 70 次 / 分，R 20 次 / 分，BP 120/80 mmHg。急诊行颈椎 CT 片示：C4 椎体前滑脱，局部椎管狭窄，颈椎退行性变。患者目前未行手术治疗，遵医嘱给予颈围外固定制动。

【护理评估】

1．评估患者病情、意识状态、配合程度、损伤位置。向患者解释佩戴颈围的目的以及注意事项，做好解释工作，并取得患者配合。

2．评估患者管路情况：气管插管、中心静脉导管是否固定良好。

3．评估患者肌力、咳痰能力（咳痰反射、呼吸肌力量情况）。

4．评估患者皮肤情况：容易受压部位（下颌部、后枕部、耳郭及后项部等）是否发生皮肤压力性损伤。

5．环境评估：病室安静整洁，光线充足，适宜操作，是否有隐私保护设施等。

【操作前准备】

1．护士准备：服装鞋帽整洁，仪表端庄，语言温柔恰当，态度和蔼可亲。

2．双人核对医嘱：床号、姓名。

3．七步洗手法洗手。

4．测量颈高和颈围，选择合适型号的颈托

（1）颈高测量：从下颌角到锁骨上窝的垂直距离，这个测量值应与颈托的高度相符。如果患者的测量值在两个连续型号之间，宜先试用较小型号。

（2）颈围测量：脖颈最大周长（图6-3-3-1）。

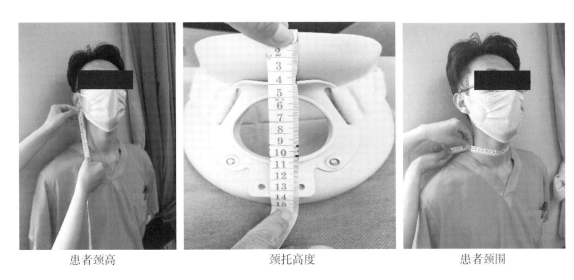

| 患者颈高 | 颈托高度 | 患者颈围 |

图 6-3-3-1 颈高颈围测量

5．用物准备：颈托，透明胶带，无菌棉垫3包，皮尺，棉毛巾5条，快速手消液（图6-3-3-2）。

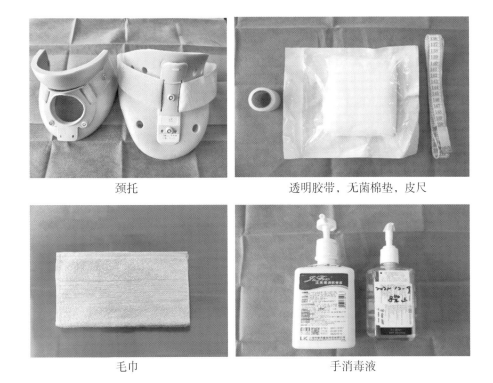

颈托　　　　　　　　　透明胶带，无菌棉垫，皮尺

毛巾　　　　　　　　　手消毒液

图 6-3-3-2 用物准备

【操作过程】

1．携用物至床旁，与患者做好沟通，告知患者佩戴颈托的重要性及注意事项。

2．再次核对患者及佩戴颈托医嘱。

3. 颈椎病选择枕头，以保持正常生理曲度为最佳。正常人平卧于床时，头枕部所在平面要高于双肩所在平面，而这个平面差就是枕头的高度，大约和本人拳头高度相当。协助患者取平卧位，枕后垫 4 条折叠 8 层棉毛巾，颈后垫 1 条折叠成柱状棉毛巾，防止颈部悬空，起到支撑作用（图 6-3-3-3）。

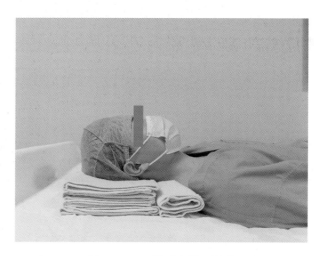

图 6-3-3-3　棉毛巾放于枕后

4. 检查颈托装置，佩戴方向正确。颈托内可以垫无菌棉垫减压（图 6-3-3-4）。

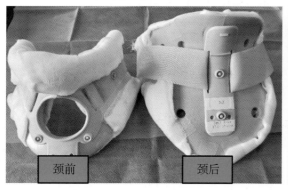
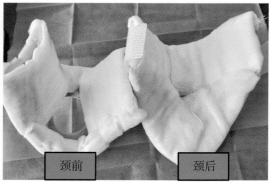

颈前　　颈后　　颈前　　颈后

图 6-3-3-4　棉垫包裹颈托

实践提示

◇ 为了防止患者颈部周围皮肤受压，颈托内侧应使用棉垫包裹，避免皮肤发生压疮。

5. 正确佩戴颈托的颈后部分

（1）一名护士双手放于患者头部两侧，轻托患者的头颈肩部 10° ~ 20°。保持头颈肩在一条直线上，避免将患者头部抬起过高，防止再次损伤脊髓（图 6-3-3-5）。

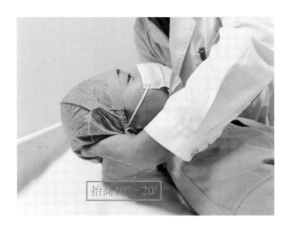

图 6-3-3-5 轻托头颈肩

（2）另一名护士拿起颈托的颈后部分轻柔穿入患者后颈，有带的一侧朝下，内侧中线对准患者颈正中（图 6-3-3-6）。

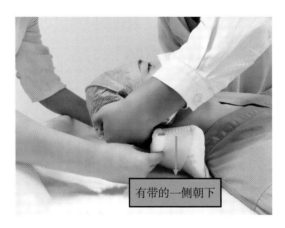

图 6-3-3-6 戴后半部颈托

（3）将颈后部分的粘贴胶带分别置于颈托两侧。注意佩戴时颈托的上下方向（图 6-3-3-7）。

6．正确佩戴颈前部分

（1）护士用双手将颈前部分与颈后部分对齐，轻柔地将患者颈前部分压住颈后部分，并确认颈托处于颈部中正处，无歪斜（图 6-3-3-8）。

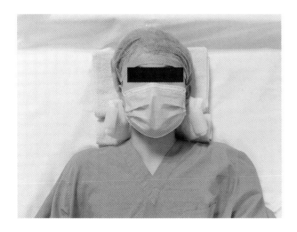

图 6-3-3-7 正确佩戴后半部颈托

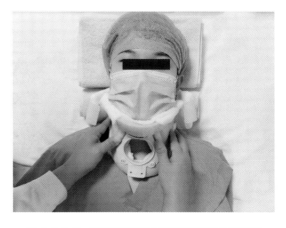

图 6-3-3-8 颈托前半部分压住后半部分并对齐

（2）将颈后部分两侧的粘贴胶带粘于颈前部分，松紧适宜（图 6-3-3-9）。

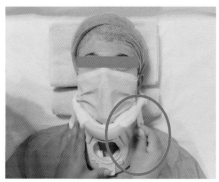
粘贴患者左侧胶带

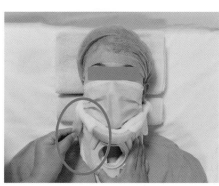
粘贴患者右侧胶带

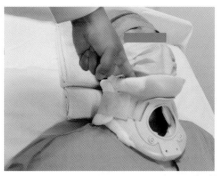

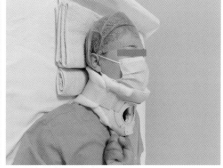
松紧适宜

图 6-3-3-9　正确粘贴胶带

7. 协助患者选择舒适体位。轴线翻身（图 6-3-3-10），每 2 h 打开颈托查看局部受压皮肤及管路情况，防止发生压力性损伤。

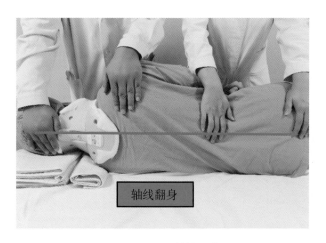
轴线翻身

图 6-3-3-10　轴线翻身

8. 整理床单位，收拾用物，垃圾分类。

9. 洗手、记录

（1）七步洗手法洗手。

（2）记录患者的生命体征（包括心律、血压、呼吸、血氧饱和度）及开始佩戴颈托的时间。

【操作后用物处理】

1. 颈托内垫无菌棉垫，如有潮湿随时更换，并将脏棉垫置于医疗垃圾袋内。
2. 颈托表面可用 75% 乙醇或表面消毒湿巾擦拭。
3. 根据患者使用情况适时更换枕后及颈后棉毛巾。

【颈脊髓损伤患者颈围规范化使用技术操作流程图】

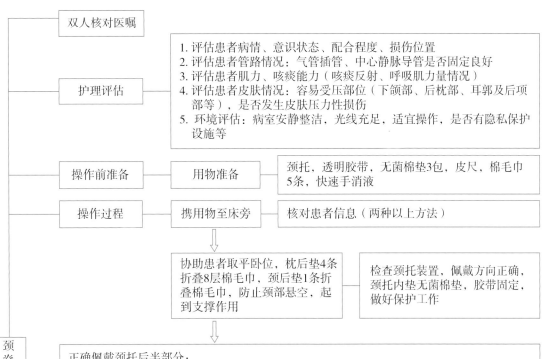

双人核对医嘱

护理评估
1. 评估患者病情、意识状态、配合程度、损伤位置
2. 评估患者管路情况：气管插管、中心静脉导管是否固定良好
3. 评估患者肌力、咳痰能力（咳痰反射、呼吸肌力量情况）
4. 评估患者皮肤情况：容易受压部位（下颌部、后枕部、耳郭及后项部等），是否发生皮肤压力性损伤
5. 环境评估：病室安静整洁，光线充足，适宜操作，是否有隐私保护设施等

操作前准备 —— 用物准备 —— 颈托，透明胶带，无菌棉垫3包，皮尺，棉毛巾5条，快速手消液

操作过程 —— 携用物至床旁 —— 核对患者信息（两种以上方法）

协助患者取平卧位，枕后垫4条折叠8层棉毛巾，颈后垫1条折叠棉毛巾，防止颈部悬空，起到支撑作用

检查颈托装置，佩戴方向正确，颈托内垫无菌棉垫，胶带固定，做好保护工作

颈脊髓损伤患者颈托规范化使用技术操作流程

正确佩戴颈托后半部分：
（1）一名护士双手放于患者头部两侧，轻托患者的头颈肩部10°～20°，注意保持头颈肩在一条直线上，保护颈椎，不要将患者抬得过高，防止再次损伤脊髓
（2）另一名护士拿起颈托的后半部分，轻柔地穿入患者后颈，颈托有带的一侧朝下，颈托内侧中线对准患者颈正中
（3）将颈托后半部分的粘贴胶带分别置于颈托两侧，为保护患者的颈椎，需两名护士，一名护士在患者头顶前方，另一名护士在患者右手边。注意佩戴时颈托的上下方向，切忌将颈托戴反，托起患者的头颈部时，注意头颈肩同时抬起，动作要轻柔，要将颈托的后半部分放置于正确的位置

正确佩戴颈托前半部分：
（1）护士用双手将颈托的前半部分与后半部分对齐，轻柔地将患者颈托的前半部分压住颈托的后半部分，并确认颈托处于颈部中正处，无歪斜
（2）将颈托后半部分两侧的粘贴胶带粘于颈托前半部分，压住后半部分可起到良好的固定效果。皮肤受压部位垫无菌棉垫防止受压，松紧适宜

颈托佩戴完毕，并协助患者选择舒适体位，轴线翻身，每2 h打开颈托，根据受压位置查看局部皮肤及管路情况，防止受压皮肤发生压力性损伤

整理好患者床单位，收拾用物、管路

操作后 —— 物品放置归位 —— 洗手，记录患者的生命体征（包括心率、血压、呼吸、血氧饱和度）及开始佩戴颈托的时间

【颈脊髓损伤术前颈围规范化使用技术评分标准】

项目		技术操作要求	总分	评分等级				实际得分
				A	B	C	D	
操作前准备（25分）	着装准备	服装整洁，洗手，戴帽子、口罩	2	2	1	0	0	
	核对	核对医嘱及患者（至少两种方法）	2	2	1	0	0	
	沟通	向患者解释操作目的，取得患者的配合	2	2	1	0	0	
	评估	评估患者病情、意识状态、配合程度、损伤位置	4	4	3	2	1	
		评估患者管路情况	4	4	3	2	1	
		评估患者肌力、咳痰能力	4	4	3	2	1	
		评估病室环境安静、舒适、整洁，光线适宜	2	2	1	0	0	
	物品准备	颈托，透明胶带，无菌棉垫3包，皮尺，棉毛巾5条，快速手消液	5	5	4	3	0	
操作过程（60分）	再次核对	携用物至患者床旁，再次核对患者信息	2	2	1	0	0	
	正确佩戴颈围后半部分	协助患者采取平卧位，枕后垫4条折叠8层棉毛巾，颈后垫1条折叠成柱状棉毛巾	3	3	2	1	0	
		颈托内垫无菌棉垫胶带固定	3	3	2	1	0	
		一名护士双手放于患者头部两侧，轻托患者的头颈肩部10°～20°	5	5	4	3	0	
		另一名护士拿起颈托的后半部分，轻柔地穿入患者后颈，颈托有带的一侧朝下，颈托内侧中线对准患者颈正中	5	5	4	3	0	
		将颈托后半部分的粘贴胶带分别置于颈托两侧，注意佩戴时颈托的上下方向，切忌将颈托戴反	5	5	4	3	0	
	正确佩戴颈围前半部分	护士用双手将颈托的前半部分与后半部分对齐，轻柔地将患者颈部前半部分压住颈托的后半部分	5	5	4	3	0	
		确认颈托处于颈部中正处，无歪斜	5	5	4	3	0	
		将颈托后半部分两侧的粘贴胶带粘于颈托前半部分，压住后半部分可起到良好的固定效果	5	5	4	3	0	
		皮肤受压部位垫无菌棉垫防止受压，松紧适宜	3	3	2	1	0	
		颈托佩戴完毕，并协助患者选择舒适体位，轴线翻身	5	5	4	3	0	
		每2h打开颈托，根据受压位置查看局部皮肤及管路情况，防止受压皮肤发生压力性损伤	5	5	4	3	0	
	评价	佩戴过程注意患者生命体征	3	3	2	1	0	
		佩戴过程注意与患者沟通	3	3	2	1	0	
		佩戴过程熟练，注意节力	3	3	2	1	0	
操作后处理10分	用物处理	整理床单位，收拾用物，分类丢弃。手卫生，病情观察，做好文字记录	2	7	3	0	0	
		颈托内垫无菌棉垫及时更换	2	2	1	0	0	
		颈托表面可用75%乙醇或表面消毒湿巾擦拭	4	4	3	2	1	
		及时更换枕后及颈后棉毛巾	2	2	1	0	0	
提问5分	理论知识	1. 为患者佩戴颈托时避免再次损伤，头肩部上抬多少角度为宜？ 2. 在为颈脊髓损伤患者翻身时有哪些护理要点？	5	5	4	3	0	

【知识链接】

1．适应证

（1）颈椎骨折、脱位

（2）颈椎牵引治疗后、颈椎手术前后

（3）颈椎间盘突出症

（4）颈椎病

2．护理要点

（1）心理护理：高位颈脊髓损伤患者多数为意外事件受伤，创伤后的心理变化表现为抑郁、愤怒，悔恨悲剧的发生。患者由于失去了独立生活的能力，护士要针对患者的情况进行正确的心理辅导和引导，使其积极面对疾病，正确对待未来的生活和工作，对前途有信心。护士还应该与患者家庭、工作单位人员多加沟通，争取多方配合，以调动患者在各项治疗护理中的主观能动作用，配合各项康复治疗。

（2）体位护理：翻身或搬动时保持头、颈、肩一致性活动，防止颈椎错位，一人固定头部，一人搬动躯干，始终保持头部和躯干成一直线。有牵引的患者，因防止滑脱，保持牵引绳与躯干在同一轴线。膝关节可垫一小枕头，使膝微屈，踝关节处于90°中立位，可用护足板或枕头护垫支撑足部，防止足下垂。

（3）体温失调的处理：由于颈脊髓损伤，自主神经功能失调，全身交感神经支被切断，损伤平面以下无排汗功能，对周围环境的变化又丧失了调节能力，易出现中枢性高热。对于这种情况，药物降温不明显，一般采用物理降温，38.5 ℃以下常用温水擦浴，38.5 ℃以上可使用双腋下、腹股沟等大动脉处冰敷，实时监测体温变化，每2～4 h测体温，体温正常后可每日3次测体温，以降至38 ℃以下为宜。

（4）呼吸道管理：给予舒适体位，可稍抬高床头20°～30°，改善呼吸情况。颈部用颈托妥善固定，呈中立位或10°～15°略屈位，防止颈部仰，松紧适宜，平时翻身拍背时，采用轴线翻身法，即颈、胸和腰椎在一条直线上，局部不弯曲、不扭转。给予心电监护，密切观察呼吸频率、节律和深度。如患者已行气管切开，由于失去了上呼吸道的屏障及湿化作用，黏膜干燥、充血、分泌物黏稠而难以排出，极易引起肺部感染，所以要注意及时为患者提供气道湿化。

3．并发症的护理

（1）皮肤压力性损伤的预防及护理：必须保持床单清洁、干燥，并及时更换。骨突部予气垫圈或者防压疮垫。每2 h翻身一次，同时按摩受压部位。特别注意的是协助翻身时要让患者佩戴颈托，保持颈椎中立位翻转，防止扭曲而造成脊髓损伤加重。

（2）深静脉血栓的预防及护理：患者应尽量避免在下肢静脉输液，特别是高浓度或者刺激性液体，长期卧床时应抬高床脚，每日给予患者物理预防，如抗血栓压力泵，有利于静脉血液回流。

（3）低心率的护理：颈脊髓损伤造成迷走神经损伤，迷走兴奋，其效应为心率减慢、心输出量减少、外周血管阻力降低、动脉血压下降。当心率高于50次/分，不引起明显的血流动力学障碍时，可先加强观察，若心率降至50次/分以下，特别是45次/分以下时，应使用阿托品或异丙肾上腺素，必要时植入心脏起搏器。

（4）轴性症状：观察患者是否出现颈痛及肩背痛，同时伴有酸胀、僵硬、肌肉痉挛、沉重感等相关症状。可减少颈托佩戴时间，尽量选用软颈托。大多数国内外学者主张24 h佩戴大概6～8 h为宜，颈托佩戴使用时间一般最长为2～3个月。通过沟通、倾听、放松以及音乐疗法使患者缓解心理焦虑情绪。轴性滚动翻身，保持头颈、躯干在同一水平线，按摩颈后肌群。以舒适不痛为基础，做等长肌肉练习和下肢被动活动，必要时遵医嘱给予镇痛治疗。早期进行颈部功能的康复锻炼（术后 2 周），可避免长时间佩戴颈托致颈项部肌肉萎缩，早期脱离颈椎制动，恢复颈椎活动，有效减少术后颈椎轴性症状发生率，更大程度地改善了患者的生活质量。

【参考文献】

[1] 张洪君. 现代临床专科护理操作培训手册 [M]. 北京：人民卫生出版社，2016.

[2] 郭清阳，张欣秀，时广颖. 舒适型颈托内衬的制作与应用 [J]. 中华现代护理杂志，2013，2：209.

[3] 徐永明，徐宏光，赵泉来，等. 颈围领使用时间对颈椎管成形术后疗效的影响 [J]. 皖南医学院学报，2017，36（1）：20-23.

[4] 闫桂虹. 56 例颈脊髓损伤患者的早期康复护理 [A]. // 中国康复医学会康复护理专业委员会. 中国康复护理学术高峰论坛暨推进优质护理服务研讨会论文集 [C]. 中国康复医学会康复护理专业委员会，2012：4.

[5] 李雪君，袁健东，詹姜仙. 颈椎手术患者佩戴颈托的护理效果观察 [J]. 中国现代医生，2014，52（31）：73-75.

【临床思维题】

患者王某，查体四肢肌力 0 级，同时自感胸部乳头平面以下感觉完全消失。患者暂未行手术治疗，给予颈托外固定制动。今日查体 T 39.1 ℃，P 42 次 / 分，R 40 次 / 分，BP 92/58 mmHg。

1. 颈椎外伤后 T > 39 ℃，导致患者高热的原因有哪些？护理措施有哪些？

2. 颈椎外伤后患者突发病情变化，P 42 次 / 分，R 40 次 / 分，BP 92/58 mmHg，导致原因是什么？护理措施有哪些？

3. 颈椎外伤后为什么会引起四肢麻木、活动无力，以及胸部乳头平面以下感觉消失？翻身时有哪些注意事项？

【答案解析】

1. 发热原因：由于颈脊髓损伤，自主神经功能失调，全身交感神经支被切断，损伤平面以下无排汗功能，对周围环境的变化又丧失了调节能力，易出现中枢性高热。

护理措施：

（1）实时监测体温变化，2 ~ 4 h 测体温，体温正常后可每日 3 次测体温。

（2）物理降温治疗：温水擦浴、乙醇擦浴、降温毯降温治疗等。

（3）清洁口腔，减少口腔细菌繁殖，保持身体清洁，及时擦洗汗液。

（4）饮食宜选用易消化、高热量、高蛋白、富含维生素的流质饮食。

（5）补充电解质和水分。

2. 导致原因：颈脊髓损伤造成迷走神经损伤，迷走兴奋，其效应为心率减慢、心输出量减少、外周血管阻力降低、动脉血压下降。

护理措施：

（1）轻拍呼唤患者，判断神志，保持患者清醒状态。

（2）立即通知值班医生，遵医嘱对症处理。当心率高于 50 次 / 分，不引起明显的血流动力学障碍时，可先加强观察，若心率降至 50 次 / 分以下，特别是 45 次 / 分以下时，应使用阿托品或异丙肾上腺素，必要时植入心脏起搏器。

（3）密切观察生命体征变化，及时做好护理记录。

3. 颈椎外伤后造成颈脊髓损伤，尤其是第 4、第 5 颈脊髓节段损伤后造成脊髓创伤性水肿。①损伤运动神经后造成运动改变，表现为四肢瘫。②损伤感觉神经后造成感觉改变，表现为锁骨平面以下的感觉消失，其他如括约肌功能、性功能、血管运动、体温调节功能等均消失。

注意事项：①体位护理：翻身或搬动时采用轴线翻身法，即保持头、颈、肩一致性活动，防止颈椎错位，一人固定头部，一人搬动躯干，始终保持头部和躯干成一直线。有牵引的患者，为防止滑脱，保持牵引绳与躯干在同一轴线。膝关节可垫一小枕头，使膝微屈，踝关节处于90°中立位，可用护足板或枕头护垫支撑足部，防止足下垂。②给予心电监护，密切观察呼吸频率、节律和深度，有无口唇及四肢末梢发绀。

（赵　辉　韩立云）

四、ECMO 患者转运

体外膜肺氧合（extracorporeal membrane oxygenation，ECMO）技术在危重症患者的救治中发挥着重要作用，近年来广泛应用于常规生命支持无效的各种急性呼吸和（或）循环衰竭。该类患者由于检查、治疗等需求，常面临转运。规范并优化的安全转运技术是对 ECMO 患者实施有效救治的重要环节，对降低病死率具有积极意义。

【案例】

患者女性，35岁，主因"发热、背痛3日，呼吸困难2日"收入院。入院后给予抗炎、抗病毒、丙种球蛋白、辅酶Q10营养心肌治疗。第二日凌晨00：00突发意识丧失伴大汗、面色苍白，立即予胸外按压，补液对症治疗后好转，当日09：47出现大汗，不伴呕吐和胸闷。HR 128 次 / 分，BP 77/51 mmHg，R 35 次 / 分，SpO_2 92%，予补液升压治疗后好转。17：13心电示波逸搏心律，血压测不出，大动脉无搏动，呈昏迷状态，压眶无反应，持续胸外按压，植入临时起搏器，设定起搏心率80次 / 分，可见起搏信号，无心室除极波，心肌水肿严重而无法除极，心脏无机械活动，持续心外按压，行气管插管辅助呼吸，同时成功置入 ECMO。诊断急性重症心肌炎。ECMO 血流量 2.0 ～ 3.0 L/min，血氧饱和度 90% ～ 95%。遵医嘱患者今日前往导管室行冠状动脉造影检查。

【护理评估】

1. 医疗方面

（1）评估转运的获益及风险，决定该患者是否需要进行 ECMO 转运。

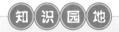

转运风险

①心律失常；②循环波动；③胃肠道反流误吸；④各种管路意外脱出；⑤窒息。

（2）评估转运时间，将转运的必要性和潜在风险告知患者及其家属，获得其知情同意并签字后，方可实施转运。

（3）评估 ECMO 设备运转情况。

（4）评估患者外出需要携带使用的仪器设备的参数设置。

2. 护理方面

（1）评估患者意识状态、合作程度、约束方式。

（2）评估患者生命体征、循环及呼吸支持情况。

（3）评估患者留置管路的种类、数量、部位、深度及通畅性。

（4）评估患者药物治疗情况。

【操作前准备】

1．护士准备：服装鞋帽整洁，穿着外出服。

2．双人核对医嘱及腕带：床号、姓名、转运时间、转运地点、检查项目。

3．根据患者转运时间、地点及目前输液药品和泵速，准备充足的剩余药量及液量。准备急救药箱（遵医嘱携带抢救药品）。

4．准备 15 L 满瓶氧气 2 瓶，1 个置于床尾连接呼吸机，1 个置于氧气瓶架连接 ECMO设备。

5．准备转运监护仪及 ECMO 设备均为满格电量。

6．检查各类导管深度，为预防非计划性拔管，应使用约束带或约束网套约束患者肢体。维持原有镇痛镇静治疗，必要时遵医嘱加强镇痛镇静药物剂量。

> **实践提示**
>
> ◇ 为预防非计划拔管的发生，患者转运前应先检查气管插管位置，各导管有无脱管，各管路是否通畅、有无移位等情况，遵医嘱充分镇静及双上肢保护性约束。

7．充分吸痰，保持患者气道通畅，连接转运呼吸机后应观察患者氧合情况，合理设置呼吸机参数，建议试用 5 ~ 10 min。准备自制吸痰装置（50 ml 注射器连接吸痰管）。准备简易呼吸器。

8．转运前 30 min 应暂停肠内营养，进行胃肠减压，以防止发生反流误吸。

9．规划转运路线，评估转运通道和电梯是否符合 ECMO 设备转运空间，事先联系医疗电梯，尽可能压缩转运时间，以保证转运畅通、安全。

> **实践提示**
>
> ◇ 由于 ECMO 患者转运时携带的设备较多，不易进入电梯或无法通过通道，所以制定转运计划可以很好地规避这类情况的发生，同时缩短转运时间。

10．转运团队建议由 2 名医师主导，2 名护士协作。可包括体外循环医师和呼吸治疗师。转运团队成员之间通过沟通协调，明确各自转运职责。

11．参与转运医护人员应经过 ECMO 专业培训，能熟练使用抢救设备，并熟悉危重症患者的转运观察要点及抢救措施，具有 ECMO 日常护理工作及转运经验。

【操作过程】

1．为确保患者安全，应尽量保持 ECMO 设备靠近患者，在保证安全的前提下，做好患者保暖措施。

> **实践提示**
>
> ◇ 在转运过程中，应尽可能将 ECMO 设备靠近患者，以避免在意外情况下 ECMO 设备脱离患者端而影响运转。
>
> ◇ 由于转运中停用 ECMO 水箱，可能会导致患者体温发生变化，因此需要特别注意环境温度和患者保暖，以免患者低体温事件的发生。

2．标准化人员站立（图6-3-4-1）

（1）护士A：位于患者头侧拉床，观察患者气管插管位置及呼吸机运转情况。

（2）护士B：位于患者输液侧推床，观察输液泵及监护生命体征情况。

（3）医生A：位于患者左侧推床，观察ECMO动静脉管路的血液颜色变化，ECMO置管部位有无出血、渗血，查看ECMO置管穿刺侧肢体肢端动脉搏动情况及皮色、皮温变化。

（4）医生B：位于床尾，紧密跟随病床推ECMO设备，观察ECMO流量及转速。

（5）医辅人员：位于床尾医生旁，紧密跟随ECMO设备、推氧气瓶。

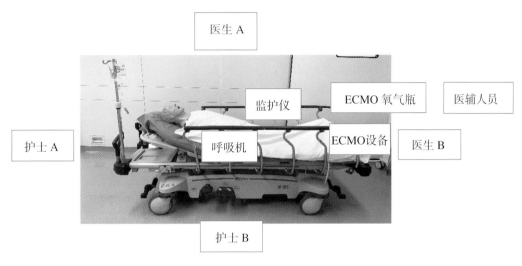

图6-3-4-1　标准化人员站立

3．ECMO患者转运的目的若为相关检查，检查过程中需留1名专业人员在旁严密监护，防止意外发生。

4．在整个转运过程中需警惕院内感染的发生，若需要进行吸痰、呼吸机管路脱开与连接、静脉注射等各类侵入性操作，应遵守无菌操作原则，并做好手卫生。

【操作后处理】

1．患者未返回病室（如转科）

（1）对需要交接的科室，完成搬运后，依次接通ECMO电源及气源、呼吸机回路、各类药物治疗通道；固定ECMO管道及离心泵等设备；续上变温水箱；查看ECMO转速和流量。

（2）做好交接班，内容包括患者病情、治疗情况和不良事件。

（3）检查可带回的仪器设备是否完好无损，给予清洁消毒，充电备用。留下的ECMO设备做好物品清点并文字交班。

实践提示

◇ 交接应以保证患者病情稳定为原则进行排序，首先接通并保证维持患者生命最重要的仪器正常运转；当确认一系列仪器正常运转后，再行交接工作。

◇ 交接内容包括患者的一般情况、生命体征、监测指标、接受的治疗措施、突发事件及处理措施等，也应包括转运阶段的监测记录。

2．患者返回病室（如外出检查、手术等）

（1）接通ECMO电源及气源、呼吸机回路、各类药物治疗通道；固定ECMO管道及离心泵等设备；续上变温水箱；查看 ECMO 转速和流量。

（2）观察患者气道是否通畅，查看气管插管外露的刻度，观察是否移位，测量气囊压力，观察患者血氧饱和度情况，必要时先吸痰。

（3）连接床旁心电监护仪、呼吸机，评估患者生命体征及神志状态。

（4）观察 ECMO 动静脉管路的血液颜色变化，ECMO 置管部位有无出血、渗血，查看 ECMO 置管穿刺侧肢体肢端动脉搏动情况及皮色、皮温变化。

（5）检查其他管路是否通畅，如中心静脉导管、动脉监测导管有无打折及渗血、渗液，给予妥善固定。

（6）打开夹闭的尿管，如有引流管，接负压吸引。

（7）检查并重新固定患者的保护性约束带。

（8）整理床单位，检查患者全身各处皮肤是否出现压力性损伤的表现。

（9）判断胃管位置，遵医嘱继续给予肠内营养支持。

（10）检查带回的各类仪器设备是否完好无损，给予清洁消毒，充电备用。

3. 七步洗手法洗手。

【ECMO患者转运操作流程图】

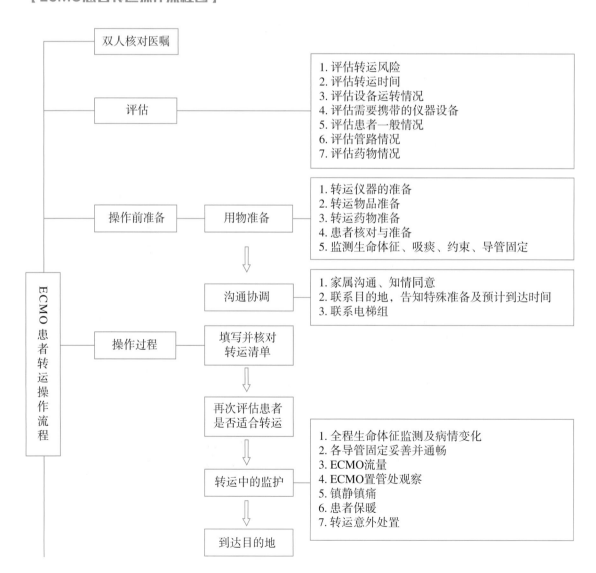

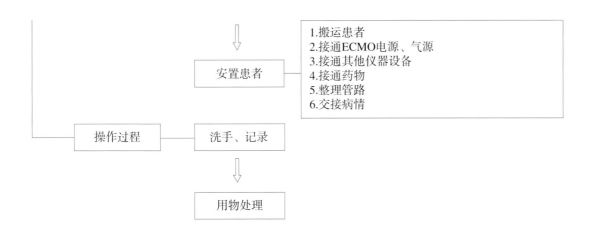

【ECMO患者转运技术评分标准】

项目		技术操作要求	总分	评分等级				实际得分
				A	B	C	D	
转运评估（15分）	着装	服装整洁，洗手，戴帽子、口罩，穿外出服	2	2	1	0	0	
	核对	患者信息、转运时间、转运地点	2	2	0	0	0	
	评估	意识状态、合作程度、约束方式	2	2	0	0	0	
		留置管路的种类、数量、部位、深度及通畅性	3	3	2	1	0	
		外出需要携带使用的仪器设备的参数设置	3	3	2	1	0	
		目前输注药液的种类及药液剩余情况	3	3	2	1	0	
转运过程（65分）	转运前准备	检查转运氧气充足、转运仪器电量充足	3	3	2	1	0	
		检查所有药物的使用情况，携带足量药物及抢救药箱	3	3	2	1	0	
		维持原有镇痛镇静治疗，使用约束带或约束手套约束患者双手	3	3	2	1	0	
			3	3	2	1	0	
		转运前30 min暂停肠内营养，防止发生反流误吸	3	3	2	1	0	
	转运中的监测	ECMO设备靠近患者，避免管路脱离	5	5	3	1	0	
		外出保暖，避免低体温	5	5	3	1	0	
		观察ECMO设备运转情况，观察管路及下肢颜色变化及穿刺点有无出血	5	5	3	1	0	
		转运途中各类设备应规范放置、固定妥善，可分别指定不同人员负责各个仪器以及管路的观察，因此在仪器摆放位置上注意显示屏（包括呼吸机显示器和注射泵）均应暴露可见	5	5	3	1	0	
	转运后的处理	观察患者气道通畅及血氧饱和度情况，必要时先吸痰	3	3	2	1	0	
		评估患者生命体征及神志状态，无问题后再连接床旁心电监护仪、呼吸机	3	3	2	1	0	
		检查各类管路是否通畅，有无打折及渗血、渗液，给予妥善固定	3	3	2	1	0	
		打开夹闭的尿管、引流管；查看气管插管外露的刻度，观察是否移位，测量气囊压力	3	3	2	1	0	

续表

项目		技术操作要求	总分	评分等级				实际得分
				A	B	C	D	
		检查并重新固定患者的保护性约束	3	3	2	1	0	
		检查患者携带及输注的药液情况，及时更换即将输入完毕的药液	3	3	2	1	0	
		检查患者全身各处皮肤是否出现压力性损伤及失禁性皮炎的表现	3	3	2	1	0	
		检查患者是否有排便、排尿，及时清洁肛周及会阴处皮肤，整理床单位	3	3	2	1	0	
		遵医嘱继续给予肠内营养	3	3	2	1	0	
		检查携带的各类仪器设备是否完好无损，给予清洁消毒，充电备用	3	3	2	1	0	
操作后处理(10分)	洗手	七步洗手法	5	5	3	1	0	
	记录	生命体征、呼吸机参数、ECMO 参数	5	5	3	1	0	
提问(10分)	理论知识	1. 交接的内容包括哪些？ 2. 标准化人员站立位置是什么？	10	10	8	5	0	

【知识链接】

ECMO 患者转运评估检查表			
转运人员	急救转运团队人员		ECMO 转运团队人员
医疗文书	病历□　　转运告知单□		转运交接单□
		是 / 否	数值记录
1. 设备电源（电源 / 内置电源）电量充足，电压稳定			
2. ECMO 主机、泵、医用变温水箱运转正常			
3. 离心泵转数、流量、压力在目标范围内			
4. 空氧混合百分比在目标范围内			
5. 呼吸机模式、参数、吸入氧浓度在目标范围内			
6. 监护、心电图等设备运转正常			
7. 各管路是否通畅 / 压力正常 /ECMO 管道颜色正常，无渗血、抖动、折叠等			
8. 血管活性药物及镇静类药物运转正常			
9. 患者动静脉血气等血流动力学参数在目标范围内			
10. 视、触观察患者状态（神志及镇静情况 / 皮肤色泽 / 有无肿胀 / 末梢循环颜色及温度）			
11. 听有无设备异常噪声			
12. 各种设备是否固定稳固（如有转运架，检查固定设备）			
患者意识	昏迷□　镇静□　清醒□　烦躁□　配合□		
人工气道□　插管□ （刻度：　）气管切开□		引流管 导尿管□　胃管□　胸腔引流管□　其他□	
转运设备	心电监护除颤仪□　备用离心泵□ 转运呼吸机□　备用电池□ 微量泵□　手摇泵□ 便携氧气瓶□　空氧混合仪□ 血管钳□ 扳手□	持续药品	微量泵1：名称：　剂量：　速率： 微量泵2：名称：　剂量：　速率： 微量泵3：名称：　剂量：　速率： 微量泵4：名称：　剂量：　速率： 用药记录：

【参考文献】

[1] 李华英，陆娟. ECMO 治疗重症肺炎合并 ARDS 患者院间转运的管理 [J]. 海南医学，2016，27（10）：174-175.

[2] 侯晓彤，李呈龙，江瑜. 2017 中国体外生命支持情况调查分析 [J]. 中华医学杂志，2018，98（44）：3603.

[3] 中国医师协会体外生命支持专业委员会. 成人体外膜氧合循环辅助专家共识 [J/OL]. 中华重症医学电子杂志（网络版），2018，4（2）：114-122.

【临床思维题】

患者今日前往导管室行冠状动脉造影检查，充分完成转运前评估并做好物品准备后进行转运。转运过程中 ECMO 流量 3 L/min，氧流量 2 L/min，患者心率为起搏心率 80 次 / 分，血压 72/49 mmHg，呼吸 12 次 / 分，冠脉造影完成后顺利返回监护室。

1. 该患者转运前准备工作描述错误的是
   A. 需要准备一个 15 L 氧气筒
   B. 规划转运路线，事先联系医疗电梯
   C. 转运前 30 min 停止鼻饲治疗
   D. 转运前充分吸痰，并准备自制吸痰装置

2. 该患者检查过程中，ECMO 监护描述错误的是
   A. 在检查过程中，医护人员应回避，待检查结束后，再回到患者身旁监护
   B. 转运过程中，护士 B 应位于床尾，紧密跟随病床推 ECMO 设备，并监测流量与转速
   C. 转运过程中，由于 ECMO 有加温水箱，所以无需保暖
   D. 转运过程中如果需要侵入性操作，要注意无菌原则

【答案解析】

1. A。转运过程中需要 2 个 15 L 的氧气筒，一个置于床尾连接呼吸机，一个置于氧气瓶架连接 ECMO 设备。

2. ABC。医生 B：位于床尾，紧密跟随病床推 ECMO 设备，观察 ECMO 流量及转速。护士 B：位于患者输液侧推床，观察输液泵及监护生命体征情况。ECMO 患者转运的目的若为相关检查，检查过程中需留 1 名专业人员在旁严密监护，防止意外发生。由于转运中停用 ECMO 水箱，可能会导致患者体温发生变化，因此需要特别注意环境温度和患者保暖，以免患者低体温事件的发生。

（许　如　丁迎新　郭　健）

第七章

静脉输注护理技术实践与思维

第一节 外周中心静脉导管实践技术

一、经外周中心静脉导管留置技术

经外周置入中心静脉导管（peripherally inserted central catheter，PICC）是指经肘部的贵要静脉、头静脉或肘正中静脉穿刺，导管尖端位于上腔静脉下 1/3 或上腔静脉与右心房的连接处（cavoatrial junction，CAJ）的导管，可以为患者提供中、长期的静脉输液治疗。在超声引导下运用塞丁格穿刺技术（micro-catheter sheath technology，MST）完成 PICC 置管，将置管部位从肘窝上移到上臂，减少了肢体活动对导管的摩擦及牵拉，从而减少血管相关性感染的并发症。因此，超声引导下外周静脉置入中心静脉导管技术在临床的应用日趋广泛。

【案例】

患者李某，男，50 岁，诊断为结肠癌，于 2021 年 6 月 6 日在全麻下行右半结肠癌根治术，术后 5 天患者发生不完全性肠梗阻，予以患者禁食禁水，静脉营养支持治疗，2021 年 6 月 15 日在超声引导下经外周置入中心静脉导管（PICC）。查血常规：白细胞 8.0×10^9/L，中性粒细胞百分数 78%，血红蛋白 110 g/L，凝血酶原活动度 65%，国际标准化比值 0.9，凝血时间 13 s。

【护理评估】

1. 评估患者神志及生命体征，向患者及家属解释 PICC 的置管方法、目的及可能出现的并发症，签署 PICC 置管知情同意书。
2. 评估患者年龄、治疗方案、使用药物、有无过敏史、凝血功能、心理状态等。
3. 评估患者依从性、肢体活动情况。
4. 评估置管部位皮肤（图 7-1-1-1）和血管情况（图 7-1-1-2），询问患者手臂、肩部、胸部是否有外伤史，胸廓是否畸形，是否有乳腺癌根治术史、起搏器植入、纵隔淋巴瘤、上腔静脉压迫综合征等。
5. 病室环境安静、舒适、清洁，光线适宜。

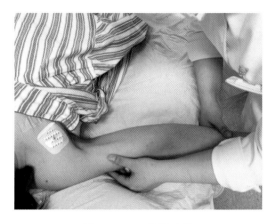

图 7-1-1-1　评估皮肤

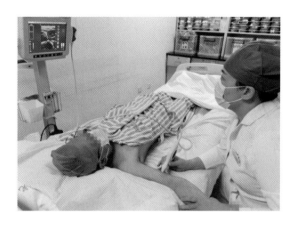

图 7-1-1-2　评估血管

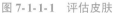　知　识　园　地

PICC 穿刺置管静脉的选择

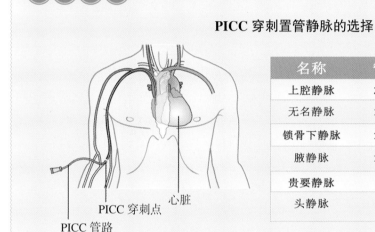

PICC 穿刺点
心脏
PICC 管路

名称	管径（mm）	长度（cm）
上腔静脉	20	7
无名静脉	19	2.5/5
锁骨下静脉	19	6
腋静脉	16	13
贵要静脉	8	24
头静脉	6	38

◇ PICC 穿刺置管静脉首选深筋膜浅方的肘上贵要静脉，次选深筋膜深方高位贵要静脉、肱静脉和头静脉进行穿刺。

实践提示

　　◇ 注意检查患者是否存在上腔静脉压迫综合征的临床症状，如咳嗽、头痛、头胀、恶心、视力改变、声嘶、吞咽困难、抽搐等。查看颜面是否有水肿，是否存在颈部粗、颈部以及胸部血管怒张等表现。

　　◇ 注意实验室检查：血常规、凝血功能、白蛋白情况。

【操作前准备】

　　1．护士准备：服装鞋帽整洁，符合着装要求，语言柔和恰当，态度和蔼可亲。

　　2．双人核对医嘱及知情同意书：床号、姓名、超声引导下 PICC 置管术知情同意及置管后胸部 X 线检查单。

　　3．七步洗手法洗手。

　　4．用物准备（图 7-1-1-3 ～图 7-1-1-6）：治疗车、超声机、耦合剂、一次性中心静脉穿刺护理包、超声血管导引穿刺套件、经外周插管的中心静脉导管、治疗盘、75% 乙醇 500 ml、0.5% 聚维酮碘 500 ml、0.9% 生理盐水 100 ml、肝素生理盐水（肝素钠 0.16 ml+0.9% 生理盐水 100 ml）或

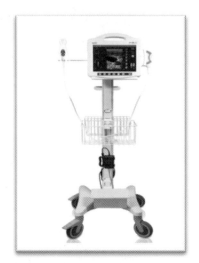

图 7-1-1-3　超声机

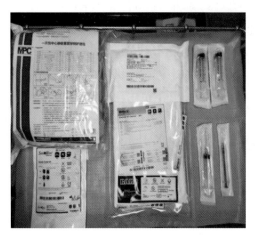

图 7-1-1-4　一次性物品

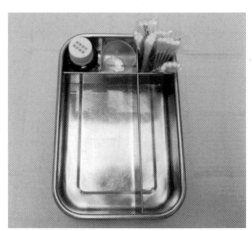

图 7-1-1-5　治疗盘

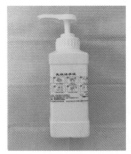

手消毒液

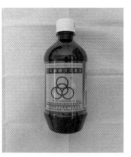

0.5%聚维酮碘

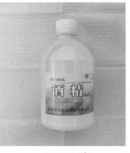

75%乙醇

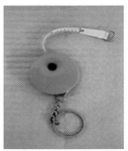

尺子

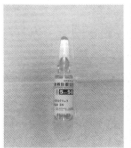

肝素钠盐水

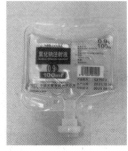

0.9%生理盐水

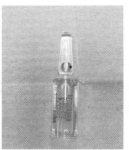

2%利多卡因

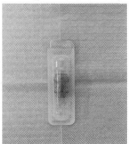

输液接头

图 7-1-1-6　用物准备

肝素钠封管注射液 5 ml（50 U）、2% 利多卡因 5 ml、10 ml 注射器 1 个、20 ml 侧孔注射器 2 个、1 ml 注射器 1 个、透明敷料 10 cm×12 cm 1 个、输液接头 1 个、无菌纱布 1 包、医疗垃圾桶 1 个、生活垃圾桶 1 个。

【操作过程】

1. 护士携用物至床旁。

2. 核对解释，患者准备：两种以上的方法核对（腕带、床头卡、反叫患者姓名），嘱患者排空膀胱，取舒适卧位，关闭门窗。

3. 体位摆放：协助患者取平卧位或半卧位，穿刺侧上臂外展 90°，充分暴露穿刺上臂，血管超声仪接通电源，摆在操作者对面，方便操作者目视屏幕操作。

4. 确定置管静脉、标记穿刺点。

（1）通过超声定位，确定置管静脉：首选贵要静脉，其次选择肱静脉、头静脉等。

（2）在穿刺点皮肤上做好标记（图 7-1-1-7）。

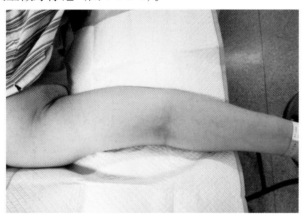

图 7-1-1-7 标记穿刺点

实践提示

◇ 保证手臂充分暴露，必要时配合者可协助固定手臂位置。

◇ 导管 / 静脉内径 < 45%。

5. 测量导管预置入长度及臂围

（1）测量预置入深度：从预穿刺点至右胸锁关节，再向下反折至第 3 肋间隙（图 7-1-1-8）。

（2）测量双侧臂围：肘窝上 10 cm 处（图 7-1-1-9）。

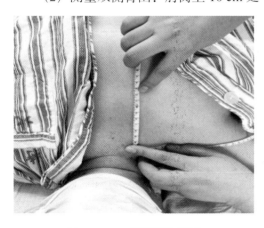

图 7-1-1-8 测量置入深度

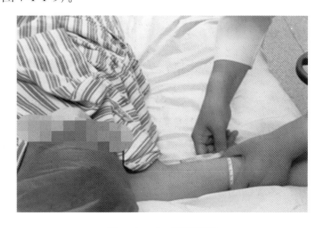

图 7-1-1-9 测量臂围

（3）信息登记：在维护手册上记录置管日期、臂围、置管位置及深度等。

6．手消毒，打开 PICC 置管穿刺护理包。

（1）在穿刺部位下垫治疗巾后，手消毒。

（2）戴无菌手套，取出消毒盘。

（3）协助者向消毒盘中分别倾倒 75% 乙醇和 0.5% 聚维酮碘浸润棉球，并协助患者抬高穿刺侧上臂。

（4）用 75% 乙醇棉球以穿刺点为中心消毒整臂皮肤三遍（范围上至腋窝，下至腕部，左右包括整条手臂），待干（图 7-1-1-10）。

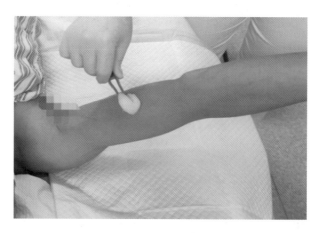

图 7-1-1-10　乙醇消毒

（5）使用 0.5% 聚维酮碘浸润棉球，以同样方式消毒整臂皮肤三遍，待干（图 7-1-1-11）。

（6）在患者手臂下放置无菌垫巾，将无菌止血带放于穿刺点上 10 cm（图 7-1-1-12）。

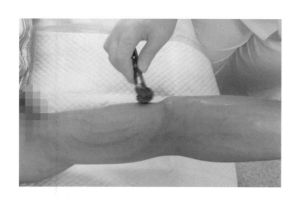

图 7-1-1-11　聚维酮碘消毒

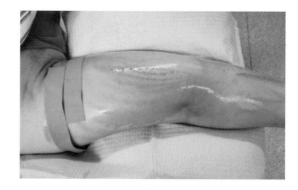

图 7-1-1-12　放置无菌垫巾、止血带

（7）脱下无菌手套，手消毒。

（8）穿无菌手术衣，更换第二副无菌手套，铺无菌大单及孔巾并暴露穿刺点，完成最大无菌屏障（图 7-1-1-13）。

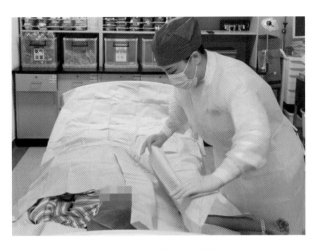

图 7-1-1-13　最大无菌屏障

7．协助者操作

（1）向无菌区内以无菌方式放入：无菌注射器（1 ml 注射器，20 ml 侧孔注射器 2 个，10 ml 注射器 1 个）、透明敷料 10 cm×12 cm 1 个、输液接头 1 个、超声血管导引穿刺套件 1 个，经外周插管的中心静脉导管 1 个。

（2）协助无菌抽吸药液：无菌生理盐水 20 ml ×2，无菌肝素盐水 10 ml，2% 利多卡因 5 ml。

8．生理盐水预冲 PICC 导管及套件：使用 20 ml 注射器预冲延长管，减压套筒、输液接头，浸润导管外部，预冲 PICC 导管，检查导管的完整性并激活三向瓣膜（图 7-1-1-14、图 7-1-1-15）。

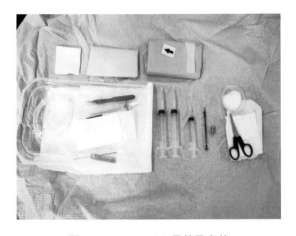

图 7-1-1-14　PICC 导管及套件

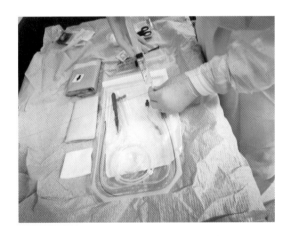

图 7-1-1-15　预冲 PICC 导管

9．助手在超声探头上涂抹耦合剂，协助套上无菌保护套，耦合剂与保护套充分贴合，勿有气泡，使用无菌皮筋固定保护套。

10．根据血管深度选择导针架规格，安装在探头的凸起处。

11．超声引导下静脉穿刺

（1）安放穿刺针至导针架凹槽内，针尖斜面朝向探头，确保穿刺针针尖在导针架内（图 7-1-1-16）。系止血带，嘱患者握拳。

（2）在穿刺部位涂无菌耦合剂，超声引导下定位血管穿刺点，探头紧贴皮肤，并保持垂直位置，操作者目视血管超声仪屏幕进行静脉穿刺（图 7-1-1-17）。

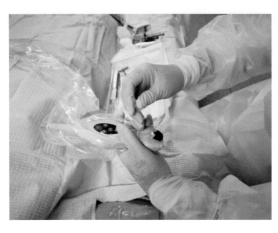

图 7-1-1-16 安放穿刺针

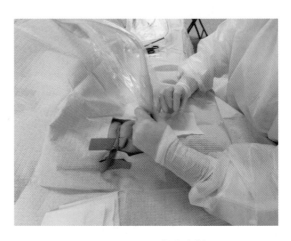

图 7-1-1-17 静脉穿刺

（3）超声显示屏上可见血管内有一白色亮点，且血液从针栓处缓缓流出，即表示穿刺成功。送入导丝：使穿刺针与导针架缓慢分离，降低穿刺针倾斜角度，将导丝沿穿刺针送入血管 10 ～ 15 cm，松止血带，嘱患者松拳（图 7-1-1-18、图 7-1-1-19）。

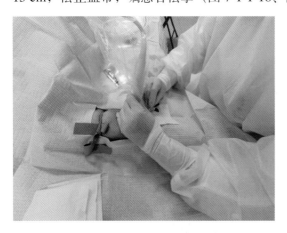

图 7-1-1-18 降低穿刺针角度

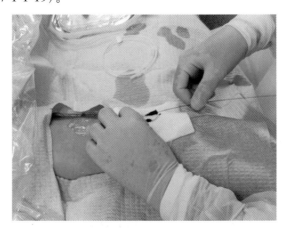

图 7-1-1-19 分离导针架，置入导丝

（4）撤出穿刺针：按压穿刺点上方以固定导丝，撤出穿刺针。

12．扩皮：在穿刺点周围皮下注射 2% 利多卡因 0.2 ～ 0.5 ml，固定导丝并绷紧皮肤，扩皮刀沿导丝上方，与导丝呈平行角度纵向切开皮肤（图 7-1-1-20）。

13．将扩张器和导入鞘送入血管：沿导丝将扩张器和导入鞘旋转式持续推入血管（图 7-1-1-21）。

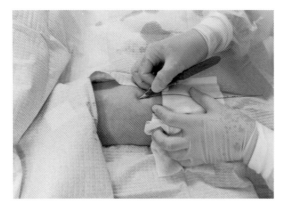

图 7-1-1-20 切开皮肤

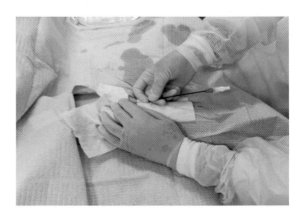

图 7-1-1-21 置入扩张器和导入鞘

14. 撤出导丝：按压穿刺点及导入鞘前方，将导丝及扩张器一起撤出，随即用拇指堵住鞘口，防止空气进入体内，检查导丝的完整性（图 7-1-1-22）。

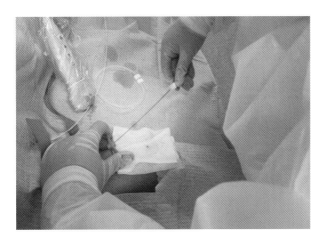

图 7-1-1-22　撤出导丝及扩张器

15. 送入导管：固定插管鞘，缓慢匀速置入导管（图 7-1-1-23）。

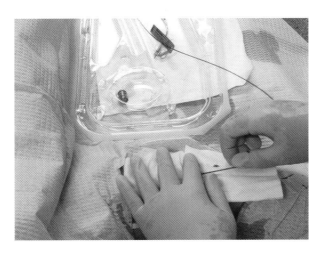

图 7-1-1-23　置入导管

实践提示

◇ 导丝在体外一定要预留至少 15 cm，避免滑入体内。

◇ 导丝不可以反方向送入。

◇ 扩皮时，不宜过深，要沿导丝方向扩皮，避免损伤导丝和血管。

◇ 如果遇到送管困难，不可强行送管。

16. 当导管置入 15 ～ 20 cm 时，协助者指导并协助患者扭头，低头，下颌贴近穿刺侧肩膀，继续送入导管至预定深度。

17. 撤出并撕裂插管鞘。

18. 检查颈内静脉：暴露患者颈部，操作者使用 B 超查看双侧颈内静脉，有无导管移位。

实践提示

◇ 使用超声探头探查颈内静脉,如导管异位在颈内静脉,超声屏幕下可见亮点,此时冲入生理盐水可见水花状回声。遇此情况需将导管缓慢退出,调整患者体位或手臂位置后重新送入导管。

19. 核对置管长度,将导管与支撑导丝的金属柄分离,缓慢平直地撤出支撑导丝。

20. 保留体外导管 6 cm,使用灭菌剪刀垂直裁剪导管(注意不要剪出斜面或毛碴)。

21. 安装连接器:先将减压套筒装在导管上,再将导管连接至连接器翼形部分的金属柄上(注意一定要推进到底,导管不能起褶),将翼形部分倒钩和减压套筒上沟槽对齐,锁定两部分。

22. 抽回血和冲封管:抽回血,见回血后使用 0.9% 生理盐水 20 ml 脉冲式冲管,连接输液接头并使用肝素盐水 2 ~ 3 ml 正压封管(图 7-1-1-24、图 7-1-1-25)。

实践提示

◇ 冲管、夹闭和断开连接的顺序由输液接头类型决定,正确的操作顺序可预防导管血液回流。

23. 安装导管固定器(思乐扣)

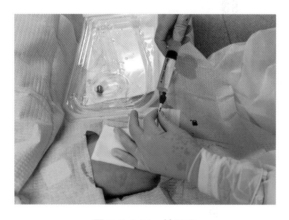
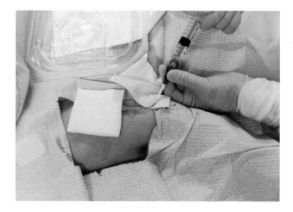

图 7-1-1-24   抽回血   图 7-1-1-25   冲封管

(1) 撤去孔巾,清洁穿刺点及周围皮肤,待干。

(2) 涂抹皮肤保护剂擦拭固定部位,待干 10 ~ 15 s。

(3) 调整导管位置,安装思乐扣,箭头指向穿刺点,预摆放固定器,体外导管摆放成弧形将思乐扣固定在皮肤上(图 7-1-1-26)。

24. 粘贴透明敷料

(1) 在穿刺点上方放置小方纱。

(2) 无张力粘贴 10 cm×12 cm 透明敷料。塑形导管,抚平敷料,并移除边框。

(3) 无菌胶带蝶形交叉固定导管及透明敷料。

(4) 再以胶带横向固定贴膜下缘。

25. 助手在胶贴上记录置管年份、日期、时间和穿刺者姓名,贴于敷料外部的边缘(图 7-1-1-27)。

26. 必要时使用弹力绷带加压止血,协助患者取舒适卧位,整理床单位。

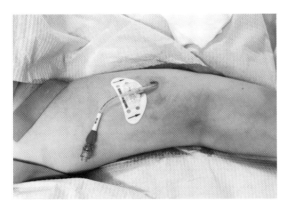

图 7-1-1-26　安装导管固定器（思乐扣）

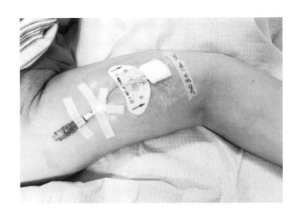

图 7-1-1-27　粘贴及固定透明敷料

【操作后用物处理】

1. 整理用物，脱手套、无菌衣，垃圾分类处理，洗手，向患者和家属交代置管后注意事项。
2. 填写 PICC 记录、PICC 维护手册，告知患者及家属 PICC 维护手册的应用并妥善保管。
3. 拍胸部正位 X 线片，检查确定导管头端位置并记录。

实践提示

◇ 置管后立即压迫穿刺点 15 min，凝血功能障碍者可延长压迫时间。
◇ 嘱患者置管后第一个 24 h 可进行适当的伸缩活动，经常松拳、握拳以促进血液回流。
◇ 嘱患者置管侧肢体避免剧烈活动，如提重物、干重活。
◇ 嘱患者沐浴时应做好防水措施，可用保鲜膜包裹穿刺部位及敷料包裹区域或使用专用的防水袖套。
◇ 嘱患者不可使用剪刀或其他锐器在 PICC 导管外露部分做任何修剪动作，以防导管损坏。
◇ 禁止使用高压注射器或高压注射泵经 PICC 导管注射造影剂，以免损伤导管，紫色耐高压导管除外。
◇ 避免在置管侧上臂测血压。
◇ 嘱患者保持良好的日常心态和健康的心理。

【经外周中心静脉导管留置技术操作流程图】

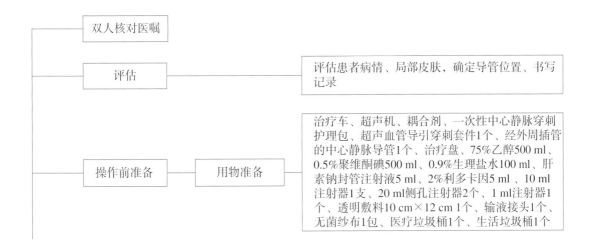

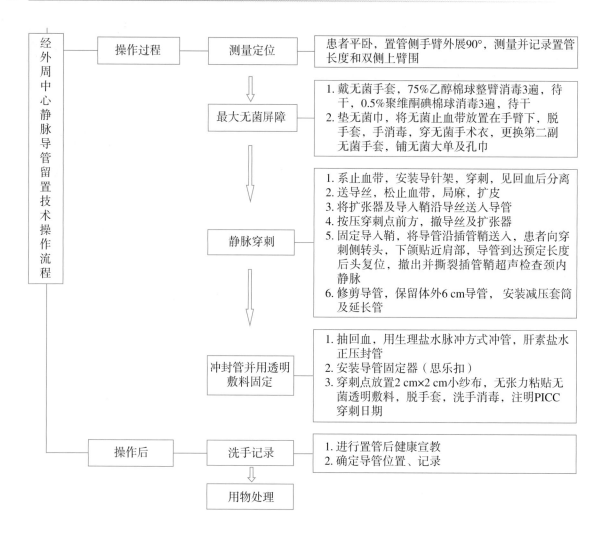

【经外周中心静脉导管留置技术评分标准】

项目		技术操作要求	总分	评分等级				实际得分
				A	B	C	D	
操作前准备（10分）	着装准备	服装整洁，洗手，戴帽子，口罩	1	1	1	0	0	
	核对	核对患者信息：至少使用两种身份识别方法 评估病情、局部皮肤、血管情况和肢体活动情况	2	2	1	0	0	
	用物准备	备齐用物，物品摆放合理	2	2	1	0	0	
	再次核对	解释操作目的及配合事项 查对床号、姓名及腕带信息	3	3	2	1	0	
	测量定位	患者平卧，术侧手臂外展 90° 用超声系统查看双侧上臂，选择血管，用记号笔标记，测量置管长度和双侧上臂围并记录	2	2	1	0	0	
操作过程（75分）	消毒	手消毒，打开 PICC 置管包，戴无菌手套，整臂消毒 ①75% 乙醇棉球整臂消毒 3 遍，待干后，0.5% 聚维酮碘棉球消毒 3 遍（消毒方法及范围同乙醇）	6	6	4	2	0	

续表

项目		技术操作要求	总分	评分等级				实际得分
				A	B	C	D	
	最大无菌屏障	②手臂下垫无菌治疗巾，将无菌止血带放置于手臂下	2	2	1	0	0	
		脱手套，手消毒，穿无菌手术衣 更换第二副无菌手套	2	2	1	0	0	
		铺无菌大单及孔巾，保证无菌区最大化	2	2	1	0	0	
	静脉穿刺	系止血带，保证静脉充盈，安装导针架	4	4	3	2	0	
		边看超声仪屏幕，边缓慢穿刺，观察针鞘中的回血	5	5	3	2	0	
		见回血后握住穿刺针与导针架缓慢分离	4	4	3	2	0	
		降低穿刺针角度，将导丝沿穿刺针送入血管10～15 cm，松止血带	4	4	3	2	0	
		回撤穿刺针，留导丝在血管中	4	4	3	2	0	
		在穿刺点旁局麻，扩皮	4	4	3	2	0	
		将扩张器及插管鞘沿导丝送入血管，并在下方垫无菌纱布	5	5	3	2	0	
		按压穿刺点及插管鞘前方，将导丝及扩张器一同撤出	4	4	3	2	0	
	送入导管	固定插管鞘，缓慢、匀速送管，嘱患者向穿刺侧转头，下颌贴近肩部，导管到达预定长度后嘱患者头恢复原位，撤出并撕裂导入鞘，超声检查颈内静脉	6	6	4	2	0	
	撤导丝	将导管与导丝的金属柄分离，平行撤出导丝	4	4	3	2	0	
	修剪导管	无菌剪刀垂直剪断导管，保留体外6 cm导管	2	2	1	0	0	
	安装减压套筒及延长管	将导管穿过减压套筒与延长管上的金属柄连接，将翼形部分的倒钩和减压套筒上的沟槽对齐，锁定两部分	4	4	3	2	0	
	冲封管	抽回血确认穿刺成功后用10 ml生理盐水脉冲方式冲管，导管末端连接输液接头，肝素盐水正压封管	6	6	4	2	0	
	安装思乐扣	撕去孔巾，调整导管位置，安装思乐扣	3	3	2	1	0	
	粘贴透明敷料	在穿刺点放置2 cm×2 cm小纱布，无张力粘贴10 cm×12 cm无菌透明敷料，无菌胶带蝶形交叉固定导管及透明敷料，再以胶带横向固定贴膜下缘	4	4	3	2	0	
	用物处理	按照医疗废物分类处理用物，脱手套，手消毒	2	2	1	0	0	
	标记日期	助手在胶布上注明PICC、穿刺日期。根据需要弹力绷带包扎，向患者或家属交代注意事项	2	2	1	0	0	
操作后处理（10分）	确定导管位置	拍X线片确定导管尖端位置，并记录 ①置入导管的长度、X线胸片显示的导管位置 ②导管的型号、规格批号 ③所穿刺的静脉名称、臂围 ④穿刺过程描述是否顺利，拍X线片确定导管尖端位置 ⑤患者有无不适的主诉	6	6	4	2	0	
提问（5分）	理论知识	1. 超声引导下PICC穿刺时如何进行穿刺血管的选择？ 2. 置管过程中为什么需要最大无菌屏障？	5	5	3	1	0	

【知识链接】

1. 适应证和禁忌证

（1）适应证

1）需要长期静脉输液，缺乏外周静脉通路的患者。

2）有锁骨下或颈内静脉插管禁忌证的患者。

3）需要输注刺激性药物，如化疗药物等的患者。

4）需输注高渗性或黏稠性液体，如胃肠外营养（PN）的患者。

5）反复输血或血液制品，如全血、血浆、血小板等。

6）早产儿或儿童。

（2）禁忌证

1）穿刺部位有感染或损伤。

2）穿刺侧有外伤史、血管外科手术史、放射治疗史、静脉血栓形成史。

3）血管条件差无法确定穿刺部位者。

4）有严重的出血性疾病者。

5）接受乳腺癌根治术和腋下淋巴结清扫的患侧上肢。

6）上腔静脉压迫综合征。

2. 血管的选择

（1）选择最佳静脉：超声下评估血管时，注意严格区分动静脉，避免误穿动脉。首要选择贵要静脉，其次选择肱静脉，超声显示单个、最大、内膜清晰（超声下为黑色）的静脉为最佳静脉。避免选择内膜边缘不清的静脉，慎选不易被压瘪、易滑动、固定性差的静脉，避免在静脉瓣周围穿刺。

（2）肱静脉穿刺时需要注意：肱静脉一般伴行于肱动脉两侧，穿刺时避免选择动脉与静脉呈上下垂直关系的静脉置管，以免误伤动脉。此种情况时，宜轻轻转动穿刺侧手臂，超声下可见动脉、静脉关系调整，可转为左右水平。

（3）通过超声检查测量静脉内径，选择导管/静脉内径比率≤45%的导管。

3. 最大无菌屏障

最大无菌屏障（maximal sterile barrier，MSB）是指进行中央导管插管时，操作人员戴无菌手套、穿无菌手术衣、戴口罩和帽子，患者全身覆盖无菌洞巾。微生物引起导管感染的方式之一为皮肤表面的细菌在穿刺时或之后，通过皮下致导管皮内段至导管尖端的细菌定植，随后引起局部或全身感染。导管感染菌主要来源于皮肤表面的条件致病菌，医护人员在置管和术后护理过程中不注意局部皮肤的清洁消毒及护理，细菌经皮下隧道逆行入血，造成血管内感染。因而，置管过程中遵循最大无菌屏障，做好无菌防护至关重要。

【参考文献】

[1] Gorski LA，Hadaway L.，Hayle LE，et al. Infusion Nurses Society. Infusion therapy standards of practice［J］. J Infusion Nursing，2021，44：S1-S224.

[2] 张晓菊，陆箴琦，胡雁. 经外周静脉置入中心静脉导管置管临床实践指南解读［J］. 上海护理，2017，17（3）：9-13.

[3] 福建省护理质量控制中心. 静脉治疗护理技术操作标准化流程［M］. 北京：化学工业出版社，2017：19-34.

[4] 袁玲，邢红. 中心静脉通路穿刺引导及尖端定位技术［M］. 南京：江苏凤凰科学技术出版社，2019：1-54.

[5] 蔡虹，高凤莉．导管相关感染防控最佳护理实践专家共识［M］．北京：人民卫生出版社，2018：8-20.

【临床思维题】

患者李某，男，50 岁，诊断为结肠癌，于 2021 年 6 月 6 日在全麻下行右半结肠癌根治术，术后 5 天患者发生不完全性肠梗阻，予以患者禁食禁水，静脉营养支持治疗。2021 年 6 月 15 日在超声引导下经外周置入中心静脉导管（PICC），首选右侧贵要静脉，穿刺过程中患者主诉穿刺侧肢体手指麻木，停止穿刺后，症状缓解，遂予以更换穿刺血管，再次选择右侧肱静脉置管，置管长度 42 cm，外露 6 cm，穿刺过程顺利。术毕 X 线显示导管尖端位于上腔静脉，T7 胸椎水平。

1．PICC 置管过程中，患者主诉置管侧肢体手指麻木的原因是？

A．血管损伤

B．神经损伤

C．肌腱损伤

D．导管刺激

2．如何减少 PICC 置管时误穿动脉

A．避免盲目凭经验穿刺

B．采用超声引导下穿刺技术

C．静脉易压扁，动脉富弹性、不易压扁

D．掌握血管解剖知识

【答案解析】

1．B。由于穿刺过深而影响周围神经或穿过静脉瓣，刺激瓣膜神经而导致。穿刺时应避开与神经伴行处，以免损伤神经组织；置管过程中尽量避免穿刺肱静脉，其周围神经分布比较密集，易引起神经损伤。同时在置管过程中如患者主诉手臂及手指麻木、疼痛、有触电感等症状时，应立即拔除穿刺针，以降低周围神经损伤程度。

2．ABCD。在置入 PICC 管路时，应用血管超声仪可通过动静脉不同特点进行辨别，不要盲目凭经验穿刺，在 B 超下的静脉特点为易压扁，动脉的特点是富有弹性，但不易被压扁，且能看到动脉的搏动。

（孙巧玲　刘　蓓）

二、经外周中心静脉导管维护技术

规范化经外周中心静脉导管（PICC）维护技术目的是通过此操作可以观察 PICC 穿刺点和周围皮肤情况，防止 PICC 导管堵塞和感染，保障患者带管期间的安全及舒适。主要适用范围是：带管期间至少每 5 ～ 7 天维护一次，置管后 24 h 内需更换敷料，敷料出现松动、卷翘、潮湿、渗出液或血液时，穿刺点周围皮肤异常或有明显污染时，均需要进行 PICC 维护。

【案例】

患者杨某，女性，36 岁，因胃癌拟行化疗，遵医嘱于患者入院第 2 天行 PICC 置管术。患者此疗程化疗顺利结束，无化疗反应。今日是患者行 PICC 置管术第 7 日，遵医嘱给予患者规范化 PICC 维护。

【护理评估】

1. 评估环境安静、清洁，室温适宜。
2. 向患者做好解释工作，取得患者配合。
3. 询问患者PICC置管侧肢体有无不适主诉（图7-1-2-1）。
4. 评估患者导管穿刺点及皮肤情况、导管外露长度（图7-1-2-1）。

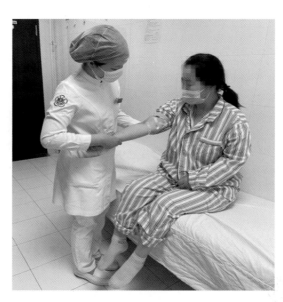

图7-1-2-1　护士评估

【操作前准备】

1. 护士准备：服装鞋帽整洁，符合着装要求，语言柔和恰当，态度和蔼可亲。
2. 双人核对医嘱及PICC维护手册内的维护时间。
3. 七步洗手法洗手。
4. 核对患者信息：两种及以上的方法核对。

实践提示

◇ 医嘱需双人核对，核对无误后方可执行。
◇ 核对患者信息应使用两种以上的方法，如腕带、床头卡、反叫患者、PDA扫码。

5. 用物准备：治疗车、换药包、无菌盒、0.9% 氯化钠 10 ml、肝素钠封管液 5 ml、治疗盘（75% 乙醇、棉签、胶带）、0.5% 聚维酮碘、输液接头、快速手消毒液、签字笔、皮尺、无菌治疗巾、无菌纱布、透明敷料、无菌手套、锐器盒、医疗垃圾桶（图7-1-2-2）。

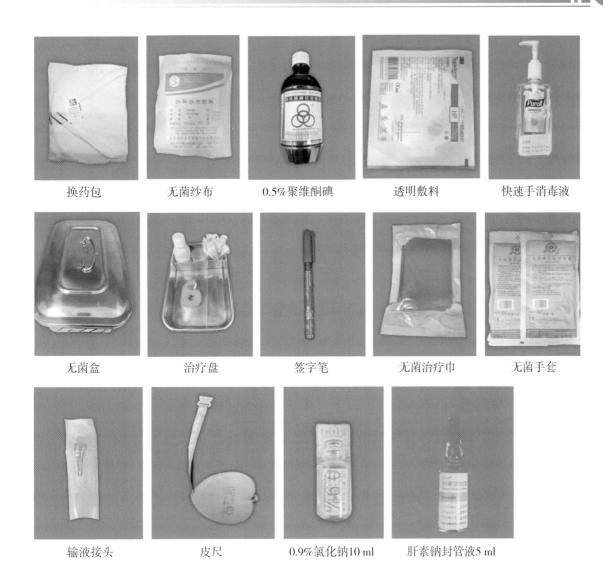

图 7-1-2-2　用物准备

【操作过程】

1．携用物至床旁。

2．再次核对患者信息（同前）。

3．核对患者维护手册内患者的臂围、导管深度/外露长度，向患者解释操作目的，以取得合作。

4．协助患者取平卧位，在置管肢体下铺无菌治疗巾，置管手臂外展 90°。

5．用皮尺测量双侧臂围（肘横纹上 10 cm）（图 7-1-2-3）。

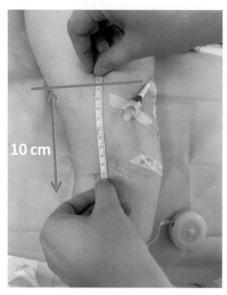
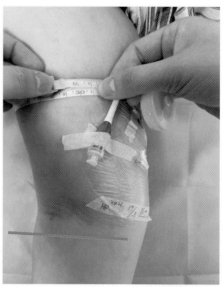

图 7-1-2-3　测量臂围

6．揭开固定输液接头的胶布，用 75% 乙醇棉签去除皮肤及导管胶痕。

7．快速手消毒。

8．打开换药包，将 2 块无菌纱布及无菌透明敷料放于换药包内备用（图 7-1-2-4）。

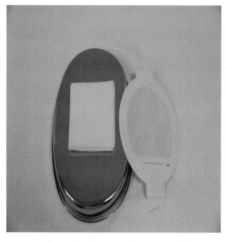
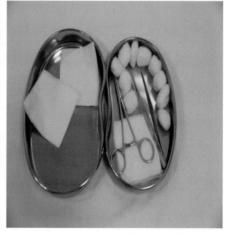

图 7-1-2-4　打开换药包备用

9．更换输液接头（图 7-1-2-5）

（1）打开输液接头包装，连接 0.9% 氯化钠冲管液，排气，备用。

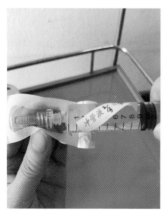
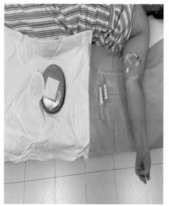
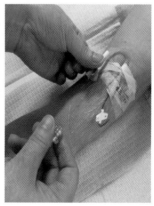

图 7-1-2-5　预冲输液接头备用并卸下旧接头

（2）卸下旧接头。

（3）快速手消毒。

（4）戴无菌手套，左手分别将 75% 乙醇及 0.5% 聚维酮碘倒入换药盘中。

（5）右手持第一块乙醇纱布（注意不宜过湿）消毒导管口横截面及四周，全方位用力擦拭 15 s，待干（图 7-1-2-6）。

（6）连接新接头及冲管液注射器（图 7-1-2-6）。

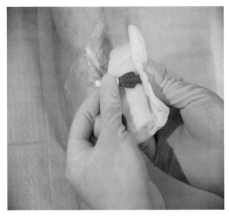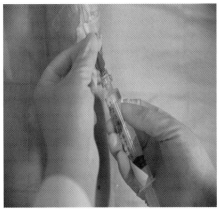

图 7-1-2-6　消毒导管口横截面及四周，待干后连接新接头及冲管液注射器

10．冲洗导管（图 7-1-2-7）

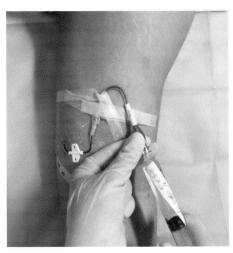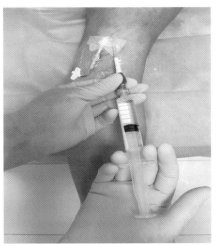

图 7-1-2-7　冲洗导管

（1）抽回血（回血不可抽至接头或注射器内）。

（2）脉冲式冲洗导管。

（3）正压封管。

11．更换透明敷料

（1）去除透明敷料外胶带。

（2）用拇指轻压穿刺点，沿四周 0° 角平行牵拉透明敷料（图 7-1-2-8）。

（3）固定导管，自下而上 180° 角去除原有透明敷料（图 7-1-2-8）。

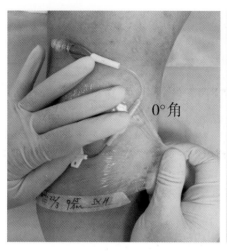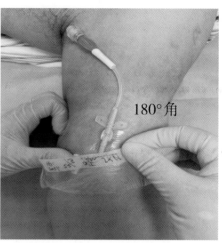

图 7-1-2-8　去除原有透明敷料

实践提示

◆ 注意去除敷料时的正确手法，以避免引起对皮肤的损伤。

（4）评估穿刺点有无红肿、渗血、渗液，体外导管长度有无变化。

（5）脱手套。

（6）快速手消毒，戴无菌手套。

（7）左手持第二块无菌纱布覆盖在输液接头上，提起导管，右手卸下白色固定翼并用第三块乙醇纱布消毒后备用；右手持无菌止血钳夹起酒精棉球，避开穿刺点 1 cm 处，按照顺—逆—顺时针方向去脂、消毒，直径 ≥ 15 cm（图 7-1-2-9）。

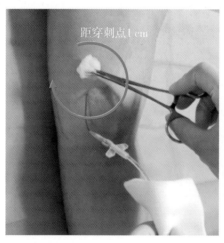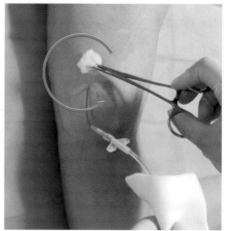

图 7-1-2-9　乙醇棉球消毒

（8）乙醇充分待干。

（9）导管平放于患者皮肤上，右手持无菌镊子夹起 0.5% 聚维酮碘棉球，以穿刺点为中心按照顺—逆—顺时针方向消毒皮肤及导管连接器翼形部分，注意第二次及第三次消毒前均需左手翻转导管，消毒范围大于透明敷料面积（图 7-1-2-10）。

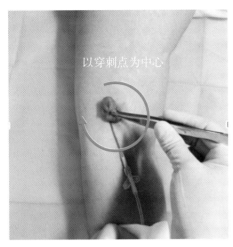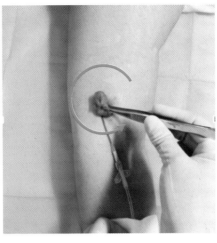

图 7-1-2-10　聚维酮碘棉球消毒

（10）聚维酮碘充分待干。

（11）距穿刺点 1 cm 处放置白色固定翼，先调整导管位置，再无张力地放置透明敷料、以穿刺点为中心先"塑形"，然后按压透明敷料，边按压边去除纸质边框（图 7-1-2-11）。

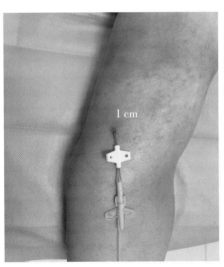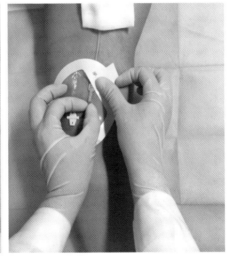

图 7-1-2-11　放置固定翼及透明敷料

（12）第一条胶带蝶形交叉固定在导管连接器翼形部分下缘，第二条胶带固定于蝶形交叉上方。

（13）采用高举平台法固定延长管及接头（图 7-1-2-12）。

（14）标注换药日期、时间、操作者姓名，贴于透明敷料下缘（图 7-1-2-12）。

实践提示

◇ 采用高举平台法固定延长管及接头，可以减轻导管对皮肤的压力，预防压力性损伤的
   发生。

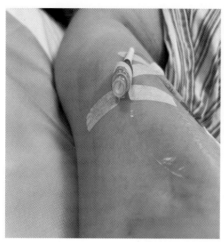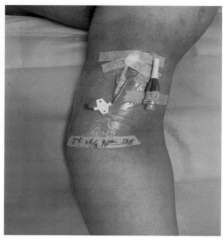

图 7-1-2-12　高举平台法固定并正确标注

【操作后处理】

1. 整理用物，垃圾分类处理，脱无菌手套。
2. 整理床单位，向患者宣教注意事项。
3. 填写患者 PICC 维护手册及护理记录。
4. 快速手消毒。
5. 处理用物。

知 识 园 地

经外周中心静脉导管维护后的健康宣教

◇ 做好自我观察，如观察穿刺部位及周围有无发红、肿胀、疼痛，有无脓性分泌物等异常情况。

◇ 注意置管侧手臂有无肿胀，沿静脉有无条索状的红斑、疼痛。

◇ 导管体外的长度有无变化。

◇ 敷料有无卷边，固定是否牢固；导管有无漏液、破损等情况。

◇ 避免使用置管侧手臂提过重的物体，不用置管侧手臂作引体向上、托举哑铃等持重锻炼。

【经外周中心静脉导管维护技术操作流程图】

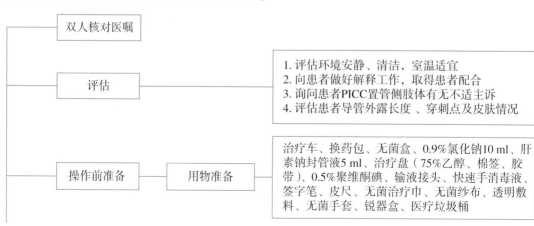

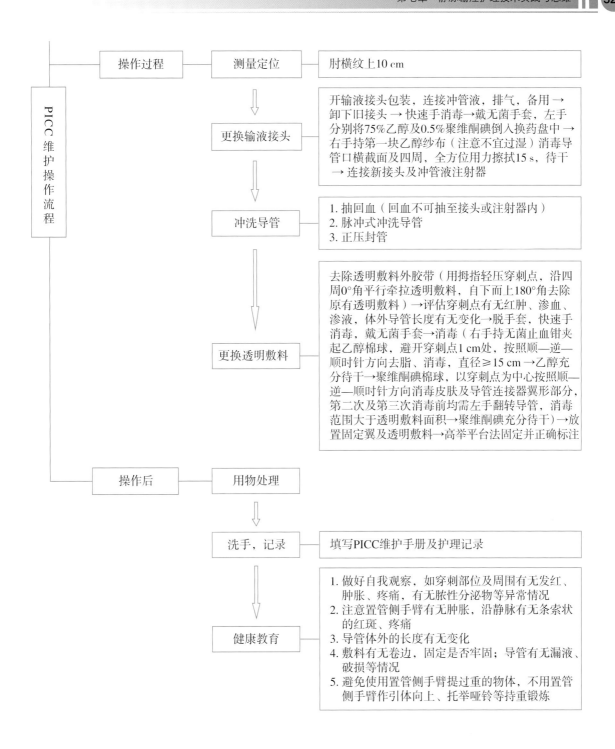

【经外周中心静脉导管维护技术操作评分标准】

项目		技术操作要求	总分	评分等级				实际得分
				A	B	C	D	
操作前准备（15分）	着装准备	仪表端庄，服装整洁	2	2	1	0	0	
	环境准备	环境安静、清洁，室温适宜	1	1	0	0	0	
	评估	询问患者 PICC 置管侧肢体有无不适主诉，评估患者导管外露长度、穿刺点及皮肤情况	2	2	1	0	0	

续表

项目		技术操作要求	总分	评分等级				实际得分
				A	B	C	D	
操作过程（70分）	护士准备	洗手、戴口罩、戴帽子	1	1	0	0	0	
	核对	双人核对医嘱及 PICC 维护手册内维护时间	2	2	1	0	0	
	用物准备	准备用物齐全	5	5	3	1	0	
		检查用物包装有无破损及有效期等	2	2	1	0	0	
	再次核对	采用两种以上方式核对患者信息，核对患者维护手册内患者的臂围、导管深度/外露长度	2	2	1	0	0	
		向患者解释操作目的，以取得合作	2	2	1	0	0	
	体位	协助患者取平卧位，在置管肢体下铺无菌治疗巾，置管手臂外展 90°	2	2	1	0	0	
	量臂围	测量双侧上臂围	2	2	1	0	0	
	更换输液接头	揭开固定输液接头的胶布，去除皮肤及导管胶痕	2	2	1	0	0	
		快速手消毒后打开换药包，放入 2 块无菌纱布及无菌透明敷料	4	4	3	2	0	
		打开输液接头包装，连接冲管液，排气备用	2	2	1	0	0	
		卸下旧接头后快速手消毒并戴无菌手套	2	2	1	0	0	
		乙醇湿纱布消毒导管口横截面及四周，全方位用力擦拭	4	4	3	2	0	
	冲洗导管	抽回血	4	4	3	2	0	
		脉冲式冲洗导管	4	4	3	2	0	
		正压封管	4	4	3	2	0	
	更换透明敷料	去除原有透明敷料	3	3	1	0	0	
		观察穿刺点有无异常	2	2	1	0	0	
		脱手套	1	1	0	0	0	
		快速手消毒、戴无菌手套	2	2	1	0	0	
		乙醇脱脂消毒：提起导管，无菌纱布覆盖提拉接头时手套未污染，避开穿刺点，消毒面积 ≥ 15 cm	8	8	6	4	0	
		0.5% 聚维酮碘消毒：以穿刺点为中心，放平导管，翻转导管擦拭，擦拭到导管连接器翼形部分，消毒范围大于敷料面积	10	10	8	6	0	
		消毒液充分待干	2	2	1	0	0	
	固定	贴透明敷料：白色固定翼放置位置正确，透明敷料无张力放置，透明敷料位置、塑形、按压透明敷料，蝶形交叉固定方法正确，输液接头固定方法正确	7	7	5	3	0	
	标注	标注换药日期、时间、操作者姓名，贴于透明敷料下缘	1	1	0	0	0	

续表

项目		技术操作要求	总分	评分等级				实际得分
				A	B	C	D	
操作后处理（10分）	用物处理	整理用物，垃圾分类处理	2	2	1	0	0	
	脱手套	脱无菌手套	1	1	0	0	0	
	宣教	整理床单位，向患者宣教注意事项	2	2	1	0	0	
	记录	填写患者 PICC 维护手册及护理记录单	2	2	1	0	0	
	过程要求	操作流畅，遵循无菌操作原则，15 min 内完成操作	3	3	2	1	0	
提问（5分）	理论知识	1．导管维护三部曲包括哪些内容？ 2．什么是高举平台法？	5	5	3	1	0	

【知识链接】

1．PICC 的适应证

（1）需要长期静脉输液的患者。

（2）缺乏外周静脉通路的患者。

（3）有锁骨下或颈内静脉插管禁忌证的患者。

（4）输注刺激性药物，如化疗药物等的患者。

（5）长期的间歇输液治疗。

（6）输注高渗性或黏稠性液体，如胃肠外营养液、脂肪乳等的患者。

2．导管维护三部曲

（1）导管评估：在每次输液之前，作为评估导管功能的一个步骤，应该冲洗血管通路装置。

（2）冲管：在每次输液后，应该冲洗血管通路装置，以便将输入的药物从导管腔内清除，防止不相容药物之间的接触。

（3）封管：在输液结束冲管之后，应该封闭血管通路装置以减少血管通路装置阻塞发生的危险。

3．PICC 冲封管方法

（1）封管液浓度：10 U/ml 肝素钠盐水。

（2）封管液量 = 导管容积 + 附加装置管腔容积的 1.2 倍。

（3）脉冲式冲管：速度要慢，不可暴力冲管，避免引起导管断裂。

推—停—推—停，有节律地推动注射器活塞，使盐水产生湍流，冲刷干净导管内壁。

4．高举平台法

又称"Ω"形固定法，就是将胶带中间位置粘贴在导管的正中，并且 360° 包绕导管后使导管高于皮肤 0.5 cm，再将两边的胶带粘贴于两边的皮肤上（图 7-1-2-13）。

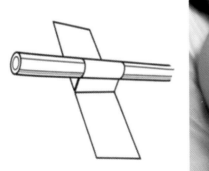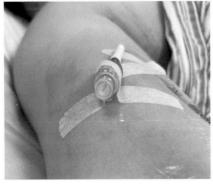

图 7-1-2-13　高举平台法

5．PICC 置管后的居家护理

（1）活动

1）可以做一般家务：例如煮饭、洗碗、扫地。

2）为促进血液循环，置管侧手臂可以做握拳、伸展等柔和的运动。

3）严禁游泳、打球、拖地、抱小孩、拄拐杖、托举哑铃，或者用置管侧手臂支撑着起床。

4）严禁提 5 kg 以上的重物。

（2）沐浴

1）可以淋浴：用保鲜膜在置管部位缠绕 2 ～ 3 周作为"临时袖套"，分别确保穿刺点和导管接头距离"袖套"边缘 3 ～ 5 cm，两端用胶带固定并在淋浴时举起置管侧手臂。

2）避免盆浴、泡浴。

（3）穿衣

1）平时衣服袖口不宜过紧。

2）穿衣服时应先穿置管侧，脱衣服时应后脱置管侧。

3）可取清洁的保护套套在置管侧上肢，保护导管，方便穿脱衣服（图 7-1-2-14）。

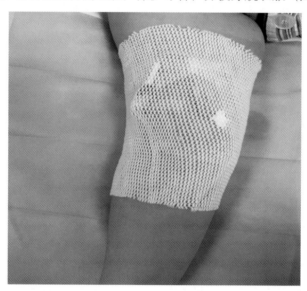

图 7-1-2-14 保护套保护导管

（4）以下情况及时就诊

1）穿刺点渗血且按压无效。

2）穿刺部位出现局部红肿、疼痛、有分泌物。

3）导管回血。

4）导管体内部分滑出体外。

5）敷料松脱。

6）输液接头脱落。

7）导管破损断裂。

【参考文献】

[1] 王建荣，蔡虹，呼滨．输液治疗护理实践指南与实施细则 [M]．北京：人民军医出版社，2010：85-86.

[2] 蔡虹，高凤莉．导管相关感染防控最佳护理实践专家共识 [M]．北京：人民卫生出版社，2018：36-37.

[3] 福建省护理质量控制中心. 静脉治疗护理技术操作标准化程序 [M]. 北京：化学工业出版社，2017：52-86.

【临床思维题】

患者结肠癌术后 3 月余，今日再次入院准备行化疗，患者自院外带入 PICC 导管一根，主诉局部瘙痒，观察贴膜部位皮肤发红，可见散在丘疹，并伴有少量无色渗出。

1. 在此情况下正确的处理措施是
    A. 去除敷料时动作轻柔并注意操作时的正确角度
    B. 如果对聚维酮碘过敏，可使用 75% 乙醇消毒皮肤
    C. 局部消毒液充分待干后可用湿性敷料或无菌纱布覆盖皮肤
    D. 经临床护理干预症状无缓解时，可请皮肤科会诊以进行后期处理
2. 如何预防医用粘胶相关性皮肤损伤
    A. 使用 0° 角和 180° 角缓慢去除原有敷料
    B. 充分待干后先调整导管位置，再以穿刺点为中心放置透明敷料，要有一定的张力
    C. 边按压边去除纸质边框并抚平，避免反复粘贴透明敷料
    D. 高危人群可使用低黏性、延展性好的敷料

【答案解析】

1. ACD。PICC 置管后局部出现皮肤问题时不能再用 75% 乙醇消毒，以避免刺激皮肤，造成进一步损伤。
2. ACD。PICC 维护时，粘贴透明敷料时应遵循无张力放置的原则。

（陈雅玫　石新华）

第二节　中心静脉导管维护技术

规范化中心静脉导管（central venous catheterization，CVC）维护技术的目的是通过此操作可以观察导管穿刺点和周围皮肤情况，防止导管堵塞和感染，保障患者带管期间的安全及舒适。主要适用范围是：带管期间每 5 ~ 7 天维护一次，置管后 24 h 内需更换敷料，敷料出现松动、卷翘、潮湿、渗出液或血液时，穿刺点周围皮肤异常或有明显污染时均需要进行维护。

【案例】

患者男性，70 岁，因"胸痛 2 小时余"收入院。入院时生命体征：体温 36.2 ℃，心率 122 次/分；呼吸 24 次/分，血压 67/45 mmHg。予左锁骨下静脉穿刺，留置三腔中心静脉导管，置入深度 15 cm，给予多巴胺组 8 μg/(kg·min) 静脉泵入。

【护理评估】

1. 评估病房环境，保护患者隐私。
2. 评估患者生命体征、意识、活动度和配合程度。
3. 评估穿刺部位及周围皮肤有无渗出、红肿，有无硬结形成。
4. 评估敷料是否干燥，有无松脱、卷边、置管日期、换药日期。
5. 评估接头清洁度（因临床上接头内有血迹的情况）。
6. 评估导管有无脱出或移位，记录穿刺点刻度。

实践提示

◇ 发现输液接头破损或接头内血迹应及时更换，避免发生感染。

◇ 发现导管脱出或移位，不应该重新送入，应立即拔除。

◇ 发现穿刺部位皮肤发红、红肿或有分泌物时，应警惕感染，及时通知医生处理，拔除导管，进行细菌培养。

【**操作前准备**】

1. 护士准备：服装鞋帽整洁，符合着装要求，语言柔和恰当，态度和蔼可亲。

2. 双人核对医嘱：患者床号、姓名，中心静脉导管维护开始时间。

3. 七步洗手法洗手。

4. 核对患者信息：两种及以上的方法核对。

5. 用物准备：清洁手套、一次性换药包、无菌手套、无菌透明敷料（10 cm×12 cm）、75% 乙醇或乙醇棉片、0.5% 聚维酮碘、快速手消、治疗盘、无菌盒、输液接头、10 ml 生理盐水、肝素封管液、10 ml 注射器（图 7-2-0-1）。

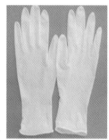 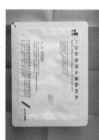 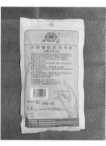 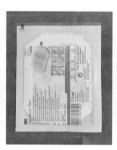 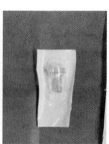

清洁手套　　一次性换药包　　无菌手套　　透明敷料　　输液接头

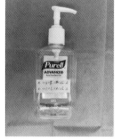 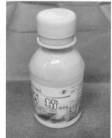 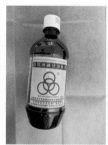 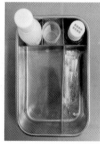 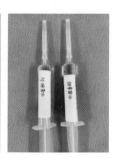

快速手消　　75% 乙醇　　0.5% 聚维酮碘　　治疗盘　　生理盐水、肝素盐水

图 7-2-0-1　用物准备

【**操作过程**】

1. 携用物至床旁。

2. 再次核对患者信息（同前）。

3. 摆体位，充分暴露患者穿刺点及换药部位，打开一次性换药包，铺无菌治疗巾于肩下或置管侧。

4. 更换输液接头（图 7-2-0-2）

（1）揭开固定输液接头的胶布，用 75% 乙醇棉签去除皮肤及导管胶痕。

（2）关闭夹子及三通。

（3）快速手消毒，戴清洁手套。

（4）打开输液接头包装，连接生理盐水注射器，排气备用（勿将接头从包装内取出）。

（5）卸下旧接头。

（6）用75%乙醇棉签消毒导管口横截面及外壁，多方位用力摩擦不少于15 s，待干。

（7）连接新接头及生理盐水注射器。

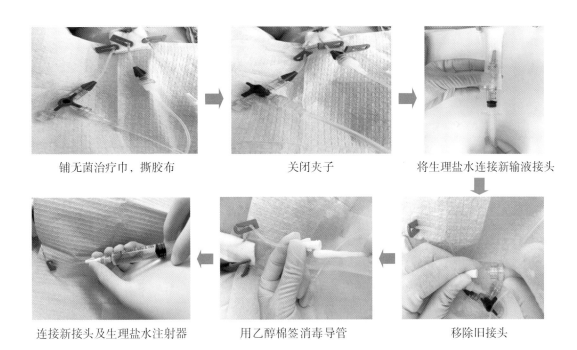

铺无菌治疗巾，撕胶布　　　　　　关闭夹子　　　　　将生理盐水连接新输液接头

连接新接头及生理盐水注射器　　用乙醇棉签消毒导管　　　　　　移除旧接头

图 7-2-0-2　更换输液接头

5．冲洗导管（图 7-2-0-3）

（1）打开夹子，抽回血（回血不可抽至接头或注射器内）。

（2）用生理盐水脉冲式冲洗导管。

（3）用肝素盐水 3～5 ml 正压封管。

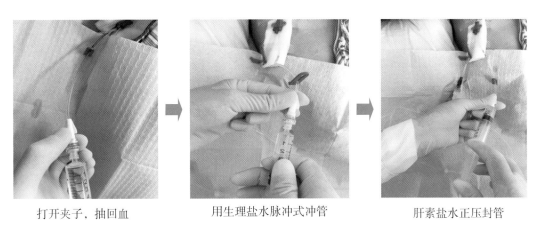

打开夹子，抽回血　　　　用生理盐水脉冲式冲管　　　　肝素盐水正压封管

图 7-2-0-3　冲洗导管

实践提示

◇ 脉冲式冲管：可以使封管液在管腔内形成涡流，彻底冲走管腔内壁附着的药液，尤其是白蛋白、脂肪乳等大分子液体，降低堵塞的机会。

◇ 封管液用量：用导管容积加延长管容积 2 倍的生理盐水或肝素盐水封管。

6. 更换透明敷料（图 7-2-0-4）

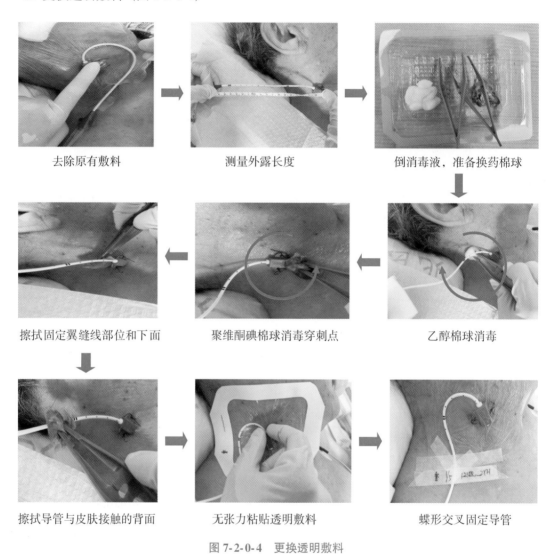

去除原有敷料	测量外露长度	倒消毒液，准备换药棉球

擦拭固定翼缝线部位和下面	聚维酮碘棉球消毒穿刺点	乙醇棉球消毒

擦拭导管与皮肤接触的背面	无张力粘贴透明敷料	蝶形交叉固定导管

图 7-2-0-4　更换透明敷料

（1）去除原有透明敷料：一手拇指轻压穿刺点；沿四周 0° 角平行牵拉透明敷料；180° 角沿导管方向撕除贴膜，由远心端向近心端去除原有敷料。

实践提示

◇ 沿四周 0° 角平行牵拉透明敷料，180° 角沿导管方向撕除贴膜，防止牵拉皮肤，造成皮肤损伤。由远心端去除原有敷料是为了防止导管脱出。

（2）评估穿刺点有无红肿、渗血、渗液及导管外露长度。

（3）脱清洁手套，快速手消毒。

（4）右手戴无菌手套。左手将 75% 乙醇及 0.5% 聚维酮碘倒入换药盘中。

（5）将准备好的一次性换药包放于置管侧后，左手戴无菌手套。

（6）左手用无菌纱布包裹输液接头，提起导管。右手持无菌钳夹起乙醇脱脂棉消毒，避开穿刺点 1 cm（螺旋式消毒，顺序为顺—逆—顺；消毒直径 ≥ 15 cm），乙醇充分待干。

（7）更换无菌钳，以穿刺点为中心，用 0.5% 聚维酮碘消毒（螺旋式消毒，顺序为顺—逆—顺；消毒直径 ≥ 15 cm。注意擦拭导管与皮肤接触的背面及固定翼缝线部位和下面）。消毒后充分待干。

（8）粘贴透明敷料方法正确，无张力粘贴，沿穿刺点进行塑形；胶布使用方法：第一条胶带蝶形交叉固定导管，第二条胶带将贴膜底部的岔口封住，第三条将导管与贴膜一并固定于患者皮肤，高举平台法固定输液接头。

（9）脱手套，快速手消毒，将胶带（标好穿刺与更换时间）固定在蝶形交叉的下缘。

7．恢复患者原体位或舒适体位，整理患者衣物及床单位。向患者宣教注意事项。洗手记录。

8．操作过程有效沟通。操作过程中注意无菌原则。操作熟练、节力。

实践提示

✧ 穿刺后第一个 24 h 更换贴膜，透明的半透膜敷料应该每 5 ~ 7 天更换 1 次，纱布敷料应该每 2 天更换 1 次。透明敷料下放置的纱布被视为纱布敷料，应该每 2 天更换 1 次。

【中心静脉导管维护操作流程图】

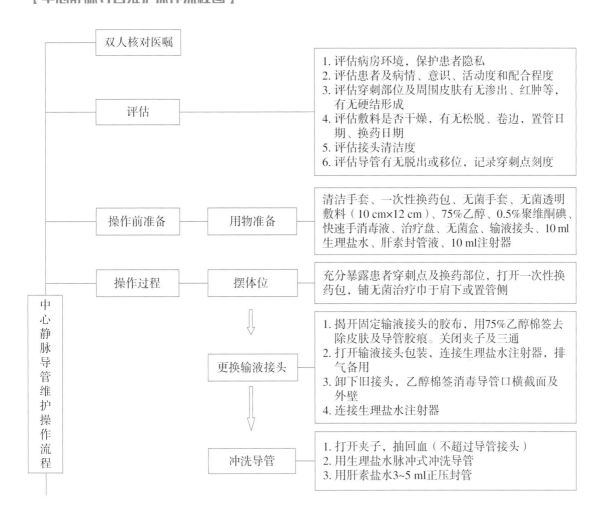

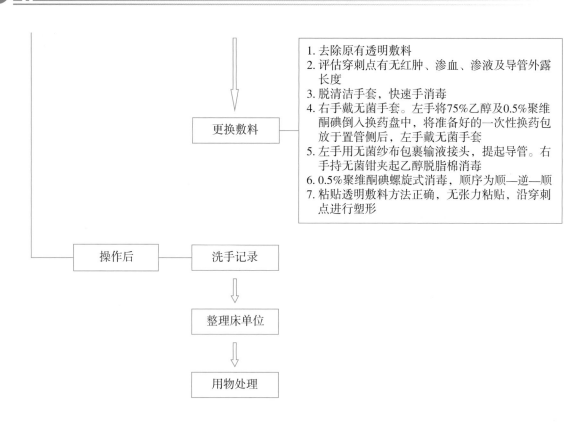

更换敷料

1. 去除原有透明敷料
2. 评估穿刺点有无红肿、渗血、渗液及导管外露长度
3. 脱清洁手套，快速手消毒
4. 右手戴无菌手套。左手将75%乙醇及0.5%聚维酮碘倒入换药盘中，将准备好的一次性换药包放于置管侧后，左手戴无菌手套
5. 左手用无菌纱布包裹输液接头，提起导管。右手持无菌钳夹起乙醇脱脂棉消毒
6. 0.5%聚维酮碘螺旋式消毒，顺序为顺—逆—顺
7. 粘贴透明敷料方法正确，无张力粘贴，沿穿刺点进行塑形

操作后　——　洗手记录

整理床单位

用物处理

【中心静脉导管维护评分标准】

项目		技术操作要求	分值	评分等级				得分
				A	B	C	D	
操作前准备（15分）	着装	仪表、着装符合要求	2	2	1	0	0	
	评估	核对患者信息，取舒适体位	2	2	1	0	0	
		评估患者及病情，合理解释	2	2	1	0	0	
		评估病房环境，保护患者隐私	2	2	1	0	0	
	护士准备	洗手、戴口罩	2	2	1	0	0	
	物品准备	用物准备合理、齐备；有效期及包装完好	5	5	4	2	1	
操作过程（72分）		患者体位正确，合理暴露	2	2	1	0	0	
		换药盘放置位置正确	2	2	1	0	0	
		无菌方式取出治疗巾，无污染	3	3	2	0	0	
		在置管侧肢体下铺治疗巾，放置合理	2	2	1	0	0	
	更换接头	揭开固定胶布，关闭夹子及三通	2	2	1	0	0	
		手消毒，戴清洁手套	2	2	1	0	0	
		更换接头方法正确	10	10	8	0	0	
	冲洗导管	评估导管，抽回血	6	6	3	0	0	
		脉冲方式冲洗导管	6	6	3	0	0	
		正压封管	4	4	2	0	0	
	更换敷料	评估导管及穿刺点情况	2	2	1	0	0	
		180°去除原透明敷料，方法正确	3	3	2	1	0	

续表

项目		技术操作要求	分值	评分等级				得分
				A	B	C	D	
		脱清洁手套，手消毒	2	2	1	0	0	
		戴无菌手套	3	2	1	0	0	
		配合者用无菌方式倒取消毒液于换药盘中的棉球上	2	2	1	0	0	
		乙醇脱脂棉消毒（螺旋式消毒，顺序顺—逆—顺；消毒直径≥15 cm）	5	5	4	2	1	
		乙醇充分待干	1	1	0	0	0	
		0.5% 聚维酮碘消毒（螺旋式消毒，顺序顺—逆—顺；消毒直径≥15 cm，擦拭导管背面）	5	5	4	2	1	
		消毒液充分待干	1	1	0	0	0	
		粘贴透明敷料方法正确（无张力粘贴，沿穿刺点进行塑形）	5	5	4	2	1	
		脱手套，快速手消毒	2	2	1	0	0	
		正确粘贴导管信息标识	2	2	1	0	0	
操作后处理（8分）	宣教	向患者进行健康宣教	3	3	2	0	0	
	洗手	洗手	2	2	1	0	0	
	用物处理	整理用物方法正确	3	3	2	0	0	
提问（5分）	理论知识	1．中心静脉导管多长时间更换一次敷料？ 2．什么是脉冲式冲管？	5	5	4	2	1	

【知识链接】

1．中心静脉置管的适应证

（1）严重创伤、休克、急性循环衰竭、急性肾衰竭等危重症，需定期监测中心静脉压者。

（2）需长期静脉营养。

（3）需经静脉输入高渗溶液或强酸强碱类药物者。

（4）估计手术中可能出现血流动力学变化的大手术。

（5）体外循环下各种心脏手术。

（6）经静脉植入心脏临时起搏器者。

2．成人患者不同部位留置中心静脉置管的长度

（1）颈内静脉穿刺置管刺激性小、置管时间长，一般置管长度为 14～18 cm。

（2）锁骨下静脉穿刺置管操作风险大，易误伤动脉，造成血胸、气胸，置管长度为 12～15 cm。

（3）股动脉穿刺置管感染率高，易形成深静脉血栓，适用于短期置管患者，一般置管长度 20～25 cm。

3．中心静脉导管常见并发症

（1）气胸、血胸

（2）导管脱出及移位

（3）置管穿刺处红肿、渗出

（4）导管堵塞

（5）导管相关性血性感染

（6）深静脉血栓

（7）空气栓塞

（8）导管断裂

（9）出血

4．导管相关性血流感染的概念

导管相关性血流感染（catheter related blood stream infection，CRBSI）：带有血管内导管或者拔除血管内导管 48 h 内的患者出现菌血症或真菌血症，并伴有发热（体温＞ 38 ℃）、寒战或低血压等感染表现，除血管导管外没有其他明确的感染源。实验室微生物学检查显示：外周静脉血培养细菌或真菌阳性；或者从导管段和外周血培养出相同种类、相同药敏结果的致病菌。

5．导管相关性血流感染的预防

（1）置管时

1）严格执行无菌技术操作规程。置管时应当遵守最大限度的无菌屏障要求。置管部位应当铺大无菌单，置管人员应当戴帽子、口罩、无菌手套，穿无菌手术衣。

2）严格按照医务人员手卫生规范，认真洗手并戴无菌手套后，尽量避免接触穿刺点皮肤。置管过程中，手套污染或破损应当立即更换。

3）置管使用的医疗器械、器具等医疗用品和各种敷料必须达到灭菌水平。

4）选择合适的静脉置管穿刺点。成人中心静脉置管时，应当首选锁骨下静脉，尽量避免使用颈静脉和股静脉。

5）采用卫生行政部门批准的皮肤消毒剂消毒穿刺部位皮肤。自穿刺点由内向外以同心圆的方式消毒。消毒范围应当符合要求。消毒后皮肤穿刺点应当避免再次接触。皮肤消毒待干后，再进行置管操作。

6）患疖肿、湿疹等皮肤病或患感冒、流感等呼吸道疾病，以及携带或感染多重耐药菌的医务人员，在未治愈前不应当进行置管操作。

（2）置管后

1）应当尽量使用无菌透明、透气性好的敷料覆盖穿刺点，对于高热、出汗、穿刺点出血、渗出的患者应当使用无菌纱布覆盖。

2）应当定期更换置管穿刺点覆盖的敷料。更换间隔时间为：无菌纱布为 1 次 /2 天。无菌透明敷料为 1 ~ 2 次 / 周。如果纱布或敷料出现潮湿、松动、污染，应当立即更换。

3）医务人员接触置管穿刺点或更换敷料时，应当严格执行手卫生规范。

4）保持导管连接端口的清洁，注射药物前，应当用 75% 乙醇或含碘消毒剂进行消毒，待干后方可注射药物。如有血迹等污染，应当立即更换。

5）告知置管患者在沐浴或擦身时，应当注意保护导管，不要把导管淋湿或者浸泡在水里。

6）在输血、输入血制品、脂肪乳剂后的 24 h 内或者停止输液后，应当及时更换输液管路。外周及中心静脉置管后，应当用生理盐水或肝素盐水进行常规冲管，预防导管内血栓形成。

7）严格保证输注液体的无菌。

8）紧急状态下的置管，若不能保证有效的无菌原则，应当在 48 h 内尽快拔除导管，更换穿刺部位后重新进行置管，并作相应处理。

9）怀疑患者发生导管相关感染，或者患者出现静脉炎、导管故障时，应当及时拔除导管，必要时应当进行导管尖端的微生物培养。

10）医务人员应当每天对保留导管的必要性进行评估，不必要时应当尽早拔除导管。

11）导管不宜常规更换，特别是不应当为预防感染而定期更换中心静脉导管和动脉导管。

6．导管堵塞的预防

（1）观察导管的通畅情况。

（2）保持导管通畅，防止导管折叠、扭曲、受压。对于烦躁的患者，必要时予以约束，防止自行拔管。

（3）每 8 h 应用肝素钠封管液脉冲式正压封管。

（4）合理安排补液顺序。

（5）及时更换输液，避免血液回流。

（6）输注有配伍禁忌的药物之间要用生理盐水冲管；先输乳剂，后输非乳剂；输刺激性或黏附性强的药物、胃肠外营养液时，输液前后应用生理盐水冲管。

（7）血栓因素导致的导管堵塞，不要强行推注冲管，否则有导致栓塞或导管破裂的风险。可采用肝素盐水或者尿激酶处理导管堵塞，待血块松动后用力抽回，切忌将血栓推入血管内。

【参考文献】

[1] 张波，桂莉. 急危重症护理学 [M]. 4 版. 北京：人民卫生出版社，2017.

[2] 李春燕. 美国 INS2016 版《输液治疗实践标准》要点解读 [J]. 中国护理管理，2017，17（2）：150-153.

[3] 王建荣. 输液治疗护理实践指南与实施细则 [M]. 北京：人民军医出版社，2010：37-53.

[4] 中华人民共和国国家卫生健康委员会. 静脉治疗护理技术操作规范（WS/T 433-2013）. 北京：中国标准出版社，2013.

[5] 吴玉芬，彭文逃，罗斌. 静脉输液治疗学 [M]. 北京：人民卫生出版社，2012：44-303.

【临床思维题】

患者入院时生命体征：体温 36.2 ℃，心率 122 次 / 分，呼吸 24 次 / 分，血压 67/45 mmHg。予左锁骨下静脉穿刺，留置三腔中心静脉导管，置入深度 15 cm，妥善固定。穿刺处伤口未见红肿、渗血、出血，无菌敷料覆盖。给予多巴胺组 8 μg/(kg·min) 静脉泵入，静滴通畅。

留置中心静脉第 4 天，出现体温 38.5 ℃。血常规示：白细胞 15×10^9/L。中心静脉维护时发现穿刺点周围发红，有黄色分泌物。

1. 下列哪项不是中心静脉置管的适应证

　A. 长期输注强刺激性药物

　B. 大量、快速扩容

　C. 血液滤过

　D. 心功能不全

2. 中心静脉置管封管时选用的注射器不得少于

　A. 5 ml

　B. 10 ml

　C. 20 ml

　D. 2 ml

3. 可以预防导管堵塞的方法是

　A. 观察导管的通畅情况

　B. 防止导管折叠、扭曲、受压

　C. 每 8 h 应用肝素钠封管液脉冲式正压封管

　D. 合理安排补液顺序

4. 患者留置中心静脉导管第 4 天，发生了什么问题？如何处理？

【答案解析】

1. D。中心静脉置管的适应证包括：严重创伤、休克、急性循环衰竭、急性肾衰竭等危重患者，需定期监测中心静脉压者；长期静脉营养者；需经静脉输入高渗溶液或强酸强碱类药物者；估计手术中可能出现血流动力学变化的大手术；体外循环下各种心脏手术及经静脉植入心脏临时起搏器者。故本题 ABC 均为其适应证，心功能不全患者除非发生休克或血流动力学变化等危重情况，否则一般不予中心静脉置管。故本题选 D。

2. B。中心静脉冲封管时要选择大于 10 ml 的注射器，因为小于 10 ml 的注射器可产生较大的压力，如果遇到导管阻塞可致导管破裂。故本题选 B。

3. ABCD。严密观察导管的通畅情况，防止导管折叠、扭曲、受压，定时应用肝素钠封管液脉冲式正压封管，同时合理安排补液顺序，均可以达到预防导管阻塞的目的。

4. 患者留置中心静脉第 4 天，患者的体温及白细胞升高，查中心静脉穿刺处皮肤发红且有黄色分泌物，这些都是中心静脉导管发生感染的征象。若导管发生感染，应立即通知医生，及时拔除导管，做导管尖端微生物培养，根据培养结果应用敏感的抗生素。

（张　高　于桂香）

第三节　新生儿经外周静脉置入中心静脉导管维护技术

经外周置入中心静脉导管（PICC）是指经外周静脉穿刺置管，将导管尖端定位于中心静脉，为需要中长期输液及输注刺激性药物的患者提供静脉通路。PICC 导管维护具体包括导管穿刺部位及导管功能的评估，敷料的使用与更换，冲、封管，以及非使用时期的日常护理。

【案例】

患儿，男，其母孕 29 周，体重 1020 g，因胎龄小、体重小，需较长时间静脉营养，有深静脉置管指征，生后第 5 天行 PICC 置管术。今日是 PICC 导管置管第 7 天，静疗专科护士予患儿 PICC 导管维护。

【护理评估】

1. 评估穿刺点及周围皮肤有无红肿、渗血、分泌物及硬结（图 7-3-0-1）。
2. 评估导管置入长度、外露长度，导管是否打折、破损（图 7-3-0-2）。
3. 贴膜有无潮湿（图 7-3-0-3）、脱落、污染、卷边（图 7-3-0-4）及有效期。

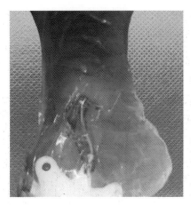
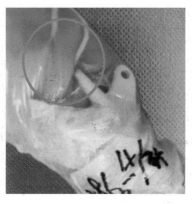
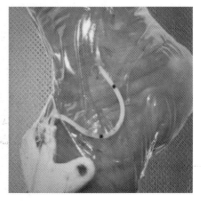

图 7-3-0-1　穿刺点渗血　　　　图 7-3-0-2　导管打折　　　　图 7-3-0-3　贴膜潮湿

4．导管输液接头是否松动、破损，接头内是否有血液或异物（图 7-3-0-5）。

5．环境准备：关闭病室门窗，室温调节在 26 ～ 28 ℃，环境整洁，半小时内无人打扫。注意患儿保暖。

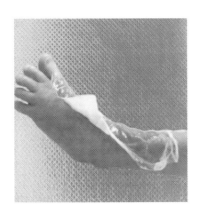

图 7-3-0-4 贴膜卷边

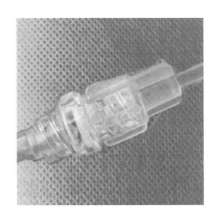

图 7-3-0-5 输液接头内有血液

【 操作前准备 】

1．护士准备：戴圆帽、口罩，服装鞋帽整洁，符合着装要求，语言柔和恰当，态度和蔼可亲。

2．双人核对医嘱及 PICC 维护记录单。

3．七步洗手法洗手。

4．核对患儿信息：两种方法核对。

实践提示

◇ 双人核对 PICC 维护单，包括患儿姓名、床号、病历号、性别、导管类型、置入长度、外露长度、置管日期、维护日期及腿围 / 臂围。

◇ 核对患儿信息应使用两种方法，如腕带、床头卡。

5．用物准备：一次性无菌换药包、0.5% 聚维酮碘、75% 乙醇棉片、皮肤保护剂、0.9% 生理盐水、10 ml 注射器、输液接头、透明贴膜、胶带、无菌纱布、纸尺、快速手消、无菌盒、治疗车，无菌手套两双（图 7-3-0-6）。

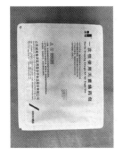 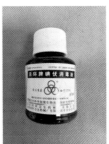 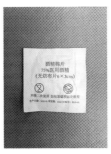 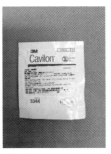 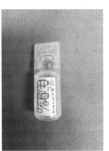

一次性无菌换药包　　0.5%聚维酮碘　　75%乙醇棉片　　皮肤保护剂　　0.9%生理盐水

图 7-3-0-6 用物准备

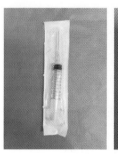
10 ml注射器

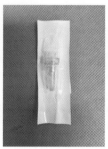
输液接头

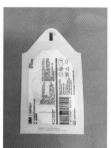
透明贴膜

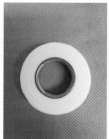
胶带

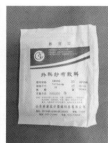
无菌纱布

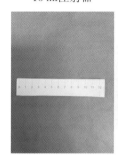
纸尺

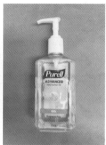
快速手消

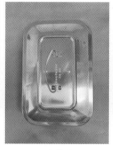
无菌盒

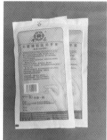
无菌手套

图 7-3-0-6（续） 用物准备

实践提示

◇ 检查用物：一次性用物包装是否完整、有无潮湿、是否在有效期内。

【操作过程】

1. 携用物至床旁。
2. 再次核对患儿信息（同前）。
3. 测量腿围
（1）打开换药包，取出垫巾（图 7-3-0-7）。
（2）在穿刺肢体下铺垫巾。
（3）测量双侧腿围并记录（图 7-3-0-8）。

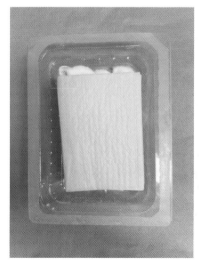

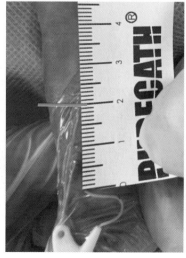

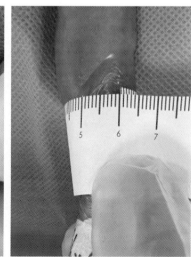

图 7-3-0-7 已打开的换药包　　　　　图 7-3-0-8 测量腿围

实践提示

◇ 测量部位：穿刺点上方 2 cm 处。

4. 更换输液接头

（1）快速手消毒。

（2）10 ml 注射器抽取 0.9% 生理盐水。

（3）连接输液接头（图 7-3-0-9）。

（4）排气，放入无菌盒内备用（图 7-3-0-10）。

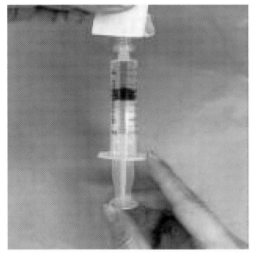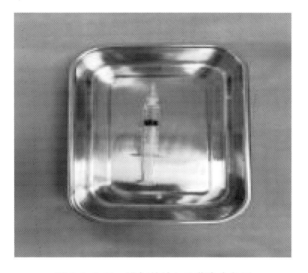

图 7-3-0-9　连接输液接头　　　　　　　图 7-3-0-10　排气并放入无菌盒内备用

（5）打开酒精棉片（图 7-3-0-11）。

（6）准备无菌换药包

①快速手消毒。

②戴无菌手套。

③整理无菌换药包：两边各 3 或 4 个棉球（图 7-3-0-12）。

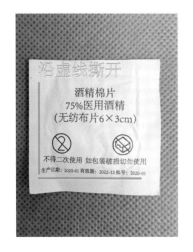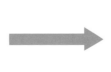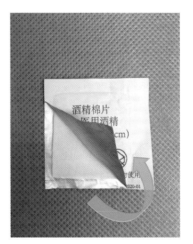

图 7-3-0-11　打开酒精棉片

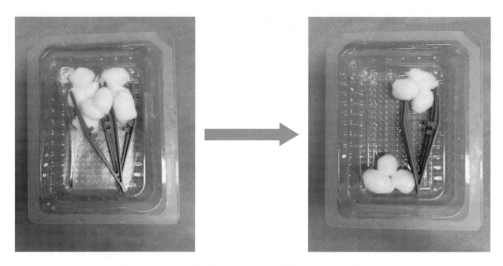

图 7-3-0-12　整理无菌换药包，两边各 3 或 4 个棉球

（7）卸除旧接头（图 7-3-0-13）。

（8）酒精棉片包裹导管接口，擦拭横截面及接口周边，机械性用力擦拭消毒 15 s（图 7-3-0-14）。

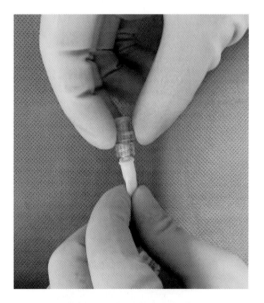

图 7-3-0-13　卸除旧接头

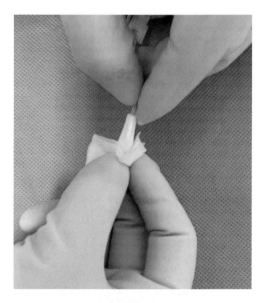

图 7-3-0-14　酒精棉片消毒导管接口

（9）连接新接头（图 7-3-0-15）。

5．冲洗导管

（1）抽回血（图 7-3-0-16）。

（2）脉冲方法冲洗导管（图 7-3-0-17），连接输液。

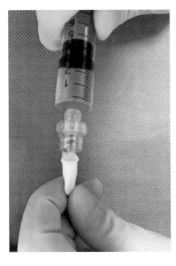
图 7-3-0-15　连接新接头

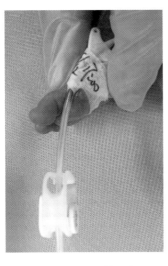
图 7-3-0-16　抽回血

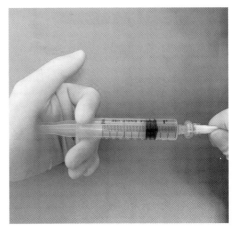
图 7-3-0-17　冲洗导管

实践提示

◇ 抽回血：动作轻柔，回血不可抽至接头或注射器内。

6. 去除原有透明敷料

（1）一手拇指轻压穿刺点，另一手沿四周 0° 角平拉透明敷料，逆体外导管方向 180° 角去除原有透明敷料，不污染穿刺点，不触碰导管，不牵拉导管（图 7-3-0-18）。

实践提示

◇ 注意去除敷料时的手法，避免造成患儿皮肤的损伤。

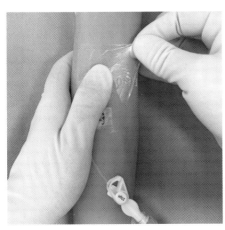
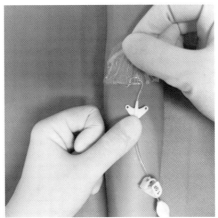
图 7-3-0-18　去除原有透明敷料

（2）评估穿刺点有无红肿、渗血、渗液，体外导管长度有无变化。

（3）助手协助固定患儿肢体及导管。

（4）脱手套，快速手消毒。

（5）向换药包内倒入 0.5% 聚维酮碘、0.9% 生理盐水（图 7-3-0-19）。

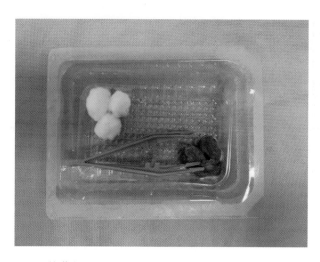

图 7-3-0-19　换药包一边 0.5% 聚维酮碘棉球，一边 0.9% 生理盐水棉球

7．消毒

（1）快速手消毒，戴无菌手套。

（2）左手持纱布覆盖输液接头，放平导管。右手持镊子夹 0.5% 聚维酮碘棉球消毒穿刺点，并以穿刺点为中心，用三个棉球分别按照顺时针、逆时针、顺时针方向消毒皮肤、导管及导管翼形部分，注意第二次及第三次消毒前均需左手翻转导管，消毒范围大于透明敷料面积，充分待干（图 7-3-0-20）。

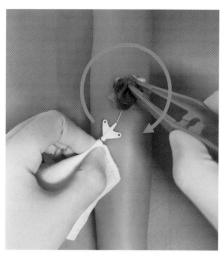 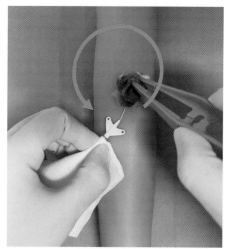

图 7-3-0-20　0.5% 聚维酮碘棉球消毒

8．脱碘

右手持镊子夹 0.9% 生理盐水，用三个棉球以穿刺点为中心分别顺时针、逆时针、顺时针方向擦拭皮肤，范围大于透明敷料面积，充分待干（图 7-3-0-21）。

9．更换贴膜

（1）助手打开皮肤保护剂，用镊子夹出皮肤保护剂，涂皮肤保护剂，待干（图 7-3-0-22）。

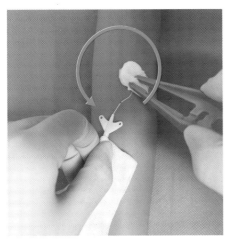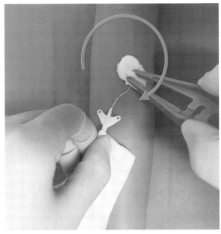

图 7-3-0-21 0.9% 生理盐水脱碘

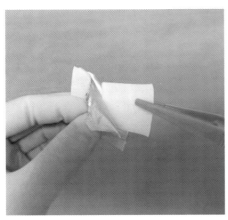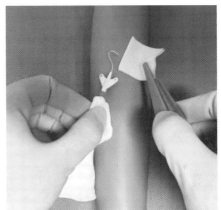

图 7-3-0-22 涂皮肤保护剂

（2）U 形或 S 形摆放导管。

（3）无张力粘贴透明贴膜（图 7-3-0-23）。

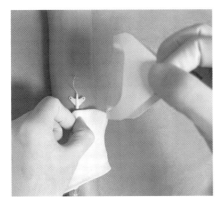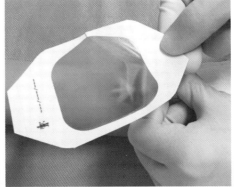

图 7-3-0-23 无张力粘贴透明贴膜

实践提示

◇ 注意单手持贴膜，无张力粘贴。图 7-3-0-23 展示了两种手持贴膜的方法。

（4）以穿刺点为中心，塑形导管及翼形部分，然后按压透明敷料，边按压边去除纸质边框（图7-3-0-24）。

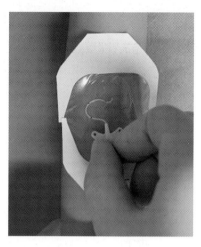

图 7-3-0-24　导管塑形

（5）第一条胶带打两折（图7-3-0-25），蝶形交叉固定导管延长管与透明敷料（图7-3-0-26）。

（6）取第二条胶带，在胶带上标注导管类型、换药日期、操作者姓名首字母，贴于敷料下缘（图7-3-0-27）。

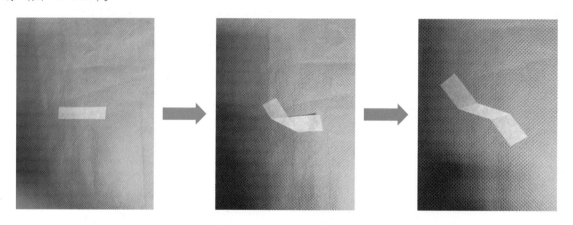

图 7-3-0-25　胶带打两折

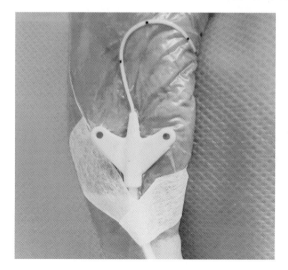

图 7-3-0-26　蝶形交叉固定

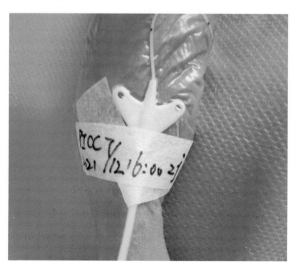

图 7-3-0-27　粘贴第二条胶带

【操作后用物处理】

1．合理安置患儿与床单位，注意保暖。
2．再次核对患儿信息。
3．整理用物。
4．七步洗手法洗手。
5．记录。

【新生儿经外周静脉置入中心静脉导管维护操作流程图】

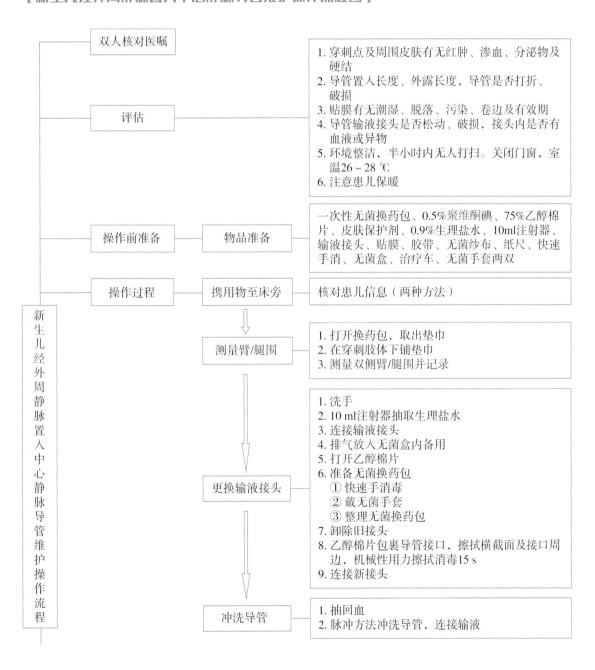

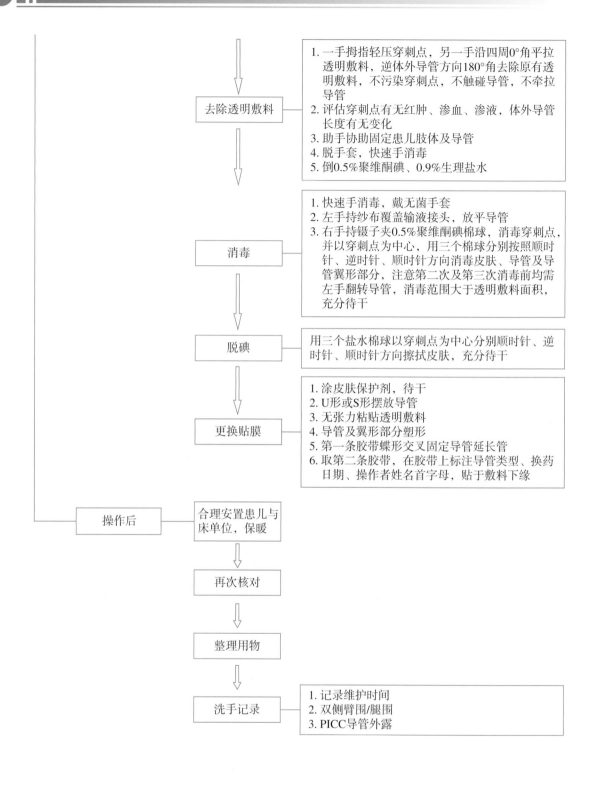

去除透明敷料
1. 一手拇指轻压穿刺点，另一手沿四周0°角平拉透明敷料，逆体外导管方向180°角去除原有透明敷料，不污染穿刺点，不触碰导管，不牵拉导管
2. 评估穿刺点有无红肿、渗血、渗液，体外导管长度有无变化
3. 助手协助固定患儿肢体及导管
4. 脱手套，快速手消毒
5. 倒0.5%聚维酮碘、0.9%生理盐水

消毒
1. 快速手消毒，戴无菌手套
2. 左手持纱布覆盖输液接头，放平导管
3. 右手持镊子夹0.5%聚维酮碘棉球，消毒穿刺点，并以穿刺点为中心，用三个棉球分别按照顺时针、逆时针、顺时针方向消毒皮肤、导管及导管翼形部分，注意第二次及第三次消毒前均需左手翻转导管，消毒范围大于透明敷料面积，充分待干

脱碘
用三个盐水棉球以穿刺点为中心分别顺时针、逆时针、顺时针方向擦拭皮肤，充分待干

更换贴膜
1. 涂皮肤保护剂，待干
2. U形或S形摆放导管
3. 无张力粘贴透明敷料
4. 导管及翼形部分塑形
5. 第一条胶带蝶形交叉固定导管延长管
6. 取第二条胶带，在胶带上标注导管类型、换药日期、操作者姓名首字母，贴于敷料下缘

操作后
合理安置患儿与床单位，保暖

再次核对

整理用物

洗手记录
1. 记录维护时间
2. 双侧臂围/腿围
3. PICC导管外露

【新生儿经外周静脉置入中心静脉导管维护技术评分标准】

项目		技术操作要求	总分	评分等级				实际得分
				A	B	C	D	
操作前准备（25分）	着装准备	仪表、服装符合要求	2	2	1	0	0	
	核对	核对医嘱及患儿（至少两种方法核对）	3	3	2	1	0	
	评估	评估穿刺点及周围皮肤情况	5	5	3	1	0	
		评估导管情况	4	4	3	2	0	
		评估贴膜及输液接头情况	4	4	3	2	0	
		评估病室环境	2	2	1	0	0	
	物品准备	一次性无菌换药包、0.5% 聚维酮碘、75% 乙醇棉片、皮肤保护剂、0.9% 生理盐水、10 ml 注射器、输液接头、贴膜、胶带、无菌纱布、纸尺、快速手消、无菌盒、治疗车、无菌手套两双	5	5	3	1	0	
操作过程（65分）	核对	再次核对患儿信息	2	2	1	0	0	
	操作过程	测量臂 / 腿围	4	4	2	0	0	
		更换输液接头	9	9	6	3	0	
		冲洗导管	5	5	3	1	0	
		去除透明敷料	8	8	5	2	0	
		消毒	10	10	6	3	0	
		脱碘	8	8	5	2	0	
		更换贴膜	9	8	6	3	0	
	综合	护士熟练程度	10	10	6	3	0	
操作后处理（5分）	巡视	整理床单位，取舒适体位	1	1	0	0	0	
	记录	洗手，记录	2	2	1	0	0	
	用物处理	正确处理用物	2	2	1	0	0	
提问（5分）	理论知识	1. 原则上冲管液体剂量是多少? 2. PICC 维护的目的是什么?	5	5	3	1	0	

【知识链接】

1. PICC 置管的适应证

（1）输注静脉营养大于等于 5 天。

（2）输注高渗性液体（＞ 600 mOsm/L）。

（3）输注 pH ＜ 5 或 pH ＞ 9 的液体或药物。

（4）早产儿。

2. PICC 维护的目的

（1）确保 PICC 导管穿刺点的无菌保护。

（2）保持 PICC 导管通畅。

（3）维持导管正常功能。

（4）预防及治疗导管相关并发症。

3. PICC 维护期间的注意事项

（1）禁止使用小于 10 ml 注射器。

（2）肝素盐水浓度：1 IU/ml 肝素盐水（以 1 IU/ml 肝素盐水为例：配制方法为 100 ml 生理盐水中加入肝素钠 0.016 ml）。

（3）1.9F 导管每日 Q6h 冲管（9am 肝素盐水—3am—9am—3am）。

（4）冲管液体剂量：原则上为导管及附加装置内腔容积总和的 2 倍以上。早产儿一般生理盐水每次 2 ml；当药物与生理盐水不相容时，应该先使用 5% 葡萄糖注射液冲管，然后再用生理盐水冲管。

（5）脉冲式冲管；正压封管（封管液量为导管及附加装置管腔容积的 1.2 倍）。

（6）逆导管方向撕贴膜，避免污染导管。

（7）严格无菌，保证敷料全覆盖。

【参考文献】

[1] 陈琼，李颖馨，胡艳玲，等．新生儿经外周置入中心静脉导管操作及管理指南（2021）[J]．中国当代儿科杂志，2021，23（3）：201-212.

[2] 蔡虹，高凤莉．导管相关感染防控最佳护理实践专家共识 [M]．北京：人民卫生出版社，2018.

[3] 中华人民共和国国家卫生和计划生育委员会．静脉治疗护理技术操作规范：WS/T 433-2013 [S]．2013.

[4] 中国医师协会新生儿科医师分会循证专业委员会．重症监护病房新生儿皮肤管理指南（2021）[J]．中国当代儿科杂志，2021，23（7）：659-670.

[5] 美国输液护理学会．输液治疗实践标准（第 8 版）．2021.

【临床思维题】

患儿，PICC 导管位于右腿大隐静脉，置入长度 17.5 cm，外露 2.5 cm。PICC 导管置入第 13 天，交接班时，该患儿输液泵频繁报警，主管护士查看，发现 PICC 穿刺处少量血性分泌物，导管可疑打折，贴膜可见轻微卷边，无潮湿、脱落、污染，在有效期内。导管输液接头连接紧密、无破损，接头内无血液或异物。主管护士予患儿 PICC 导管维护，维护过程中，导管外露发生变化，外露 5 cm，10 ml 注射器回抽，导管内可见回血，脉冲式冲管顺利，予正压封管。拍胸片确定导管管端位置，胸片示导管管端位于 L2 椎体。主管医生予患儿肠外营养改为外周静脉浓度。2 天后，患儿达全肠内营养，静疗专科护士予患儿拔除 PICC 导管，过程顺利，留管端做微生物培养。

1. 患儿置管后第 13 天时，发生下列哪些情况后需要再次进行维护

    A. 置管后 3 天   B. 穿刺点有血性分泌物

    C. 贴膜卷边   D. 导管打折

2. 再维护时，下列说法正确的是

    A. 新生儿 PICC 导管可以用 5 ml 注射器冲管

    B. PICC 导管外露发生变化，回抽有回血，导管可以继续使用

    C. 穿刺点有少许渗血，应及时更换贴膜

    D. PICC 导管正压方法冲管，脉冲方法封管

3. 患儿出现哪些情况时，考虑拔除 PICC 导管？

【答案解析】

1. BCD。A 为错误答案，置管后 24 h 内进行维护。

2. C。PICC 导管（除耐高压导管）需用 10 ml 或以上注射器进行冲管、封管及给药等。

因为 10 ml 以下注射器所产生的压力大于导管可承受的最大压力，会导致爆管；PICC 导管外露发生变化，应重新定位后，根据导管尖端的位置给予相应的处理，避免因导管移位发生的并发症；PICC 导管应使用脉冲的方法冲管，正压方法封管。

3．（1）可疑 PICC 感染，根据美国 INS 实践标准，双向血培养阳性，确诊导管感染所致的败血症，需迅速拔管。

（2）静脉炎，经初步处理后症状无改善，并加重，可见脓性分泌物，或出现导管相关性感染体征时，需考虑拔管。

（3）治疗完毕，原则上不再保留导管，应立即拔除。

（4）如果导管出现断裂、沙眼样漏液而不能修复，应立即拔管。

（5）导管堵塞，通过溶栓等处理不能再通，也应立即拔出导管。

（李　蕊　张　婧）

第四节　静脉导管穿刺点及管尖培养标本留取技术

中央导管相关性血流感染（central line associated blood stream infection，CLABSI）指患者在留置中央导管期间或拔出中央导管 48 h 内发生的原发性且与其他部位存在的感染无关的血流感染。中心静脉导管尖端和穿刺部位周围皮肤表面微生物定植是 CLABSI 病原菌的主要来源，为明确细菌类型，临床上宜进行静脉导管穿刺点及管尖培养标本的留取，通过分析培养病原菌的种类、特点及其影响因素，指导 CLABSI 的治疗。

【案例】

患者李某，男性，63 岁。主因"腹泻伴呕吐 2 天，神志不清伴发热 1 天"急诊就诊，诊断为严重脓毒症、低蛋白血症、中度贫血、电解质紊乱。因患者外周静脉穿刺困难，医生予床旁留置中心静脉导管。1 周后，护士在进行中心静脉导管维护时发现穿刺部位肿胀，穿刺点有脓性分泌物。查体：T 38.4 ℃，P 114 次 / 分，R 26 次 / 分，BP 132/76 mmHg。血常规：白细胞 $15.1×10^9$/L，中性粒细胞百分数 95%。立即通知医生，遵医嘱从中心静脉导管和外周静脉同时抽血做血培养，并拔除中心静脉导管，留取中心静脉导管穿刺点标本及导管尖端做细菌培养。

【护理评估】

1．评估患者病情、神志、生命体征及合作程度，向患者及家属解释拔除中心静脉导管的目的和必要性，解释导管穿刺点及尖端培养的临床意义，取得患者及家属配合。

2．评估患者体温、白细胞、中性粒细胞百分比等相关化验值。

3．评估中心静脉导管的留置日期、深度及周围皮肤情况。

4．评估中心静脉导管穿刺处分泌物颜色、性质及量。

5．病室环境安静、舒适、整洁，光线适宜。

【操作前准备】

1．护士准备：服装鞋帽整洁，符合着装要求，语言柔和恰当，态度和蔼可亲。

2．双人核对医嘱：患者床号、姓名、留取标本部位、留取时间、送检项目。

3．双人核对检验单及标本条形码：患者床号、姓名、病历号、留取标本部位、留取时间、送检项目。

4. 七步洗手法洗手。

5. 核对患者信息：两种及以上的方法核对。

6. 用物准备：一次性中心静脉置管换药包，快速手消毒液，一次性清洁手套，无菌拆线包2个，无菌盒，一次性无菌棉签，无菌生理盐水，棉拭子（图7-4-0-1），均在有效期内。

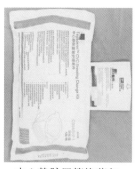

中心静脉置管换药包

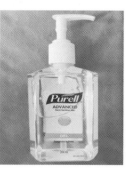

快速手消毒液

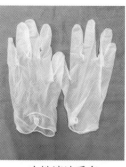

一次性清洁手套

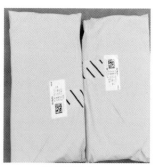

无菌拆线包

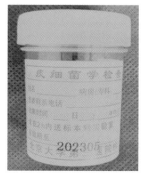

无菌盒

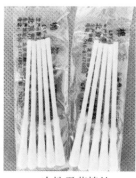

一次性无菌棉签

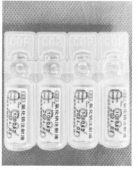

无菌生理盐水

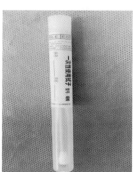

棉拭子

图 7-4-0-1　用物准备

实践提示

◇ 检查用物：包装是否完整、有无破损潮湿、是否在有效期内。

【**操作过程**】

本操作需双人配合完成（包括一名医生及一名护士，医生为操作者，护士为配合者）。

1. 携用物至床旁。

2. 再次核对患者信息（同前），向患者解释操作目的。

3. 协助患者取平卧位，充分暴露穿刺处及周围皮肤。

4. 进行手卫生后戴清洁手套。

5. 0°撕除中心静脉导管处敷料。

6. 戴手套进行手卫生。

7. 无菌棉签蘸取无菌生理盐水，以穿刺点为中心，擦拭病灶表面（图7-4-0-2）。

8. 棉拭子采集穿刺点深部的脓液和分泌物（图7-4-0-3），置于培养基内送检。

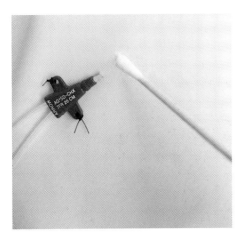

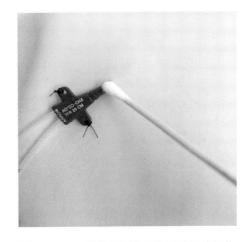

图 7-4-0-2　无菌生理盐水擦拭病灶表面　　　　　图 7-4-0-3　采集穿刺点深部脓液和分泌物

9．脱清洁手套，进行手卫生后，打开一次性中心静脉置管换药包。

10．戴无菌手套，铺无菌治疗巾。

11．乙醇棉棒消毒穿刺点周围皮肤 3 遍，由内向外，范围大于敷料尺寸，顺序为：顺时针，逆时针，顺时针（图 7-4-0-4）。

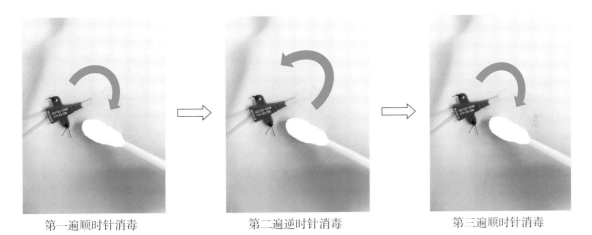

第一遍顺时针消毒　　　　　　　第二遍逆时针消毒　　　　　　　第三遍顺时针消毒

图 7-4-0-4　乙醇棉棒消毒穿刺点周围皮肤 3 遍

12．氯己定棉棒（或 0.5% 聚维酮碘）消毒穿刺点及周围皮肤 3 遍，由内向外，范围大于敷料尺寸，顺序为：顺时针，逆时针，顺时针（图 7-4-0-5）。

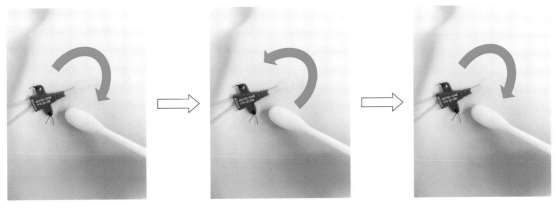

图 7-4-0-5　氯己定棉棒（或 0.5% 聚维酮碘）消毒穿刺点及周围皮肤 3 遍

13. 配合者（护士）打开 1 个拆线包，操作者（医生）用无菌剪刀拆除导管两侧缝线（图7-4-0-6）。

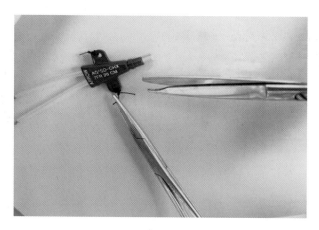

图 7-4-0-6　无菌剪刀拆除缝线

14. 拔除中心静脉导管：操作者一手缓慢拔出导管，另一手用无菌纱布按压穿刺点，拔出导管后，检查导管尖端是否完整，导管有无损伤或断裂。

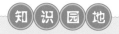

拔管方法

◇ 拔管时，应平行静脉方向，捏住导管（距穿刺处 1 ~ 2 cm 处）。
◇ 从穿刺点部位轻轻地沿直线缓慢向外拔出导管。
◇ 每次拔出 4 ~ 5 cm，切勿过快过猛，以防导管断裂。
◇ 拔除后检查导管完整性。

15. 配合者打开另一拆线包及无菌小瓶封盖，并佩戴无菌手套。

16. 操作者一手按压穿刺点，另一手将导管垂直悬于无菌小瓶内，不触及瓶壁。配合者一手持无菌小瓶，另一手用无菌剪刀剪取导管尖端和皮下部分（剪取尺寸应 > 5 cm），置于无菌小瓶内，盖紧盖子（图7-4-0-7）。

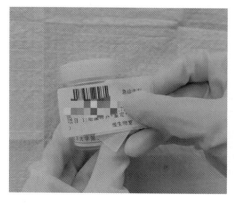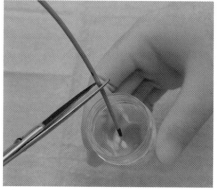

图 7-4-0-7　剪取导管尖端和皮下部分

17. 按压穿刺点 20 min 后（对于凝血功能异常者，视情况延长按压时间），无菌伤口敷料覆盖穿刺点并观察有无渗血、血肿等情况。

实践提示

◇ 按压穿刺点不出血后，应使用无菌敷料覆盖，防止气栓形成。

◇ 嘱患者减少穿刺处肢体活动。若穿刺点出现渗血、血肿等情况，立即通知医生，及时更换敷料，穿刺处加压包扎 24 h。

18．再次核对条形码及检验单上的患者床号、姓名、病历号、留取标本部位、留取时间、送检项目。核对无误后，分别粘贴 2 个条形码于无菌小瓶和检验单上，及时送检（图 7-4-0-8）。

实践提示

◇ 留取标本应立即送检，为防止干燥，常规不超过 15 min。

◇ 4 ℃保存不超过 2 h。

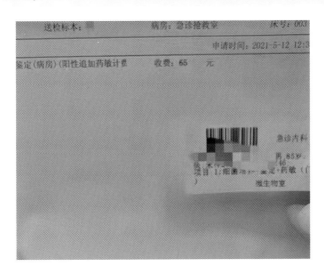

图 7-4-0-8　条形码分别黏贴于无菌小瓶和检验单

19．协助患者取舒适体位，整理床单位。

20．洗手、记录。

【操作后用物处理】

1．一次性物品：中心静脉置管换药包、无菌生理盐水、无菌棉签、手套应置入医疗垃圾桶内。

2．非一次性物品：清点无菌拆线包内物品，确认无误后送供应室消毒。

【静脉导管穿刺点及管尖培养标本留取操作流程图】

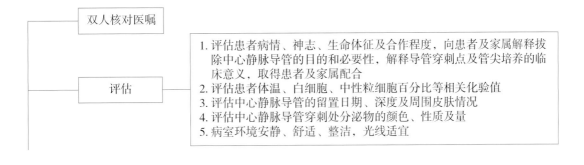

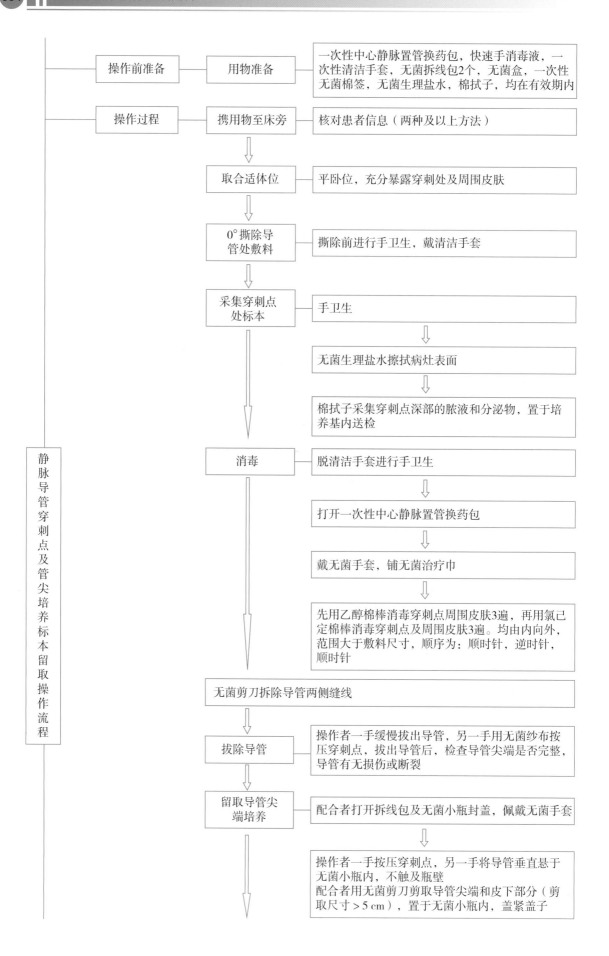

| 操作前准备 | 用物准备 | 一次性中心静脉置管换药包，快速手消毒液，一次性清洁手套，无菌拆线包2个，无菌盒，一次性无菌棉签，无菌生理盐水，棉拭子，均在有效期内 |

| 操作过程 | 携用物至床旁 | 核对患者信息（两种及以上方法） |

| 取合适体位 | 平卧位，充分暴露穿刺处及周围皮肤 |

| 0°撕除导管处敷料 | 撕除前进行手卫生，戴清洁手套 |

| 采集穿刺点处标本 | 手卫生 |

无菌生理盐水擦拭病灶表面

棉拭子采集穿刺点深部的脓液和分泌物，置于培养基内送检

| 消毒 | 脱清洁手套进行手卫生 |

打开一次性中心静脉置管换药包

戴无菌手套，铺无菌治疗巾

先用乙醇棉棒消毒穿刺点周围皮肤3遍，再用氯己定棉棒消毒穿刺点及周围皮肤3遍。均由内向外，范围大于敷料尺寸，顺序为：顺时针，逆时针，顺时针

无菌剪刀拆除导管两侧缝线

| 拔除导管 | 操作者一手缓慢拔出导管，另一手用无菌纱布按压穿刺点，拔出导管后，检查导管尖端是否完整，导管有无损伤或断裂 |

| 留取导管尖端培养 | 配合者打开拆线包及无菌小瓶封盖，佩戴无菌手套 |

操作者一手按压穿刺点，另一手将导管垂直悬于无菌小瓶内，不触及瓶壁
配合者用无菌剪刀剪取导管尖端和皮下部分（剪取尺寸＞5 cm），置于无菌小瓶内，盖紧盖子

静脉导管穿刺点及管尖培养标本留取操作流程

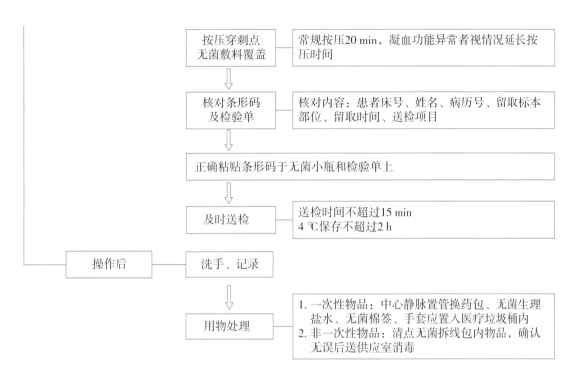

【静脉导管穿刺点及管尖培养标本留取技术评分标准】

项目		技术操作要求	总分	评分等级				实际得分
				A	B	C	D	
操作前准备 (25分)	着装准备	仪表端庄、着装符合要求	2	2	1	0	0	
	素质	操作熟练、准确、及时，体现人文关怀	4	4	2	1	0	
	核对	医嘱核对、患者核对方法正确	4	4	2	1	0	
	评估	评估病情、神志、生命体征及合作程度	2	2	1	0	0	
		评估相关化验值	3	3	2	1	0	
		检查导管日期、深度、周围皮肤情况及穿刺处分泌物颜色、性质、量	6	6	4	2	0	
	物品准备	物品准备齐全，均在有效期内	4	4	2	1	0	
操作过程 (60分)	核对	洗手、戴口罩，再次核对患者信息	6	6	4	2	0	
	摆放体位	正确摆放体位，充分暴露穿刺处及周围皮肤	4	4	2	1	0	
	撕除敷料	戴清洁手套，0°撕除导管敷料	3	3	2	1	0	
	采集标本	手卫生，正确采集穿刺点处标本	6	6	4	2	0	
	消毒	戴无菌手套，正确消毒穿刺点及周围皮肤，拆除缝线	10	10	7	3	0	
	拔除导管	拔除导管方法正确，动作轻柔，检查导管尖端完整性	8	8	5	2	0	
	留取标本	正确剪取导管尖端和皮下部分（尺寸＞5 cm），留取培养	8	8	5	2	0	
	按压穿刺点	充分按压穿刺点，无渗血、血肿	3	3	2	1	0	
	无菌	操作过程遵守无菌原则	4	4	2	1	0	
	核对送检	再次核对，正确粘贴条形码，及时送检	4	4	2	1	0	
	宣教	向患者及家属进行健康宣教	4	4	2	1	0	

续表

项目		技术操作要求	总分	评分等级				实际得分
				A	B	C	D	
操作后处理（10分）	记录	洗手、记录	5	5	3	1	0	
	用物处理	按垃圾分类原则正确处理用物	5	5	3	1	0	
提问（5分）	理论知识	1. 乙醇及氯己定消毒穿刺点及周围皮肤的正确方法和顺序是什么？ 2. 导管尖端剪取的尺寸应为多少？	5	5	3	1	0	

【知识链接】

1. CLABSI 的发病机制

导管接头及穿刺部位周围皮肤表面的微生物定植是 CLABSI 病原菌的主要来源。定植的微生物从置管部位迁移至皮下隧道及导管尖端是留置导管常见的感染途径。此外，导管接头污染、血行播散、输液污染也可导致管腔内细菌定植。感染方式主要包括以下三种：

（1）在穿刺时或穿刺后，皮肤表面的细菌通过皮下组织到达导管尖端，随后引起局部感染。

（2）已有感染灶内的微生物通过血液播散到导管，在导管上黏附定植，引起导管相关性血流感染。

（3）微生物污染导管接头和内腔，导致管腔内细菌繁殖，引起感染。

2. CLABSI 的危险因素

（1）手污染：手污染是引起感染的重要传播途径之一。

（2）患者情况：老年患者、糖尿病患者为易感人群。严重的基础疾病和营养不良、低蛋白血症、外科严重感染、创伤、恶性肿瘤等抵抗力低下的患者，增加了条件致病菌感染的概率。由于 ICU 患者病情重，同时留置多个侵入性设备，如中心静脉导管、气管插管、导尿管等，因此增加 CLABSI 的风险。血液透析及肿瘤化疗患者，因频繁、长期住院，长期使用中央导管，发生 CLABSI 的风险也较高。

（3）皮肤感染：皮肤致病菌是感染的重要来源。医护人员在置管和术后护理过程中如不注意皮肤的清洁、消毒，细菌经由皮下隧道逆行入血，进而造成血管内感染。

（4）导管材质：某些导管材质易于血栓形成和微生物的附着，增加感染风险。如应用聚氯乙烯导管时，其血栓性静脉炎的发生率为 70%，而柔软的硅胶和聚氨酯导管更少形成血栓。

（5）封管方法：护理人员未能掌握正确的封管技术而使血液回流，从而形成血栓，血栓的形成与导管感染密切相关，细菌可以附着在其上，发展为细菌异位生长和感染。

（6）置管部位：有研究回顾性分析了导管感染患者的发病情况，感染危险部位为股静脉＞颈内静脉＞锁骨下静脉。

（7）置管时间：有文献报道导管置入 24～48 h 便有纤维蛋白鞘包裹，微生物可在其中繁殖，因此置管时间越长，导管周围细菌定植率越高。

（8）导管连接部位维护技术：置管后输液接口增多，导管连接部位易受污染，易发生细菌从接口处侵入导管内表面并定植，细菌生长繁殖后进入血液。

（9）其他因素：如医生置管的熟练程度、医护人员的经验及接受培训与感染发生率呈负相关。

【参考文献】

[1] 国家卫生健康委办公厅医政医管局. 血管导管相关感染预防与控制指南（2021 版）[EB/OL].

（2020-03-30）[2020-04-14]. http://www.nhc.gov.cn/yzygi/s7659/202103/dad04of7992e472d 9delfe6847797e49.shti.

[2] 王欣然，孙红，李春燕. 重症医学科护士规范操作指南 [M]. 北京：中国医药科技出版社，2020：92-95.

[3] 洪涵涵，彭飞. 中央导管相关血流感染防控最佳护理实践——《导管相关感染防控最佳护理实践专家共识》系列解读之二 [J]. 上海护理，2019，19（12）：1-5.

[4] 李佳怡. 导管尖端培养的病原学特点及其临床意义分析 [D]. 中国医科大学，2018.

[5] 蔡虹，高凤莉. 导管相关感染防控最佳护理实践专家共识 [M]. 北京：人民卫生出版社，2017：2.

[6] 张青，王东浩，张文芳，等. 血培养阳性时间差法对重症患者导管相关性血流感染诊断的应用价值 [J]. 中华危重病急救医学，2015，27（6）：489-493.

【临床思维题】

配合医生留取中心静脉导管穿刺点及管尖培养标本，留取穿刺点标本过程顺利，拔除中心静脉导管的过程中，患者躁动明显，无法配合，遵医嘱给予保护性约束，安抚患者，30 min 后患者情绪平稳，P 110 次 / 分，R 22 次 / 分，BP 130/72 mmHg，遵医嘱继续拔除导管。

1. 以下关于拔除过程中需要注意的事项，说法正确的是
  A. 撕除导管敷料时应采用 0° 撕除的方法
  B. 为尽快完成操作，避免患者再次躁动不配合，可用乙醇棉棒消毒穿刺点及周围皮肤后直接拔除
  C. 拔管时，应平行静脉方向，沿直线缓慢向外拔出
  D. 拔除后，必须用无菌剪刀剪取导管尖端和皮下部分（剪取尺寸必须＞5 cm）

2. 中央导管相关性血流感染的高危人群包括
  A. 急诊 EICU 内气管插管，留置胃管、尿管并右颈内留置中心静脉导管者
  B. 留置中心静脉导管并接受化疗、放疗、免疫抑制剂者
  C. 长期使用抗菌药物的老年卧床者
  D. 糖尿病血糖控制不良者

【答案解析】

1. ACD。撕除导管敷料时应采用 0° 撕除的方法，注意动作轻柔。拔除导管前，应使用乙醇和氯己定棉棒分别消毒穿刺点及周围皮肤 3 遍。拔管时，应平行静脉方向，从穿刺点部位轻轻地沿直线缓慢向外拔出导管。拔除后用无菌剪刀剪取导管尖端和皮下部分（剪取尺寸应＞5 cm），置于无菌小瓶内。

2. ABCD。ICU 患者病情重，同时留置多个侵入性设备，如中心静脉导管、气管插管、导尿管等，因此增加 CLABSI 的风险。血液透析及肿瘤化疗患者，因频繁、长期住院，长期使用中央导管，发生 CLABSI 的风险也较高。严重的基础疾病和营养不良、恶性肿瘤等抵抗力低下的患者，增加了条件致病菌感染的概率。老年患者、糖尿病患者为易感人群。

（石 爽 马 莉 崔 曼）

第五节　血培养标本留取技术

血培养是指将新鲜离体的血液标本接种于营养培养基上，在一定温度、湿度等条件下，使对营养要求较高的细菌生长繁殖并对其进行鉴别，从而确定病原菌的一种人工培养法。血培养标本的留取是指从穿刺部位抽取血液，分别注入需氧和厌氧血培养瓶进行需氧和厌氧培养。临床上血培养主要用于菌血症、败血症及脓毒血症的病因学诊断，并为抗生素的选择提供依据。

【案例】

患者张某，男性，22岁。主因"发热2天"来诊，体温最高39.1℃，口服退热药后可降至37.5℃，伴全身乏力、寒战、恶心、畏寒、头晕，排尿时烧灼感、尿黄，无尿频、尿急。患者于1个月前诊断为急性淋巴细胞白血病，目前接受化疗2周。就诊过程中出现黑矇、面色苍白、大汗，遵医嘱即刻送入抢救室。既往史：白血病。查体：神志清楚，精神差，双肺呼吸音清，心律齐，腹软，无压痛。T 38.9℃，P 120次/分，R 25次/分，BP 92/52 mmHg。血常规：白细胞15.62×10^9/L，中性粒细胞百分数80%，急查降钙素原1.31 ng/ml，血红蛋白60 g/L，红细胞2.21×10^{12}/L。遵医嘱给予心电血压血氧监测，吸氧，开放静脉后补液治疗，抽取血培养及相关血标本完善检查。

【护理评估】

1. 评估患者病情、神志、生命体征及合作程度，向患者解释采集血培养的目的，取得患者的配合。

2. 了解患者目前应用抗菌药物的情况。

实践提示

◇ 应在患者接受抗菌药物治疗前采集血培养样本。

◇ 如患者已经应用抗菌药物进行治疗，则应在下一次用药之前采集血培养样本。

3. 评估患者采血部位皮肤有无红肿、疼痛、破溃、皮肤病等，评估患者采血侧肢体有无动静脉瘘。

4. 病室环境安静、舒适、整洁，光线适宜。

【操作前准备】

1. 护士准备：服装鞋帽整洁，符合着装要求，语言柔和恰当，态度和蔼可亲。

2. 双人核对医嘱：患者床号、姓名、采血项目、采血时间。

3. 双人核对检验单及标本条形码：患者床号、姓名、病历号、采血项目、采血时间及采集数量。

4. 七步洗手法洗手。

5. 核对患者信息：两种及以上的方法核对。

实践提示

◇ 医嘱需双人核对，核对无误后方可执行。

◇ 核对患者信息应使用两种及以上的方法，如腕带、床头卡、反叫患者姓名。

6. 用物准备：治疗车、治疗盘（盘内备有安尔碘、75% 乙醇、棉签）、血培养瓶一套（需氧、厌氧各 1 瓶）、止血带、采血针、安全型持针器、无菌治疗巾、快速手消毒液、一次性手套、锐器盒，均在有效期内（图 7-5-0-1）。

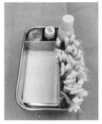
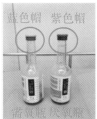
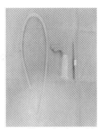
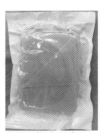

治疗盘瓶　　　　血培养瓶瓶　　　止血带　安全型持　无菌治疗巾
　　　　　　　　　　　　　　　　　针器　采血针

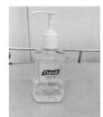
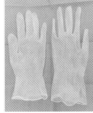
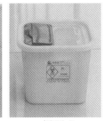

快速手消液　　　一次性手套　　　锐器盒

图 7-5-0-1　用物准备

知 识 园 地

◇ 推荐以一个需氧瓶和一个厌氧瓶作为常规血培养组合。结果表明采用一对（需氧＋厌氧）组合比采用 2 个需氧瓶的组合可检出更多的葡萄球菌、肠杆菌科细菌和厌氧菌。常见的需氧菌及兼性厌氧菌包括大肠埃希菌、棒状杆菌、链球菌、肠球菌、葡萄球菌等。厌氧菌包括脆弱类杆菌群、厌氧革兰氏阴性杆菌及球菌、厌氧革兰氏阳性杆菌及球菌等。

◇ 可疑分枝杆菌／真菌感染患者，需使用红色帽血培养瓶（图 7-5-0-2），所需采血量为 1～5 ml。

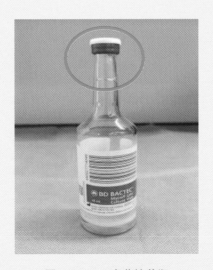

图 7-5-0-2　真菌培养瓶

【操作过程】

1. 携用物至患者床旁。
2. 再次核对患者信息（同前），向患者解释操作目的。
3. 协助患者取舒适体位，暴露采血部位，将治疗巾垫于采血手臂下。
4. 戴一次性手套。
5. 打开血培养瓶外盖，用75%乙醇棉签螺旋状消毒瓶口1遍，自然待干60 s（图7-5-0-3）。

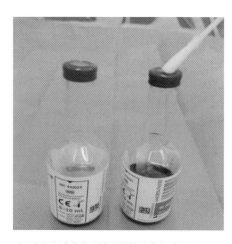

图 7-5-0-3　消毒血培养瓶瓶口

6. 选择合适血管，在距离穿刺点上方 5 ~ 7.5 cm 处绑扎止血带，松紧适宜（图7-5-0-4）。
7. 安尔碘棉签以穿刺点为中心进行环状消毒，消毒2遍，直径5 cm（图7-5-0-5），消毒区域需自然待干30 s以上。

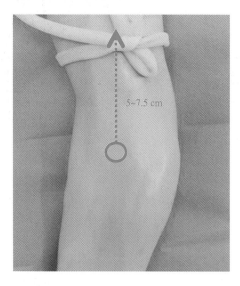

图 7-5-0-4　绑扎止血带

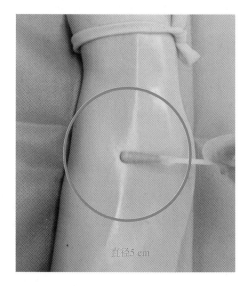

图 7-5-0-5　穿刺处消毒

8. 真空采血法：正确安装真空采血针和安全型持针器（图7-5-0-6）。
9. 再次核对患者姓名。
10. 拇指于穿刺点下方 2.5 ~ 5 cm 处向下牵拉、绷紧皮肤固定静脉（图7-5-0-7）。针头斜面向上，采血针与手臂呈30°刺入静脉（图7-5-0-8），见回血后固定持针器，推入血培养瓶，开始采血，先采集厌氧瓶，再更换需氧瓶采集（图7-5-0-9）。

实践提示

◇ 推荐：从外周静脉采集血培养标本。

◇ 不推荐：

（1）采集动脉血，因其诊断价值不大。

（2）从静脉留置导管内采血，因其常伴有高污染率。如果必须从留置导管内采血，也应同时从外周静脉采集另外 1 ~ 2 套血培养标本，以帮助阳性结果的判读。

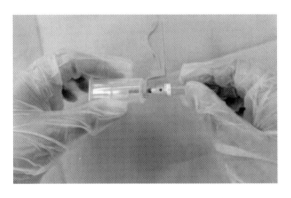

图 7-5-0-6　安装采血针和安全型持针器

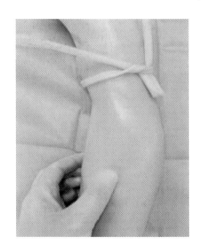 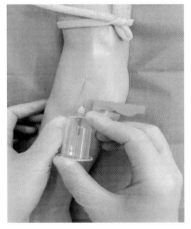 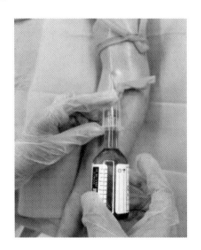

图 7-5-0-7　绷紧皮肤　　　　　图 7-5-0-8　静脉穿刺　　　　　图 7-5-0-9　采血

实践提示

◇ 采集血培养过程中，见血培养瓶内有血液流入后，即松开止血带继续采血，止血带使
　 用时间不宜超过 2 min。

◇ 采集血培养瓶先后顺序：

（1）血量充足：先采厌氧瓶，后采需氧瓶，以避免厌氧瓶内进入空气。

（2）血量不足：优先采集需氧瓶，剩余注入厌氧瓶，因为多数菌血症是由需氧菌和兼性
需氧菌导致的。

◇ 成人采血量：每个血培养瓶 8 ~ 10 ml。

11．采血完毕，快速拔针，关闭安全型持针器保护帽（图 7-5-0-10）。

12．嘱患者用无菌棉签沿静脉走向按压穿刺点 5 ~ 10 min（图 7-5-0-11），同时轻轻颠倒混
匀，以防血液凝固。

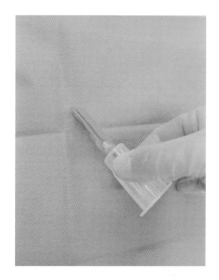

图 7-5-0-10 关闭持针器保护帽

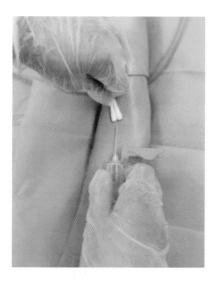

图 7-5-0-11 按压穿刺点

13．一次性注射器采血法

（1）用物准备：需另备 20 ml 注射器（图 7-5-0-12）。

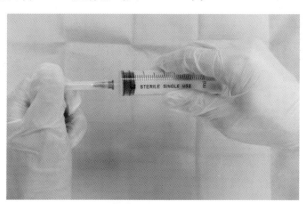

图 7-5-0-12 20 ml 注射器

（2）使用 20 ml 注射器采血，方法同真空采血法（图 7-5-0-13）。

（3）取血后，直接将血液注入血培养瓶中（图 7-5-0-14），先注入厌氧瓶，再注入需氧瓶，以避免注射器内残留空气进入厌氧瓶内。

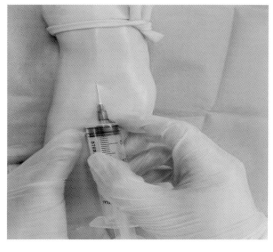

图 7-5-0-13 注射器采血法

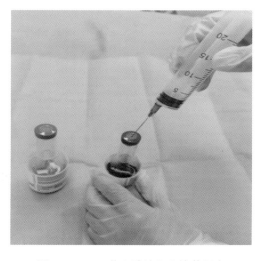

图 7-5-0-14 将血液注入血培养瓶中

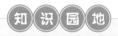

真空采血法的优点

1. 穿刺成功率较高。
2. 对皮肤损伤小。
3. 对检验结果干扰相对较小。
4. 不易发生凝血和溶血现象。
5. 降低污染率。

14. 将检验条形码（图 7-5-0-15）分别粘贴于对应血培养瓶瓶身空白处，注意不要遮挡瓶身上的条形码，无褶皱、无撕裂，并将血培养瓶条形码撕下粘贴于检验单上（图 7-5-0-16）。

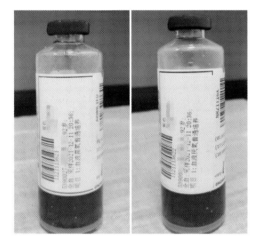

图 7-5-0-15　检验条形码贴于血培养瓶瓶身

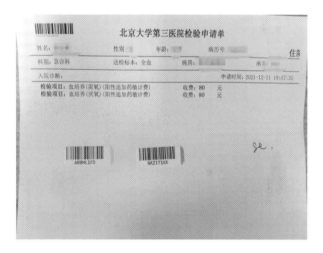

图 7-5-0-16　血培养瓶条形码贴于检验单

15. 再次核对检验单及标本条形码上的患者床号、姓名、病历号、采血项目、采血时间。
16. 核对无误后，将检验单和血培养瓶放于送检箱内，由专职人员尽快送检。

实践提示

◇ 采集前、后的血培养瓶均应保存在室温，不得冷藏或冷冻。
◇ 采集后的血培养标本应在 2 h 内送至实验室，如不能及时送检，需置于室温下保存。

17. 协助患者取舒适体位，整理衣物和床单位，向患者进行健康宣教。
18. 洗手、记录。

【操作后用物处理】

1. 采血针头：连同安全型持针器一同放入锐器盒内。
2. 一次性物品：治疗巾、一次性手套、棉签放入医用垃圾桶内。
3. 非一次性物品：止血带用 500 mg/L 含氯消毒剂浸泡 30 min，清水冲洗，晾干备用。

【血培养标本留取操作流程图】

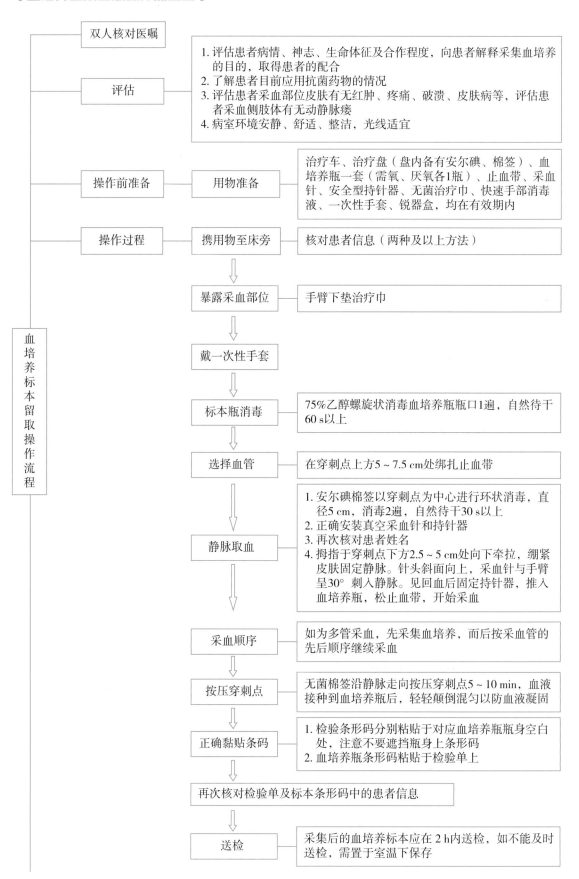

血培养标本留取操作流程

双人核对医嘱		
评估		1. 评估患者病情、神志、生命体征及合作程度，向患者解释采集血培养的目的，取得患者的配合 2. 了解患者目前应用抗菌药物的情况 3. 评估患者采血部位皮肤有无红肿、疼痛、破溃、皮肤病等，评估患者采血侧肢体有无动静脉瘘 4. 病室环境安静、舒适、整洁，光线适宜
操作前准备	用物准备	治疗车、治疗盘（盘内备有安尔碘、棉签）、血培养瓶一套（需氧、厌氧各1瓶）、止血带、采血针、安全型持针器、无菌治疗巾、快速手部消毒液、一次性手套、锐器盒，均在有效期内
操作过程	携用物至床旁	核对患者信息（两种及以上方法）
	暴露采血部位	手臂下垫治疗巾
	戴一次性手套	
	标本瓶消毒	75%乙醇螺旋状消毒血培养瓶瓶口1遍，自然待干60 s以上
	选择血管	在穿刺点上方5～7.5 cm处绑扎止血带
	静脉取血	1. 安尔碘棉签以穿刺点为中心进行环状消毒，直径5 cm，消毒2遍，自然待干30 s以上 2. 正确安装真空采血针和持针器 3. 再次核对患者姓名 4. 拇指于穿刺点下方2.5～5 cm处向下牵拉，绷紧皮肤固定静脉。针头斜面向上，采血针与手臂呈30°刺入静脉。见回血后固定持针器，推入血培养瓶，松止血带，开始采血
	采血顺序	如为多管采血，先采集血培养，而后按采血管的先后顺序继续采血
	按压穿刺点	无菌棉签沿静脉走向按压穿刺点5～10 min，血液接种到血培养瓶后，轻轻颠倒混匀以防血液凝固
	正确黏贴条码	1. 检验条形码分别粘贴于对应血培养瓶瓶身空白处，注意不要遮挡瓶身上条形码 2. 血培养瓶条形码粘贴于检验单上
	再次核对检验单及标本条形码中的患者信息	
	送检	采集后的血培养标本应在2 h内送检，如不能及时送检，需置于室温下保存

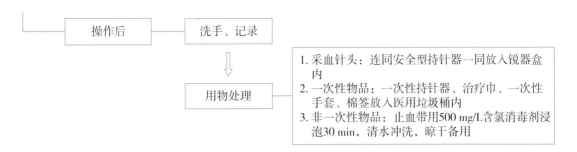

【血培养标本留取评分标准】

项目		技术操作要求	总分	评分等级				实际得分
				A	B	C	D	
操作前准备（25分）	着装准备	仪表端庄、着装符合要求	2	2	1	0	0	
	素质	操作熟练、准确、及时，体现人文关怀	4	4	2	1	0	
	核对	医嘱核对、患者核对方法正确	4	4	2	1	0	
	评估	评估病情、神志、生命体征及合作程度	4	4	2	1	0	
		评估采血部位皮肤及采血侧肢体	4	4	2	1	0	
		评估患者目前应用抗菌药情况	3	3	2	1	0	
操作过程（60分）	物品准备	物品准备齐全，在有效期内	4	4	2	1	0	
	核对	洗手、戴口罩，再次核对患者信息	4	4	2	1	0	
	选择血管	暴露采血部位，正确使用治疗巾	4	4	2	1	0	
		评估血管及周围皮肤，选取静脉血管	3	3	2	1	0	
		绑扎止血带方法正确、松紧适宜	3	3	2	1	0	
	消毒	消毒血培养瓶瓶口方法正确，消毒1遍，充分待干	3	3	2	1	0	
		消毒穿刺区域方法正确，消毒2遍，自然待干30 s	3	3	2	1	0	
	静脉穿刺	正确装配采血针和持针器，无污染	2	2	1	0	0	
		拇指于穿刺点下方绷紧皮肤	2	2	1	0	0	
		针头斜面向上，沿静脉走向刺入皮肤	3	3	2	1	0	
		根据血管情况，针与皮肤以尽量小角度进针	3	3	2	1	0	
		一次穿刺成功，无退针	5	5	3	1	0	
	血液标本采集	见回血后安装血培养瓶	3	3	2	1	0	
		持管姿势正确，换管时保持持针器稳定	3	3	2	1	0	
		血培养瓶采集顺序及采血量正确，轻轻颠倒混匀	4	4	2	1	0	
	拔针	先撤管后拔针	3	3	2	1	0	
		按压方法正确	3	3	2	1	0	
		正确卸针，防止针刺伤	3	3	2	1	0	
	粘贴条码	再次核对患者信息、检验单和标本条形码，正确粘贴条形码，正确保存，及时送检	4	4	2	1	0	
	安置患者	协助患者取舒适体位，告知采血后注意事项	2	2	1	0	0	

续表

项目		技术操作要求	总分	评分等级				实际得分
				A	B	C	D	
操作后处理 (10分)	记录	洗手、记录	5	5	3	1	0	
	用物处理	按垃圾分类原则正确处理用物	5	5	3	1	0	
提问 (5分)	理论知识	1. 采集血培养的最佳时机是什么？ 2. 在采血量不足的情况下，应如何接种到血培养瓶内？	5	5	3	1	0	

【知识链接】

1. 血培养标本留取的临床指征

可疑感染患者出现以下任一指征时，可考虑留取血培养：

（1）发热（≥ 38 ℃）或体温下降（≤ 36 ℃）。

（2）寒战。

（3）外周血白细胞计数增多（计数 > 10.0×10⁹/L，特别有核左移时）或减少（计数 < 4.0×10⁹/L）。

（4）呼吸频率 > 20 次 / 分或动脉血二氧化碳分压（$PaCO_2$）< 32 mmHg。

（5）心率 > 90 次 / 分。

（6）皮肤、黏膜出血。

（7）昏迷。

（8）多器官功能障碍。

（9）血压降低。

（10）炎性反应指标如 C 反应蛋白、降钙素原升高等。

2. 留取方法

（1）首选采集外周静脉血，仅在评估导管相关性血流感染时采集导管血。

（2）血培养宜单独采血，如必须与其他检测项目同时采血，应先接种血培养瓶，而后按采血管的先后顺序继续采血，以避免污染。

（3）如怀疑发生导管相关性血流感染：采集两套血培养，一套从可疑感染导管处采集；同时，第二套须从外周静脉采集，并分别注明采集时间、部位。

3. 留取血培养标本的数量：研究表明，不同血培养标本套数检测灵敏度不同，1 套为 73.2%，2 套为 93.9%，3 套为 96.9%，因此建议成人至少采集 2 套，3 套更好。

4. 每套标本中应包含厌氧培养的原因：厌氧瓶除了检出厌氧菌，另外对葡萄球菌、肠杆菌科细菌等的检测有优势。资料显示 16% 的链球菌和 17% 的肠杆菌科细菌血培养时仅厌氧瓶报告阳性。因此，厌氧培养能提高厌氧菌感染患者的诊断率，提高临床兼性厌氧菌的检出率，并提前报告时间。

【参考文献】

[1] 中华人民共和国国家卫生健康委员会. WS/T 661—2020 静脉血液标本采集指南 [S]. 北京：中国标准出版社，2020.

[2] 邵小平，杨丽娟，叶向红，等. 实用危急重症护理技术规范 [M]. 2 版. 上海：上海科学技术出版社，2020：352-357.

[3] 中华预防医学会医院感染控制分会. 临床微生物标本采集和送检指南 [J]. 中华医院感染

学杂志，2018，28（20）：3192-3200.

[4] 中华人民共和国国家卫生和计划生育委员会．WS/T 503-2017临床微生物实验室血培养操作规范 [S]．北京：中国标准出版社，2017.

【临床思维题】

患者既往淋巴细胞白血病，并处于接受化疗期间，右侧上臂留置PICC导管用于化疗使用，本次发热不排除导管相关性血流感染，遵医嘱采集2套血培养标本。采集过程中患者突发意识淡漠、大汗，血压82/42 mmHg，心率121次/分，由于处于休克状态，只采集到一侧肢体的12 ml血液标本。

1. 在此情况下，适宜的处理方法为
   A．采血量不足情况下，可优先接种到需氧瓶内送检
   B．采血量不足情况下，可优先接种到厌氧瓶内送检
   C．如有剩余血液，可注入另一血培养瓶中
   D．如有剩余血液，不可注入另一血培养瓶中，需弃去

2. 该患者本次发热不排除导管相关性血流感染，正确的采集方法是
   A．一套标本从可疑导管处采集，同时第二套须从外周静脉采集
   B．两套标本分别注明采集时间、部位
   C．两套血培养均在可疑导管处采集
   D．两套血培养均在外周静脉处采集

【答案解析】

1. AC。血量不足时应优先采集需氧瓶，剩余注入厌氧瓶，因为多数菌血症是由需氧菌和兼性需氧菌导致的。

2. AB。如怀疑发生导管相关性血流感染，需采集两套血培养，一套从可疑感染导管处采集，同时第二套须从外周静脉采集。两套标本分别注明采集时间、部位。

（李　靖　马　莉　崔　曼）